Nutrição e Dietética

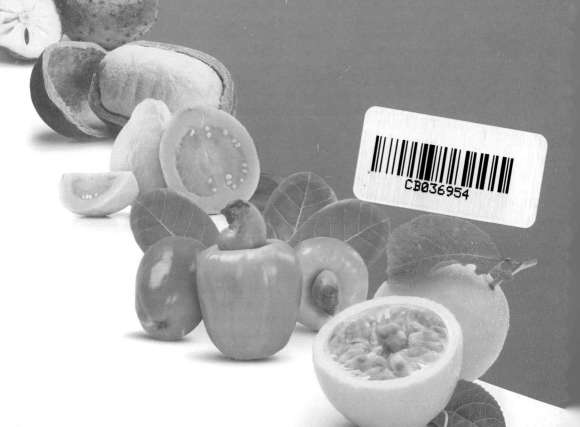

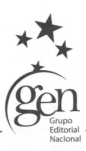

O GEN | Grupo Editorial Nacional – maior plataforma editorial brasileira no segmento científico, técnico e profissional – publica conteúdos nas áreas de ciências da saúde, exatas, humanas, jurídicas e sociais aplicadas, além de prover serviços direcionados à educação continuada e à preparação para concursos.

As editoras que integram o GEN, das mais respeitadas no mercado editorial, construíram catálogos inigualáveis, com obras decisivas para a formação acadêmica e o aperfeiçoamento de várias gerações de profissionais e estudantes, tendo se tornado sinônimo de qualidade e seriedade.

A missão do GEN e dos núcleos de conteúdo que o compõem é prover a melhor informação científica e distribuí-la de maneira flexível e conveniente, a preços justos, gerando benefícios e servindo a autores, docentes, livreiros, funcionários, colaboradores e acionistas.

Nosso comportamento ético incondicional e nossa responsabilidade social e ambiental são reforçados pela natureza educacional de nossa atividade e dão sustentabilidade ao crescimento contínuo e à rentabilidade do grupo.

--- excreção, 132
--- fontes alimentares, 137
--- funções, 132
--- gestação, 299
--- histórico, 130
--- metabolismo, 131
--- necessidades e recomendações nutricionais, 136
--- reservas, 131
--- toxicidade, 136
--- transporte, 131
-- B$_{12}$, 104
--- características químicas, 137
--- deficiência, 141, 142
--- excreção, 140
--- fontes alimentares, 143
--- funções, 140
--- histórico, 137
--- metabolismo, 139
--- necessidades e recomendações nutricionais, 143
--- reservas, 140
--- toxicidade, 141
--- transporte, 140
- C, 149
-- absorção, 151
-- curiosidades, 157
-- deficiência, 154
-- doação de elétrons, 153
-- estabilidade, 151
-- excreção, 152
-- facilitador da absorção de ferro iônico, 154
-- fontes alimentares, 157
-- funções, 152, 154
-- metabolismo, 151
-- necessidades e recomendações nutricionais, 156
-- reservas orgânicas, 152
-- síntese
-- de carnitina, 153
-- toxicidade por, 156
-- transporte, 152
- D, 181
-- ações extra ósseas, 186
-- biodisponibilidade, 189
-- deficiência, 186
-- fontes alimentares, 189
-- funções, 186
-- gestação, 299
-- metabolismo, 181
-- necessidades e recomendações nutricionais, 189
-- toxicidade, 186
- E, 89
-- absorção, 90
-- avaliação do estado nutricional, 93
-- câncer, 92
-- captação, 90
-- deficiência de, 93
-- distribuição, 90
-- excreção, 90
-- fertilidade e gestação, 92
-- fontes alimentares, 94
-- funções, 91
-- necessidades e recomendações nutricionais, 94
-- retenção nos tecidos, 90
-- sinalização celular, 92
-- toxicidade, 93
-- transporte, 90
- K, 95
-- características químicas, 96
-- coagulação, 96
-- deficiência, 98
-- fontes alimentares, 100
-- funções, 96
-- metabolismo, 96, 97
-- necessidades e recomendações nutricionais, 99
-- toxicidade da, 99

X

Xeroftalmia, 85
Xerose da conjuntiva, 85, 88

Z

Zeaxantina, 80
Zinco, 172
- deficiência, 173
- função, 173
- gestação, 300
- necessidades e recomendações nutricionais, 175
- toxicidade, 173

Índice Alfabético

- absorção, 199
- armazenamento, 199
- características químicas, 198
- deficiência, 201
- doenças crônicas e, 203
- excreção, 199
- fontes alimentares, 202
- funções, 200
- histórico, 198
- necessidades e recomendações nutricionais, 202
- reservas orgânicas, 200
- toxicidade, 201
- transporte, 199

T

Tabus, 259
Taxa metabólica
- basal, 62
- de repouso, 62
Tecnologias de saúde, 272, 282
Teratogênese por ingestão de vitamina A, 87
Teste de dose-resposta relativa (TDRR), 88
Tiamina (vitamina B_1), 104
- características químicas, 106
- deficiência, 107
- fontes alimentares, 110
- funções, 107
- histórico, 103
- metabolismo, 107
- necessidades e recomendações nutricionais, 110
- toxicidade, 107
Tirosina, 25
- metabolismo, 153
Toxicidade
- biotina, 129
- cobre, 178
- ferro, 170
- folato, 136
- iodo, 212
- magnésio, 196
- niacina, 116
- potássio, 205
- riboflavina, 113
- selênio, 220
- sódio, 201
- tiamina, 107
- vitamina
-- A, 86, 87
-- B_1, 107
-- B_2, 113
-- B_3, 116
-- B_5, 122

-- B_6, 125
-- B_7, 129
-- B_9, 136
-- B_{12}, 141
-- C, 156
-- D, 186
-- E, 93
-- K, 99
- zinco, 173
Transporte
- de lipídios, 52, 53
- reverso de colesterol, 54
Transtornos alimentares, 263
Treonina, 25
Triacilgliceróis, 47
Triptofano, 25

V

Valina, 25
Vanádio, 232
Visão, 82
Vitamina(s), 104
- A, 77
-- absorção, 79
-- armazenamento e transporte para os tecidos, 79
-- biodisponibilidade, 79
-- câncer, 84
-- crescimento, 84
-- desenvolvimento embrionário e fetal, 83
-- diferenciação celular, 83
-- digestão, 79
-- doenças coronarianas e, 85
-- dosagem das reservas hepáticas, 88
-- efeitos teratogênicos, 87
-- fontes alimentares, 88
-- fortificação dos alimentos, 86
-- funções, 84
-- funções metabólicas, 82
-- gestação, 299
-- imunidade, 83
-- indicadores, 88
-- metabolismo, 79, 82
-- necessidades e recomendações, 88
-- toxicidade, 86, 87
-- visão, 82
- do complexo B, 103
-- B_1 (Tiamina), 104
--- características químicas, 106
--- deficiência, 107
--- fontes alimentares, 110
--- funções, 107
--- metabolismo, 107

--- necessidades e recomendações nutricionais, 110
--- toxicidade, 107
-- B_2, 104
--- absorção, 112
--- características químicas, 111
--- deficiência, 113
--- fontes alimentares, 114
--- funções, 113
--- histórico, 104, 111
--- metabolismo, 112
--- necessidades e recomendações nutricionais, 114
--- toxicidade, 113
-- B_3, 104
--- características químicas, 115
--- deficiência, 116
--- fontes alimentares, 118
--- funções, 116
--- histórico, 104, 114, 116
--- metabolismo, 115
--- necessidades e recomendações nutricionais, 117
--- toxicidade, 116
-- B_5, 104, 119
--- deficiência, 120
--- fontes alimentares, 122
--- funções, 120
--- necessidades e recomendações nutricionais, 122
--- toxicidade, 122
-- B_6, 104
--- biodisponibilidade, 124
--- características químicas, 122
--- deficiência, 125
--- excreção, 124
--- fontes alimentares, 126
--- funções, 124
--- histórico, 122
--- metabolismo, 123
--- necessidades e recomendações nutricionais, 125
--- reservas corporais, 123
--- toxicidade, 125
-- B_7, 104, 126
--- deficiência, 127
--- fontes alimentares, 130
--- funções, 127
--- necessidades e recomendações nutricionais, 129
--- toxicidade, 129
-- B_9, 104
--- absorção, 131
--- biodisponibilidade, 132
--- características químicas, 130
--- deficiência, 133

382 Índice Alfabético

Maturação sexual, 324
Medidores de movimento, 69
Menadiona, 96
Menaquinona, 96
Metabolismo basal, 62
Metionina, 25
Metotrexato, 136
Mídia, 256
Mitos, 259
Molibdênio, 224
Monossacarídios, 37
Mucilagens, 39

N

Necessidade(s)
- média estimada, 5, 6
- nutricional, 3
Niacina (vitamina B_3)
- características químicas, 115
- deficiência, 116
- fontes alimentares, 118
- funções, 116
- histórico, 104, 114, 116
- metabolismo, 115
- necessidades e recomendações nutricionais, 117
- toxicidade, 116
Nicotinamida, 115
Níquel, 231
Normas sociais, 258
NOVA, 13, 14
Nutrição, 355
- nos ciclos da vida, 295, 311, 333
-- adolescentes, 311
-- adultos, 333
-- crianças, 311
-- gestantes, 295
-- idosos, 333
-- nutrizes, 295, 304

O

Óleo iodado por via oral, 216
Oligossacarídios, 38

P

Pectinas, 39
Pedômetros, 69
Pelagra, 114, 116
Peptídios, 24
Perda de peso, 307
Peso atual, 297
Pesquisa Nacional de Exame de Saúde e Nutrição, 16
Pirâmide alimentar, 11
Piridoxina, 104

Planejamento dietético, 271, 289, 293
Polissacarídios, 39
Pós-parto, 308
Potássio, 191
- absorção, 204
- armazenamento, 204
- características químicas, 204
- deficiência, 205
- doenças crônicas, 206
- excreção, 204
- fontes alimentares, 206
- funções, 205
- histórico, 204
- necessidades e recomendações nutricionais, 206
- reservas orgânicas, 205
- toxicidade, 205
- transporte, 204
Práticas alimentares, 255, 258, 261
Prolina, 25
Promoção
- da alimentação adequada e saudável, 276, 356
- da saúde no cenário brasileiro, 271
Proteína(s), 23, 191
- absorção, 24
- consumo no Brasil, 33
- de transferência de ésteres de colesterol (CETP), 53
- digestão, 24
- digestibilidade, 30
- metabolismo, 24
- necessidades e recomendações nutricionais, 32
Provitamina A, 78
Pseudo-hiponatremia, 201
Pteroilglutamato, 130
Publicidade, 256

Q

Queratomalácia, 85

R

Radiação UVB, 191
Rafinose, 38
Raquitismo na infância, 186
Recordatório de 24 h de atividade física, 70
Renovação proteica, 28
Retinoides, 78
Retinol (vitamina A), 77, 78, 79
- câncer, 84
- crescimento, 84

- desenvolvimento embrionário e fetal, 83
- diferenciação celular, 83
- doenças coronarianas, 85
- dosagem das reservas hepáticas, 88
- efeitos teratogênicos, 87
- fontes alimentares, 88
- fortificação dos alimentos e, 86
- funções, 84
-- metabólicas, 82
- gestação, 299
- imunidade, 83
- indicadores
-- bioquímicos, 88
-- clínicos, 88
- necessidades e recomendações, 88
- toxicidade, 86, 87
- visão, 82
Riboflavina (vitamina B_2)
- absorção, 112
- características químicas, 111
- deficiência, 113
- fontes alimentares, 114
- funções, 113
- histórico, 104, 111
- metabolismo, 112
- necessidades e recomendações nutricionais, 114
- toxicidade, 113

S

Sacarose, 38
Sal iodado, 214
Sede, 199
Selênio
- características químicas, 216
- deficiência, 220
- fontes alimentares, 222
- função na tireoide, 219
- funções, 217
- histórico, 216
- infecção, 220
- metabolismo, 216
- necessidades e recomendações nutricionais, 221
- toxicidade, 220
Selenoproteína, 219, 220
Serina, 25
Sexualidades dissidentes, 242
Silício, 231
Síndrome de Wernicke-Korsakoff, 109
Síntese proteica, 27
Sódio, 191

Índice Alfabético

F

Fenilalanina, 25
Ferro, 161
- armazenamento, 163
- avaliação do fornecimento para medula óssea, 166
- biodisponibilidade, 170
- deficiência, 166
- distribuição, 163
- gestação, 299
- indicadores de anemia, 166
- métodos de avaliação da deficiência, 166
- recomendações nutricionais, 171
- reservas, 166
- toxicidade, 170
Fertilidade e vitamina E, 92
Fibra da dieta, 43, 44
Filoquinona, 96
Fisiologia mamária, 304
Flúor, 227
Folato (vitamina B_9)
- absorção, 131
- biodisponibilidade, 132
- características químicas, 130
- deficiência, 133, 135
- excreção, 132
- fontes alimentares, 137
- funções, 132
- gestação, 299
- interações com as vitaminas do complexo B, 133
- metabolismo, 131
- necessidades e recomendações nutricionais, 136
- reservas, 131
- toxicidade, 136
- transporte, 131
Fosfolipídios, 50
Fósforo, 181, 185
Frequência cardíaca, 68
Frutose, 38

G

Galactose, 38
Gênero, 258
Gestação, 298
- considerações psicológicas e socioculturais, 302
- desenvolvimento fetal, 211
- ganho de peso, 296
- tabagismo, 301
- vitamina E, 92
Glicina, 25
Glicocorticosteroides, 42
Glicogênio, 39, 40
Glicolipídios, 51
Glucagon, 40
Glutamina, 25
Glutationa peroxidase, 218, 219
Gomas, 39
Guia alimentar, 9
- no Brasil, 10
- para a população brasileira, 11, 12, 13
- para crianças menores de 2 anos, 10, 11

H

Habilidades culinárias, 356
Hemicelulose, 39
Hiper-homocisteinemia, 135
Hipernatremia, 203
Hipervolemia, 201
Hipofosfatemia, 187
Hiponatremia, 203
Hipopotassemia, 206
Hipovolemia, 201
Histidina, 25
Hormônios
- T_3 e T_4, 210
- tireoidianos, 211

I

Idade adulta
- aspectos alimentares e nutricionais, 336
- considerações psicológicas e socioculturais, 340
Identidade, 261
Idosos, 343
- aspectos alimentares e nutricionais, 345
- considerações psicológicas e socioculturais, 350
Imunidade e vitamina A, 83
Índice
- de massa corpórea, 297
- glicêmico, 43
Infância, aspectos alimentares e nutricionais, 314
Ingestão
- adequada, 6, 7
- dietética, 4, 5, 6
Injeção de óleo iodado, 216
Insulina, 43
- na estimulação do potássio, 204
- resistência, 97
Iodação do sal de cozinha, 215
Iodeto de potássio, 216
Iodo, 209
- biodisponibilidade, 210
- consumo excessivo, 213
- deficiência, 212
- fontes alimentares, 214
- funções, 211
- necessidades e recomendações nutricionais, 213
- toxicidade, 212
Isoleucina, 25
Isoprenoides, 51

L

Lactação, 304, 306
Lactogênese, 305
Lactopoiese, 305
Lactose, 38
Leite humano, 307
Leucina, 25
Lipídios, 47
- absorção, 51
- de origem hepática ou endógeno, 53
- digestão, 51
- fontes alimentares, 57
- metabolismo, 51
- recomendações, 57
- transporte, 52
Lipoproteína(s)
- (a), 56
- de alta densidade (HDL), 53
- de baixa densidade (LDL), 53
- metabolismo intracelular das, 54
Lisina, 25
Luteína, 80

M

Macronutrientes, 6, 8
Magnésio
- absorção, 193
- armazenamento, 193
- características químicas, 193
- deficiência, 196
- e doenças crônicas, 197
- excreção, 193
- fontes alimentares, 197
- funções, 195
- histórico, 193
- necessidades e recomendações nutricionais, 196
- reservas orgânicas, 195
- toxicidade, 196
- transporte, 193
Maltose, 38
Mamogênese, 305
Mancha de Bitot, 85
Manganês, 223

--- B_{12}, 142
--- C, 156
--- D, 188
--- E, 93
--- K, 99
-- zinco, 175
- do gasto energético em atividade física, 66

B

Balanço nitrogenado, 29
Bebidas alcoólicas gestação, 301
Beribéri, 103, 106, 109
Betacaroteno, 80
Biocitina, 126
Biossíntese, 26
Biotina (vitamina B_7), 104, 126
- deficiência, 127
- fontes alimentares, 130
- necessidades e recomendações nutricionais, 129
- toxicidade, 129
Biotinidase, 126
Bioutilização, 26
Bócio endêmico, 212
Boro, 226
Botulismo, 319

C

Cafeína, 191
Cálcio, 181
- gestação, 299
- metabolismo, 183
Cálculo
- da energia dos alimentos, 61
- da idade gestacional, 297
Calorimetria, 66
Câncer
- deficiência de folato, 135
- vitamina A, 84
- vitamina E, 92
Carboidratos, 37
- absorção, 40
- consumo no Brasil, 45
- digestão, 40
- distúrbios do metabolismo, 42
- fonte energética, 40
- fontes alimentares, 45
- função, 42
- metabolismo, 40
- não digeríveis, 39
- necessidades e recomendações nutricionais, 44
- reservas orgânicas, 40
Carbono alfa, 23
Carnitina, 153

Carotenoides, 78
- bioconversão, 80
- biodisponibilidade, 80
- interação com outros elementos da dieta, 82
- quantidade na alimentação, 82
Catabolismo, 26
Cegueira noturna, 85
Celulose, 39
Cisteína, 14, 25
Cobalamina (vitamina B_{12}), 104
- características químicas, 137
- deficiência, 141, 142
- excreção, 140
- fontes alimentares, 143
- funções, 140
- histórico, 137
- metabolismo, 139
- necessidades e recomendações nutricionais, 143
- reservas, 140
- toxicidade, 141
- transporte, 140
Cobre, 175
- absorção, 175
- armazenamento, 175
- deficiência, 178
- excreção, 175
- função, 178
- histórico, 175
- necessidades e recomendações nutricionais, 179
- toxicidade, 178
- transporte, 175
Colágeno, 152
Colesterol
- transporte reverso, 54
Cômputo químico, 30
Controle glicêmico, 40
Corpo, 261
Cretinismo, 212
Cromo, 225
Culinária, 355, 358

D

Defeitos
- cognitivos, 135
- de tubo neural, 133
Deficiência
- biotina, 127
- cobre, 178
- ferro, 166
- folato, 133, 135
- iodo, 212, 215
- lactase, 42
- magnésio, 196
- niacina, 116

- potássio, 205
- riboflavina, 113
- selênio, 220
- sódio, 201
- tiamina, 107
- vitamina
-- A, 85
-- B_1, 107
-- B_2, 113
-- B_3, 116
-- B_5, 120
-- B_6, 125
-- B_7, 127
-- B_9, 133
-- B_{12}, 141, 142
-- C, 154
-- D, 186
-- E, 93
-- K, 98
- zinco, 173
Demência, 91
Desertos alimentares, 256
Dextrinas, 39
Diabetes melito, 43, 97
Diários de atividade física, 69
Dietética, 355
Dissacarídios, 38
Doença(s)
- cardiovascular, 92
- coronarianas e vitamina A, 85
- crônicas
-- fibra da dieta na prevenção, 44
-- magnésio, 197
-- potássio, 206
-- sódio, 203
- de Alzheimer, 135
- de Kashin-Bek, 221
- de Keshan, 220

E

Efeitos
- teratogênicos, 87
- térmico dos alimentos, 63
Energia, 61, 63
Ergoespirometria, 66
Escorbuto, 149, 154, 155
Estaquiose, 38
Ésteres de caroteno
- ligação molecular, 82
Esteróis, 50
Estimativa
- da taxa metabólica basal, 64
- das necessidades energéticas, 63
- do gasto energético associado à prática de atividades físicas, 65
Euvolemia, 201

Índice Alfabético

A

Acelerômetros, 69
Ácido(s)
- ascórbico (vitamina C), 149, 150
-- absorção, 151
-- características químicas, 150
-- curiosidades, 157
-- deficiência, 154
-- doação de elétrons, 153
-- estabilidade, 151
-- excreção, 152
-- fontes alimentares, 157
-- funções, 152
-- metabolismo, 151
-- necessidades e recomendações nutricionais, 156
-- reservas orgânicas, 152
-- toxicidade, 156
-- transporte, 152
- espártico, 26
- fítico, 191
- fólico, 104
-- absorção, 131
-- biodisponibilidade, 132
-- características químicas, 130
-- deficiência, 133, 135
-- excreção, 132
-- fontes alimentares, 137
-- funções, 132
-- gestação, 299
-- histórico, 130
-- metabolismo, 131
-- necessidades e recomendações nutricionais, 136
-- reservas, 131
-- toxicidade, 136
-- transporte, 131
- glutâmico, 25
- graxos, 48
-- monoinsaturado, 48
-- poli-insaturados, 48
-- saturados, 48
- linolênico, 49
- nicotínico, 115
- oxálico, 191
- pantotênico (vitamina B_5), 104, 119

-- características químicas, 119
-- deficiência, 120
-- fontes alimentares, 122
-- funções, 120
-- metabolismo, 119
-- necessidades e recomendações nutricionais, 122
-- toxicidade, 122
- pteroilglutâmico, 130
Adolescência, 323, 327
- desnutrição, 325
- gravidez precoce, 326
- obesidade, 325
- recomendações nutricionais, 328
Água
- duplamente marcada, 68
- iodada, 216
Alanina, 25
Álcool, 191
Aleitamento materno, 304, 314
- benefícios, 316
- complementado, 315
- exclusivo, 314
- misto ou parcial, 315
- predominante, 315
- vínculo afetivo, 316
Alfatocoferol, 94
Alimentação
- complementar, 317
- de pré-escolares e escolares, 321
- e classe social, 243
- e corpo, 245
- gêneros e sexualidades, 241
- na sociologia e na antropologia, 238
- no campo da cultura, 237
Alimentos
- *in natura* ou minimamente processados, 14
- processados, 14
- ultraprocessados, 15
Amamentação, 301
Amido, 39
Aminoácido(s), 23
- acídicos, 25
- aromáticos, 25
- básicos, 25

- cíclico, 25
- classificação, 24
- essenciais, 26
- não essenciais, 26
- neutros, 25, 26
- semiessenciais, 26
- sulfurados, 25
Anabolismo, 26
Anamnese, 282, 284, 286
Anemia
- e adolescência, 325
- megaloblástica, 133, 142
- perniciosa, 142
Anorexia nervosa, 263
Arginina, 25
Arsênio, 229
Asparagina, 26
Aterosclerose, 92
Atividade física, 63
- avaliação do gasto energético, 66
- recordatório de 24 h, 70
Avaliação
- do consumo
-- alimentar e do estado nutricional em contexto, 287
-- de energia total da dieta, 63
- do estado nutricional
-- biotina, 129
-- cobre, 179
-- folato, 136
-- iodo, 213
-- magnésio 196
-- niacina, 117
-- potássio, 206
-- riboflavina, 114
-- selênio, 220
-- sódio, 202
-- tiamina, 110
-- vitamina
--- A, 88
--- B_1, 110
--- B_2, 114
--- B_3, 117
--- B_5 122
--- B_6, 125
--- B_7, 127
--- B_9, 136

lo Freire também emprega o conceito de práxis pensando a natureza da força política da educação.

Queilose. Estado anormal dos lábios caracterizado por descamação superficial e por fissuras nos cantos da boca. É frequente na deficiência de riboflavina e em outras deficiências de vitaminas do complexo B, assim como no kwashiorkor.

Timpanismo. Sonoridade particular obtida à percussão do abdome ou de um órgão distendido por grande quantidade de gás ou ar.

Urticária. Lesão primária da pele, consistindo em áreas elevadas ou placas transitórias, eritematosas, com bordas serpiginosas bem demarcadas, causadas por edema localizado e geralmente acompanhadas de prurido. As lesões variam de tamanho ou padrão.

Hepatomegalia. Aumento patológico do volume do fígado.

Hiperemia. Acúmulo exagerado de sangue nos vasos de um órgão ou tecido, determinado pela dilatação das artérias e arteríolas e pelo aumento do fluxo sanguíneo na rede capilar, que passa a apresentar vasodilatação e abertura dos capilares inativos.

Hiperglicemia. Condição em que a concentração de glicose no plasma ou a glicemia encontra-se acima de 7,05 mmol/ℓ (ou 1,27 g/ℓ) em jejum. A falta relativa ou absoluta de secreção de insulina, associada a excesso de hormônios do estresse circulante (glucagon, cortisol, catecolaminas), é a responsável pela elevação da glicemia, que caracteriza um complexo de doenças metabólicas denominado diabetes melito.

Hiperqueratose. Espessamento da camada córnea de um epitélio.

Hiperuricemia. Elevado nível de uratos no sangue, que pode resultar de defeitos em algumas enzimas, como a glicose-6-fosfatase e a glicogênio-fosforilase. A maioria dos casos, entretanto, resulta de defeito do transporte renal com reduzida depuração (*clearance*) de ácido úrico.

Kwashiorkor. Forma de desnutrição que resulta de uma dieta insuficiente em proteínas, com balanço energético eventualmente adequado (ou mesmo excessivo). O déficit proteico leva à distorção dos padrões de aminoácidos séricos com prejuízo da síntese de proteínas. A hipoproteinemia resultante causa edema dependente, e a produção insuficiente de betalipoproteína leva a um fígado gorduroso. A doença manifesta-se por incapacidade de desenvolvimento, anorexia, apatia, diarreia e distrofia muscular, sem perda da gordura subcutânea; o organismo apresenta conteúdo elevado de água, com edema de grau variável, principalmente nos membros inferiores.

Nistagmo. Movimento tipicamente involuntário, rítmico, e rápido do globo ocular, que pode ser horizontal, vertical, rotatório ou misto. Suas causas podem ser muito diversas, entre as quais a deficiência de tiamina, quando instalada a encefalopatia de Wernicke. O nistagmo pode ser fisiológico, nos movimentos súbitos da cabeça, no mareio, nas viagens de avião e de carro, ao tentar fixar a vista em objetos em movimento ou situados nos limites do campo visual etc.

Obliteração. Desaparecimento ou apagamento de uma cavidade ou de um canal, em razão de seu preenchimento com material sólido (obturação) ou por aderência de suas paredes (oclusão).

Oftalmoplegia. Paralisia dos músculos do olho.

Petéquia. Condição caracterizada por manchas púrpuras, com centro de tonalidade vermelho vivo, ligadas a um extravasamento sanguíneo de origem dérmica.

Polidipsia. Sede exagerada ou anormal.

Práxis.* O conceito de práxis é muito anterior ao da filosofia marxista, com raízes no pensamento de Aristóteles, mas, por intermédio do pensador alemão Karl Marx, foi progressivamente aprofundado, passando a ser o elemento central do materialismo histórico, ainda que remonte à filosofia grega clássica. No âmbito da filosofia marxista, o conceito de práxis passa por processos de desconstrução e reconstrução, tendo como referência as teses do filósofo Feuerbach, com as quais Marx estabelece uma interlocução. Marx concebe a práxis como atividade humana prático-crítica, que nasce da relação entre o homem e a natureza. A natureza só adquire sentido para o homem à medida que é modificada por ele, para servir aos fins associados à satisfação das necessidades do gênero humano. Na perspectiva de Gramsci, a práxis permanece como uma atividade humana racional, mas o filósofo introduz um elemento novo na relação que medeia a ação do homem em sua atividade transformadora das condições ambientais: a luta de classes. Pau-

---

* Gramsci A. Introducción a la filosofía de la práxis. Barcelona: Península; 1970.

Melo R. Sobre a relação entre teoria e práxis em Marx. Em Curso. 2015;2:1-12.

Glossário*

Alopecia. Queda temporária, parcial ou geral, dos cabelos ou dos pelos do corpo. Distingue-se da calvície pelo fato de a última ser em geral definitiva.

Amnésia retrógrada. 1. Incapacidade de relembrar fatos que ocorreram antes da instalação da amnésia. 2. Distúrbio em que há perda de memória consolidada (memória de longa data).

Anfipático. Diz-se das moléculas bipolares que apresentam um grupo hidrossolúvel, em uma extremidade, ligado a uma cadeia hidrocarbonada insolúvel, na outra. Anfifílico.

Artralgia. Dor nas articulações.

Ataxia. Incapacidade de coordenar movimentos voluntários, não relacionada com deficiência motora, observada em pacientes com distúrbios cerebelares ou dos núcleos da base. Pode manifestar-se quando o paciente está parado (ataxia estática), quando se põe a andar (ataxia motora) ou quando quer executar um movimento (ataxia cinética).

Atresia biliar. Obliteração dos ductos biliares extra-hepáticos por um processo inflamatório destrutivo de causa desconhecida, mas provavelmente decorrente de uma infecção perinatal.

Cefaleia. Dor referida à superfície da cabeça, mas proveniente de estruturas mais profundas.

Clearance **renal.** Depuração renal. A eficiência com que o rim excreta qualquer substância é estimada pelo volume de plasma depurado dessa substância a cada minuto.

Colestase. Parada ou dificuldade da excreção da bile, que se acompanha da presença de pigmento biliar na luz dos canalículos biliares dilatados, tortuosos e com microvilos reduzidos ou ausentes. O pigmento biliar é visto também no citoplasma dos hepatócitos, cujo retículo endoplasmático está dilatado.

Constipação intestinal. Progressão lenta da matéria fecal no intestino grosso, acompanhada em geral do acúmulo de grande quantidade de fezes secas e duras do cólon descendente, em razão do tempo disponível para uma demorada reabsorção de água.

Dermatite. Denominação geral para um grande número de processos patológicos da pele, geralmente de natureza inflamatória, e, portanto, acompanhada de um termo que lhe defina o sentido.

Eritema. Vermelhidão da pele causada por vasodilatação capilar, que desaparece quando sob pressão.

Estomatite angular. Inflamação dos cantos da boca, que ocorre sobre um epitélio retraído ou fissurado, detendo-se na junção cutaneomucosa, sem comprometer a mucosa. Pode ter causas muito diversas.

Fibrose. Lesão inespecífica causada por hiperplasia dos tecidos conjuntivos, com proliferação de fibroblastos e/ou fibrócitos que elaboram o colágeno.

Fibrose cística. Doença hereditária rara que, na Nomenclatura Internacional de Doenças, é denominada mucoviscidose.

Glossite. Inflamação da língua, que pode ter etiologias variadas, como: causas locais, como traumatismos, próteses malfeitas, fatores irritativos (alcoolismo, tabagismo, abuso de condimentos picantes), alergia, infecções etc.; causas gerais, como a deficiência de riboflavina, a pelagra e a síndrome de má absorção tropical, além de eritema polimorfo, aftas, sífilis, anemia grave etc.

---

* Rey L. Dicionário de termos técnicos de medicina e saúde. Rio de Janeiro: Guanabara Koogan; 2003.

Magnésio (mg/d)c	Manganês (mg/d)	Molibdênio (µg/d)	Níquel (mg/d)	Fósforo (g/d)	Selênio (µg/d)	Silíciod	Vanádio (mg/d)e	Zinco (mg/d)
ND	ND	ND	ND	ND	45	ND	ND	4
ND	ND	ND	ND	ND	60	ND	ND	5
65	2	300	0,2	3	90	ND	ND	7
110	3	600	0,3	3	150	ND	ND	12
350	6	1.100	0,6	4	280	ND	ND	23
350	9	1.700	1	4	400	ND	ND	34
350	11	2.000	1	4	400	ND	1,8	40
350	11	2.000	1	4	400	ND	1,8	40
350	11	2.000	1	3	400	ND	1,8	40
350	9	1.700	1	3,5	400	ND	ND	34
350	11	2.000	1	3,5	400	ND	ND	40
350	9	1.700	1	4	400	ND	ND	34
350	11	2.000	1,0	4	400	ND	ND	40

fND = não determinada, pela falta de dados dos efeitos adversos nos grupos etários em referência e à falta de capacidade de manusear a quantidade de excessos. Fontes de nutrientes deveriam ser provenientes somente de alimentos, para prevenir altas concentrações de ingestão.
Fonte: *Dietary Reference Intakes for Calcium, Phosphorous, Magnesium, Vitamin D, and Fluoride* (1997); *Dietary Reference Intakes for Thiamin, Riboflavin, Niacin, Vitamin B6, Folate, Vitamin B12, Pantothenic Acid, Biotin, and Choline* (1998); *Dietary Reference Intakes for Vitamin C, Vitamin E, Selenium, and Carotenoids* (2000); *Dietary Reference Intakes for Vitamin A, Vitamin K, Arsenic, Boron, Chromium, Copper, Iodine, Iron, Manganese, Molybdenum, Nickel, Silicon, Vanadium, and Zinc* (2001); *Dietary Reference Intakes for Water, Potassium, Sodium, Chloride, and Sulfate* (2005); e *Dietary Reference Intakes for Calcium and Vitamin D* (2011). Essas informações estão disponíveis em: <www.nap.edu>.

Tabela 2 Ingestão Dietética de Referência (*Dietary Reference Intakes* – DRI): níveis máximos de ingestão tolerável para elementos (*Tolerable Upper Intake Levels* – UL[a]). Centro de Alimentação e Nutrição, Institute of Medicine da National Academy of Sciences dos EUA.

Grupos | Estágio de vida	Arsênio[b]	Boro (mg/d)	Cálcio (g/d)	Cloro (g/d)	Cobre (µg/d)	Flúor (mg/d)	Iodo (µg/d)	Ferro (mg/d)
Crianças								
0 a 6 meses	ND[f]	ND	1.000	ND	ND	0,7	ND	40
7 a 12 meses	ND	ND	1.500	ND	ND	0,9	ND	40
1 a 3 anos	ND	3	2.500	2,3	1.000	1,3	200	40
4 a 8 anos	ND	6	2.500	2,9	3.000	2,2	300	40
Homens, Mulheres								
9 a 13 anos	ND	11	3.000	3,4	5.000	10	600	40
14 a 18 anos	ND	17	3.000	3,6	8.000	10	900	45
19 a 50 anos	ND	20	2.500	3,6	10.000	10	1.100	45
51 a 70 anos	ND	20	2.000	3,6	10.000	10	1.100	45
> 70 anos	ND	20	2.000	3,6	10.000	10	1.100	45
Gravidez								
≤ 18 anos	ND	17	3.000	3,6	8.000	10	900	45
19 a 50 anos	ND	20	2.500	3,6	10.000	10	1.100	45
Lactação								
≤ 18 anos	ND	17	3.000	3,6	8.000	10	900	45
19 a 50 anos	ND	20	2.500	3,6	10.000	10	1.100	45

[a]UL = Concentração máxima da ingestão diária de determinado nutriente que não colocará em risco o indivíduo para efeitos adversos. Sobre outro aspecto menos específico, o UL representa a ingestão total dos nutrientes da alimentação, água e suplementos. Por causa da falta de dados confiáveis, os UL não puderam ser estabelecidos para arsênio e silício. Na falta de UL, um cuidado extra deve ser tomado para a ingestão de concentrações acima do recomendado.
[b]Embora o UL para o arsênio não tenha sido determinado, não há justificativa para a adição de arsênio na alimentação ou suplementos.
[c]O UL para magnésio representa a ingestão de agentes farmacológicos e não inclui a ingestão de alimentos e água.
[d]Embora tenha sido mostrado que o silício não causa nenhum efeito adverso nos seres humanos, não há justificativa para a adição de silício em suplementos.
[e]Embora venha sendo demonstrado que o vanádio dos alimentos não cause nenhum efeito adverso nos seres humanos, não há justificativa para a sua adição nos alimentos, e sua suplementação deve ser utilizada com precaução. O UL baseia-se em efeitos adversos nos animais de laboratório, e estas informações puderam ser usadas para determinar um UL para adultos, mas não para crianças e adolescentes.

Niacina (mg/d)[d]	Vit. B$_6$ (mg/d)	Folato (µg/d)[d]	Vit. B$_{12}$	Ácido pantotênico	Biotina	Colina (g/d)	Carotenoides[e]
ND	ND	ND	ND	ND	ND	ND	ND
ND	ND	ND	ND	ND	ND	ND	ND
10	30	300	ND	ND	ND	1	ND
15	40	400	ND	ND	ND	1	ND
20	60	600	ND	ND	ND	2	ND
30	80	800	ND	ND	ND	3	ND
35	100	1.000	ND	ND	ND	3,5	ND
35	100	1.000	ND	ND	ND	3,5	ND
30	80	800	ND	ND	ND	3	ND
35	100	1.000	ND	ND	ND	3,5	ND
30	80	800	ND	ND	ND	3	ND
35	100	1.000	ND	ND	ND	3,5	ND

[e]Suplementos de betacaroteno são recomendados para servir como provitamina A para indivíduos com risco de deficiência desta vitamina.
[f]ND = não determinada, pela falta de dados dos efeitos adversos nos grupos etários em referência e à falta de capacidade de manusear a quantidade de excessos. Fontes de nutrientes deveriam ser provenientes somente de alimentos, para prevenir altas concentrações de ingestão.
Fonte: *Dietary Reference Intakes for Calcium, Phosphorous, Magnesium, Vitamin D, and Fluoride* (1997); *Dietary Reference Intakes for Thiamin, Riboflavin, Niacin, Vitamin B6, Folate, Vitamin B12, Pantothenic Acid, Biotin, and Choline* (1998); *Dietary Reference Intakes for Vitamin C, Vitamine E, Selenium, and Carotenoids* (2000); *Dietary Reference Intakes for Vitamin A, Vitamin K, Arsenic, Boron, Chromium, Copper, Iodine, Iron, Manganese, Molybdenum, Nickel, Silicon, Vanadium, and Zinc* (2001); e *Dietary Reference Intakes for Calcium and Vitamin D* (2011). Essas informações estão disponíveis em: <www.nap.edu>.

Apêndice 3

Tabela 1 Ingestão Dietética de Referência (*Dietary Reference Intakes* – DRI): níveis máximos de ingestão tolerável para vitaminas (*Tolerable Upper Intake Levels* – UL[a]). Centro de Alimentação e Nutrição, Institute of Medicine da National Academy of Sciences dos EUA.

Grupos | Estágio de vida	Vit. A (µg/d)[b]	Vit. C (mg/d)	Vit. D (µg/d)	Vit. E (mg/d)[c,d]	Vit. K	Tiamina	Riboflavina
Crianças							
0 a 6 meses	600	ND[f]	25	ND	ND	ND	ND
7 a 12 meses	600	ND	38	ND	ND	ND	ND
1 a 3 anos	600	400	63	200	ND	ND	ND
4 a 8 anos	900	650	75	300	ND	ND	ND
Homens, Mulheres							
9 a 13 anos	1.700	1.200	100	600	ND	ND	ND
14 a 18 anos	2.800	1.800	100	800	ND	ND	ND
19 a 70 anos	3.000	2.000	100	1.000	ND	ND	ND
> 70 anos	3.000	2.000	100	1.000	ND	ND	ND
Gravidez							
≤ 18 anos	2.800	1.800	100	800	ND	ND	ND
19 a 50 anos	3.000	2.000	100	1.000	ND	ND	ND
Lactação							
≤ 18 anos	2.800	1.800	100	800	ND	ND	ND
19 a 50 anos	3.000	2.000	100	1.000	ND	ND	ND

[a]UL = Concentração máxima da ingestão diária de determinado nutriente que não colocará em risco o indivíduo para efeitos adversos. Sobre outro aspecto menos específico, o UL representa a ingestão total dos nutrientes da alimentação, água e suplementos. Por causa da falta de dados confiáveis, os UL não puderam ser estabelecidos para vitamina K, tiamina, riboflavina, vitamina B_{12}, ácido pantotênico, biotina ou carotenoides. Na falta de UL, um cuidado extra deve ser tomado para a ingestão de concentrações acima do recomendado.
[b]Somente como vitamina A pré-formada.
[c]Alfatocoferol: aplica-se a qualquer forma alfatocoferol encontrada em suplementos.
[d]UL para a vitamina E, niacina e folato aplicam-se para as formas sintéticas obtidas de suplementos, alimentos fortificados, ou da combinação dos dois.

Vit. B$_6$ (mg/d)	Folato (µg/d)^d	Vit. B$_{12}$ (µg/d)	Ácido pantotênico (mg/d)	Biotina (µg/d)	Colina^e (mg/d)	Vit. C (mg/d)	Vit. E^f (mg/d)	Selênio (µg/d)
1,9	600^i	2,6	6*	30*	450*	80	15	60
1,9	600^i	2,6	6*	30*	450*	85	15	60
1,9	600^i	2,6	6*	30*	450*	85	15	60
2	500	2,8	7*	35*	550*	115	19	70
2	500	2,8	7*	35*	550*	120	19	70
2	500	2,8	7*	35*	550*	120	19	70

^{f}Como alfatocoferol.
^{g}10 a 30% das pessoas idosas podem ter má absorção da vitamina B$_{12}$ ligada aos alimentos. Portanto, deve-se aconselhar pessoas com mais de 50 anos que, para alcançarem a sua RDA, consumam alimentos ricos e/ou fortificados com vitamina B$_{12}$ ou suplementos de vitamina B$_{12}$.
^{h}Há evidências relacionando a ingestão de folato com defeitos no tubo neural do feto. Por isso, tem-se recomendado que mulheres em idade reprodutiva consumam 400 µg de folato por dia provenientes de suplementos ou alimentos fortificados, além da ingestão de folato proveniente de uma dieta variada.
^{i}Recomenda-se para mulheres em idade fértil o consumo de 400 µg de folato provenientes de suplementos ou de alimentos fortificados até o momento em que a gravidez for confirmada e começarem os cuidados pré-natais, o que naturalmente ocorre após o final do período periconcepcional, o tempo crítico para a formação do tubo neural.
Fonte: *Dietary Reference Intakes for Calcium, Phosphorous, Magnesium, Vitamin D, and Fluoride* (1997); *Dietary Reference Intakes for Thiamin, Riboflavin, Niacin, Vitamin B6, Folate, Vitamin B12, Pantothenic Acid, Biotin, and Choline* (1998); *Dietary Reference Intakes for Vitamin C, Vitamin E, Selenium, and Carotenoids* (2000); *Dietary Reference Intakes for Vitamin A, Vitamin K, Arsenic, Boron, Chromium, Copper, Iodine, Iron, Manganese, Molybdenum, Nickel, Silicon, Vanadium, and Zinc* (2001); e *Dietary Reference Intakes for Calcium and Vitamin D* (2011). Essas informações estão disponíveis em: <www.nap.edu>.

Tabela 1 (*Continuação*) Ingestão Dietética de Referência (*Dietary Reference Intakes* – DRI): ingestão diária recomendada (RDA) para grupos populacionais. Centro de Alimentação e Nutrição, Institute of Medicine da National Academy of Sciences dos EUA.

Grupos | Estágio de vida	Cálcio (mg/d)	Fósforo (mg/d)	Magnésio (mg/d)	Vit. D (µg/d)[a,b]	Flúor (mg/d)	Tiamina (mg/d)	Riboflavina (mg/d)	Niacina (mg/d)[c]
Gravidez								
≤ 18 anos	1.300	1.250	400	15	3*	1,4	1,4	18
19 a 30 anos	1.000	700	350	15	3*	1,4	1,4	18
31 a 50 anos	1.000	700	360	15	3*	1,4	1,4	18
Lactação								
< 18 anos	1.300	1.250	360	15	3*	1,4	1,6	17
19 a 30 anos	1.000	700	310	15	3*	1,4	1,6	17
31 a 50 anos	1.000	700	320	15	3*	1,4	1,6	17

Nota: nessa tabela, os valores para Ingestão Adequada (*Adequate Intakes* – AI) são acompanhados por um asterisco (*) e aqueles para Ingestão Diária Recomendada (*Recommended Dietary Allowances* – RDA) estão escritos normalmente. Ambas, RDA e AI, podem ser usadas como metas para a ingestão individual. RDA são estabelecidas para atingir as necessidades de todos (97 a 98%) os indivíduos de um grupo. Para crianças saudáveis em amamentação, a AI é a média da ingestão. A AI para outros grupos etários e em relação ao sexo foi estabelecida com o objetivo de cobrir as necessidades de todos os indivíduos do grupo, mas a falta ou incerteza de dados impede a capacidade de especificar com confiança a porcentagem de indivíduos cobertos por esta ingestão.
[a]Como o colecalciferol. 1 µg colecalciferol = 40 IU vitamina D.
[b]Na falta de uma exposição adequada à luz solar.
[c]Como equivalente de niacina (*niacin equivalent* – NE). 1 mg de niacina = 60 mg de triptofano; 0 a 6 meses = niacina pré-formada (não NE).
[d]Como equivalente diário de folato (*dietary folate equivalents* – DFE). 1 DFE = 1 µg folato alimentar = 0,6 µg de ácido fólico de alimentos fortificados ou como suplementos consumidos com a alimentação = 0,5 µg de suplemento é aceito no estômago vazio.
[e]Embora a AI tenha sido estabelecida para a colina, há alguns dados que avaliam se a suplementação diária de colina é necessária para todos os estágios da vida, o que pode resultar do fato de que as necessidades de colina podem ser encontradas pela síntese endógena em alguns desses estágios.

Vit. B$_6$ (mg/d)	Folato (µg/d)[d]	Vit. B$_{12}$ (µg/d)	Ácido pantotênico (mg/d)	Biotina (µg/d)	Colina[e] (mg/d)	Vit. C (mg/d)	Vit. E[f] (mg/d)	Selênio (µg/d)
0,1*	65*	0,4*	1,7*	5*	125*	40*	4*	15*
0,3*	80*	0,5*	1,8*	6*	150*	50*	5*	20*
0,5	150	0,9	2*	8*	200*	15	6	20
0,6	200	1,2	3*	12*	250*	25	7	30
1	300	1,8	4*	20*	375*	45	11	40
1,3	400	2,4	5*	25*	550*	75	15	55
1,3	400	2,4	5*	30*	550*	90	15	55
1,3	400	2,4	5*	30*	550*	90	15	55
1,7	400	2,4[g]	5*	30*	550*	90	15	55
1,7	400	2,4[g]	5*	30*	550*	90	15	55
1	300	1,8	4*	20*	375*	45	11	40
1,2	400[h]	2,4	5*	25*	400*	65	15	55
1,3	400[h]	2,4	5*	30*	425*	75	15	55
1,3	400[h]	2,4	5*	30*	425*	75	15	55
1,5	400	2,4[g]	5*	30*	425*	75	15	55
1,5	400	2,4[g]	5*	30*	425*	75	15	55

(continua)

Apêndice 2

Tabela 1 Ingestão Dietética de Referência (*Dietary Reference Intakes* – DRI): ingestão diária recomendada (RDA) para grupos populacionais. Centro de Alimentação e Nutrição, Institute of Medicine da National Academy of Sciences dos EUA.

Grupos | Estágio de vida	Cálcio (mg/d)	Fósforo (mg/d)	Magnésio (mg/d)	Vit. D (µg/d)[a,b]	Flúor (mg/d)	Tiamina (mg/d)	Riboflavina (mg/d)	Niacina (mg/d)[c]
Crianças								
0 a 6 meses	200*	100*	30*	10*	0,01*	0,2*	0,3*	2*
7 a 12 meses	260*	275*	75*	10*	0,5*	0,3*	0,4*	4*
1 a 3 anos	700	460	80	15	0,7*	0,5	0,5	6
4 a 8 anos	1.000	500	130	15	1*	0,6	0,6	8
Homens								
9 a 13 anos	1.300	1.250	240	15	2*	0,9	0,9	12
14 a 18 anos	1.300	1.250	410	15	3*	1,2	1,3	16
19 a 30 anos	1.000	700	400	15	4*	1,2	1,3	16
31 a 50 anos	1.000	700	420	15	4*	1,2	1,3	16
51 a 70 anos	1.000	700	420	15	4*	1,2	1,3	16
> 70 anos	1.200	700	420	20	4*	1,2	1,3	16
Mulheres								
9 a 13 anos	1.300	1.250	240	15	2*	0,9	0,9	12
14 a 18 anos	1.300	1.250	360	15	3*	1	1	14
19 a 30 anos	1.000	700	310	15	3*	1,1	1,1	14
31 a 50 anos	1.000	700	320	15	3*	1,1	1,1	14
51 a 70 anos	1.200	700	320	15	3*	1,1	1,1	14
> 70 anos	1.200	700	320	20	3*	1,1	1,1	14

Apêndice 1

Tabela 1 Ingestão Dietética de Referência (*Dietary Reference Intakes* – DRI): ingestão diária recomendada para grupos populacionais – macronutrientes. Centro de Alimentação e Nutrição, Institute of Medicine da National Academy of Sciences dos EUA.

Grupos | Estágio de vida	Carboidratos (g/d)	Fibra total (g/d)	Gordura (g/d)	Ácido linoleico (g/d)	Ácido alfalinolênico (g/d)	Proteína[a] (g/d)
Crianças						
0 a 6 meses	60*	ND	31*	4,4*	0,5*	9,1*
7 a 12 meses	95*	ND	30*	4,6*	0,5*	11
1 a 3 anos	130	19*	ND	7*	0,7*	13
4 a 8 anos	130	25*	ND	10*	0,9*	19
Homens						
9 a 13 anos	130	31*	ND	12*	1,2*	34
14 a 18 anos	130	38*	ND	16*	1,6*	52
19 a 30 anos	130	38*	ND	17*	1,6*	56
31 a 50 anos	130	38*	ND	17*	1,6*	56
51 a 70 anos	130	30*	ND	14*	1,6*	56
> 70 anos	130	30*	ND	14*	1,6*	56
Mulheres						
9 a 13 anos	130	26*	ND	10*	1*	34
14 a 18 anos	130	26*	ND	11*	1,1*	46
19 a 30 anos	130	25*	ND	12*	1,1*	46
31 a 50 anos	130	25*	ND	12*	1,1*	46
51 a 70 anos	130	21*	ND	11*	1,1*	46
> 70 anos	130	21*	ND	11*	1,1*	46
Gravidez						
14 a 18 anos	175	28*	ND	13*	1,4*	71
19 a 30 anos	175	28*	ND	13*	1,4*	71
31 a 50 anos	175	28*	ND	13*	1,4*	71
Lactação						
14 a 18 anos	210	29*	ND	13*	1,3*	71
19 a 30 anos	210	29*	ND	13*	1,3*	71
31 a 50 anos	210	29*	ND	13*	1,3*	71

Nota: nessa tabela, os valores para Ingestão Adequada (*Adequate Intakes* – AI) são acompanhados por um asterisco (*) e aqueles para Ingestão Diária Recomendada (*Recommended Dietary Allowances* – RDA) estão escritos normalmente. Ambas, RDA e AI, podem ser usadas como metas para a ingestão individual. RDA são estabelecidas para atingir as necessidades de todos (97 a 98%) os indivíduos de um grupo. Para crianças saudáveis em amamentação, a AI é a média da ingestão. A AI para outros grupos etários e em relação ao sexo foi estabelecida com o objetivo de cobrir as necessidades de todos os indivíduos do grupo, mas a falta ou incerteza de dados impede a capacidade de especificar com confiança a porcentagem de indivíduos cobertos por esta ingestão.
[a]Baseado em 0,8 g de proteína/kg de peso corporal por peso corporal referente.
ND: não determinado.
Fonte: *Dietary Reference Intakes for Energy, Carbohydrate, Fiber, Fat, Fatty Acids, Cholesterol, Protein, and Amino Acids* (2002/2005). Essas informações estão disponíveis em: <www.nap.edu>.

Apêndices

Alimentação e nutrição nos ciclos da vida. Rio de Janeiro: Guanabara Koogan; no prelo.

BIBLIOGRAFIA

Cortada PP. Cooking a home: a collection of the recipes and stories of Syrian refugees. Bloomington: AuthorHouse; 2015.

Dória CA. Formação da culinária brasileira: escritos sobre a cozinha inzoneira. São Paulo: Três Estrelas; 2014.

Horta N. Vamos comer: da viagem das merendeiras, crônicas e conversas. Brasília: Ministério da Educação; 2002.

Ribeiro C, Barros D, Magno E. Comida é arte: aspectos culturais e sociais da alimentação do brasileiro através dos tempos. São Paulo: Segmento Farma; 2009.

Rigo N. Come-se. 2018 [acesso em 10 out 2018]. Disponível em: https://come-se.blogspot.com.

Rigo N. Mesa farta no semiárido – receitas com produtos da agricultura familiar. Uauá: Coopersuc; 2016.

Rodrigues CI, Silva LJD, Ravena-Cañete V. Mercados populares em Belém: produção de sociabilidades e identidades em espaço urbano. vol. 2. Belém: NAEA; 2017.

SESC. Pitadas de sabores e alimentos do Brasil. Homenagem a Câmara Cascudo. São Paulo: SESC; 2011.

Werle L, Cox J. Ingredientes. Colónia: Konemann; 2000.

6. Wolfson JA, Bleich SN, Smith KC, Frattaroli S. What does cooking mean to you? Perceptions of cooking and factors related to cooking behavior. Appetite. 2016;97:146-54.
7. Lavelle F, McGowan L, Spence M, Caraher M, Raats MM, Hollywood L, et al. Barriers and facilitators to cooking from "scratch" using basic or raw ingredients: a qualitative interview study. Appetite. 2016;107:383-91.
8. Popkin BM. Global nutrition dynamics: the world is shifting rapidly toward a diet linked with noncommunicable diseases. Am J Clin Nutr. 2006;84(2):289-98.
9. Brasil. Ministério da Saúde. Secretaria de Atenção Básica. Departamento de Atenção Básica. Guia alimentar para a população brasileira. 2. ed. Brasília: Ministério da Saúde; 2014.
10. Monteiro CA, Cannon G, Moubarac JC, Levy RB, Louzada MLC, Jaime PC. The UN Decade of Nutrition, the NOVA food classification and the trouble with ultra-processing. Public Health Nutr. 2018;21(1):5-17.
11. Monteiro CA, Levy RB, Claro RM, de Castro IRR, Cannon G. Increasing consumption of ultra-processed foods and likely impact on human health: evidence from Brazil. Public Health Nutr. 2011;14(1):5-13.
12. Smith LP, Ng SW, Popkin BM. Trends in US home food preparation and consumption: analysis of national nutrition surveys and time use studies from 1965-1966 to 2007-2008. Nutr J. 2013;11:12-45.
13. Lang T, Caraher M. Is there a culinary skills transition? Data and debate from the UK about changes in cooking culture. Journal of the HEIA. 2011;8(2):2-14.
14. Mills S, White M, Brown H, Wrieden W, Kwasnicka D, Halligan J, et al. Health and social determinants and outcomes of home cooking: a systematic review of observational studies. Appetite. 2017;111:116-34.
15. Martins CA. A influência das habilidades culinárias dos pais na alimentação de crianças em idade escolar [tese]. São Paulo: Faculdade de Saúde Pública da Universidade de São Paulo; 2017.
16. Scaglioni S, Arrizza C, Vecchi F, Tedeschi S. Determinants of children's eating behavior. Am J Clin Nutr. 2011;94(6 Suppl):2006S-2011S.
17. Sleddens EFC, Kroeze W, Kohl LFM, Bolten LM, Velema E, Kaspers PJ, et al. Determinants of dietary behavior among youth: an umbrella review. Int J Behav Nutr Phys Act. 2015;1:12-7.
18. Thornton LE, Jeffery RW, Crawford DA. Barriers to avoiding fast-food consumption in an environment supportive of unhealthy eating. Public Health Nutr. 2013;16(12):2105-13.
19. van der Horst K, Brunner TA, Siegrist M. Fast food and take-away food consumption are associated with different lifestyle characteristics. J Hum Nutr Diet. 2011;24(6):596-602.
20. Hyland R, Stacy R, Adamson A, Moynihan P. Nutrition-related health promotion through an after-school project: the responses of children and their families. Soc Sci Med. 2006;62(3):758-68.
21. Caraher M, Seeley A. Cooking in schools: lessons from the UK. Journal of the Home Economics Institute of Australia. 2010;17(1):2-9.
22. Thomas HMC, Irwin JD. Cook it up! A community-based cooking program for at-risk youth: overview of food literacy intervention. BMC Research Notes. 2011;4:495.
23. Herbert J, Flego A, Gibbs L, Waters E, Boyd S, Reynolds J, Moodie M. Wider impacts of a 10-week community cooking skills program – Jamie's Ministry of Food, Australia. BMC Public Health. 2014;14:1161.
24. Diez-Garcia RW, Castro IRR. A culinária como objeto de estudo e de intervenção no campo da Alimentação e Nutrição. Cien Saúde Coletiva. 2011;16(1):91-8.
25. Bernardo GL, Jomori MM, Fernandes AC, Colussi CF, Condrasky MD, Proença RPDC. Positive impact of a cooking skills intervention among Brazilian university students: six months follow-up of a randomized controlled trial. Appetite. 2018;1(130):247-55.
26. Rigo N, Cobayashi F. Oficinas culinárias para promoção da alimentação saudável: uma experiência na Amazônia Ocidental Brasileira. In: Cardoso M, organizador. Nutrição em Saúde Coletiva. São Paulo: Atheneu; 2014.
27. Louzada MLC, Martins APB, Canella DS, Baraldi LG, Levy RB, Claro RM, et al. Impact of ultra-processed foods on micronutrient content in the Brazilian diet. Rev Saúde Pública. 2015;49(0):1-8.
28. Louzada MLC, Baraldi LG, Steele EM, Martins AP, Canella DS, Moubarac JC, et al. Consumption of ultra-processed foods and obesity in Brazilian adolescents and adult. Prev Med. 2015;81:9-15.
29. Martins AP, Levy RB, Claro RM, Moubarac JC, Monteiro CA. Increased contribution of ultra-processed food products in the Brazilian diet (1987-2009). Rev Saúde Pública. 2013;47(4):1-10.
30. Ulian MD, Sato PM, Scagliusi FB. O aconselhamento nutricional como uma possibilidade para ampliar o cuidado nutricional. In: Cervato-Mancuso AM, Vieira VL, organizadores.

No momento em que a prática clínica em Nutrição se distancia cada vez mais da prescrição dietética e desbrava o caminho do aconselhamento alimentar e nutricional, atividade que, entre outros fundamentos, envolve "fornecer à pessoa atendida ferramentas que a tornem autônoma e responsável pelo seu próprio cuidado", o domínio e a capacidade de transmissão de habilidades culinárias tornam-se essenciais, e a culinária reverbera como um espaço propício para essas trocas e promissor para intervenções que promovam um "aprendizado holístico sobre alimentação e nutrição".[24,30]

Em um contexto em que mulheres gradativamente se inseriram no mercado de trabalho e homens pouco ou quase nada se inseriram na divisão de tarefas domésticas, torna-se imprescindível construir com as pessoas a discussão do compartilhamento de habilidades culinárias de modo a retirar o peso da obrigação da cozinha dos ombros das mulheres, conforme salientado na segunda edição do *Guia alimentar para a população brasileira*.[10]

Na formação da(o) nutricionista, tão relevante quanto o aprendizado das técnicas e o desenvolvimento de habilidades culinárias é a criação de um repertório. O conhecimento em culinária depende dele e sua construção desenvolve-se não apenas ao longo da graduação, mas também da vida. Aprender a preparar um prato representa o início desse processo. Saber fazer variações nele propicia a diversidade alimentar e a capacidade de lidar com problemas como falta de um ingrediente ou equipamento. Esse conhecimento é aperfeiçoado com a prática.

Se o laboratório de Técnica Dietética ensina os passos para escrever uma receita, os tipos de cortes, as técnicas de cozimento, os cálculos de quantidades e o passo a passo para escrever uma ficha técnica, o cotidiano é um laboratório de aperfeiçoamento. A curiosidade no dia a dia leva à investigação. Cada refeição pode ser um estudo, um teste para ampliar o olhar e o repertório. São pelo menos três oportunidades ao dia de se fazer esse estudo. Se se considerar que saber cozinhar é uma soma de repertório, este talvez seja o campo em que mais rapidamente haja condições de aperfeiçoamento.

Da escolha dos ingredientes à montagem do prato, a cozinha se revela um espaço de criatividade. Além da curiosidade, é necessária certa dose de coragem. O medo pode impedir que se explorem combinações novas, que se façam substituições inusitadas, que se provem temperos desconhecidos. Ele impede erros catastróficos, mas também os resultados magníficos. E o risco que se corre é baixo demais para se prender ao medo.

A cozinha é um espaço de troca; nela, compartilham-se saberes, estabelecem-se vínculos, dividem-se tarefas. Cozinhar aproxima. Pelo cheiro do café que atrai a família para a mesa, pela receita da avó que desperta o jovem a experimentar o fogão pela primeira vez, pelas mãos que dividem o preparo da feijoada para a festa.

A cozinha também é um espaço terapêutico. Na meditação ativa do mexer a polenta do almoço de domingo, no metódico corte dos legumes para o cozido, na cumplicidade do olhar ao se saborear o prato preparado em esquema de guerrilha – sem receita, sem saber o que esperar, misturando as sobras da geladeira de modos improváveis.

Mais do que tudo, se comer é um ato político, cozinhar é um ato revolucionário.

REFERÊNCIAS BIBLIOGRÁFICAS

1. Hartmann C, Dohle S, Siegrist M. Importance of cooking skills for balanced food choices. Appetite. 2013;65:125-31.
2. Foley W, Spurr S, Lenoy L, De Jong M, Fichera R. Cooking skills are important competencies for promoting healthy eating in an urban Indigenous health service. Nutrition & Dietetics. 2011;68(4):291-6.
3. Short F. Domestic cooking skills – What are they? Journal of the HEIA. 2003;10(3):13-22.
4. McGowan L, Caraher M, Raats M, Lavelle F, Hollywood L, McDowell D, et al. Domestic cooking and food skills: a review. Crit Rev Food Sci Nutr. 2017;57(11):2412-31.
5. Daniels S, Glorieux I, Minnen J, van Tienoven TP. More than preparing a meal? Concerning the meanings of home cooking. Appetite. 2012;58(3):1050-6.

tempo. Herbert et al.[23] verificaram que esse programa tinha impacto sobre atitudes, conhecimentos, crenças, prazer e satisfação de cozinhar e comportamento de compra de alimentos. O estudo utilizou metodologia mista; uma avaliação longitudinal quase experimental com grupo e métodos qualitativos envolvendo entrevistas semiestruturadas. Os resultados mostraram diferenças estatisticamente significantes entre os grupos para redução da compra semanal de *fast-food* e aumento das refeições à mesa, satisfação culinária e capacidade de preparar uma refeição em 30 min. Os resultados qualitativos indicaram aumento da confiança e das habilidades adquiridas no programa para preparar refeições, além de maior envolvimento familiar na hora de cozinhar. Assim, o programa *Jamie's Ministry of Food* provocou melhorias nas atitudes e conhecimentos alimentares e culinários dos participantes após 6 meses do programa.

No Brasil, ainda antes da publicação da nova versão do *Guia alimentar para a população brasileira*, estudos pioneiros debruçaram-se sobre a culinária no campo da alimentação e da nutrição.[10,24] Hoje já existem intervenções voltadas ao aperfeiçoamento das habilidades culinárias e os estudos também têm mostrado que incluir culinária nas ações de promoção da alimentação adequada e saudável traz resultados mais promissores.

A intervenção "Nutrição e Culinária na Cozinha (NCC)", conduzida com estudantes de uma universidade do Sul do Brasil, teve duração de 6 semanas com o foco de aperfeiçoar as habilidades culinárias e o consumo de frutas e hortaliças entre esses participantes.[25] Após 6 meses de seguimento, seus resultados mostraram que o programa de intervenção culinária teve impacto positivo na disponibilidade de frutas e hortaliças em casa, na confiança em consumi-las e utilizá-las, nas atitudes culinárias, na confiança culinária e, ainda, nos conhecimentos culinários desses universitários.

Rigo e Cobayashi[26], ao analisarem a experiência de oficinas culinárias realizadas em Acrelândia (AC), diferenciam a oficina culinária das práticas educativas tradicionais por estas se limitarem a informar sobre malefícios e benefícios de alimentos e nutrientes, com "caráter impositivo, impessoal, técnico e objetivo"; enquanto aquela é uma prática social, capaz de agregar conhecimento e trocas de experiências sobre alimentação e nutrição entre quem participa.

CULINÁRIA NA ATUAÇÃO DO NUTRICIONISTA

Os estudos aqui apresentados mostram que nas últimas décadas se observaram mudanças importantes no que se entende sobre culinária e como ela se consolida nas práticas do dia a dia das populações, como o declínio do tempo dedicado ao cozinhar. Ao mesmo tempo, aumentou o fascínio por ver outras pessoas cozinhando, seja na abertura das cozinhas dos restaurantes, seja na multiplicação de aulas e livros de culinária, ou ainda na explosão dos programas de televisão. Esse poderia ser apenas um fato curioso, mas, quando as pesquisas de orçamento familiar apontam o declínio do consumo de alimentos como arroz e feijão, combinação característica do padrão alimentar tradicional brasileiro, bem como de ingredientes culinários como sal, açúcar e óleo, em decorrência da substituição de preparações culinárias pelo consumo de alimentos ultra-processados – e esse fato se relaciona com a piora do estado nutricional da população –, evidencia-se a importância de pensar a culinária na atuação da(o) nutricionista.[27-29]

Se em um primeiro momento essa necessidade é mais clara na área da Nutrição em Alimentação Coletiva, uma reflexão mais aprofundada leva à compreensão de que todas as áreas da Nutrição se beneficiam desse conhecimento. O papel da(o) nutricionista na cozinha costuma ser associado à vigilância e sua presença é normalmente vista de maneira bastante negativa pelas(os) profissionais de cozinha. Enquanto suas atividades ao pé do fogão se limitarem a cálculos dietéticos e normas sanitárias, pouca mudança pode se esperar desse conflito. Não é raro observar nutricionistas que atuam em cozinhas sem qualquer interesse pela observação ou desenvolvimento de habilidades culinárias, o que se reflete em uma atuação limitada, pouco criativa e fadada a erros.

mentar foi desenvolvida com uma amostra de pais de escolares residentes na Grande São Paulo e constatou que, na população estudada, quando os pais tinham maior confiança no desempenho das suas habilidades culinárias, seus filhos comiam de maneira mais saudável, ou seja, consumiam mais comida caseira feita a partir de alimentos *in natura* e/ou minimamente processados e menos alimentos ultraprocessados.[15]

Intervenções com foco no aperfeiçoamento das habilidades culinárias e no preparo de refeições em casa vêm sendo desenvolvidas, a maioria de cunho educativo.

No Reino Unido, Hyland *et al.*[20] examinaram as respostas dos alunos e dos pais a um *Food Club* depois do horário de escola, visando a promover habilidades culinárias e escolhas alimentares mais saudáveis em escolares entre 12 e 13 anos em áreas de baixa renda no Nordeste da Inglaterra. A fundamentação da intervenção teve como base uma série de premissas diferentes, mas conectadas entre si: as habilidades culinárias são essenciais para uma alimentação adequada e saudável; as habilidades culinárias recebem pouca ênfase no currículo escolar; as escolhas alimentares de crianças e adolescentes podem servir como um canal de influência dentro da família. Foi utilizada metodologia qualitativa para realizar discussões em grupo e entrevistas individuais com alunos participantes e seus pais. Os resultados foram promissores, verificando-se que a maioria dos alunos desfrutou as atividades práticas, isto é, a preparação de alimentos; que estes acreditavam que suas habilidades se desenvolveram; e que estavam conscientes das mensagens implícitas sobre uma alimentação adequada e saudável. Contudo, as mudanças na sua dieta foram pequenas e limitadas. Os resultados sugerem que estratégias extracurriculares no ambiente escolar são apropriadas e viáveis para o desenvolvimento de habilidades de preparação de alimentos com alunos nessa faixa etária.

No estudo de Caraher e Seeley[21], apresenta-se o impacto de uma intervenção de um programa com *chefs* de cozinha em escolas, do Reino Unido. O objetivo desse programa foi ensinar sobre saúde, alimentos, nutrição e gastronomia. A metodologia de intervenção incluía até três sessões de atividades culinárias por turma ao longo de 1 ano no qual se esperavam mudanças em relação à preparação e ao consumo de alimentos, além de medir a confiança das habilidades culinárias adquiridas. O grupo-alvo era de crianças de 9 a 11 anos de quatro escolas. O principal método de coleta de dados foi um questionário entregue 2 semanas antes da intervenção e 2 semanas depois. As crianças apresentaram ganhos quanto às habilidades culinárias e confiança para preparar e pedir a seus pais que os ingredientes fossem comprados para uso em casa. Após as sessões com os *chefs*, a pontuação média relatada de "confiança para cozinhar" aumentou significativamente, assim como o consumo de vegetais.

Segundo Thomas e Irwin[22], no Canadá, a juventude, em especial os jovens em situação de risco, têm poucas oportunidades para participar de programas de culinária, apontando uma lacuna que também é uma oportunidade para o desenvolvimento de programas de culinária focados na juventude, implementados e avaliados com o objetivo de proporcionar habilidades e educação alimentar a esse grupo de indivíduos. O objetivo desse estudo foi a melhoria e o desenvolvimento progressivo de habilidades culinárias, incluindo também educação alimentar. Os estudos citados anteriormente abrageram informações sobre educação nutricional e de habilidades culinárias ministradas por *chefs* locais e uma nutricionista. Esse programa também incluiu visitas de campo a fazendas comunitárias. Os autores concluem que o programa testado pode fornecer um modelo eficaz para melhorar os programas existentes ou para criar novos programas de culinária aplicada para populações em situação de vulnerabilidade.

Jamie's Ministry of Food da Austrália é uma resposta popular para a falta de habilidades básicas de alimentação entre adultos. Em 10 semanas, os participantes do programa aprendem habilidades simples e conhecimentos sobre preparar refeições mais saudáveis. Eles recebem dicas de compras, incluindo a leitura de rótulos nutricionais, orientações para armazenar alimentos e manipulação dos alimentos com segurança e economia de

Estudos que tratam das habilidades culinárias, da frequência e do modo de preparo das refeições em casa, bem como do tempo dedicado para essas práticas, têm sido realizados em países com práticas alimentares muito diferentes das brasileiras, embora necessários para compreender melhor o tema.

HABILIDADES CULINÁRIAS COMO ESTRATÉGIA PARA A PROMOÇÃO DE UMA ALIMENTAÇÃO SAUDÁVEL

Nos EUA, no período de 1965 a 2008, houve um declínio acentuado na proporção de pessoas que cozinhavam em casa e também no tempo despendido para o preparo dessas refeições, ou seja, além de cozinhar menos, os estadunidenses passaram a se dedicar menos tempo ao preparo de refeições. Ao analisar por estratos de renda, a queda na frequência do preparo das refeições em casa foi maior para a classe de menor renda, que passou de 67% em 1965/1966 para 56% em 2007/2008.[12]

Observa-se, portanto, que a culinária e o preparo das refeições em casa têm passado por algumas mudanças, denominadas por Lang e Caraher[13] transição culinária e que envolveriam "o processo no qual culturas inteiras experimentam mudanças fundamentais no padrão e no tipo de habilidades requeridas para colocar comida na mesa". Segundo os autores, tal transição consiste em uma reestruturação da culinária, que não necessariamente estaria relacionada com o declínio nas habilidades envolvidas no preparo das refeições, mas sim com a confiança para empregar as habilidades culinárias básicas.[13]

Para vários autores, o aumento na aquisição de produtos prontos para consumo resulta da diminuição das habilidades culinárias da população, da confiança no uso dessas habilidades e da frequência e do tempo dedicado ao preparo das refeições.[1,4,14,15] Além da renda e dos papéis socioculturais de gênero, não se pode deixar de citar que são diversos os fatores que influenciam as habilidades culinárias e o preparo das refeições em casa, como a idade, as preferências alimentares, os conhecimentos e as atitudes sobre alimentação e nutrição, o preço dos alimentos, o nível de escolaridade, a situação de trabalho, a renda, os fatores culturais, os círculos de relações pessoais, os produtos da mídia, a disponibilidade e a diversidade de alimentos, o tamanho das porções, o ambiente escolar e, em decorrência de todos estes, a qualidade da alimentação.[14,16,17]

Em um estudo de revisão sistemática, Mills et al.[14] constataram que cozinhar em casa esteve associado a desfechos benéficos de saúde, repercutindo em aumento no consumo de frutas e hortaliças e de outros grupos de alimentos saudáveis, além de adesão a dietas consideradas saudáveis, como a mediterrânea, e melhoria nos padrões alimentares e nutricionais. Essa revisão encontrou como principais determinantes da culinária doméstica o gênero (ser mulher), as relações pessoais próximas (ser casado, ter filhos), o interesse e o engajamento pessoal no preparo das refeições, e, ainda, questões culturais e étnicas. Todavia, os autores reforçam que, por mais que a habilidade culinária seja um dos determinantes do preparo das refeições em casa, aqueles associados ao cozinhar em casa são mais complexos que simplesmente ter ou não habilidades culinárias.

McGowan et al.[4], em uma revisão de estudos sobre habilidades culinárias, encontraram associação entre habilidades culinárias e escolhas alimentares mais saudáveis, como o aumento no consumo de frutas e verduras e a diminuição do consumo de alimentos de conveniência e *take away*, repercutindo também em melhoria da qualidade nutricional da dieta.

Na Suíça, em um estudo longitudinal de base populacional, constatou-se que as habilidades culinárias estavam correlacionadas positivamente com o consumo semanal de hortaliças.[1] A confiança em comprar e preparar alimentos mostrou-se associada com o menor consumo de refeições do tipo *fast-food* em mulheres australianas de baixa renda e em adultos da parte germânica da Suíça.[18,19]

Também no contexto brasileiro, a importância das habilidades culinárias para a promoção da alimentação adequada e saudável já vem sendo verificada. A primeira pesquisa no país que analisou a influência das habilidades culinárias no consumo ali-

21 Culinária, Dietética e Nutrição

Betzabeth Slater Villar • Carla Adriano Martins • Luciana Mastrorosa • Maria Regina Carriero • Neide Rigo

INTRODUÇÃO

Na literatura científica mundial, ainda não há concordância sobre a definição de habilidades culinárias. Hartmann et al.[1] afirmam que habilidades culinárias consistem nas capacidades utilizadas para preparar diferentes tipos de alimentos, como assar um pão ou preparar uma sopa. Foley et al.[2] consideram que, além do conhecimento dos ingredientes e do modo de cozinhá-los, essa definição deve levar em conta a capacidade de transformar o conhecimento teórico em uma vivência prática. Short[3] propõe um entendimento mais amplo das habilidades culinárias domésticas: elas devem contemplar, além dos demais aspectos mencionados, o conhecimento das características e das propriedades dos alimentos (sabor, textura e coloração), assim como a função deles, no momento em que passam por processos de cozimento, congelamento e combinação com outros alimentos.

Considerando a complexidade dos fatores que envolvem as habilidades culinárias, com a importância da contextualização sociocultural nas análises dessa temática, alguns autores destacam que chegar a uma definição consensual talvez não seja possível, uma vez que definições são construídas, questão infuenciada por vários fatores, como os individuais, os familiares e os relativos à própria prática culinária.[4,5]

Uma das polêmicas emergentes nesses estudos, desenvolvidos em países de alta renda (Austrália, EUA e Irlanda), consiste em questionar se o aquecimento e/ou a finalização de alimentos prontos e/ou pré-prontos para o consumo deveriam ou não ser considerados uma habilidade culinária.[3,5-7]

Tendo em conta o sistema alimentar hegemônico atual, que tem levado à globalização de dietas caracterizadas pelo uso crescente de alimentos prontos e/ou pré-prontos para o consumo em substituição a preparações culinárias, resultando na diminuição da qualidade da alimentação e no aumento de doenças crônicas não transmissíveis, dá-se destaque à segunda edição do *Guia alimentar para a população brasileira*, que afirma que o enfraquecimento das habilidades culinárias da população representa um dos obstáculos a superar para a promoção da alimentação adequada e saudável, já que esta constitui um direito humano básico e envolve a garantia de práticas alimentares adequadas aos aspectos biológicos e contextos socioculturais dos indivíduos.[8,9]

Para o novo *Guia alimentar para a população brasileira*, habilidades culinárias são as habilidades necessárias para selecionar, preparar, temperar, cozinhar, combinar e apresentar alimentos na forma de preparações/refeições.[9] Essa definição implica também um tipo de culinária que valoriza o preparo de alimentos *in natura* e/ou minimamente processados e de preparações culinárias baseadas nesses alimentos e temperadas com condimentos naturais e ingredientes culinários como sal, açúcar, óleos e gorduras, entendendo como desvantajosa a substituição desses alimentos e preparações por alimentos ultraprocessados.[10,11]

32. Myer C. The tea and toast syndrome: psychosocial aspects of congregate dining. Generations. 2004;28(92):4.
33. Santelle O, Lefèvre AMC, Cervato AM. Alimentação institucionalizada e suas representações sociais entre moradores de instituições de longa permanência para idosos em São Paulo, Brasil. Cad Saúde Pública. 2007;23(12):3061-5.
34. Camarano AA. Os novos idosos brasileiros: muito além dos 60? Rio de Janeiro: IPEA; 2004.
35. Clarke DM, Wahlqvist ML, Rassias CR, Strauss BJ. Psychological factors in nutritional disorders of the elderly: part of the spectrum of eating disorders. Int J Eat Disord. 1999;25(3):345-8.
36. Albani C, Gunzelmann T, Brähler E. Body image and physical well-being in old age. Z Gerontol Geriatr. 2009;42(3):236-44.
37. Oliveira RB de A, Veras RP, Prado SD. "O fim da linha"? Etnografia da alimentação de idosos institucionalizados – reflexões a partir das contribuições metodológicas de Malinowski. Rev Bras Geriatr Gerontol. 2010;13(1):133-43.
38. Lundkvist P, Fjellström C, Sidenvall B, Lumbers M, Raats M; Food in Later life Team. Management of healthy eating in everyday life among senior Europeans. Appetite. 2010;55(3):616-22.

BIBLIOGRAFIA

Araujo MC, Bezerra IN, Barbosa F dos S, Junger WL, Yokoo EM, Pereira RA, et al. Consumo de macronutrientes e ingestão inadequada de micronutrientes em adultos. Rev Saúde Pública. 2013;47(suppl 1):177s-189s.

Furkim AM, Duarte ST, Hildebrandt PT, Rodrigues KA. A instituição asilar como fator potencializador da disfagia. Rev CEFAC. 2010; 12(6):954-63.

for Weight Management and Obesity Prevention; NAASO, The Obesity Society; the American Society for Nutrition; and the American Diabetes Association. Am J Clin Nutr. 2007;85(5):1197-202.
8. Ribeiro SML. Avaliação de adultos. In: Tirapegui J, Ribeiro SML, organizadores. Avaliação nutricional: teoria e prática. Guanabara-Koogan; 2009. p. 235-52.
9. Institute of Medicine. Dietary reference intakes for energy, carbohydrate, fiber, fat, fatty acids, cholesterol, protein, and amino acids (macronutrients). Washington (DC): National Academies Press; 2005.
10. Institute of Medicine. Dietary reference intakes for water, potassium, sodium, chloride, and sulfate. Washington (DC): National Academies Press; 2005.
11. World Health Organization. Diet, nutrition and the prevention of chronic diseases. Geneva: World Health Organization; 2003.
12. Brasil. Ministério da Saúde. Secretaria de Atenção à Saúde. Departamento de Atenção Básica. Guia alimentar para a população brasileira. 2. ed. Brasília: Ministério da Saúde; 2014.
13. Brasil. Ministério da Saúde. Secretaria de Atenção à Saúde. Departamento de Atenção Básica. Alimentos regionais brasileiros. 2. ed. Brasília: Ministério da Saúde; 2015.
14. Brasil. Ministério da Saúde. Secretaria de Políticas de Saúde. Alimentos regionais brasileiros. Brasília: Ministério da Saúde; 2002.
15. Willett WC. Fundamentos de uma dieta saudável. In: Ross AC, Caballero B, Shike M, Shils ME, Cousins RJ. Nutrição moderna na saúde e na doença. 10. ed. Barueri: Manole; 2009. p. 1745-58.
16. World Health Organization. Effect of trans-fatty acid intake on blood lipids and lipoproteins: a systematic review and meta-regression analysis. Geneva: World Health Organization; 2016.
17. World Health Organization. Effects of saturated fatty acids on serum lipids and lipoproteins: a systematic review and regression analysis. Geneva: World Health Organization; 2016.
18. Brasil. Ministério da Saúde, Hospital do Coração. Alimentação cardioprotetora: Manual de orientações para profissionais de Saúde da Atenção Básica. Ministério da Saúde; 2018.
19. Alves HJ, Boog MCF. Comportamento alimentar em moradia estudantil: um espaço para promoção da saúde. Rev Saúde Pública. 2007;41(2):197-204.
20. Alvarenga MS, Philippi ST, Lourenço BH, Sato PM, Scagliusi FB. Insatisfação com a imagem corporal em universitárias brasileiras. J Bras Psiquiatr. 2010;59(1):44-51
21. Alvarenga MS, Scagliusi FB, Philippi ST. Comportamento de risco para transtorno alimentar em universitárias brasileiras. Rev Psiquiatr Clín. 2011;38(1):3-7.
22. Scott C, Johnstone AM. Stress and eating behaviour: implications for obesity. Obes Facts. 2012;5(2):277-87.
23. Matsui T, Ohsawa T, Onglatco ML. Work-family conflict and the stress-buffering effects of husband support and coping behavior among Japanese married working women. J Vocat Behav. 1995;47(2):178-92.
24. Knauth DR, Couto MT, Figueiredo WS. A visão dos profissionais sobre a presença e as demandas dos homens nos serviços de saúde: perspectivas para a análise da implantação da Política Nacional de Atenção Integral à Saúde do Homem. Ciênc Saúde Coletiva. 2012;17(10): 2617-26.
25. Wellman NS, Kamp BJ. Nutrição e edaísmo. In: Mahan LK, Escott-Stump S. Krause: Alimentos, nutrição e dietoterapia. 12. ed. Rio de Janeiro: Elsevier; 2010. p. 269-85.
26. Brasil. Ministério da Saúde. Secretaria de Atenção à Saúde. Departamento de Atenção Básica. Orientações para a coleta e análise de dados antropométricos em serviços de saúde: Norma Técnica do Sistema de Vigilância Alimentar e Nutricional – SISVAN. Brasília: Ministério da Saúde; 2011.
27. Academy of Nutrition and Dietetics. Position of the academy of nutrition and dietetics: food and nutrition for older adults: promoting health and wellness. J Acad Nutr Diet. 2012;112:1255-77.
28. Brasil. Ministério da Saúde. Secretaria de Atenção à Saúde. Departamento de Atenção Básica. Alimentação saudável para a pessoa idosa: um manual para profissionais de saúde. Brasília: Ministério da Saúde; 2009.
29. Siqueira FV, Nahas MV, Facchini LA, Silveira DS, Piccini RX, Tomasi E, et al. Fatores considerados pela população como mais importantes para manutenção da saúde. Rev Saúde Pública. 2009;43(6):961-71.
30. Souza A de M, Pereira RA, Yokoo EM, Levy RB, Sichieri R. Alimentos mais consumidos no Brasil: Inquérito Nacional de Alimentação 2008-2009. Rev Saúde Pública. 2013;47(suppl 1):190s-199s.
31. Heitor SFD, Rodrigues LR, Tavares DM dos S. Prevalence of compliance with healthy eating in older adults from the rural zone. Texto Contexto Enferm. 2013;22(1):79-88.

isto é, o consumo de alimentos pouco nutritivos, já que, em razão da solidão, muitos deles não se sentem motivados a preparar alimentos e/ou a comer. No referido programa, a comensalidade é retomada, uma vez que os idosos jantam juntos, porém não apenas para satisfazer a fome. As preferências e os hábitos culturais são respeitados. Assim, procura-se oferecer, por exemplo, comida mexicana a idosos oriundos do México, caso eles desejem. Além da refeição comunal e comensal, são oferecidas práticas de atividade física e educação alimentar e sessões de aconselhamento nutricional individualizado. Para garantir um envelhecimento saudável e a minimização dos efeitos das doenças e dos agravos, o programa oferece um amplo espectro de recomendações alimentares flexíveis e sensíveis à cultura dos idosos em questão.[32]

Diferentemente dessa refeição comunal em que se retoma a comensalidade e as preferências culturais, encontram-se os idosos que vivem em instituições de longa permanência. Um estudo etnográfico em duas instituições desse tipo, no Rio de Janeiro, observou que eram oferecidos bons cuidados aos idosos, mas que o ambiente e a vida diária se caracterizavam por silêncio, ócio, uniformidade de comportamento, regras extremamente rígidas e impostas, que culminavam em um esvaziamento do "eu".[37] Não havia, nas instituições estudadas, nenhuma possibilidade de escolha por parte dos idosos quanto aos alimentos, às suas maneiras de preparação e aos horários das refeições. O melhor exemplo disso é que, até no dia de Natal, os idosos eram obrigados a tomar sopa no jantar. Antes da institucionalização, muitas mulheres abrigadas construíram suas identidades a partir da protagonização do papel sociocultural de cozinhar para a família. Esses sabores e saberes do passado vão sendo esquecidos, e, com eles, a identidade dessas mulheres, criando um silêncio representado pela expressão "o fim da linha". Resgatar a alimentação e seus papéis psicológicos e socioculturais nessas instituições seria uma grande mudança de paradigma, que possivelmente ressignificaria a vida desses indivíduos.

Outro estudo qualitativo com idosos que não moram em instituições encontrou alguns que pensam que uma alimentação saudável é uma maneira de autocuidado que pode garantir a independência, enquanto outros creem que já não é o mais momento de se preocuparem com isso.[38] Suas práticas envolvem questões de tradição, cultura e percepção. Os idosos têm suas próprias definições de alimentação saudável e suas maneiras de "administrar" a alimentação. Dessa maneira, em um cuidado nutricional apropriado é interessante trabalhar com essas formas, e não contra elas.

Conclui-se, portanto, que há uma teia de fatores que determinam o estado de saúde e nutrição dos idosos. É extremamente importante discernir as condições causadas pelo envelhecimento daquelas promovidas por doenças, embora ambas devam ser manejadas. No entanto, essas condições existem dentro de um contexto, permeado por questões de gênero, nível socioeconômico, relações interpessoais, papéis sociais, ações institucionais, socialização, suporte e apoio. Entender e melhorar as condições de vida, saúde, alimentação e nutrição dos idosos passam pela compreensão desse complexo contexto.

REFERÊNCIAS BIBLIOGRÁFICAS

1. Dodd JL. Nutrição na idade adulta. In: Mahan LK, Escott-Stump S. Krause: Alimentos, nutrição e dietoterapia. 12. ed. Rio de Janeiro: Elsevier; 2010. p. 269-85.
2. Escott-Stump S. Vida adulta. Nutrição relacionada ao diagnóstico e tratamento. 6. ed. Barueri: Manole; 2011. p. 51-64.
3. Mori ME, Coelho VLD. Mulheres de corpo e alma: aspectos biopsicossociais da meia-idade feminina. Psicol Reflex Crit. 2004;17(2):177-87.
4. Rohden F. "O homem é mesmo a sua testosterona": promoção da andropausa e representações sobre sexualidade e envelhecimento no cenário brasileiro. Horiz Antropol. 2011;17(35):161-96.
5. Martits AM, Costa EMF. Hipogonadismo masculino tardio ou andropausa. Rev Assoc Med Bras. 2004;50(4):358-9.
6. World Health Organization. WHO Expert Committee on Physical Status: the use and interpretation of anthropometry. Report of a WHO Expert Committee. Geneva: World Health Organization; 1995.
7. Klein S, Allison DB, Heymsfield SB, Kelley DE, Leibel RL, Nonas C, et al. Waist circumference and cardiometabolic risk: a consensus statement from Shaping America's Health: Association

tos dos períodos cíclicos de crise econômica no Brasil, como o desemprego, têm tornado os filhos adultos dependentes de seus pais idosos. Isso mostra que a associação entre envelhecimento e dependência não é tão uniforme, tendo em vista que há uma parcela da população idosa assumindo papéis não tradicionalmente esperados, como o de apoio financeiro a outros parentes, especialmente a filhos adultos.[34]

Obviamente, não é adequado menosprezar o efeito da idade no aumento da vulnerabilidade física e mental da população. Alguns idosos sofrem com a pobreza e têm dificuldades em ouvir, enxergar e lidar com as atividades da vida diária, ainda que tais dificuldades pareçam estar sendo deslocadas para as idades mais avançadas. Esta é a parcela da população que demanda mais cuidados, o que, no Brasil, incide majoritariamente sobre a família e, nesta, principalmente sobre as mulheres.[34]

Outro problema comum em idosos é a depressão, uma das principais causas de incapacidade. De maneira simplificada, a depressão se caracteriza pelos seguintes sintomas:

- Humor rebaixado
- Diminuição do interesse e/ou do prazer pelas atividades antes consideradas interessantes e/ou prazerosas
- Ganho de peso ou perda de peso (quando não se está fazendo dieta), com diminuição marcante do apetite
- Excesso ou falta de sono
- Agitação ou retardo psicomotor
- Fadiga ou falta de energia
- Sensação de não ter valor próprio
- Capacidade diminuída de se concentrar
- Pensamentos recorrentes sobre morte.[35]

Nessa fase da vida, a depressão associa-se a piores condições de saúde, maior utilização dos serviços de saúde e maior mortalidade. A depressão é mais comum entre mulheres idosas e, especialmente, naquelas com idade ainda mais avançada, como a partir dos 80 anos. Condições crônicas, como doenças cardiovasculares, câncer e Alzheimer, podem precipitar sintomas de depressão. Contudo, muitas vezes o diagnóstico de depressão não é feito nessas pessoas, pois os sintomas são atribuídos à doença primária. Ademais, os fatores psicossociais podem contribuir para o surgimento da depressão, como a perda de parentes e amigos queridos, a viuvez e o isolamento social.[35]

A depressão pode explicar sintomas de anorexia e, consequentemente, a desnutrição em alguns idosos. Outros sintomas psicopatológicos, como a ansiedade, os sintomas somáticos e os pensamentos obsessivos, podem promover distúrbios nutricionais nos idosos, que contêm algumas semelhanças com os transtornos alimentares. Nesses quadros, o idoso tende a eliminar alimentos ou grupos alimentares de sua dieta em razão de sintomas como a má digestão, porém essa restrição tende a aumentar, ocasionando perda grave de peso. Uma perspectiva psicobiossociocultural, com abordagem interprofissional, é fundamental nesses casos.[35]

Considera-se também que idosos podem apresentar questões de imagem corporal, especialmente na forma de queixas sobre o corpo e sua percepção negativa. De maneira paralela ao que ocorre na depressão, entre os idosos, as mulheres, aqueles com idade ainda mais avançada e os que vivem sozinhos ou sem suporte social apresentam imagem corporal mais negativa e mais queixas sobre o corpo. É possível também que essas questões afetem a alimentação.[36]

Sabe-se que a alimentação é um componente essencial da vida cotidiana. As refeições proporcionam uma sensação de segurança, significado e estrutura ao cotidiano dos idosos. Quando eles podem preparar suas refeições, também são construídos sentimentos de independência e controle. Os positivos aspectos psicológicos e socioculturais da alimentação são importantes prazeres de que os idosos podem desfrutar. Assim, ao se realizar um planejamento dietético para idosos ou ao se formular programas e políticas públicas, essas questões devem ser consideradas, entendendo que as práticas alimentares contribuem significativamente para o bem-estar.

Problemas de ordem psicológica e social, como a pobreza, a depressão e o isolamento, também aumentam o risco de desnutrição. Um programa dos EUA de serviço social tenta, por meio de jantares comensais, retirar os idosos da "síndrome do chá com torradas",

ficou ainda outros fatores para a baixa aceitação da dieta, como a rotina alimentar institucionalizada, a falta de seus alimentos preferidos, os cardápios repetitivos e os problemas de saúde.[33]

Dessa maneira, percebe-se que há uma necessidade de maior atenção às especificidades alimentares dos idosos. Uma maior participação da(o) nutricionista na formulação e na implantação das políticas públicas para esse grupo nas equipes de saúde da família e nas instituições de longa permanência para idosos poderia melhorar o quadro apresentado.

Considerações psicológicas e socioculturais

Apesar da inegável importância das mudanças fisiológicas associadas ao envelhecimento e do critério cronológico adotado para definir o que seria uma pessoa idosa, o conceito de envelhecimento, o próprio processo de envelhecer e os idosos são também construídos histórica e socioculturalmente, sendo influenciados por aspectos como as experiências e as trajetórias de vida.

Uma perspectiva que vem sendo superada, mas que ainda determina preconceitos, concebe o envelhecimento como um processo de doença, deficiência, senilidade e decrepitude, levando à exclusão social dos idosos. Essa concepção foi desafiada pelo aumento da cobertura da Previdência Social e pelo alongamento da expectativa de vida, ocasionado tanto pela melhoria nas condições de vida quanto por uma cultura de saúde sustentada por desenvolvimentos na medicina preventiva e curativa e nas demais ciências da saúde. Esse novo paradigma postula que não necessariamente os idosos são acometidos pela saúde frágil, pela precarização e pela exclusão social. Uma terceira perspectiva vê a juventude como um valor, e não mais como uma faixa etária, incentivando os idosos a consumirem práticas de saúde. Ela é criticada por constituir uma abordagem individualista de saúde (e com potencial culpabilizante) e por encobrir os problemas específicos dessa fase da vida. Dessa maneira, este texto defende que o envelhecimento populacional é uma conquista social, na qual os idosos podem contribuir para com a família, a sociedade e o desenvolvimento econômico, assumindo novos papéis socioculturais e pessoais. Ressalta-se o perigo das generalizações sobre os idosos, pois alguns deles são chefes de família e/ou trabalhadores ativos, enquanto outros apresentam alto grau de fragilidade e dependência. Compreende-se que, ao mesmo tempo, o envelhecimento pode trazer vulnerabilidades, perdas de alguns papéis sociais, agravamento de doenças crônicas e degenerativas e perdas de amigos e parentes. Sabe-se também que esse processo sofre influência de variáveis como gênero, cor da pele, nível socioeconômico e local de moradia e que seus aspectos negativos podem ser minimizados pela ação das políticas públicas. Torna-se necessário reconhecer o desenvolvimento econômico, as condições de vida e o envelhecimento populacional como processos inter-relacionados.[34]

O envelhecimento é também uma questão de gênero. Dados publicados pelo Instituto de Pesquisa Econômica Aplicada (IPEA) em 2004 já mostravam que 55% dos idosos eram mulheres. Quando idosas, as mulheres apresentam maior risco de ficarem viúvas e em situação socioeconômica desfavorável. Isso ocorre porque muitas não tiveram um trabalho remunerado durante a sua vida adulta. Além disso, embora vivam por tempo mais prolongado que os homens, sofrem um período maior de debilitação física antes da morte que eles. Contudo, alguns estudos mostram que algumas mulheres assumem os papéis de provedora e chefe de família quando idosas e viúvas, ao receberem os benefícios sociais de suas próprias aposentadorias e das pensões dos maridos falecidos.[34]

Sabe-se que a pobreza e a desigualdade social são fatores deteriorantes da saúde dos idosos, justamente pelas piores condições de vida, mas também pela maior exposição à insegurança alimentar e nutricional. No entanto, constata-se que as famílias brasileiras que contêm idosos estão em melhores condições econômicas que as demais. As análises publicadas pelo IPEA em 2004 revelam que 87,1% dos idosos do sexo masculino chefiam famílias, 72,6% trabalham 40 ou mais horas por semana e apenas 12,7% percebem um rendimento inferior a um salário mínimo mensal. Em adição a esse panorama, os efei-

fácil acesso, que não demande grande esforço ou risco de quedas para alcançá-lo. Etiquetar os recipientes, utilizando uma letra grande para escrever o nome do alimento e a data de validade, também é uma boa medida. Pode ser importante trabalhar com o idoso os cuidados de higiene pessoal e de higiene durante o manuseio dos alimentos, por meio de procedimentos simples, porém essenciais, como a maneira correta de lavar as mãos. A organização da cozinha também é relevante, uma vez que, por exemplo, a altura da pia pode provocar dores de coluna e um grande número de objetos na cozinha é capaz de aumentar o risco de ferimentos. O uso de tapetes antiderrapantes deve ser estimulado.

Para auxiliar o idoso a se sentir mais disposto a se alimentar, é interessante estimular a realização das refeições em local agradável, de preferência em companhia, estando atento à apresentação do prato e à temperatura de consumo dos alimentos.

Uma vez que os parágrafos anteriores se aludiram aos aspectos mais biológicos da nutrição, é importante tecer algumas considerações sobre as práticas alimentares entre idosos.

Uma pesquisa mostrou que muitos idosos reconhecem a importância da alimentação para a saúde, e uma parte deles, inclusive, aponta a alimentação como o principal determinante da saúde.[29] Todavia, apenas uma pequena parcela dessa população tem uma alimentação saudável ou que preenche suas necessidades alimentares e nutricionais. Um estudo populacional com idosos morando em áreas de baixa renda em São Paulo mostrou que apenas aproximadamente 20% deles consumiam diariamente cinco ou mais porções de frutas e hortaliças.[30] Houve associação positiva entre o consumo desses alimentos e o nível socioeconômico.

Outro estudo populacional realizado com idosos da zona rural de Minas Gerais analisou a prática dos "Dez Passos para a Alimentação Saudável", estabelecidos pelo Ministério da Saúde e vigentes à época.[31] Os passos mais seguidos foram não utilizar sal à mesa e consumir arroz com feijão (o último provavelmente por já ser um hábito culturalmente arraigado dos brasileiros). Os passos menos conduzidos compreenderam consumir frutas, hortaliças, leites e derivados e praticar atividade física.

Diversos aspectos podem explicar esses achados. Sabe-se que as práticas alimentares não são apenas racionais e individuais, mas também influenciadas por aspectos biológicos, psicológicos, financeiros, ambientais e socioculturais. Muitos idosos podem não ter condições financeiras de comprar alguns alimentos nutritivos, como frutas, hortaliças e laticínios. Ademais, podem viver em regiões em que tais alimentos não são tão disponíveis, como frequentemente acontece com locais de baixa renda. Isso é exacerbado pelo fato de que idosos com pouca condição financeira ou com mobilidade reduzida têm poucas oportunidades de adquirir alimentos mais saudáveis. As próprias mudanças fisiológicas associadas ao envelhecimento, como a disfagia, limitam as escolhas alimentares. Entre os fatores afetivos e culturais, morar sozinho é frequentemente associado à inapetência, pela ausência do caráter de convivência das refeições. Existe também uma percepção sociocultural de que alguns alimentos são apropriados para idosos – como chás, torradas, bolachas e sopas – mesmo que não tão nutritivos.[32]

Em muitas instituições de longa permanência para idosos, a alimentação também não é adequada. Muitas instituições não oferecem refeições com a quantidade adequada de energia e nutrientes ou não oferecem auxílio àqueles que não conseguem se alimentar sozinhos. A consistência da dieta também é um fator importante. Em instituições de longa permanência para idosos, é possível que alguns tenham problemas de mastigação e deglutição e, portanto, precisem de uma dieta com consistência mais macia ou pastosa. Caso isso não ocorra, o risco de desnutrição é alto. Contudo, observa-se em alguns desses locais que essa dieta com consistência modificada é servida para todos os idosos, inclusive para aqueles que não têm problemas de mastigação e deglutição, o que também pode acarretar em inapetência e desnutrição nos idosos com boas condições de mastigação e deglutição. Um estudo qualitativo sobre as representações sociais da alimentação entre idosos moradores dessas instituições identi-

de reabsorção renal, levando a um incremento de líquidos que aumenta a pressão arterial e promove tensão nos rins, nas artérias, no coração e no cérebro.[10]

Já outros nutrientes não apresentam aumento em suas RDA ou AI, mas são de interesse no envelhecimento, constituindo objetos de pesquisa. Deve-se atentar, por exemplo, ao fato de que idosos têm maior risco de deficiência de vitamina B_{12}, tanto pela pequena ingestão dos alimentos fontes desse nutriente quanto pela anemia perniciosa, a gastrite atrófica e a falta de fator intrínseco, que diminuem a sua absorção. Tal deficiência tem sintomas como fadiga, confusão mental, zunidos e fraqueza nos membros, além de poder causar anemia macrocítica. Já o folato parece ser importante para reduzir as concentrações de homocisteína, um fator de risco para doenças cardiovasculares. Frutas, hortaliças e leguminosas são boas fontes desse nutriente.[10]

Entre os minerais, o consumo de potássio contrasta o efeito do sódio sobre a pressão arterial. Esse nutriente também é encontrado nas frutas e nos vegetais, de tal modo que se enfatiza a importância do consumo desses alimentos. O baixo consumo de zinco, por sua vez, pode contribuir para comprometimento da função imunológica, anorexia, diminuição do paladar, demora na cicatrização de feridas e desenvolvimento de úlceras de pressão. Contudo, a maioria das pessoas ingere menos zinco que o recomendado e não desenvolve esses sintomas. Assim, pode ser interessante monitorar o consumo e o estado nutricional de zinco nos idosos com tais sintomas.[10]

Sabe-se que os fatores ambientais e o metabolismo celular normal levam à formação de radicais livres, que têm grande impacto no processo de envelhecimento. Alguns fitoquímicos, como carotenoides e flavonoides, assim como as vitaminas e os minerais antioxidantes, reduzem o estresse oxidativo e, por conseguinte, a formação dos radicais livres. Dessa maneira, diversas pesquisas têm sido feitas para analisar os efeitos desses compostos em condições como a catarata, a degeneração macular e os distúrbios cognitivos. Não há evidências científicas sólidas, contudo, acerca desses efeitos nesse momento.

A Caderneta de Saúde da Pessoa Idosa, em sua edição mais recente, apresenta dez passos para a alimentação saudável, enfatizando:[28]

1. Realizar três refeições ao dia (café da manhã, almoço e jantar) e, caso haja necessidade, lanches saudáveis nos intervalos.
2. Consumir cereais e tubérculos, dando preferência aos grãos integrais e aos alimentos *in natura* e minimamente processados.
3. Incluir frutas, verduras e legumes em todas as refeições.
4. Consumir feijão com arroz todos os dias.
5. Ingerir diariamente carnes, aves, peixes, ovos, leite e derivados em pelo menos uma refeição por dia, tomando cuidado em reduzir o teor de gordura desses alimentos.
6. Fazer uso moderado de óleos, gorduras, açúcar e sal no preparo de alimentos, substituindo parte desses ingredientes culinários por temperos naturais.
7. Incentivar o consumo de água mesmo sem sentir sede, preferencialmente entre as refeições.
8. Evitar o consumo de produtos ultraprocessados, como refrigerantes, sucos e chás industrializados, bolos e biscoitos recheados, salgadinhos, sopa e macarrão "instantâneos".
9. Atentar às informações nutricionais dos rótulos dos produtos processados e ultraprocessados para fazer escolhas mais saudáveis.
10. Preferir fazer refeições em companhia, sempre que possível.

Deve-se estimular a participação dos idosos nos processos de compra, armazenamento e preparo dos alimentos. Durante a compra, o idoso deve ficar atento a diversos aspectos que indicam a segurança do alimento (p. ex., não comprar latas amassadas). Em adição, o idoso pode verificar a lista de ingredientes, como medida para orientar a escolha de um alimento mais saudável. No armazenamento, além de todas as questões higiênicas, deve-se buscar condições que facilitem o acesso do idoso ao alimento. O alimento precisa ser mantido em local de

na de alta qualidade biológica nas refeições principais. Percebe-se, contudo, que se trata de um valor elevado e difícil de ser alcançado se o idoso tiver problemas de mastigação e deglutição. Deve-se lembrar também que alta ingestão de proteína pode provocar sobrecarga renal. Equilibrar essas necessidades e restrições representa um desafio.[25,27]

As necessidades de carboidratos e lipídios também não se alteram com a idade, devendo seguir os valores preconizados nos intervalos de distribuição aceitáveis, estabelecidos pelas DRI. É necessário atentar para a qualidade dos alimentos-fontes desses nutrientes. Enfatiza-se o consumo alimentos ricos em carboidratos de baixo índice glicêmico e com alto teor de fibras, como os grãos e cereais integrais e alguns tubérculos. Preconizam-se consumo baixo de gordura saturada e colesterol e ingestão mínima de gorduras trans. Todavia, alterações muito drásticas no consumo de lipídios podem ter graves consequências na aceitação da alimentação, de tal modo a tornar necessário um equilíbrio.

As fibras apresentam como benefícios o aumento da motilidade gastrintestinal, melhor controle glicêmico, diminuição da constipação intestinal e das concentrações séricas de colesterol. Em adição, os alimentos ricos em fibras tendem a ser ricos em outros nutrientes, como vitaminas, minerais e compostos bioativos. Todavia, para idosos inapetentes, o aumento na ingestão de fibras deve ser cuidadosamente planejado e avaliado, para que elas não causem uma saciedade excessiva, comprometendo a ingestão dos demais alimentos e do estado nutricional. Ademais, recomendações sobre o consumo de fibras devem ser acompanhadas de indicações sobre o consumo de água. As DRI não propõem um aumento da AI para os idosos, permanecendo em 3,7 ℓ/dia para homens e 2,7 ℓ/dia para mulheres. A grande questão consiste em monitorar esse consumo total (proveniente dos líquidos e das bebidas), pois os estudos mostram que os idosos não atingem essa meta aproximada de ingestão, pelos motivos citados anteriormente.[10]

Alguns micronutrientes têm considerável importância para os idosos. Conforme apresentado no Apêndice 2, a RDA para cálcio aumenta para homens com mais de 70 anos e para mulheres já a partir dos 51 anos. A RDA da vitamina D também aumenta para idosos de ambos os sexos e com idade superior a 70 anos. Esses aumentos ocorrem porque o envelhecimento promove diminuição da massa óssea e de sua densidade, podendo configurar quadros de osteopenia e osteoporose, que aumentam o risco de fraturas e quedas. Esses valores de referência aumentam antes nas mulheres em virtude da menopausa. O estrógeno ajuda a manter o equilíbrio entre a perda e o ganho de massa óssea. Na menopausa, os níveis de estrógeno diminuem consideravelmente. Com isso, os ossos passam a incorporar menos cálcio, tornando-se mais frágeis. Já a vitamina D costuma ser produzida pelo próprio organismo a partir da luz solar, sendo subsequentemente metabolizada pelo fígado e pelo rim em uma substância ativa que ajudará a manter normais as concentrações séricas de cálcio e fósforo e a promover a mineralização do esqueleto. Alguns idosos tendem a não receber luz solar, por estarem acamados ou institucionalizados; além disso, a pele não sintetiza tão eficientemente essa vitamina e os rins são menos hábeis em sua conversão. Por tais motivos, a RDA desse nutriente aumenta para idosos, elevação esta mais provavelmente viável de atingir pela suplementação, uma vez que poucos alimentos são ricos nesse nutriente. Outros nutrientes, como proteínas, magnésio, fitoestrógenos e vitaminas A e K, também estão envolvidos na saúde óssea. Muitas pesquisas estão sendo conduzidas para avançar esse conhecimento com o objetivo de, no futuro, possivelmente atualizar suas recomendações.[10]

Outros nutrientes têm suas necessidades diárias diminuídas pelo envelhecimento. A partir dos 51 anos, a RDA para ferro em mulheres diminui, uma vez que as mulheres menopausadas não menstruam e, portanto, têm menor perda desse elemento. A AI de sódio diminui para idosos de ambos os sexos e com idade superior a 70 anos. Isso ocorre porque muitos idosos apresentam hipertensão arterial ou maior risco para a doença, e o sódio fisiologicamente estimula o mecanismo

tas de ingestão, em associação aos valores de UL como limites toleráveis de ingestão de nutrientes.[9,10] Além disso, devem ser consideradas as recomendações da OMS no âmbito da Estratégia Global de Promoção da Alimentação Saudável, Atividade Física e Saúde.[11]

A população idosa está contemplada em duas faixas etárias nas tabelas das DRI:

- De 51 a 70 anos
- Acima de 70 anos.

Nota-se que a primeira faixa inclui indivíduos adultos. Este texto se referirá às duas faixas, comparando-as com a faixa subjacente inferior (de 31 a 50 anos), para discutir as necessidades nutricionais dos idosos. Ressalta-se que essas categorias baseadas na idade cronológica são úteis para vários objetivos, como a avaliação e o planejamento dietético. Todavia, as necessidades específicas de quaisquer idosos são multifatoriais, dada a diversidade de condições de vida, saúde, alimentação e nutrição nessa população.

A taxa de metabolismo basal diminui linearmente com a idade, fato que está contemplado nas fórmulas que estimam a necessidade estimada de energia, propostas pelas DRI. O GET pode diminuir ainda mais com o sedentarismo e a mobilidade prejudicada. Contudo, dietas com baixo valor energético tendem a não suprir as necessidades dos outros nutrientes, de tal modo que é necessário selecionar alimentos com alta densidade nutricional. Novamente, destaca-se a importância do acompanhamento longitudinal na construção do cuidado nutricional e na adequação das estimativas iniciais de necessidades nutricionais segundo a avaliação de cada indivíduo idoso.[9] As equações para cálculo do EER entre idosos são descritas no Quadro 20.2 e na Tabela 20.6.

Em relação aos macronutrientes, as recomendações propostas pelo AMDR das DRI e pela OMS para adultos se mantêm, embora se destaquem alguns pontos neste tópico. Afirma-se também que as mesmas ressalvas feitas quanto às questões de identidade de gênero para os adultos são válidas, no posicionamento das autoras, para os idosos.[9,11]

As necessidades de proteína geralmente não são modificadas pela idade, a não ser em quadros de desnutrição. Entretanto, uma ingestão maior pode ser adequada em situações em que uma pessoa apresenta baixa densidade óssea e consumo adequado de cálcio ou quando se deseja promover o anabolismo e prevenir perdas progressivas da massa muscular com o tempo. Alguns pesquisadores sugerem que uma ingestão de 1 a 1,6 g de proteína/kg de peso corporal/dia (em vez de 0,83 g de proteína/kg de peso corporal/dia) é segura e mais adequada para idosos. Há evidências, entretanto, de que os idosos conseguem utilizar, por refeição, 30 g de proteínas para a síntese muscular. Assim, alguns especialistas recomendam atualmente que os idosos consumam alimentos com um total de aproximadamente 25 a 30 g de proteí-

Tabela 20.6 Classificação por coeficiente de atividade física, para homens e mulheres idosos.

Níveis de atividade física	Mulheres	Homens
Sedentário	1	1
Leve	1,12	1,11
Moderado	1,27	1,25
Intenso	1,45	1,48

Adaptada de IOM (2005).[9]

Quadro 20.2 Equações para cálculo de necessidade estimada de energia para homens e mulheres idosos.

Mulheres	Homens
EER (kcal/dia) = [354 − (6,91 × idade)] + {CAF × [(9,36 × peso) + (726 × altura)]}	EER (kcal/dia) = [662 − (9,53 × idade)] + {CAF × [(15,91 × peso) + (539,6 × altura)]}

Idade em anos; peso em quilogramas (kg); altura em metros (m). CAF: coeficiente de atividade física, estimado a partir da razão GET/gasto energético de repouso, de acordo com a Tabela 20.6.

Adaptado de IOM (2005).[9]

avaliação do estado nutricional com exame de densitometria óssea a partir dos 45 anos.[25,27]

A desidratação também é uma condição comum entre idosos, podendo promover confusões mentais, alterações na função renal, constipação intestinal e até mesmo a morte. Trata-se de um problema importante entre idosos, especialmente naqueles institucionalizados e/ou com idade superior a 85 anos. Uma ingestão reduzida de fluidos e fatores fisiológicos contribuem para esse quadro. Entre os fatores fisiológicos, pode-se citar: menor capacidade dos rins para concentrar a urina, menor sensação de sede, mudanças endócrinas no estado funcional, alterações no estado mental e nas capacidades cognitivas, efeitos adversos de medicações e problemas de mobilidade. O medo da incontinência urinária e as dores causadas por frequentes idas ao banheiro naqueles que sofrem de artrite ou dores crônicas contribuem para diminuir a ingestão de líquidos.[25,27]

Os idosos também podem ser acometidos por perdas sensoriais. A diminuição do paladar e do olfato pode levar a inapetência, ingestão alimentar insuficiente ou inadequada. E, ainda, fazer com que o idoso utilize temperos em excesso, o que pode ser perigoso quando do emprego de temperos ultraprocessados, ricos em sódio, gorduras trans e aditivos artificiais. Embora alguns graus dessas perdas possam ser atribuídos ao envelhecimento, outras causas também contribuem, como doenças, uso de alguns medicamentos, deficiência de zinco e niacina, tabagismo e problemas de saúde bucal.[25,27]

Justamente no tocante à saúde bucal, muitos idosos apresentam perdas dentárias, próteses, dentaduras que não estão corretamente ajustadas e xerostomia (boca seca). Essas condições dificultam a mastigação e a deglutição. Indivíduos com esses problemas tendem a preferir alimentos mais macios e podem deixar de ingerir outros muito nutritivos, como carnes, grãos integrais, hortaliças duras e frutas frescas. Nesses casos, é interessante, além de reavaliar a condição de próteses e dentaduras, utilizar esses alimentos em preparações altamente umedecidas, como sopas, cozidos, picadinhos e purês.[25,27]

Alguns distúrbios gastrintestinais podem prejudicar a alimentação e a nutrição nessa fase do ciclo vital. Pode ocorrer disfagia, isto é, dificuldade de deglutição em decorrência da fragilidade da língua e dos músculos da bochecha. Além de tornar o processo de alimentação mais difícil, a disfagia aumenta o risco de pneumonia por aspiração. Nesse caso, é necessário adequar a consistência dos alimentos e utilizar líquidos engrossados. A acloridria refere-se à produção insuficiente de ácido hidroclorídrico no suco gástrico, estando associada à diminuição da mucosa gástrica causada pelo envelhecimento e à gastrite. Como o ácido estomacal é necessário para a absorção de vitamina B_{12}, o risco de deficiência desse micronutriente é alto. Sintomas dessa deficiência (como fadiga, demência e confusão) podem ser confundidos com outras condições (como Alzheimer), o que dificulta a detecção da deficiência. A constipação intestinal também constitui uma queixa frequente dos idosos, estando associada a falta de atividade física, consumo insuficiente de fibras e de água e uso de medicações. Ela pode ser aliviada, portanto, pelo aumento da ingestão de alimentos ricos em fibras e de água e pelo estímulo à prática de atividade física.[25,27]

As úlceras por pressão são lesões causadas pela pressão contínua que prejudica o fluxo sanguíneo para a pele e os tecidos adjacentes. Sua principal causa é a mobilidade prejudicada, mas a ingestão deficitária de proteína e energia pode contribuir para o início e a manutenção da lesão.[25,27]

Finalmente, as DCNT, como diabetes tipo 2, hipertensão arterial e dislipidemia, são frequentes entre idosos, sendo as doenças cardiovasculares uma das principais causas de morte atualmente. Tais quadros partilham fatores de risco, como o consumo de gordura trans e sódio, e demandam cuidados específicos em relação à alimentação, como aqueles sugeridos na Alimentação Cardioprotetora Brasileira.[18]

Aspectos alimentares e nutricionais

Assim como para os adultos, o planejamento dietético para idosos pode se apoiar nos valores de RDA ou, quando não existem, nos valores de AI, oriundos das DRI, como me-

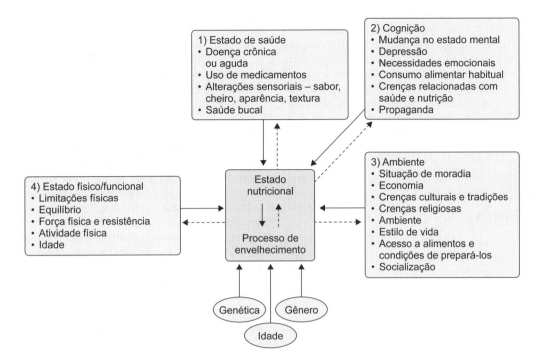

Figura 20.1 Fatores que influenciam o processo de envelhecimento e o estado nutricional de idosos. Adaptada de Academy of Nutrition and Dietetics (2012).[27]

composição corporal nos idosos. A perda de massa muscular representa prejuízo da força, da funcionalidade e da independência, pois diminui a mobilidade, aumenta o risco de queda e altera o metabolismo. O exercício físico voltado para o ganho de força é extremamente importante na prevenção e reversão desse quadro.[25,27]

Concomitantemente ao processo de perda da massa muscular, há o aumento do risco de desnutrição entre idosos, especialmente nos hospitalizados, institucionalizados ou sob cuidados domiciliares. Nessas condições, dietas não individualizadas, que desconsideram a capacidade de mastigação e deglutição, as preferências e aversões alimentares e a capacidade do idoso em se alimentar sozinho, podem levar à inapetência, baixa aceitação da dieta e desnutrição.[27] Fora do ambiente institucional, existem diversos fatores de risco para desnutrição em idosos: pobreza; sexo feminino; tabagismo; depressão; viver sozinho; falta de transporte; e limitações para comprar e preparar os alimentos.[25,27]

A osteoporose compreende um distúrbio osteometabólico caracterizado pela redução da densidade mineral óssea, com deterioração da microarquitetura óssea, acarretando em aumento da fragilidade esquelética e do risco de fraturas. A idade avançada em ambos os sexos representa um dos maiores fatores de risco. A imobilização prolongada e o sedentarismo, frequentes em idosos, também são fatores de risco. As mulheres na menopausa constituem um grupo de risco, devendo-se idealmente complementar exame físico e

Tabela 20.5 Classificação do estado nutricional de idosos por IMC.

IMC	Classificação
< 22 kg/m²	Baixo peso
22 a 27 kg/m²	Eutrofia
> 27 kg/m²	Sobrepeso

Adaptada de Brasil (2011).[26]

e sexuais, limitando o repertório de atendimento.[24] Essas questões lançam desafios para a implantação da Política Nacional de Atenção Integral à Saúde do Homem, lançada em 2009 com o objetivo de diminuir a morbimortalidade nesse grupo populacional.

Assim, conclui-se que a vida adulta apresenta diferentes peculiaridades, influenciadas pelas características e necessidades da idade específica em questão (e, obviamente, do sujeito, de seu contexto e de suas circunstâncias), que refletem nas condições de saúde, alimentação e nutrição.

IDOSOS

Segundo a Política Nacional do Idoso e o Estatuto do Idoso, indivíduos com idade igual ou superior a 60 anos são considerados idosos. Sabe-se que o número de idosos na população brasileira tem aumentado, pela elevação da esperança de vida ao nascer e pelas melhores condições de saúde e de vida. Aponta-se que em 1940 havia 1,7 milhão de idosos no Brasil e, em 2000, 14,5 milhões. Projeta-se para 2020 um total de aproximadamente 30,9 milhões de idosos.

Contudo, pondera-se que a definição supracitada abrange uma faixa etária muito ampla, constituindo um grupo extremamente heterogêneo. Por exemplo, as condições de saúde, alimentação e nutrição provavelmente diferem muito entre uma pessoa de 66 anos e outra de 86 anos, embora ambas sejam consideradas idosas. Aponta-se a dificuldade em definir essa categoria com base em apenas um único parâmetro biológico (a idade), tendo em vista que ela também é construída social e culturalmente. Isso endossa a necessidade de uma avaliação alimentar e nutricional individual e complexa, que pode ter alguns pontos críticos. Às vezes, há necessidade de colaboração de familiares ou cuidadores. Deve-se atentar às questões fisiológicas do envelhecimento (que serão detalhadas a seguir), assim como às questões de autonomia e cuidado, evitando, ao mesmo tempo, infantilizar o idoso. Em idosos acamados ou muito curvados, não é possível medir a estatura, assim como o peso corporal nos acamados. Nesses casos, são usadas fórmulas que estimam esses parâmetros. Finalmente, o edema e a flacidez apresentados por alguns idosos dificultam a aferição de dobras cutâneas e circunferências.[25]

O cuidado nutricional pode contribuir bastante para a saúde de idosos, atuando em quatro frentes. Primeiro, trata-se de enfatizar e possibilitar a alimentação saudável e adequada, em conjunto com a prática de atividade física, para a promoção da saúde e a prevenção de doenças. Em um segundo momento, para manter a funcionalidade e a qualidade de vida, foca-se na redução do risco e no retardo da evolução de doenças crônicas associadas à nutrição. Por sua vez, a terapia nutricional é utilizada para tratar idosos que apresentam doenças relacionadas com a nutrição. Finalmente, a quarta frente deve estar articulada com as demais: consiste em usar a alimentação como ferramenta de socialização, diversão e independência.[25]

Entende-se que o envelhecimento é um processo biológico natural, mas que envolve algum declínio nas funções fisiológicas. Existem mudanças sistêmicas envolvidas no envelhecimento, que promovem diferentes graus de prejuízo na funcionalidade. Fatores intrínsecos, como genética e doenças, e extrínsecos, como tabagismo, alimentação, prática de atividade física, condições socioeconômicas e ambientais, influenciam o decorrer do processo de envelhecimento do indivíduo. Entretanto, é necessário discernir entre mudanças causadas pelo envelhecimento daquelas provocadas por doenças. Embora os idosos possam portar diferentes condições clínicas e mudanças fisiológicas, serão abordadas aqui aquelas que têm impacto direto na alimentação. A Figura 20.1 ilustra alguns dos aspectos que interagem com a alimentação e exercem efeitos sobre a qualidade de vida dos idosos.

No envelhecimento, observam-se mudanças na composição corporal, as quais são consideradas na interpretação do estado nutricional a partir do cálculo do IMC, conforme disposto na Tabela 20.5.[26] Ao longo do tempo, a massa de gordura corporal (especialmente da gordura visceral) aumenta, ao passo que a massa muscular diminui. A perda de massa muscular esquelética e de força muscular é denominada sarcopenia, uma das mais importantes mudanças de

Ainda que considerando essa ressalva, é digno de nota o fato de que 80% das pessoas alterem sua ingestão energética (aumentando-a ou diminuindo-a) quando se sentem estressados. A direção dessa mudança depende de diversos fatores, como o ambiente alimentar, o estado nutricional, o perfil de práticas alimentares e a personalidade. Ademais, esse efeito é mais pronunciado em situações de estresse que "ameaçam o ego", isto é, nas quais há um medo do fracasso, com potencial avaliação negativa, ou nas situações de conflitos interpessoais, nas quais ocorrem discussões e consequente ostracismo de alguns trabalhadores. Pessoas perfeccionistas são mais suscetíveis a esses eventos. Indivíduos com baixo peso tendem a diminuir sua ingestão nessas situações, porém aqueles que restringem sua alimentação, visando ao controle de peso corporal, tendem a aumentar o consumo. De maneira geral, a maioria tende a aumentar sua ingestão na vigência do estresse, especialmente de alimentos com alto teor de carboidratos, lipídios e açúcares, seja por sensações de fissura ou de recompensa. Ambientes alimentares não saudáveis facilitam o acesso a esses alimentos. Tais processos também são influenciados pela fisiologia, tanto pela secreção de hormônios quanto pela ativação de algumas redes cerebrais no hipotálamo. Atualmente, tem-se pesquisado a ação da grelina, do cortisol e dos glicocorticosteroides, entre outros. Também já foi postulado um modelo de "cérebro egoísta", que, sob condições de estresse, demanda ativamente energia, interferindo no metabolismo da insulina e da glicose.

Duas questões também se articulam com o universo do trabalho e os papéis socioculturais de gênero:

- As múltiplas jornadas vivenciadas pelas mulheres
- A relação entre o trabalho masculino e a invisibilidade do homem nos serviços de saúde.

A entrada das mulheres no mercado de trabalho é fato indiscutível nas sociedades ocidentais, ainda que muitas desigualdades permaneçam. Tal entrada, contudo, não parece ter acarretado uma revisão das tarefas domésticas e das normas sociais atreladas a elas, entre os membros da família. A literatura científica da área da saúde parece apresentar um corpo maior de pesquisas sobre a conciliação entre o aleitamento materno e a jornada de trabalho da mãe. Tal situação é certamente importante, porém chama atenção a falta de estudos que investiguem outros aspectos da saúde e da alimentação de mulheres trabalhadoras (mães ou não). As mães sentem menos conflito e estresse em relação ao trabalho quando os papéis familiares são redefinidos de modo que o pai se envolva mais nas tarefas domiciliares e de cuidado das crianças.[23] Pode-se especular que tais estresse e conflito tenham repercussões na alimentação dessas mulheres, de acordo com o que foi explanado anteriormente, e cabe apontar, também, que uma divisão mais equitativa de tais atribuições é considerada pelo *Guia alimentar para a população brasileira* uma condição essencial à prática de uma alimentação adequada e saudável.

Em relação aos homens, é notória sua menor procura e participação nos serviços de saúde. Estudos apontam que duas categorias de homens frequentam mais os serviços de saúde: os idosos e os trabalhadores. Enquanto os idosos geralmente procuram tratamento e buscam medicamentos para DCNT, os trabalhadores com frequência procuram o serviço quando têm uma lesão ou qualquer agravo que impeça o trabalho. Esses homens esperam rapidez e objetividade desse atendimento, apresentando resistência para se engajar em tratamentos mais longos ou em ações preventivas. Nisso há uma associação sociocultural entre o homem e o trabalho, construída historicamente. O homem trabalhador doente que se ausenta do trabalho é desvalorizado, em termos financeiros e simbólicos. Dessa maneira, ele procura menos o serviço que as mulheres, pelo medo de revelar fragilidade no ambiente de trabalho, e, quando o faz, deseja resolver sua questão rapidamente. Ademais, ele pode não se sentir confortável no serviço, pois este foi também constituído historicamente tendo o grupo materno-infantil como alvo, e também porque foi socialmente construída a noção de que a saúde do homem se resume aos problemas urológicos

Tabela 20.4 Recomendações de nutrientes para uma alimentação brasileira cardioprotetora.

Nutriente	Recomendação
Carboidratos	50 a 60% do valor energético total
Proteínas	10 a 15% do valor energético total
Lipídios	25 a 35% do valor energético total
Ácidos graxos saturados	Até 7% do valor energético total
Ácidos graxos monoinsaturados	Até 20% do valor energético total
Ácidos graxos poli-insaturados	Até 10% do valor energético total
Colesterol	200 mg/dia
Sal	5 g/dia
Açúcar livre	Até 5% do valor energético total

Adaptada de Brasil (2018).[18]

apresentam diferentes aspectos psicológicos e socioculturais, que influenciam também de maneira distinta suas práticas corporais e alimentares.

Aqueles que estão no início da idade adulta podem vivenciar emoções, pensamentos e situações ainda semelhantes àqueles da adolescência. Em alguns casos, os novos percursos da vida criam desafios que, ao serem superados, vão constituindo um processo de amadurecimento. Um exemplo seria o grupo de universitários, especialmente aqueles que não estudam na sua cidade de origem. Um estudo mostrou que, no seu cotidiano, as refeições eram pouco estruturadas e compostas por poucos grupos alimentares, porém a qualidade delas aumentava quando eram realizadas no restaurante universitário.[19] Foi relatada uma grande dificuldade em cuidar da própria alimentação pela primeira vez, visto que essa tarefa era antes geralmente "delegada" à mãe. O ato de fazer compras e refeições coletivamente contribuía para a qualidade da ingestão, ilustrando a importância de novos modos de comensalidade que não a familiar. No início da vida universitária, enquanto os estudantes ainda não desenvolveram a prática de cozinhar, era comum o uso de alimentos ultraprocessados e pré-prontos, geralmente de composição nutricional inadequada, o que pode levar ao ganho de peso nesse período, fato bastante documentado na literatura estadunidense.

Mulheres universitárias são também um grupo de risco para transtornos alimentares. A literatura tem proposto uma série de fatores contribuintes para esse risco, como o afastamento da família, a possível dificuldade de cozinhar, o estresse promovido pelas exigências universitárias e a exposição constante aos padrões socioculturais de beleza e ao discurso em torno destes, o qual procura vender os recursos extremos para atingi-los, tendo as mulheres jovens como público-alvo. Estudos realizados nas cinco regiões brasileiras apontaram que 26,1% das universitárias apresentavam comportamento de risco para transtornos alimentares e que apenas 21,8% estavam satisfeitas com o seu tamanho corporal.[20,21]

Após o ingresso no mercado de trabalho, iniciam-se novas questões. Sabe-se que pessoas desempregadas têm piores indicadores de saúde, porém grande parcela dos trabalhadores apresenta alto nível de estresse, e que este costuma ter origem no próprio trabalho, por diversos fatores: péssimas condições de transporte para ir e voltar do trabalho; excesso de demanda; lesões causadas pelo trabalho; condições de trabalho abusivas e exploradoras; relações interpessoais negativas; cumprimento de horas extras; pagamento insuficiente etc. Pesquisas têm investigado a relação entre estresse, alimentação e obesidade, embora a maioria delas seja conduzida em âmbito experimental ou constitua estudos de delineamento transversal.[22]

testinal. Sabe-se também que as altas concentrações sanguíneas de homocisteína são um fator de risco independente para doenças coronarianas e cerebrovasculares, e que tais concentrações podem ser reduzidas pelo aumento da ingestão de ácido fólico, presente nesses alimentos de origem vegetal. Também se sabe que o consumo desses alimentos reduz a pressão arterial, possivelmente pela ação do potássio que apresentam. Isso corrobora a recomendação da OMS para o consumo diário de 400 a 500 g/dia de frutas e hortaliças.[15]

Considerando as recomendações supracitadas para prevenção das DCNT e aquelas presentes no *Guia alimentar para a população brasileira*, além do conceito de densidade de energia e nutrientes nos alimentos, o Ministério da Saúde publicou recentemente um manual preliminar para os profissionais da atenção básica sobre a Alimentação Cardioprotetora Brasileira.[18] Ela é indicada primordialmente para pessoas com doença cardiovascular com ocorrência prévia de eventos como infarto do miocárdio, acidente vascular encefálico ou doença vascular periférica. Além disso, é recomendada a pessoas com fatores de risco cardiovascular relacionados com a alimentação, como sobrepeso, obesidade, hipertensão arterial, dislipidemias e diabetes tipo 2.

Nessa publicação, os alimentos foram divididos em grupos de quatro cores: verde, amarelo, azul e vermelho. O grupo verde inclui alimentos como frutas, hortaliças, leguminosas e leite e iogurte desnatados, que contenham:

- Densidade de energia ≤ 1,11 kcal/g
- Densidade de gordura saturada ≤ 0,01 g/g
- Densidade de colesterol ≤ 0,04 mg/g
- Densidade de sódio ≤ 2,01 mg/g.

O grupo amarelo contém alimentos e preparações que apresentam uma ou duas densidades superiores aos pontos de corte do grupo verde e que, portanto, devem ser consumidos moderadamente. Nesse grupo, encontram-se pães, cereais, macarrão, tubérculos cozidos, farinhas, castanhas, doces caseiros simples de frutas, óleos vegetais e mel de abelhas. Já o grupo azul inclui alimentos e preparações com três ou quatro densidades superiores aos pontos de corte do grupo verde, devendo ser ingeridos em quantidades menores. Esse grupo é composto por carnes, ovos, queijos, creme de leite, leite condensado, manteiga e doces caseiros do tipo pudins, bolos e tortas. É crucial notar que esses três grupos não abrangem alimentos ultraprocessados, os quais estão classificados no grupo vermelho, que deve ser evitado. Por exemplo, é mostrada claramente a diferença entre o queijo muçarela, um alimento processado pertencente ao grupo azul, e um queijo processado UHT, um alimento ultraprocessado do grupo vermelho.

O manual enfatiza ainda a cultura alimentar, a culinária e a regionalidade, mostrando para cada grupo alimentos e receitas acessíveis e culturalmente aceitos em cada região do Brasil. Tomando as frutas do grupo verde como exemplo, a bergamota é apontada como típica da região Sul, o caqui como típico da região Sudeste, a pitanga da região Centro-Oeste, a ciriguela da região Nordeste e, finalmente, a mangaba como típica da região Norte.

A partir do cálculo e da classificação do IMC, o material preconiza valores energéticos totais de 25 kcal/kg de peso atual para adultos que necessitam manter o peso; 20 kcal/kg de peso atual para adultos que precisem perder peso; e 32 kcal/kg de peso atual para adultos que necessitam ganhar peso. Já as recomendações de nutrientes encontram-se na Tabela 20.4.

Finalmente, o manual propõe números e tamanhos de porções de cada grupo alimentar para dietas de distintos valores energéticos totais. Entretanto, as autoras acham mais conveniente não reproduzir tais dados aqui, porque defendem que a quantidade exata a ser ingerida de cada alimento compreende um conceito mais fluido do que pressupõe a racionalidade dietética. Uma relação colaborativa entre o adulto e a(o) nutricionista consegue construir tais arranjos de maneira mais orgânica e factível.

Considerações psicológicas e socioculturais

Tendo em vista que a faixa etária identificada como adulta é bastante ampla, os indivíduos nela classificados são heterogêneos e

As publicações do Ministério da Saúde sobre os alimentos regionais brasileiros dialogam perfeitamente com o *Guia* e auxiliam a(o) nutricionista a aproveitar a diversidade de alimentos brasileiros no planejamento dietético para adultos.[13,14] Aproveitar os alimentos regionais e sazonais é uma maneira de contribuir não só para a saúde do sujeito em questão, mas também para o meio ambiente e a economia local.

Considerando a tendência secular de aumento da prevalência do excesso de peso e também a alta prevalência de DCNT, as recomendações nutricionais e alimentares têm sido debatidas e aprofundadas, considerando a qualidade das diferentes fontes de nutrientes. Tais recomendações ultrapassam o objetivo do planejamento dietético como instrumento para a promoção da saúde e convergem para a prevenção e o manejo de fatores de risco para DCNT, especialmente as cardiovasculares.

Inicialmente, postulava-se que a quantidade de lipídios na dieta era o principal fator de risco para as DCNT. Atualmente, muitas pesquisas voltam-se para o efeito dos diferentes tipos de lipídios e da substituição de um dado tipo de lipídio por outro componente dietético. Um primeiro passo foi o reconhecimento de que a quantidade de ácidos graxos saturados na dieta era melhor preditora das doenças coronarianas que a quantidade de lipídios totais e/ou de colesterol ingerida. Com base nesse achado, passou-se a recomendar a substituição dessa fração de lipídios por uma maior ingestão de carboidratos. Especialmente nos EUA, as indústrias de alimentos captaram essa recomendação e lançaram produtos pouco nutritivos, com grande quantidade de carboidratos e açúcares, porém com o teor reduzido ou nulo de lipídios – os chamados *low-fat* ou *fat-free*. Além de não causar nenhuma mudança na prevalência de obesidade naquele país, estudos mostraram que essa substituição não é capaz de reduzir a incidência de doenças cardiovasculares, embora a substituição por ácidos graxos poli-insaturados apresente resultado positivo. Os peixes são importantes fontes de ácidos graxos poli-insaturados, devendo ser consumidos, pelo menos, 1 ou 2 vezes/semana. A substituição por ácidos graxos monoinsaturados também parece propiciar efeito positivo, uma vez que reduz o LDL sem interferir na fração HDL-colesterol (ao contrário dos carboidratos, que diminuem as concentrações de HDL-colesterol, especialmente quando o indivíduo não pratica atividade física). Já os ácidos graxos trans, resultantes da hidrogenação de óleos vegetais e presentes em muitos produtos ultraprocessados, diminuem as concentrações de HDL e aumentam as concentrações de LDL, da lipoproteína A e de marcadores de inflamação relacionados com o risco de doenças coronarianas. Dessa maneira, a associação entre essas doenças e o consumo de ácidos graxos trans é ainda maior que aquela para ácidos graxos saturados. Um padrão semelhante, no tocante a todos os tipos de gordura mencionados, foi observado para o diabetes tipo 2.[15-17]

Com relação ao câncer, as primeiras evidências também apontavam que a ingestão total de lipídios constituía um fator de risco. Em estudos mais recentes, encontrou-se que apenas a elevada ingestão de alguns alimentos de origem animal durante a pré-menopausa pode ser um fator de risco, sugerindo que possivelmente algum outro composto desses alimentos é o fator mais importante, que não os lipídios. Há forte associação entre o consumo de carne vermelha (particularmente as ultraprocessadas) e o risco de câncer de cólon. Não necessariamente essa associação se deve aos lipídios; é possível que haja influência de alguns aditivos químicos usados nas carnes ultraprocessadas, como nitritos e nitratos, ou dos compostos carcinógenos induzidos pela exposição da carne a temperaturas muito altas.[15]

Nesse contexto, pode ser útil enfatizar o consumo de alimentos menos refinados e mais integrais. Os grãos e cereais refinados apresentam maior índice glicêmico, menor teor de fibras e de micronutrientes. O maior consumo desses alimentos parece aumentar o risco de diabetes tipo 2 e de doenças coronarianas.[15]

Finalmente, o consumo de frutas e hortaliças é um consistente fator de proteção para doenças cardiovasculares. Não se sabe ainda sobre todos os compostos responsáveis e especula-se a existência de ações sinérgicas, possivelmente mediadas pela microbiota in-

total proveniente de proteínas. Em relação aos ácidos graxos, recomendam-se ingestões de 5 a 10% e 0,6 a 1,2% do valor energético total para, respectivamente, os ácidos graxos ômega 6 e 3. Os açúcares de adição podem compor, no máximo, 25% do valor energético total. Indica-se a menor ingestão possível de colesterol, ácidos graxos trans e saturados, dentro de uma dieta saudável. Conforme a faixa de idade das DRI, o valor de AI para fibras varia entre 30 e 38 g/dia para os homens e entre 21 e 25 g/dia para mulheres.[9]

Já o relatório técnico em Dieta, Nutrição e Prevenção de Doenças Crônicas da OMS propõe os seguintes intervalos para indivíduos saudáveis com idade superior a 2 anos, o que inclui adultos: 15 a 30% do valor energético total oriundo de lipídios (podendo atingir 35% para os homens); 55 a 75% do valor energético total oriundo de carboidratos; e 10 a 15% do valor energético total oriundo de proteínas.[11] No tocante aos lipídios, preconiza-se que ácidos graxos poli-insaturados componham de 6 a 10% do valor energético total e ácidos graxos saturados não ultrapassem 10% do valor energético total. A quantidade recomendada de ácidos graxos monoinsaturados é calculada pela diferença em relação à soma dos demais [lipídios totais − (ácidos graxos saturados + ácidos graxos poli-insaturados)], para completar o percentual total recomendado para lipídios totais. Em relação aos carboidratos, espera-se que, no máximo, 10% do valor energético total venha de açúcares livres, sendo estimulada a ingestão de menos de 5% do valor energético total oriunda de açúcares livres. Recomendam-se, ainda, consumo diário de colesterol inferior a 300 mg e ingestão de 25 g de fibras por dia. A OMS também aponta a ingestão de proteínas dentro da faixa de 0,83 a 1,0 g de proteínas/kg de peso corporal/dia.[11]

As DRI também indicam o valor de AI para água total, isto é, toda a água contida na água em si, nas outras bebidas e nos alimentos. Para os homens adultos, o valor de AI para a água total é de 3,7 ℓ/dia, enquanto para mulheres é de 2,7 ℓ/dia.[10]

O valor de AI para o consumo de sódio varia de 1,5 g/dia para os adultos de 19 a 50 anos a 1,3 g/dia para a faixa etária de 51 a 70 anos, que não inclui apenas indivíduos adultos. Já o valor de AI para o potássio é de 4,7 g/dia para as três faixas consideradas neste capítulo. De acordo com as recomendações da OMS, os adultos devem ingerir menos que 2 g/dia de sódio e pelo menos 3,51 g/dia de potássio. Em todas as recomendações, os valores não diferem entre os sexos.[10,11]

Considerando o cenário da evolução da alimentação e da saúde no Brasil e a interdependência entre alimentação e sustentabilidade do sistema alimentar, a segunda edição do *Guia alimentar para a população brasileira* enuncia recomendações sobre a escolha e a combinação de alimentos, apresenta orientações sobre o ato de comer e a comensalidade, e debate propostas para a superação de obstáculos à adesão de suas recomendações, de modo a ampliar a autonomia da população sobre as escolhas alimentares praticadas.[12] Suas recomendações devem guiar a(o) nutricionista a planejar dietas mais sustentáveis e culturalmente apropriadas para adultos, escolhendo e combinando diversos alimentos e compondo preparações culinárias. As principais recomendações do *Guia* podem ser resumidas em:

- Fazer de alimentos *in natura* ou minimamente processados a base da alimentação
- Utilizar óleos, gorduras, sal e açúcar em pequenas quantidades ao temperar e cozinhar alimentos e criar preparações culinárias
- Limitar o uso de alimentos processados, consumindo-os, em pequenas quantidades, como ingredientes de preparações culinárias ou como parte de refeições baseadas em alimentos *in natura* ou minimamente processados
- Evitar alimentos ultraprocessados, os quais são nutricionalmente desbalanceados e tendem a incitar um consumo excessivo, em detrimento de alimentos *in natura* ou minimamente processados e com efeitos desfavoráveis sobre a cultura, a vida social e o ambiente
- Realizar refeições com regularidade, desfrutando-as com a devida atenção, em ambientes apropriados e preferencialmente em companhia.

conceito de necessidade estimada de energia (EER, do inglês *estimated energy requirement*) pode ser utilizado para estimar inicialmente as necessidades energéticas de indivíduos saudáveis. Fundamentalmente, deve-se acompanhar a evolução do estado nutricional e do balanço energético de indivíduos adultos ao longo do tempo, de maneira a adequar tal estimativa inicial às reais necessidades energéticas de cada caso.[9]

Para adultos, a EER visa ao cálculo de uma ingestão energética capaz de manter um bom estado nutricional, sem déficit ou excesso de peso. As equações para o cálculo da EER são mostradas no Quadro 20.1 e na Tabela 20.3.

É necessário destacar que tais equações foram desenvolvidas pelo Institute of Medicine a partir de uma perspectiva binária do sexo naturalizado biológico, desconsiderando as dimensões e as múltiplas identidades de gênero. Até o limite do conhecimento científico, não existem estudos sobre o gasto energético e as necessidades de energia de pessoas trans e travestis. Não se sabe, por exemplo, qual é o real impacto da hormonização para ajustes e adequações corporais à identidade de gênero, por esses indivíduos, no metabolismo energético. Entretanto, as autoras deste capítulo assumem e defendem como posição ética, política e humanista que a(o) nutricionista, assim como as(os) demais profissionais de saúde, respeite as identidades de gênero dos sujeitos atendidos e suas singularidades, utilizando a equação, as recomendações e a linguagem adequada para o gênero com o qual aquele indivíduo se identifica.

Com relação aos nutrientes, devem-se usar para o planejamento dietético de adultos os valores de ingestão dietética recomendada (RDA, do inglês *recommended dietary allowance*) ou, na ausência destes, os valores de ingestão adequada (AI, do inglês *adequate intake*), oriundos das ingestões dietéticas de referência (DRI, do inglês *dietary reference intakes*). Também é empregado o valor de limite máximo tolerável de ingestão (UL, do inglês *tolerable upper intake level*), devendo a ingestão de nutrientes ser abaixo do UL.[9,10] Além disso, é preciso considerar as recomendações da Organização Mundial da Saúde (OMS), no âmbito da Estratégia Global de Promoção da Alimentação Saudável, Atividade Física e Saúde.[11]

De acordo com as DRI, a população adulta está contemplada em três faixas etárias de recomendações: 19 a 30 anos; 31 a 50 anos; e 51 a 70 anos. Destaca-se que essa terceira faixa inclui também indivíduos idosos.

Para os macronutrientes, os seguintes intervalos, denominados intervalos de distribuição aceitável dos macronutrientes (AMDR, do inglês *acceptable macronutrient distribution range*), são recomendados pelas DRI para adultos de qualquer idade: 20 a 35% do valor energético total proveniente de lipídios; 45 a 65% do valor energético total proveniente de carboidratos; e 10 a 35% do valor energético

Tabela 20.3 Classificação por coeficiente de atividade física.

Nível de atividade física	Mulheres	Homens
Sedentário	1,00	1,00
Pouco ativo	1,13	1,11
Ativo	1,26	1,25
Muito ativo	1,42	1,48

Adaptada de IOM (2005).[9]

Quadro 20.1 Equações para cálculo de necessidade estimada de energia para homens e mulheres.

Mulheres	Homens
EER (kcal/dia) = [662 − (9,53 × idade)] + {CAF × [(15,91 × peso) + (539,6 × altura)]}	EER (kcal/dia) = [354 − (6,91 × idade)] + {CAF × [(9,36 × peso) + (726 × altura)]}

Idade em anos; peso em quilogramas (kg); altura em metros (m). CAF: coeficiente de atividade física, estimado a partir da razão GET/gasto energético de repouso, classificado conforme a Tabela 20.3.
Adaptado de IOM (2005).[9]

apresentar baixo erro de mensuração; e ter sua classificação baseada em muitos estudos populacionais. Suas desvantagens incluem não avaliar composição e distribuição corporal e desconsiderar as diferenças significativas entre sexos naturalizados como biológicos, gêneros e etnias na classificação. Sua classificação pode ser encontrada na Tabela 20.1.[6]

A circunferência de cintura é uma medida de risco associado à quantidade de gordura abdominal, principalmente visceral. Sua classificação encontra-se na Tabela 20.2.[7]

Sabe-se que o excesso de peso e de adiposidade, principalmente quando concentrado na região abdominal, é fator de risco para DCNT. Dessa maneira, a alta prevalência dessa condição na população adulta brasileira, como exposto previamente, é um fato preocupante, que reforça a necessidade da avaliação do estado nutricional de indivíduos nessa faixa etária. Pode-se avaliar a composição corporal tanto por medidas pontuais, como as medidas individuais das pregas cutâneas (e sua somatória), a circunferência muscular do braço e a área muscular do braço, quanto pelos percentuais de massa gorda e de massa magra no corpo, os quais, na prática clínica, costumam ser estimados a partir de equações que consideram diversas pregas cutâneas ou por exames como a bioimpedância elétrica.[8]

Aspectos alimentares e nutricionais

Considerando as mudanças típicas da idade adulta e o perfil do estado nutricional da população brasileira, práticas alimentares adequadas e saudáveis são relevantes para a promoção da saúde. Uma alimentação saudável pode ajudar os adultos a manter o estado físico, continuar a ganhar força, evitar ganho excessivo de peso e promover bem-estar a médio e longo prazos.

Para elaborar um planejamento dietético para o adulto, é necessário estimar seu gasto energético total (GET), que varia conforme a idade, o sexo, a prática de atividade física, o peso e a altura, entre outros fatores. Como a obtenção de mensurações do GET com elevado grau de acurácia e reprodutibilidade é extremamente custosa e trabalhosa – e, portanto, impraticável nos contextos de nutrição clínica e saúde coletiva – e, ao mesmo tempo, as fórmulas de estimativas desenvolvidas até então superestimavam bastante o GET, o

Tabela 20.1 Classificação de adultos de acordo com o IMC.

IMC (kg/m²)	Classificação	Risco de complicações metabólicas associadas à obesidade
< 18,5	Baixo peso	Baixo, mas risco alto para outras doenças
18,5 a 24,9	Normalidade	Médio/normal
25,0 a 29,9	Sobrepeso	Aumentado
30,0 a 34,9	Obesidade classe I	Moderadamente aumentado
35,0 a 39,9	Obesidade classe II	Gravemente aumentado
≥ 40	Obesidade classe III	Muito gravemente aumentado

Adaptada de WHO (1995).[6]

Tabela 20.2 Circunferência de cintura em homens e mulheres e risco de complicações metabólicas associadas à obesidade.

Sexo	Risco de complicações metabólicas associadas à obesidade	
	Elevado	Muito elevado
Masculino	≥ 94 cm	≥ 102 cm
Feminino	≥ 80 cm	≥ 88 cm

também uma construção cultural, com significados distintos.[3]

De modo geral, mulheres ocidentais queixam-se mais dos sintomas da menopausa que as orientais. Apesar das possíveis diferenças fisiológicas, sabe-se que a cultura oriental valoriza mais a experiência de vida adquirida pelas pessoas ao longo da sua vida. Em culturas como a brasileira, há um culto à juventude, o que pode levar a um processo mais sintomatológico. Mesmo dentro do Brasil, há muitas diferenças. Mulheres de classes econômicas mais altas tendem a se preocupar mais com os efeitos da menopausa e do subsequente envelhecimento na estética e no que nomeiam genericamente como qualidade de vida ou bem-estar. Já entre mulheres de classes econômicas mais baixas, existe uma preocupação com a perda da força e da capacidade de trabalho. Doravante, reconhece-se que a menopausa representa um processo complexo que não deve ser medicalizado, isto é, tido como evento de natureza apenas biológica. No âmbito da alimentação, a perspectiva da complexidade propõe rever paradigmas, para que os profissionais não se centrem apenas na prescrição de alimentos capazes de combater os sintomas desse processo. Torna-se cada vez mais necessário conhecer a mulher que está nesse processo, de maneira integral.[3]

Entre os homens, verifica-se um paulatino decréscimo das concentrações sanguíneas de testosterona durante a idade adulta. Há uma tendência de diminuição das concentrações de testosterona total em 1,6% ao ano e de testosterona biodisponível em 2 a 3% ao ano, em homens de 40 a 70 anos. Alguns estudos encontram associações inversas entre as concentrações de testosterona e o peso corporal e as concentrações sanguíneas de colesterol, triacilgliceróis e glicose, indicando que tal declínio pode afetar negativamente a saúde dos homens. Entretanto, é bastante difícil separar esse quadro do envelhecimento e das mudanças fisiológicas que se iniciam na idade adulta e se agravam à medida que o homem envelhece. Esse processo que se inicia na idade adulta e conduz, aliado a muitos outros fatores, ao envelhecimento masculino é conhecido como andropausa, hipogonadismo masculino tardio ou deficiência androgênica do envelhecimento. A andropausa também se caracteriza por diminuição da libido, disfunção erétil, diminuição da massa muscular e depressão, entre outros sintomas. Antropólogos têm discutido a andropausa em uma perspectiva crítica. Em um estudo cuidadoso, não se questionou o processo biológico, mas foram apresentados os diversos interesses (e seus conflitos) associados à produção dessa nova categoria de diagnóstico e tratamento.[4] Tais interesses e seus conflitos estão inseridos em um contexto mais amplo, com a presença da medicalização e da associação entre saúde, juventude, beleza e atividade sexual.[4,5]

As principais causas de morte em homens incluem doenças cardiovasculares e alguns tipos de câncer, como o de próstata. Além do papel dos macronutrientes (que será discutido adiante), alguns fitoquímicos têm sido pesquisados atualmente. O licopeno é um carotenoide que age neutralizando os radicais livres, diminuindo o risco de câncer de próstata e de doenças cardiovasculares. Sua maior fonte é o tomate (especialmente na forma concentrada, como no molho de tomate), e o licopeno torna-se mais biodisponível quando esse alimento é cozido com gordura, especialmente azeite de oliva. Outras fontes de licopeno são a melancia e a goiaba. O selênio também constitui um fator de proteção contra o câncer de próstata e pode ser encontrado nos cereais integrais, na castanha-do-brasil e nos frutos do mar.[1,2]

Ao longo da idade adulta, em ambos os sexos, são verificados ganho de peso, com mudanças na composição corporal, de modo a favorecer o ganho de massa gorda e a perda de massa magra. Paralelamente, há diminuição das necessidades energéticas, tanto pela perda de massa magra quanto pela tendência crescente de inatividade física e comportamentos sedentários. É importante, portanto, avaliar e acompanhar as medidas antropométricas e de composição corporal de adultos. O índice de massa corpórea (IMC) constitui uma medida de risco associado ao peso corporal, controlado pela altura, calculado pela fórmula: peso (kg)/altura^2 (m). Apresenta como vantagens: ter cálculo simples e rápido;

des da faixa etária adulta devem ser trabalhadas, assim, com vistas à promoção da saúde e do viver bem e à prevenção de condições de deficiências e doenças crônicas não transmissíveis (DCNT), no momento atual e também futuramente.

Para as mulheres, a primeira metade da idade adulta corresponde, aproximadamente, ao pico do vigor do ciclo reprodutivo, sendo a idade entre 20 e 35 anos a mais propícia para a gestação. Nessa fase, o uso de contraceptivos orais pode aumentar as concentrações sanguíneas de colesterol total, da sua fração LDL (lipoproteínas de baixa densidade) e de triacilgliceróis, assim como diminuir a fração HDL-colesterol (lipoproteínas de alta densidade). Também pode ocorrer diminuição das concentrações séricas de ácido fólico e das vitaminas B_6, B_{12} e C. Não se trata de desaconselhar o uso de contraceptivos orais, visto que esse uso, quando acoplado aos preservativos, contribui para a proteção da mulher, para o exercício da sua liberdade de escolha e para o planejamento familiar, mas apenas de acompanhar seus exames bioquímicos e fornecer aconselhamento alimentar e nutricional, quando necessário. Usuárias de dispositivos intrauterinos podem ter fluxo menstrual mais intenso, de tal maneira que pode ser necessário aumentar a ingestão de ferro e vitamina C.[1,2]

Contudo, é também na idade adulta que se inicia o climatério, o qual compreende a fase da vida da mulher em que ocorre a transição do período reprodutivo ao não reprodutivo. O término do período fértil de uma mulher e de seus fluxos menstruais é denominado menopausa. Com a cessação da menstruação, a necessidade da ingestão de ferro diminui. Segundo o Ministério da Saúde, o climatério divide-se em fases: pré-menopausa, perimenopausa e pós-menopausa. A pré-menopausa costuma se iniciar, em geral, após os 40 anos e acarreta em redução da fertilidade em mulheres com padrão menstrual habitual. A perimenopausa começa 2 anos antes da última menstruação (já com o início de ciclos menstruais irregulares) e perdura até 1 ano depois dela. Já a pós-menopausa começa 1 ano após o último período menstrual e tende a ocorrer em idosas. O climatério faz parte dos processos normais do ciclo de vida, não devendo ser visto como uma doença. Entretanto, como a fase compreende uma crescente carência estrogênica, pode promover alterações metabólicas, como o ganho de peso (e, especialmente, de gordura abdominal) e o aumento das concentrações de colesterol total e da fração LDL, além da diminuição da fração HDL. Também há diminuição da massa óssea, pois a reduzida concentração de estrogênio limita a capacidade do organismo em remodelar o tecido ósseo. Especialmente na perimenopausa, as mulheres podem vivenciar sintomas desconfortáveis, como ondas de calor, fadiga, sudorese noturna, perda de libido, dor nas mamas, irritabilidade, entre outros. Durante certo tempo, a terapia de reposição hormonal foi indicada para aliviar esses sintomas e alterações decorrentes do climatério, contudo estudos adicionais posteriormente apontaram que esse tratamento eleva o risco de câncer e de outras doenças. A terapia é especialmente contraindicada para mulheres com histórico pessoal ou familiar de câncer de mama ou endométrio, trombose, distúrbios de coagulação sanguínea, infarto e sangramento genital de causa desconhecida. No tocante à alimentação, os efeitos de isoflavonas e fitoestrogênios, encontrados principalmente na soja, sobre os sintomas da menopausa e o colesterol sérico também são pesquisados, mas, até o momento, não foram encontradas evidências consistentes. Já em relação à diminuição da massa óssea, o consumo suficiente de cálcio, magnésio e vitaminas D e K, aliado à prática de atividade física e à exposição solar consciente, é relevante.[1,2]

Além de seus efeitos físicos, esse momento traz mudanças psicológicas e socioculturais, como alterações no núcleo e nos papéis familiares, perdas de pessoas próximas e o próprio vislumbre de que o envelhecimento se intensifica ou se aproxima, com suas repercussões clínicas e cargas simbólicas. Essa experiência, entretanto, será vivenciada subjetivamente de maneiras distintas de acordo com o lugar íntimo e sociocultural que a mulher ocupa, com sua bagagem de história de vida e suas características subjetivas e socioeconômicas. Assim, a menopausa deixa de ser apenas um processo fisiológico, mas

20 Nutrição nos Ciclos da Vida | Adultos e Idosos

Fernanda Baeza Scagliusi • Bárbara Hatzlhofer Lourenço • Maria Regina Carriero

ADULTOS

A idade adulta pode ser definida como aquela entre 20 e 59 anos de idade, compreendendo uma faixa etária extremamente ampla que abriga indivíduos com características e necessidades bastante diferentes. Os adultos mais jovens podem compartilhar características com os adolescentes, enquanto os adultos com idade mais avançada podem apresentar questões semelhantes aos idosos.

No Brasil, a população está inserida em um sistema capitalista, ao qual se atrelaram os processos de urbanização, globalização e de transição demográfica, epidemiológica e nutricional. O fato de que os adultos brasileiros apresentam prevalências bem maiores de excesso que de déficit de peso corporal é amplamente conhecido.

Dados da Pesquisa de Orçamentos Familiares 2008-2009 e a série de levantamentos realizados anualmente pelo Sistema de Vigilância de Fatores de Risco e Proteção para Doenças Crônicas por Inquérito Telefônico (Vigitel) também mostraram alterações importantes no padrão de aquisição e consumo de alimentos e de atividade física na população adulta no Brasil, as quais podem ter impacto relevante no estado nutricional e de saúde desses indivíduos. Na última década, constatou-se redução nas quantidades anuais *per capita* adquiridas nos domicílios brasileiros de componentes culinários tradicionais, como arroz, feijão e farinhas. Por sua vez, houve importante aumento na quantidade anual *per capita* adquirida de alimentos ultraprocessados, com destaque para os refrigerantes, e maior participação do consumo alimentar fora do domicílio para a ingestão energética total de adultos. Ainda, menos de um terço dos indivíduos nessa faixa etária atingiu as recomendações diárias de consumo de frutas e hortaliças e metade dos adultos brasileiros foi considerada insuficientemente ativa, empenhando menos de 150 min semanais em atividades físicas nos âmbitos de lazer, trabalho e/ou deslocamento. Conforme discutido no Capítulo 15, esses diferentes aspectos do consumo alimentar são profundamente influenciados pelo ambiente alimentar, pela publicidade, pela mídia, pelas condições de vida e de trabalho, pelas normas sociais e pelas questões de gênero e identidade. Por fim, as informações autorreferidas colhidas entre indivíduos a partir dos 18 anos residentes nas capitais brasileiras no Vigitel Brasil 2016 indicaram avanço desde 2006 na ocorrência de condições de hipertensão arterial, diabetes e dislipidemia, as quais estiveram, por um lado, diretamente relacionadas com o incremento de idade e, por outro, inversamente associadas à quantidade de anos de estudo.

O panorama atual das condições gerais de saúde e nutrição da população adulta brasileira remete à importância do entendimento das condições psicobiossocioculturais relacionadas com essa fase do ciclo vital, em que os processos de crescimento e maturação estão devidamente cessados. As especificida-

16. Boccolini CS, Boccolini PMM, Monteiro FR, Venâncio SI, Giugliani ERJ. Tendência de indicadores do aleitamento materno no Brasil em três décadas. Rev Saúde Pública. 2017; 51:108:1-9.
17. Brasil. Ministério da Saúde. Secretaria de Atenção à Saúde. Departamento de Atenção Básica. Saúde da criança: crescimento e desenvolvimento. Brasília: Ministério da Saúde; 2012.
18. World Health Organization. Nutrition in adolescence: issues and challenges for the health sector. Geneva: World Health Organization; 2005.
19. Giddens A. Sociologia. 4. ed. Porto Alegre: Artmed; 2005.
20. Ferriani MGC, Santos GVB. Adolescência: puberdade e nutrição. Revista Adolescer [acesso em 12/06/2013]. Disponível em: http://www.abennacional.org.br/revista/cap3.2.html.
21. Vítolo MR. Nutrição: da gestação ao envelhecimento. Rio de Janeiro: Rubio; 2008.
22. Ganen AP, Lira AG. Avaliação nutricional de adolescentes. In: Ribeiro SML, Melo CM, Tirapegui J, organizadores. Avaliação nutricional: teoria e prática. Rio de Janeiro: Guanabara Koogan; 2009.
23. Conde WL, Borges C. O risco de incidência e persistência da obesidade entre adultos brasileiros segundo seu estado nutricional ao final da adolescência. Rev Bras de Epidemiol. 2018;14:71-9.
24. IBGE. Coordenação de População e Indicadores Sociais. Pesquisa nacional de saúde do escolar: 2015. Rio de Janeiro: IBGE; 2016.
25. Neumark-Sztainer D, Story M, Perry C, Casey MA. Factors influencing food choices of adolescents: findings from focus-group discussions with adolescents. J Am Diet Assoc. 1999;99:929-37.
26. Silva SMCS, Mura JDP. Tratado de alimentação, nutrição e dietoterapia. São Paulo: Roca; 2007.

BIBLIOGRAFIA

Black RE, Alderman H, Bhutta ZA, Gillespie S, Haddad L, Horton S, et al. Maternal and child nutrition: building momentum for impact. Lancet. 2013;382(9890):372-5.

Brasil. Ministério da Saúde. Universidade do Estado do Rio de Janeiro Caderno de atividades: Promoção da Alimentação Adequada e Saudável: Educação Infantil. Brasília: Ministério da Saúde; 2018.

Brasil. Ministério da Saúde. Universidade do Estado do Rio de Janeiro. Caderno de atividades: Promoção da Alimentação Adequada e Saudável: Ensino Fundamental I. Brasília: Ministério da Saúde; 2018.

Drewett R. Psicologia nutricional da infância. Curitiba: Ibpex; 2010.

Institute of Medicine, Food and Nutrition Board. Dietary Reference Intakes: Applications in Dietary Planning. Subcommittee on Interpretation and Uses of Dietary Reference Intakes and the Standing Committee on the Scientific Evaluation of Dietary Reference Intakes. Washington: National Academy Press; 2003.

World Health Organization. WHO Guideline: implementing effective actions for improving adolescent nutrition. Geneva: World Health Organization; 2018.

World Health Organization. WHO recommendations on adolescent health. Geneva: World Health Organization; 2017.

Tabela 19.8 Classificação por coeficiente de atividade física (CAF) para adolescentes.

Coeficiente de atividade física	Meninas	Meninos
Adolescente sedentário	1,00	1,00
Adolescente pouco ativo	1,16	1,13
Adolescente ativo	1,31	1,26
Adolescente muito ativo	1,56	1,42

Fonte: IOM (2005).[9]

Conclui-se que a nutrição adequada tem suma importância na adolescência, repercutindo tanto na saúde do próprio adolescente quanto na sua vida adulta e no seu processo de envelhecimento. Essa nutrição pode ser obtida por meio de uma alimentação diversificada, saborosa e composta principalmente por alimentos *in natura* e minimamente processados. É necessário atentar para as diferentes vulnerabilidades nutricionais às quais o adolescente pode estar exposto e estabelecer com ele uma via dialógica, para que a alimentação saudável lhe faça sentido. A via dialógica nasce na escuta qualificada e desenvolve-se considerando a visão dos próprios jovens sobre sua saúde, sua alimentação e suas condições de vida.

REFERÊNCIAS BIBLIOGRÁFICAS

1. United Nations Children's Fund (UNICEF), World Health Organization, International Bank for Reconstruction and Development/The World Bank. Levels and trends in child malnutrition: key findings of the 2018. Geneva: World Health Organization; 2018.
2. Monteiro CA, Benicio MHD, Konno SC, Silva ACF, Lima ALL, Conde WL. Causas do declínio da desnutrição infantil no Brasil, 1996-2007. Rev Saúde Pública. 2009;43(1):35-43.
3. Black RE, Victora CG, Walker SP, Bhutta ZA, Christian P, de Onis M, et al. Maternal and child undernutrition and overweight in low-income and middle-income countries. Lancet. 2013;382(9890):427-51.
4. World Health Organization. WHO child growth standards: head circumference-for-age, arm circumference-for-age, triceps skinfold-for-age and subscapular skinfold-for-age: methods and development. Geneva: World Health Organization; 2007.
5. World Health Organization. WHO child growth standards: length/height-for-age, weight-for-age, weight-for-length, weight-for- height and body mass index-for-age: methods and development. Geneva: World Health Organization; 2006.
6. Onis Md, Onyango AW, Borghi E, Siyam A, Nishida C, Siekmann J. Development of a WHO growth reference for school-aged children and adolescents. Bulletin of the World Health Organization. 2007;85:660-7.
7. Brasil. Ministério da Saúde. Secretaria de Atenção à Saúde. Departamento de Atenção Básica. Marco de Referência da Vigilância Alimentar e Nutricional na Atenção Básica. Brasília: Ministério da Saúde; 2015.
8. The International Fetal and Newborn Growth Consortium for the 21st Century. 2018 [acesso em 02/08/2018]. Disponível em: https://intergrowth21.tghn.org.
9. Institute of Medicine. Dietary reference intakes for energy, carbohydrate, fiber, fat, fatty acids, cholesterol, protein, and amino acids (macronutrients). Washington: National Academies Press; 2005.
10. World Health Organization. Diet, nutrition and the prevention of chronic diseases. Geneva: World Health Organization; 2003.
11. World Health Organization. Joint FAO/WHO/UNU Expert Consultation on Protein and amino acid requirements in human nutrition: report of a joint. Geneva: World Heatlh Organization; 2007.
12. Brasil. Ministério da Saúde. Secretaria de Atenção e Saúde. Departamento de Atenção Básica. Guia alimentar para a população brasileira. Brasília: Ministério da Saúde; 2014.
13. Brasil. Ministério da Saúde. Secretaria de Atenção à saúde. Departamento de Atenção Básica. Coordenação Geral de Alimentação e Nutrição. Guia alimentar para crianças menores de dois anos. Versão para consulta pública. Brasília: Ministério da Saúde; 2018.
14. Brasil. Ministério da Saúde. Secretaria de Atenção à Saúde. Departamento de Atenção Básica. Saúde da Criança: Aleitamento Materno e Alimentação Complementar. 2. ed. Brasília: Ministério da Saúde; 2015.
15. Brasil. Ministério da Saúde. Secretaria de Atenção à Saúde. Departamento de Ações Programáticas e Estratégicas. II Pesquisa de Prevalência de Aleitamento Materno nas capitais brasileiras e Distrito Federal. Brasília: Ministério da Saúde; 2009.

energético total e ácidos graxos saturados não ultrapassem 10% do valor energético total. A quantidade recomendada de ácidos graxos monoinsaturados é calculada pela diferença em relação à soma dos demais [lipídios totais – (ácidos graxos saturados + ácidos graxos poli-insaturados)], para completar o percentual total recomendado para lipídios totais. Em relação aos carboidratos, espera-se que, no máximo, 10% do valor energético total venha de açúcares livres, sendo estimulada a ingestão de menos de 5% do valor energético total oriunda de açúcares livres. Recomendam-se, ainda, consumo diário de colesterol inferior a 300 mg e ingestão de 25 g de fibras por dia.[10]

As DRI também indicam o valor de ingestão adequada (AI, do inglês *adequate intake*) para água total, isto é, toda a água contida na água em si, nas outras bebidas e nos alimentos.[9] Por mais básico que soe, é extremamente importante cultivar o hábito de beber água ao longo do dia em vez de outras bebidas, especialmente de refrigerantes e sucos artificiais. Atualmente, muitos adolescentes não têm o hábito de aliviar a sede com água, e sim com essas outras bebidas, que têm muito açúcar, sódio e aditivos químicos.

O gasto energético total (GET) dos adolescentes varia conforme a idade, o sexo naturalizado como biológico, a prática de atividade física, o peso e a altura. As DRI trazem o conceito de EER para estimar as necessidades energéticas de indivíduos saudáveis. Para adolescentes, a EER visa ao cálculo de uma estimativa inicial de ingestão energética capaz de manter a saúde, promover o crescimento e a maturação e garantir a prática saudável de atividade física. Além do GET, a EER considera que nessa faixa etária é necessário um acréscimo de energia que permitirá o crescimento (correspondente ao último termo acrescentado à equação).[9] Alguns autores sugerem que esse acréscimo não seja feito no caso de adolescentes com excesso de peso, mas essa recomendação deve ser avaliada individualmente, considerando as características biológicas, nutricionais, psicológicas e socioculturais do adolescente. As equações para cálculo da EER estão nas Tabelas 19.7 e 19.8. É necessário lembrar que as mesmas ressalvas feitas sobre o respeito às identidades de gênero no momento de utilização das equações e recomendações feitas no Capítulo 16 também são válidas para adolescentes. Da mesma maneira, a necessidade de acompanhamento dos adolescentes ao longo do tempo para ajustes a essas estimativas de equação, levantada no Capítulo 17, também permanece pertinente.

Embora as recomendações para a ingestão de nutrientes sejam de suma importância, há de se lembrar que as pessoas consomem alimentos, e não nutrientes. Na verdade, os alimentos são consumidos por meio de um processo de alimentação consoante com a cultura do indivíduo ou grupo em questão, em um processo de decisão que envolve questões subjetivas, sociais, econômicas, políticas e ambientais. Dessa maneira, as recomendações nutricionais devem ser comunicadas tendo a alimentação saudável e adequada como premissa. Conforme as recomendações da segunda edição do *Guia alimentar para a população brasileira* apresentadas no Capítulo 2, uma alimentação variada e baseada em alimentos *in natura* e minimamente processados atende às necessidades nutricionais e também tem importante papel afetivo e sociocultural.[12] Ademais, as seguintes características da alimentação saudável devem ser consideradas: acessibilidade física e financeira; sabor; variedade; cor; harmonia e segurança sanitária.

Tabela 19.7 Equações para cálculo da necessidade estimada de energia (EER) para adolescentes.

Meninas	Meninos
EER (kcal/dia) = [135,3 − (30,8 × idade)] + [CAF × ((10 × peso) + (934 × altura))] + 25	EER (kcal/dia) = [88,5 − (61,9 × idade)] + [CAF × (26,7 × peso) + (903 × altura)] + 25

Nota: idade em anos; peso em quilogramas (kg); altura em metros (m).
CAF: coeficiente de atividade física, estimado a partir da razão GET/gasto energético de repouso, de acordo com a Tabela 19.8.
Fonte: IOM (2005).[9]

Algumas pesquisas também indicam que é possível corrigir na adolescência inadequações do estado nutricional infantil, incluindo déficits do crescimento, por meio de uma alimentação com maiores quantidades de nutrientes ou da suplementação. Tal oportunidade deve ser manejada cuidadosamente, entretanto com vistas à prevenção de obesidade.[18]

Finalmente, tem-se que, gradualmente, as escolhas e as preferências pessoais dos adolescentes ganham prioridade sobre os hábitos familiares e eles controlam progressivamente o quê, quanto, quando, como e onde comem. Em contraste, para melhorar a alimentação das crianças, é necessário um trabalho intensivo com os pais, enquanto, para os adultos, pode ser mais difícil mudar hábitos já arraigados. Por isso, a adolescência pode representar um período profícuo para a educação alimentar e nutricional, desde que ela seja conduzida de uma maneira que faça sentido para os adolescentes. Os adolescentes também podem influenciar positivamente suas famílias, seus pares e os membros das suas escolas e comunidades.[18]

Recomendações nutricionais

As recomendações nutricionais para os adolescentes constam em duas faixas etárias das DRI: de 9 a 13 anos e de 14 a 18 anos. De maneira geral, a necessidade de praticamente todos os nutrientes aumenta da infância para a adolescência, o que se reflete na ingestão dietética recomendada (RDA, do inglês *recommended dietary allowances*). Serão destacados neste texto alguns nutrientes de relevância mais proeminente.

Um nutriente fundamental nesse ciclo da vida é o cálcio. Durante a adolescência, desenvolve-se o do pico da massa óssea, que se relaciona com a prevenção de osteoporose e fraturas no futuro. As fontes mais significativas de cálcio são o leite e os laticínios, como queijos e iogurtes. Nesse mesmo sentido, sublinha-se a relevância da vitamina D, cuja necessidade é geralmente suprida pela síntese pela pele, em decorrência da exposição à luz solar. Em razão do crescimento ósseo e para manter um equilíbrio na relação cálcio/fósforo, a RDA do fósforo também é maior na adolescência que na idade adulta. As principais fontes de fósforo são as carnes, os peixes, o leite e os seus derivados.[20,21,26]

Outro nutriente-chave é o ferro. A anemia é frequente nessa faixa etária, conforme descrito anteriormente neste capítulo. O maior valor de RDA para as meninas de 14 a 18 anos, em comparação com os meninos, reflete o possível efeito da menarca. A ingestão adequada de ferro pode ser obtida pelo consumo de carne e dos alimentos vegetais ricos em ferro (como o feijão), desde que acompanhados por alimentos ricos em vitamina C (como as frutas cítricas), para melhorar sua biodisponibilidade.[20,21,26]

Como decorrência do aumento das necessidades energéticas, há também o aumento das necessidades das vitaminas do complexo B, encontradas em carnes, leguminosas, oleaginosas, ovos, laticínios, hortaliças de folhas verde-escuras, cereais integrais e banana. Especificamente, o folato, em virtude do seu papel na síntese de DNA, é relevante durante a replicação celular aumentada nesse período de crescimento. Esse nutriente está presente nas leguminosas, nas hortaliças de folhas verde-escuras, nos grãos e nos cereais integrais. A vitamina A, além de ser importante para o crescimento, é essencial para a maturação sexual. As principais fontes de vitamina A são o leite, os ovos, o fígado e as hortaliças e frutas de cor amarelo-alaranjada, como a cenoura, a abóbora, o mamão e a manga. O zinco também é relevante ao crescimento e à maturação, estando presente nas carnes vermelhas, nas vísceras, nas oleaginosas e nos frutos do mar.[20,21,26]

No tocante aos macronutrientes, as recomendações para os adolescentes estão dentro dos intervalos estabelecidos pelas DRI para pessoas de 4 a 18 anos.[9] Por sua vez, o relatório técnico em Dieta, Nutrição e Prevenção de Doenças Crônicas da OMS propõe os seguintes intervalos para indivíduos saudáveis com idade superior a 2 anos, o que inclui adolescentes: 15 a 30% do valor energético total oriundo de lipídios; 55 a 75% do valor energético total oriundo de carboidratos; e 10 a 15% do valor energético total oriundo de proteínas. No tocante aos lipídios, preconiza-se que ácidos graxos poli-insaturados componham de 6 a 10% do valor

sumo dos marcadores de alimentação não saudável foi preocupante, especialmente no tocante às guloseimas, aos refrigerantes e aos ultraprocessados salgados. Outro dado marcante foi que cerca da metade da amostra comia frequentemente assistindo à TV ou estudando.

A PeNSE também mapeou questões de imagem corporal, mostrando que os adolescentes valorizavam bastante a aparência física e que as meninas eram mais insatisfeitas com sua imagem corporal que os meninos, considerando-se, muitas vezes, gordas enquanto apresentavam um IMC adequado para a sua idade. Maior proporção de meninos tentava ganhar peso (mesmo quando seu estado nutricional estava adequado), provavelmente refletindo o fato de que o ideal masculino de beleza é de um corpo musculoso. Práticas extremas e perigosas de controle ou perda de peso foram também relatadas.[24] Em conjunto, os dados dessa pesquisa apontam para a necessidade da promoção da alimentação saudável entre os adolescentes, assim como de ações que os ajudem a lidar com sua imagem corporal. Ressalta-se que a adolescência é o período de maior risco para o desenvolvimento de transtornos alimentares. Para melhorar a saúde dos adolescentes, são importantes programas voltados para a prevenção conjunta de obesidade e transtornos alimentares, sem mensagens que rivalizem entre si. É mais interessante manter o foco em comportamentos saudáveis, como reduzir o consumo de refrigerantes, do que no peso corporal por si só. Também é recomendada a discussão crítica das mensagens sobre corpo e alimentação veiculadas pela mídia, pela propaganda e pela indústria. Preferencialmente, os programas devem incluir mudanças no ambiente alimentar e envolver diferentes atores e cenários, como os adolescentes, a família, os colegas, os professores, a comunidade e a escola.

Estudos qualitativos são úteis para identificar as percepções dos adolescentes sobre alimentação saudável e as barreiras para sua adoção. Pesquisas indicam que os adolescentes têm conhecimentos sobre alimentação saudável, destacando aspectos como moderação, variedade, equilíbrio, ingestão de frutas e hortaliças e baixo consumo de alimentos ultraprocessados. Entretanto, muitos declaram que os alimentos não tão saudáveis são mais gostosos, práticos, disponíveis e convenientes, o que influencia a escolha alimentar.[25] Logo, para que os adolescentes consigam atingir as recomendações nutricionais descritas no próximo tópico, podem ser sugeridas ações como tornar os alimentos mais saudáveis mais atraentes, saborosos, disponíveis e convenientes e limitar a disponibilidade das opções menos saudáveis, especialmente nas escolas e nos espaços públicos. Oficinas culinárias também podem ser importantes ferramentas nesse processo, superando o modelo clássico de educação alimentar e nutricional voltado para a transmissão vertical de informações, assim como o uso dos meios valorizados pelos adolescentes (como a internet), constituindo trabalhos interdisciplinares e em diálogo franco com eles.

Adolescência como uma janela para a alimentação adequada e saudável

A adolescência pode ser um bom período para a adoção e/ou a consolidação de práticas alimentares saudáveis. Sabe-se que alguns hábitos adquiridos na adolescência podem perdurar ao longo da vida. Em adição, as evidências científicas mostram que o consumo alimentar na adolescência influencia o risco de obesidade e das DCNT, tanto durante a adolescência quanto na idade adulta. Outro efeito importante da alimentação saudável na adolescência consiste na diminuição do risco de osteoporose em uma idade mais avançada. A ingestão de vários micronutrientes, entre eles o cálcio e a vitamina D, e o pico de massa óssea atingido na adolescência são alguns fatores determinantes da densidade mineral óssea em estágios mais avançados da vida. Dessa maneira, investir na alimentação do adolescente, além do ganho no momento presente, representa um investimento para a saúde do adulto e do idoso que esse adolescente se tornará. Todavia, conscientizar os adolescentes desse fato pode ser um desafio, uma vez que eles tendem a não se preocupar tanto com o futuro e com as consequências de seus comportamentos a longo prazo.[18]

que a(o) nutricionista que trabalha nesse local, com a comunidade de professores, pode prevenir e coibir o estigma e o *bullying*.

A gravidez precoce é um grave fator de risco para a saúde da adolescente. Estima-se que, mundialmente, 25% das mulheres têm seu primeiro filho antes dos 20 anos de idade. Essa condição expõe a mãe e a criança a uma possível "competição" pelo aporte de energia e nutrientes. Em adição, quanto mais desnutrida a mãe adolescente, mais fisiologicamente imatura ela pode ser para a sua idade, aumentando ainda mais os riscos para a sua própria saúde e a saúde do bebê. Nessas condições, há alto risco de prematuridade, baixo peso ao nascer, infecções neonatais e mortalidade materna. Há de se considerar que, para além do efeito fisiológico da imaturidade e da desnutrição, os riscos associados à gravidez na adolescência também são influenciados pelo nível socioeconômico, pelo suporte social, pelo estado psicológico da adolescente e pela assistência pré-natal. Outra questão refere-se ao fato de que a gravidez na adolescência pode interromper os estudos da mãe e prejudicar seu nível socioeconômico. Idealmente, deve-se prevenir a gravidez na adolescência, com políticas intersetoriais que perpassam questões de saúde, gênero, sociedade e segurança. Entretanto, a intervenção nutricional pode ajudar a romper um ciclo vicioso de desnutrição intergeracional, pobreza e doenças crônicas. Para garotas com estado nutricional inadequado, a intervenção nutricional deve começar cedo, para que elas entrem na sua gestação em melhor estado nutricional. Garotas de baixa estatura tendem a se tornar mulheres de baixa estatura, que tendem a gerar bebês pequenos, especialmente se a gravidez ocorre na adolescência. Sabe-se que a desnutrição intrauterina ou do começo da infância pode ser um fator de risco para as DCNT na idade adulta. Adiar a idade da primeira gestação e melhorar o estado nutricional das meninas antes e durante a gestação podem contribuir para quebrar esse ciclo. Cabe ressaltar que melhorar o estado nutricional das meninas não se relaciona apenas com a reprodução: a saúde e o bem-estar das garotas e das mulheres é um objetivo legítimo por si só.[18]

Finalmente, tem-se que a adolescência compreende um período de altas taxas de necessidades nutricionais, que podem não ser atingidas, tanto pelo nível socioeconômico e do ambiente alimentar quanto por algumas características típicas da adolescência, como a influência da propaganda e da mídia, o desejo de emagrecimento e a busca de identidade, autonomia e pertencimento a um grupo social. Embora essa busca por independência seja um componente normal e necessário da adolescência, em termos alimentares pode ser positiva (como colocada no próximo tópico) ou negativa, quando o adolescente se distancia de hábitos alimentares familiares saudáveis e adota práticas comercializadas como "típicas da juventude", como o consumo de alimentos ultraprocessados e de *fast-food*, as quais são valorizadas pelos seus pares, que se tornam seu grupo de referência.[18] A indústria de alimentos investe grande quantidade de capital em propagandas e promoções para seduzir o adolescente, atrelando seu produto à juventude. A regulação da indústria é necessária, assim como são as discussões críticas com os adolescentes. Contudo, é pertinente haver um equilíbrio entre as preocupações nutricionais e o entendimento dos aspectos psicobiossocioculturais dessa fase, lembrando que a alimentação saudável não é sinônimo de rigidez.

A Pesquisa Nacional de Saúde Escolar (PeNSE) avaliou, entre outros aspectos, a alimentação de estudantes que cursavam em 2015 o 9º ano do ensino fundamental de escolas públicas e privadas das 26 capitais de estados brasileiros e do Distrito Federal.[24] Embora as escolas oferecessem refeições, 61,5% da amostra não as consumia. De maneira complementar, 54% dos estudantes consumia alimentos ultraprocessados oriundos das cantinas ou de um ponto alternativo de venda próximo à escola. As refeições em família ainda eram comuns, e 74% da amostra relatou fazer refeições com os pais, no mínimo, em 5 dias da semana anterior à pesquisa. Entre os marcadores de uma alimentação saudável, houve consumo regular de feijão, porém baixo de frutas e hortaliças. O perfil de con-

influências ambientais e à adoção de comportamentos de risco e seu senso de indestrutibilidade. A OMS lista as seguintes condições como os mais frequentes e importantes problemas nutricionais na adolescência:[18]

- Desnutrição e as deficiências associadas a ela
- Anemia
- Obesidade e os fatores de risco para DCNT associados à obesidade
- Gravidez precoce
- Práticas alimentares e comportamentos não saudáveis ou disfuncionais.

A desnutrição na adolescência é avaliada por índices antropométricos, como o IMC [peso/altura^2 (kg/m^2)] para a idade e a altura para a idade. Tais indicadores devem ser posicionados nas curvas de crescimento por sexo naturalizado como biológico, para que se possa acompanhar o crescimento de cada adolescente. A desnutrição na adolescência, especialmente o déficit de altura para idade, costuma ter origem na vida intrauterina e nos três primeiros anos de vida. Em populações desnutridas, o crescimento na adolescência é mais lento, e em alguns casos até mesmo diminuído. A maturação sexual também é atrasada, e as meninas desnutridas tendem a ter a menarca cerca de 2 anos mais tarde que aquelas com adequado estado nutricional. A raça e as condições socioeconômicas e ambientais exercem grande influência nesse processo. A desnutrição ocasiona prejuízos, como a diminuição da capacidade de estudo e trabalho e, em meninas, também uma menor dimensão da pélvis, que pode levar a complicações durante partos.[18]

A anemia, por deficiência de ferro ou não, é geralmente reconhecida como o principal problema nutricional na adolescência, principalmente em países em desenvolvimento. A menarca pode contribuir para o desenvolvimento de anemia nas meninas, ao passo que, entre os meninos, o grande desenvolvimento de massa muscular acarreta maiores necessidades de ferro, que nem sempre são supridas pela alimentação. Os seguintes fatores podem contribuir para anemia nessa fase da vida: baixa ingestão de ferro, folato e vitaminas C e B$_{12}$; diversas infecções; baixo nível socioeconômico; fluxo menstrual muito intenso; prática de dietas de emagrecimento; e adoção de dietas vegetarianas sem adequada orientação nutricional. Observa-se, principalmente entre populações de menor nível socioeconômico, a associação entre a anemia e outras deficiências de micronutrientes, como a vitamina A. A anemia prejudica a função cognitiva dos adolescentes, assim como diminui a capacidade de estudo e trabalho e pode aumentar ainda mais os riscos promovidos pela gravidez na adolescência.[18]

A obesidade representa o principal problema de saúde coletiva da atualidade. A POF de 2008/2009 analisou o indicador IMC para idade em adolescentes, tendo como padrão a distribuição de referência da OMS. Foram considerados com sobrepeso e com obesidade aqueles que apresentaram, respectivamente, valores do IMC para idade superiores a 1 ou 2 escores Z. As prevalências de excesso de peso e de obesidade foram, respectivamente, 20,5% e 4,9%. Ao comparar tais dados com aqueles de três pesquisas anteriores de abrangência nacional desde a década de 1970, verificou-se uma tendência secular marcante de elevação do sobrepeso e da obesidade nessa faixa etária. As consequências da obesidade na adolescência incluem fatores de risco cardiovascular, metabolismo anormal de glicose, distúrbios hepáticos, apneia do sono e complicações ortopédicas. A obesidade na adolescência, especialmente se após os 12 anos e ao cabo da faixa etária, tende a persistir na idade adulta e está associada a maior risco de desenvolvimento de DCNT no futuro.[23] Ademais, em razão do enorme estigma social atribuído à obesidade, adolescentes obesos podem sofrer exclusões sociais e provocações, capazes de promover prejuízos na autoestima e na imagem corporal. É necessário salientar que não se está naturalizando o estigma como algo decorrente da obesidade. O estigma nasce em uma sociedade que produz o excesso de peso, porém não o aceita. Considera-se que a(o) nutricionista deve conversar sobre tais questões em consultas com adolescentes obesos, sem "oferecer" a perda de peso como uma solução. Trabalhos no ambiente escolar também são muito importantes e acredita-se

autonomia e independência, a consolidação da personalidade e a procura da integração do indivíduo em um grupo social.[18]

É muito difícil definir em termos universais qual faixa etária corresponde à adolescência, já que também se trata de uma construção social que varia entre as culturas. De acordo com Giddens[19], não é possível falar de uma adolescência genérica. O autor refere-se à adolescência como um conceito recente e que varia em cada sociedade. Ainda que as mudanças biológicas que se passam na puberdade sejam universais, cada cultura lida com isso à sua maneira, o que se reflete em diversos graus de "transtorno e incerteza" gerados pelo período. Em muitas sociedades (especialmente as tradicionais e orientais), praticamente não são observados, mas estão muito presentes nas sociedades modernas e ocidentais. Muitas sociedades orientais promovem cerimônias para indicar a transição para a idade adulta, o que, segundo o autor, parece facilitar o processo de desenvolvimento psicossexual. Já os adolescentes ocidentais precisam lidar com um período em que infância e idade adulta se alternam: por um lado, são levados a seguir os modos adultos, e, por outro, seu grau de liberdade é restrito. Essas diferenças indicam que não se pode falar de uma adolescência genérica, sem contextualizá-la temporal e culturalmente.

Em adição, os adolescentes não representam um grupo homogêneo, em termos de desenvolvimento, maturidade, condições e estilo de vida. Para fins didáticos, neste capítulo será adotada a faixa etária proposta pela OMS, que compreende indivíduos dos 10 aos 19 anos.[1]

Três características fisiológicas são muito marcantes na adolescência: o crescimento, as alterações de composição corporal e a maturação sexual. Nessa fase, o adolescente atinge seu pico de velocidade máxima de crescimento. Aproximadamente, 15 a 25% da estatura e 50% do peso corporal e da massa óssea total de uma pessoa, no início da idade adulta, são adquiridas nesse período. A esse processo de crescimento estatural extremamente rápido, característico da adolescência, dá-se o nome de estirão do crescimento.[20,21]

As mudanças de composição corporal são diferenciadas entre os sexos naturalizados como biológicos. Nos meninos, ocorre maior ganho de massa muscular, enquanto nas meninas observa-se maior ganho de massa gorda. Antes da adolescência, as crianças passam por uma fase de repleção puberal. Trata-se de um ganho de tecido adiposo, necessário para os processos fisiológicos da adolescência. Com o estirão puberal, a velocidade desse ganho de massa gorda se reduz, ao mesmo tempo que aumentam as massas ósseas e musculares. No entanto, a taxa de deposição de gordura é sempre maior nas meninas e, mesmo com a diminuição da velocidade de acréscimo, elas continuam a ganhar tecido adiposo, enquanto os meninos chegam a diminuí-lo.[20,21]

A maturação sexual envolve, no sentido biológico, o aparecimento dos caracteres sexuais secundários e a aquisição de capacidade reprodutiva. Nos meninos, são verificados o aumento no tamanho dos testículos, no comprimento e na espessura do pênis e o desenvolvimento dos pelos pubianos. Já para as meninas, observam-se o desenvolvimento das mamas e dos pelos pubianos e o aparecimento da menarca. Durante a avaliação nutricional, tais características devem ser analisadas de acordo com as pranchas de Tanner. Já a estatura e o peso corporal são acompanhados pelas curvas de crescimento.[22]

Alimentação e nutrição influenciam todos os processos biológicos supracitados, além de estarem envolvidas nas dinâmicas psicológicas e socioculturais, também marcantes nesse período. Dessa maneira, pode-se ver a adolescência tanto como um período de vulnerabilidade nutricional diante de necessidades elevadas quanto como uma janela de oportunidades para uma alimentação adequada e saudável.[18]

Aspectos alimentares, nutricionais, psicossociais e socioculturais

Adolescência como um período de vulnerabilidade nutricional

Os adolescentes apresentam vulnerabilidade nutricional por uma série de razões, como suas altas necessidades nutricionais cruciais para o crescimento, seus estilos de vida e suas práticas alimentares, sua suscetibilidade às

tidas à restrição alimentar por suas mães tendem a comer exageradamente quando têm a oportunidade, o que pode culminar em um ciclo de compulsões alimentares e contínuo ganho de peso, indicando a atenção necessária na construção do cuidado nutricional com tais questões.

Em meio à possibilidade de algumas dificuldades alimentares entre as fases pré-escolar e escolar, destaca-se o papel de alguns micronutrientes. O cálcio, em conjunto com o fósforo e a vitamina D, está diretamente envolvido com o desenvolvimento do pico de massa óssea a partir da infância, que se relaciona com a prevenção de distúrbios como raquitismo, osteomalacia, osteoporose e fraturas. A ingestão de quantidades adequadas de vitamina A ou caroteno é elementar para o posterior momento de estirão do crescimento e a secreção normal do hormônio de crescimento. Finalmente, o ferro posiciona-se como outro nutriente-chave, tendo em vista que a anemia representa uma condição frequente nessa faixa etária, tanto por uma alimentação inadequada nesse momento quanto pela continuação de um processo de ingestão deficitária que se iniciou pela alimentação complementar precoce, tardia ou de composição nutricional e alimentar inadequada. Além do comprometimento do crescimento e do desenvolvimento psicomotor, quadros de anemia associam-se à inapetência, à vulnerabilidade para processos infecciosos, à sonolência e à irritabilidade. Logo, é importante acompanhar o estado nutricional de ferro e a ingestão de fontes alimentares animais e vegetais, acompanhadas de alimentos ricos em vitamina C para favorecer sua biodisponibilidade. Em alguns casos, a suplementação de ferro pode ser necessária.

Finalmente, alguns aspectos psicossociais específicos podem ser apontados entre crianças.[15] A neofobia alimentar consiste no medo com consequente rejeição a alimentos novos, podendo estar relacionada com o grau de hipersensibilidade sensorial da criança. Crianças mais neofóbicas tendem a ter um repertório alimentar mais restrito e a consumir menos hortaliças e frutas. Espera-se que esse comportamento seja amenizado e desapareça até 5 a 8 anos de idade, facilitado também pela exposição gradual e repetida dos alimentos, pela adequação da estrutura das refeições e pelo estímulo a uma postura mais responsiva por parte dos pais. Outro comportamento alimentar compreendido como um transtorno de alimentação na infância é o "comer seletivo" (*picky eating*, em inglês). Crianças com comer seletivo consomem uma quantidade limitada de alimentos, restringem também a ingestão de hortaliças e frutas, tendem a não querer experimentar novos alimentos e têm preferências alimentares muito fortes, o que pode ocasionar o preparo de refeições específicas para elas, diferentes da refeição familiar. Muitas vezes, essa refeição é bastante repetitiva, em razão da limitação do repertório alimentar da criança. Esse comportamento pode se tornar um tema central para a família, provocando brigas constantes e exigindo uma abordagem interprofissional para o manejo da situação.

Pode-se concluir que, com a responsabilidade de pais e cuidadores em parceria com cada criança, a conquista de autonomia a partir do comer viabiliza as primeiras experiências de autocuidado. Ao longo da infância, o desenvolvimento das primeiras práticas alimentares e o processo de aprender a se alimentar podem constituir um proveitoso percurso pelos amplos sentidos que a alimentação agrega à existência humana, com impactos a longo prazo. A produção do cuidado nutricional de maneira integral ao longo dessa fase única deve estar absolutamente atenta às iniquidades em saúde existentes no contexto brasileiro, para que cada criança consiga atingir e se beneficiar de todo seu potencial.

ADOLESCENTES

A adolescência é um período muito importante dentro do processo de crescimento e desenvolvimento, constituído por uma transição gradual da infância para a vida adulta. Essa transição geralmente se inicia com as transformações biológicas da puberdade, porém também se caracteriza por relevantes mudanças psicológicas e socioculturais. São observados diversos processos nesse período, como a contestação de regras, a busca pela

- O número e o intervalo das refeições devem ser apurados, com indicação de maior fracionamento da alimentação para facilitar um consumo alimentar global adequado
- A ingestão de líquidos, preferencialmente água, deve ser concentrada idealmente no intervalo das refeições
- Verificar a possibilidade de variações nos modos de preparo de alimentos em casos de recusa
- O oferecimento de quantidades exageradas de comida pode diminuir o grau de aceitação da criança, ainda que a intenção seja inversa, e deve ser evitado
- Deve-se preconizar uma atmosfera tranquila, confortável e descontraída durante as refeições, na companhia de familiares, sem pressão para comer, apressar ou terminar o prato
- Sobremesas ou guloseimas não devem ser empregadas como estratégias de recompensa, assim como o momento das refeições permeado por ameaças ou punições, coação, manipulação e outros artifícios.

Novamente, assinala-se que a avaliação de adequação das quantidades consumidas pela criança deve ser integrada ao acompanhamento do crescimento e de outros indicadores de seu estado nutricional. O estímulo à participação da criança no processo de escolha do cardápio, na compra de alimentos (especialmente em locais com grande variedade de alimentos *in natura* e minimamente processados), no planejamento e no preparo das refeições pode ser benéfico para estimular seu interesse. Outros espaços de conversa e curiosidade sobre comida e tradições alimentares, incluindo livros, brincadeiras, e não apenas a mesa e o momento da refeição, podem também ser muito úteis para estimular a criança a explorar mais alimentos. Cadernos de atividades para promoção da alimentação adequada e saudável para a educação infantil e o ensino fundamental recentemente publicados pelo Ministério da Saúde em conjunto à Universidade do Estado do Rio de Janeiro são exemplos bastante úteis para envolver crianças e operacionalizar tais atividades.[13,14]

Entre crianças a partir dos 7 anos de idade, observa-se maior maturidade do trato gastrintestinal, com volume gástrico muito semelhante ao apresentado pelo adulto, o que favorece melhor aceitação dos alimentos. Há maior socialização e independência na fase escolar, com aumento da exposição a influências externas ao ambiente familiar e decréscimo de liderança por parte dos pais. Pelo próprio desenvolvimento motor, os escolares tendem a se envolver mais em atividades físicas (programadas ou não), como brincadeiras, jogos, esportes e uso de bicicletas. Isso pode ocasionar aumento do gasto energético e, consequentemente, do apetite e da ingestão alimentar. Contudo, é nessa idade que frequentemente se instalam hábitos sedentários, como assistir à televisão, jogar *videogame* e usar o computador por períodos longos, o que pode aumentar o risco de excesso de peso e DCNT, a médio e longo prazo.

A omissão de refeições, especialmente do café da manhã, também passa a ser observada nessa faixa etária. Tal comportamento deve ser evitado, tanto porque diminui o rendimento escolar quanto porque o café da manhã compreende uma refeição em que podem ser consumidos alimentos altamente nutritivos. Assim, a estruturação da rotina alimentar é uma prioridade entre escolares, com observação cuidadosa à alimentação oferecida pela escola e/ou às opções de lanches disponíveis nesse ambiente, as quais exibem importância crescente ao estado de saúde da criança.

Outra questão entre escolares diz respeito ao monitoramento do ganho de peso, com vistas ao processo de repleção energética ou *rebound* de adiposidade necessário para a ocorrência do estirão da puberdade. De modo geral, esse processo acontece nas meninas de 8 a 10 anos e nos meninos de 11 a 13 anos. Esse processo é normal, especialmente quando a alimentação da criança é saudável. Entretanto, pode causar angústia e vergonha, principalmente nas meninas e a depender do comportamento de pais e cuidadores em relação às alterações físicas observadas. Fazer referência à criança (ou ao seu corpo) de maneira depreciativa, expressar preocupações excessivas com a imagem corporal e/ou instalar restrições alimentares desnecessárias podem ser elementos deletérios à relação com a alimentação. Estudos longitudinais mostram que as meninas com excesso de peso subme-

higiene, também são elementares as precauções para minimizar riscos de contaminação no preparo de alimentos, que podem ocasionar desnutrição e diarreia. Assim, além do uso de água potável, deve-se sempre lavar adequadamente as mãos e todos os utensílios usados para preparar e oferecer a alimentação para a criança.

Finalmente, assinala-se que a versão preliminar da nova edição do *Guia alimentar para crianças menores de dois anos* indica a importância de acolher e promover discussões concernentes aos desafios existentes na fase de alimentação complementar, que podem incluir: retorno ao trabalho materno; entrada da criança na creche; rupturas ou alterações nos arranjos familiares; alterações de rotina; exposição massiva à propaganda de alimentos, com favorecimento ao consumo de ultraprocessados; exposição a conselhos e condutas de familiares, círculos mais íntimos e comunidade.[13]

Alimentação de pré-escolares e escolares

Após os 2 anos de idade, há uma diminuição na velocidade de crescimento e no apetite e as crianças convivem com mais distrações e atividades, uma vez que desfrutam de andar, mexer em vários objetos e brincar, ficando muito estimuladas por um mundo que estão começando a conhecer. É fundamental continuar o processo de estabelecimento de práticas alimentares saudáveis, que incluem refeições prazerosas e conviviais e que permitam que a criança atinja o desenvolvimento físico e cognitivo ideal. O bom desenvolvimento da etapa de alimentação complementar pode facilitar grandemente as fases subsequentes da infância. Esse aprendizado em se alimentar depende da articulação de habilidades desenvolvidas pela criança com suporte e confiança de pais e cuidadores à sua crescente autonomia.

Familiares servem de exemplo aos pré-escolares (dos 2 aos 6 anos), principalmente, e devem ser orientados sobre o impacto do ambiente alimentar domiciliar e a maneira de oferecer as refeições, incluindo a definição de quais alimentos comporão a alimentação da criança, sua frequência e quantidades, além de todo o contexto sociocultural e afetivo envolvido. Ainda que a influência familiar seja reduzida com o avançar dos anos, as recomendações à família e ao ambiente alimentar são válidas também aos escolares (dos 6 aos 10 anos). Alimentos *in natura* e minimamente processados devem constituir a base da alimentação das crianças e de toda a família, entre a variedade de grupos de cereais, raízes e tubérculos, feijões, legumes e verduras, frutas, castanhas e nozes, leite e queijos, e carnes e ovos. O consumo de alimentos processados e o uso de sal, açúcar e gorduras devem ser limitados, e os alimentos ultraprocessados evitados, conforme preconizado pela segunda edição do *Guia alimentar para a população brasileira*.[12] Após os 2 anos, a oferta de leite materno pode ser continuada conforme vontade da mãe e da criança, com refeições de café da manhã, almoço, jantar e lanches bem estruturados e atenção para que as refeições principais não sejam substituídas por leite ou produtos lácteos. Paralelamente, a distinção de alimentos ultraprocessados comumente associados ao público infantil tem extrema relevância, incluindo biscoitos e bolachas em geral, achocolatados, leites fermentados, macarrão instantâneo, iogurtes com sabores, entre outros, cujo consumo deve ser evitado.

Para crianças entre 2 e 6 anos de idade, o volume em cada refeição é de cerca de 200 a 300 g, considerando sua capacidade gástrica ainda pequena. Nesse momento, a inconstância no apetite é bastante comum, bem como reclamações e recusa de alguns alimentos que se relacionam com o estado de imaturidade, mas que podem incorrer em ansiedade e preocupação entre os pais e cuidadores.[17] Assim, é importante avaliar a dinâmica familiar, tanto durante quanto após as refeições, com especial atenção aos sentimentos, pensamentos, crenças e comportamentos para com a alimentação. Um passo inicial consiste em alinhar as expectativas de pais e cuidadores em relação à postura necessária para com a alimentação na fase pré-escolar e às características fisiológicas da faixa etária. Além disso, algumas estratégias para estruturação das refeições podem ser listadas, a saber:

manipulação, bem como outras distrações que desvinculem a criança do aprendizado em se alimentar. Também há evidências que associam posturas excessivamente controladoras, indulgentes ou passivas por parte de pais e cuidadores com prejuízos na relação da criança com a alimentação, com impactos a curto, médio e longo prazos. A construção de um padrão responsivo à criança, com suporte para desenvolvimento de sua autonomia e confiança na abertura a novos alimentos, por meio de práticas alimentares saudáveis, pode ser viabilizada e/ou beneficiada grandemente pelo apoio de nutricionistas e outros profissionais de saúde a pais e cuidadores. Tal padrão comporta a adequada percepção de sinais de fome e saciedade, que variam bastante com a idade da criança, dado que apenas a partir de 1 ou 2 anos há o início da combinação de palavras e gestos para expressar vontades de maneira mais objetiva. Ademais, deve-se aliar o estabelecimento de uma rotina alimentar sem extrema rigidez e a abertura para a necessidade de diversas tentativas para a aceitação de novos alimentos, com ocorrência de recusas eventuais (e absolutamente normais).

Outros atributos da alimentação complementar saudável compreendem sua acessibilidade física e financeira, sabor, variedade, cor, harmonia e segurança sanitária. Alguns parâmetros nutricionais de destaque incluem a densidade energética e a ingestão de proteínas, ferro e vitamina A. Primeiro, a densidade energética dos alimentos é importante para garantir um bom aporte energético: quanto mais denso o alimento, menor é a necessidade da ingestão de um grande volume, o qual não seria possível, pelas limitações anatômicas do trato gastrintestinal em desenvolvimento. Logo, reforça-se que não são adequados o cozimento de alimentos em muita água e a oferta de preparações mais diluídas ou líquidas à criança. Em segundo lugar, reconhece-se que proteínas devem apresentar boa qualidade e digestibilidade, o que é exequível por meio de fontes proteicas de alto valor biológico provenientes de alimentos de origem animal ou por meio da combinação de fontes vegetais, como a tradicional mistura de arroz e feijão. Entre os micronutrientes, o ferro tem fundamental importância nessa faixa etária, pois sua deficiência está relacionada com anemia ferropriva, retardo no desenvolvimento neuropsicomotor e redução das defesas do organismo e da capacidade intelectual e motora. Após os seis primeiros meses de vida, há a necessidade de complementar a dieta com alimentos ricos em ferro e ampliar sua biodisponibilidade, especialmente pela combinação com alimentos ricos em vitamina C. A vitamina A, por sua vez, exerce funções relevantes ao crescimento e à imunidade e sua deficiência pode ser endêmica em algumas áreas de países em desenvolvimento. No Brasil, o Programa Nacional de Suplementação de Ferro tem abordagem preventiva à ocorrência de anemia com indicação de suplementação de 1 mg de ferro elementar por kg de peso corporal de crianças de 6 a 24 meses. O Programa Nacional de Suplementação de Vitamina A direciona-se principalmente às regiões Norte e Nordeste brasileiras e aos distritos sanitários especiais indígenas. Mais recentemente, uma estratégia alternativa denominada NutriSUS, que consiste na fortificação com múltiplos micronutrientes em pó adicionados aos alimentos complementares nas refeições, tem sido praticada em creches beneficiadas pelo Programa Saúde na Escola, entre crianças de 6 a 48 meses.

Deve-se esclarecer que a alimentação complementar vegetariana é possível, caso compreenda a opção da família da criança, desde que se atente cuidadosamente à combinação e à variedade de alimentos, com monitoramento do crescimento e do desenvolvimento da criança, do suprimento e do estado de nutrientes como ferro, cálcio e vitamina B_{12}, além de acompanhamento profissional.

Durante a fase de alimentação complementar, a prática de exposição solar é essencial para viabilizar a síntese cutânea de vitamina D, uma vez que as fontes alimentares são bastante limitadas para esse nutriente. A escovação dos dentes decíduos e a boa higiene bucal precisam complementar o aprendizado proporcionado pela introdução de novos alimentos, com incremento prospectivo da autonomia da criança, sob supervisão dos pais ou cuidadores. No tocante à

após os 6 meses. A oferta de água potável (tratada, fervida ou filtrada) entre refeições é importante e não deve ser substituída por outras bebidas como fonte de hidratação.

Considerações sobre a evolução da alimentação complementar a partir dos 6 meses estão enunciadas a seguir.[13,14]

- A partir de 6 meses: o bebê já se apresenta pronto para a introdução de novos alimentos, com o endurecimento das gengivas, o que possibilita movimentos de mastigação mesmo antes do surgimento dos primeiros dentes. Além do leite materno, devem ser estruturados gradualmente almoço ou jantar e até dois lanches (p. ex., almoço + lanche + jantar, ou almoço + dois lanches, ou jantar + dois lanches). Os novos alimentos podem ser oferecidos antes ou após o leite materno, sendo este um momento prioritário para a expansão do repertório alimentar da criança, de modo que o leite materno ainda supra a maior parte de suas necessidades energéticas e nutricionais. Cada refeição deve ser composta por um volume de cerca de duas a três colheres de sopa
- Entre 7 e 8 meses: a criança senta sem apoio, pega comida e leva à boca. Além do leite materno, devem ser estruturados almoço, jantar e dois lanches. Prioriza-se o consumo dos alimentos anteriormente ao leite materno
- Entre 9 e 12 meses: a criança engatinha e pode começar a andar, desenvolvendo também o movimento de pinça com mãos, que possibilita levar a colher à boca. Além disso, já mastiga melhor, lateralizando os alimentos. Além do leite materno, devem ser mantidos almoço, jantar e dois lanches, com evolução de consistência para alimentos picados ou desfiados e do volume de cada refeição para cerca de quatro a cinco colheres de sopa
- Entre 1 e 2 anos: a criança anda e tem maior curiosidade, além de desenvolver a fala, conseguir comer sozinha com colher e mastigar ainda mais eficientemente, estabelecendo maior interação com o meio. O aleitamento materno continuado (que pode suprir nesse momento cerca de 40% das necessidades de energia, mais da metade das necessidades proteicas e 75% da demanda de vitamina A) deve ser associado a cinco refeições ao longo do dia, com café da manhã, almoço, jantar e dois lanches, na mesma consistência da família, em volume de cerca de seis a sete colheres de sopa por refeição.

Preparações culinárias para almoço e jantar devem usar temperos naturais, óleos vegetais e quantidade mínima de sal na combinação de alimentos *in natura* e minimamente processados. A consistência deve ser espessa desde o início, com alimentos amassados com garfo, e nunca liquidificados, batidos ou peneirados. Ao menos inicialmente, pode ser interessante separar os diferentes alimentos no prato. Café da manhã e lanches podem ser compostos pelo leite materno associado a uma fruta, preferencialmente madura e de época, e, após 1 ano de idade, é possível combinar variedades de alimentos do grupo dos cereais. Açúcar não deve ser oferecido antes dos 2 anos de idade, tampouco quaisquer adoçantes ou mesmo mel, com finalidade de adoçar preparações. No caso do mel, deve-se atentar ainda ao risco de botulismo.

A forma de oferecer todas as refeições é muito importante. Aconselha-se que as refeições sejam feitas em ambiente apropriado, calmo e confortável e que se dedique total atenção à criança e ao momento da refeição, falando sobre a comida e interagindo com a criança, além de contar com o envolvimento e a valorização dessa etapa por toda a família, exercitando desde cedo a prática da comensalidade. Pais e cuidadores exercem papel crucial desde o início da infância na definição de quais alimentos comporão a alimentação da criança, qual a frequência e em que quantidades eles serão ofertados. O volume das refeições é variável entre crianças e existem evidências consolidadas quanto ao autocontrole da criança sobre sua ingestão alimentar, em linha com suas necessidades reais. A percepção quanto à adequação das quantidades consumidas a cada refeição deve ser finamente acoplada à avaliação de crescimento e outros indicadores do estado nutricional da criança. É desaconselhável que o momento das refeições seja envolto por estratégias de recompensa, ameaças ou punições, coação e

e minimamente processados devem ser a base da alimentação da criança (e de toda a família) e somente alguns alimentos processados, como queijos e pão, podem compor a alimentação da criança menor de 2 anos. Alimentos ultraprocessados não devem ser oferecidos à criança e precisam ser evitados pelos adultos. Nesse sentido, grande atenção deve ser direcionada a alimentos ultraprocessados considerados comuns na alimentação infantil, porém extremamente deletérios à saúde da criança, a exemplo de biscoitos e bolachas em geral, farinhas de cereais instantâneas, cereais matinais, gelatina em pó, iogurtes com sabores e *petit suisse*, macarrão instantâneo, achocolatados, leites fermentados, *nuggets*, sorvetes industrializados, geleia de mocotó e alimentos com aditivos artificiais em geral.

Com a progressão do desenvolvimento infantil, marcada por capacidades sucessivas da criança em sustentar a cabeça, pegar objetos, sentar, engatinhar, ficar de pé, andar e falar, a alimentação complementar a partir dos 6 meses deve idealmente representar um momento de apresentação das crianças à maior diversidade possível de alimentos, visto que alimentar-se também consiste em um amplo processo de aprendizado e de formação de identidade, favorecido por diferentes sabores, texturas, cheiros e cores, com repercussões para o restante da vida do indivíduo. Ressalta-se, ainda, que a casa em que cada criança vive consiste em seu primeiro ambiente alimentar, o qual evidenciará o repertório de alimentos disponíveis e a relação das pessoas que a cercam com a comida, bem como será o espaço de relação entre a criança e seus cuidadores, que necessitarão dispensar afeto, paciência e tempo a esse processo e, especialmente, forjarão a confiança da criança em iniciar seu contato com cada novo alimento. A fase de alimentação complementar pode representar uma oportunidade para toda a família ter uma alimentação mais saudável, com adequações à consistência e ao uso de temperos naturais mais intensos (como algumas ervas e pimentas, além da quantidade de sal) nos pratos oferecidos ao bebê. Entretanto, é preciso ponderar quanto ao possível risco aumentado para infecções ocasionado por essa etapa em relação à prática de amamentação exclusiva e, em situações de miséria, até mesmo um maior risco de morrer. A partir desse dado, sublinha-se a necessidade de acompanhamento do bebê e de seus cuidadores por profissionais de saúde.

A estrutura básica das refeições de almoço e jantar é composta por grupos de alimentos *in natura* e minimamente processados, conforme a Figura 19.1, com participação de um alimento do grupo de cereais ou raízes/tubérculos, em adição a um alimento do grupo dos feijões, uma opção de legume ou verdura, uma opção de carne ou ovo, e uma fruta. Legumes, verduras e frutas são importantes para aumentar a variedade das refeições e podem ser ofertados à criança para consumo com as próprias mãos, o que a envolve mais nas refeições e estimula sua autonomia. É essencial atentar à correta higienização desses alimentos, especialmente quando consumidos crus, devendo-se evitar a preparação de sucos (em vez do uso da fruta em si), especialmente até o 1º ano de vida. Carnes e ovos, incluindo cortes suínos, peixes e clara de ovo, podem ser oferecidos desde o início da alimentação complementar, a partir dos 6 meses, em consistência e formas de preparo adequadas. Com relação ao leite e seus derivados, o leite materno deve ser a fonte preferencial de leite para a criança, de maneira que o leite de vaca e os derivados minimamente processados ou processados podem incorporar algumas preparações culinárias

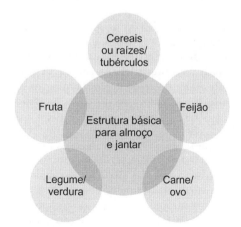

Figura 19.1 Estrutura básica para almoço e jantar. Adaptada de Brasil (2018).[13]

blinhando a importância de um bom esvaziamento da mama. Cabe ressaltar que o leite de mães com filhos prematuros costuma conter mais gorduras e proteínas. Além desses nutrientes, o leite humano contém diversos fatores de proteção, como anticorpos, macrófagos, neutrófilos e linfócitos.

Sinteticamente, é possível dizer que o sucesso do aleitamento materno pode ser calcado em aspectos que incluem um início oportuno, com contato pele a pele entre mãe e bebê, em um leque variado de posições confortáveis, nas quais o corpo da criança esteja alinhado com sua cabeça e virado para o corpo da mãe. Uma pega adequada pode ser observada quando a boca do bebê se encontra bem aberta, com lábios virados para fora, queixo encostado na mama e aréola mamária mais notável acima que abaixo da boca do bebê. Entre elementos facilitadores para a instalação e a manutenção do aleitamento materno, estão uma rede de apoio entre familiares, amigos e componentes de um círculo mais próximo de relações interpessoais e a disposição de serviços para atenção à saúde da mulher, inclusive visando à superação de dificuldades e intercorrências, como: demora na descida do leite; pouca produção de leite; produção excessiva de leite ou hiperlactação; dificuldade de pega; mamilo plano, invertido ou lesionado; ingurgitamento mamário; e mastite. A oferta precoce de líquidos e outros leites, além de mamadeira ou chupeta, constitui, por sua vez, fator prejudicial bastante relevante. Mesmo nos primeiros dias após o parto, quando o volume de colostro é pequeno, não há necessidade de administrar água, pois os bebês nascem com níveis teciduais altos de hidratação. Além do risco de contaminação, mamadeiras e chupetas podem ocasionar confusão de bicos ao bebê, visto que o modo de sucção em relação à mama materna é bastante díspar. Outros elementos negativos ao aleitamento materno incluem tabagismo, consumo de bebidas alcoólicas e outras drogas, e uso de medicamentos por conta própria.

As contraindicações ao aleitamento materno são bastante restritas e devem ser esclarecidas por profissionais de saúde, incluindo a(o) nutricionista. Mães infectadas pelo HIV (vírus da imunodeficiência humana) ou em uso de algum medicamento incompatível com a amamentação, por exemplo, no tratamento contra diversos tipos de câncer, bem como usuárias regulares de drogas ilícitas devem ser desaconselhadas a amamentar. Cada caso de contraindicação ao aleitamento materno precisa ser acompanhado cuidadosa e individualmente. Outras situações podem impor interrupções temporárias ao aleitamento materno, sob supervisão especializada, abarcando alguns tipos de infecções, o consumo eventual de álcool e/ou drogas ilícitas, a administração de vacina contra febre amarela em mães de crianças menores de 6 meses ou a exposição de mães a exames com radiofármacos. O planejamento de ordenha manual com descarte do leite extraído durante a interrupção temporária do aleitamento materno torna-se importante para que a produção seja afetada minimamente no período. Além disso, pode ser interessante ampliar o escopo de procedimentos de relactação, por exemplo, para estimular a produção de leite materno.

Finalmente, o desmame deve ser estruturado como um processo, preferencialmente depois dos dois primeiros anos de vida do bebê, com imposição gradativa de limites ao acesso às mamas. Em conjunto com as demandas maternas, deve-se atentar a sinais indicativos da criança para esse momento, os quais perpassam um menor interesse nas mamadas, boa aceitação de outros alimentos e segurança na relação com a mãe e os demais cuidadores.

Alimentação complementar

A introdução de alimentos seguros, acessíveis e culturalmente referenciados, de maneira adequada e no momento oportuno, isto é, após os 6 meses de vida, é absolutamente importante para garantir o atendimento de necessidades nutricionais da criança e promover a continuidade de seu crescimento saudável. Alimento complementar corresponde a qualquer alimento nutritivo, na consistência sólida, pastosa ou líquida, diferente do leite materno, oferecido à criança amamentada.

Conforme indicado na versão preliminar da nova edição do *Guia alimentar para crianças menores de dois anos*, alimentos *in natura*

Os benefícios do aleitamento materno foram comprovados por muitos estudos científicos. Os principais fatores que atestam sua importância podem ser associados, de maneira resumida, a:

- Saúde da criança: como forma ideal de nutrição, especialmente até o 6º mês de vida, o aleitamento materno provê proteção contra diversas infecções (diarreia, pneumonia, bronquite, otite), prevenção de doenças (asma, alergias, diabetes, obesidade) e mortes infantis, desenvolvimento físico, cognitivo e emocional, além de influir positivamente sobre respiração, mastigação, deglutição, articulação da fala e alinhamento dos dentes
- Vínculo afetivo: o aleitamento materno promove um estado de interação profunda e aproximação entre mãe e bebê, geralmente prazeroso para ambas as partes
- Saúde da mulher: com a prática de aleitamento materno, há aumento do intervalo entre partos e prevenção de algumas doenças da mulher, incluindo câncer de mama, ovário e endométrio, e diabetes tipo 2
- Benefícios à sociedade: deve-se reconhecer que, de maneira mais ampla, espera-se que crianças amamentadas adoeçam menos e tenham maiores chances de alcançar o potencial máximo de desenvolvimento, favorecendo o desenvolvimento das sociedades
- Benefícios ao planeta: a prática de aleitamento materno está alinhada a preceitos de sustentabilidade ambiental, além da garantia de segurança alimentar e nutricional desde o início da vida.

Em adição aos tópicos supracitados, é bastante comum que a prática de aleitamento materno seja automaticamente associada, também, a menores custos financeiros, uma vez que a utilização de outros alimentos e/ou fórmulas infantis pode ser bastante onerosa. Nesse ponto, contudo, para além da inexistência de um "código de barras" a valorar o leite materno, é imprescindível pautar a potência da amamentação, bem como a dimensão de todo o cuidar materno, no seu reconhecimento como trabalho genuíno e legítimo, com ganhos materiais e imateriais únicos, que oferecem sustentação à organização social. Em conexão com a fase de gestação, a lactação não se realiza apenas por desejo, instinto ou afetividade, mas necessita ser contemplada como parte de uma agenda de direitos sexuais e reprodutivos, de justiça social e de igualdade na divisão de trabalho entre os gêneros.

Até os 6 meses de vida, o aleitamento materno exclusivo supre todas as necessidades da criança com relação ao perfil de nutrientes, ao aporte de anticorpos e ao desenvolvimento de imunidade (obviamente, com os cuidados de puericultura e a vacinação) e às preocupações com higiene alimentar. A prática deve ser complementada pela exposição do bebê ao sol, para síntese endógena de vitamina D. Recomenda-se a amamentação em livre demanda, isto é, que a criança seja amamentada sem restrições de horários e de tempo de permanência na mama. Nos primeiros meses, a criança costuma mamar frequentemente e sem horários regulares. Geralmente, um bebê em aleitamento materno exclusivo mama de 8 a 12 vezes/dia. Como o bebê não consegue se alimentar sozinho, ele necessita sinalizar à mãe quando está pronto para receber o leite. O sinal mais comum e insistente é o choro, porém outros sinais podem ser observados, como o ato de virar a cabeça para o mamilo ou abocanhá-lo e o reflexo de busca. A duração de cada mamada não pode ser predeterminada. O ideal é que a criança sempre esvazie a mama, mas alguns outros fatores influenciam o tempo de mamada, como a fome da criança, o volume armazenado na mama e o tempo transcorrido desde a última mamada.

A frequência e a quantidade de leite sugado têm efeito positivo sobre a produção de leite. Nos primeiros dias, o leite materno é chamado colostro, com mais proteínas e menos gorduras que o leite maduro, isto é, o leite secretado a partir do 7º ao 10º dia pós-parto, a partir do momento de apojadura ou descida do leite. Com relação à sua composição, tem-se que as proteínas do leite humano são de digestibilidade mais fácil, quando em comparação a leites de outras espécies, e a concentração de gordura no leite aumenta no decorrer da mamada, caracterizando o leite posterior, que é mais rico em energia e sacia mais a criança, su-

Tabela 19.5 Recomendações diárias de macronutrientes segundo a Organização Mundial da Saúde.

LIP	CHO	PROT	SAT	POLI	MONO	AÇ	FIB
15 a 30%	55 a 75%	10 a 15%	< 10%	6 a 10%	A completar	< 10%	25 g

LIP: lipídios; CHO: carboidratos; PROT: proteínas; SAT: ácidos graxos saturados; POLI: ácidos graxos poli-insaturados; MONO: ácidos graxos monoinsaturados; AÇ: açúcar livre; FIB: fibras.
Fonte: WHO (2003).[10]

Tabela 19.6 Níveis seguros de ingestão proteica por idade segundo a Organização Mundial da Saúde.

Idade (anos)	Nível seguro de ingestão proteica (g/kg peso/dia)
0,5	1,31
1	1,14
1,5	1,03
2	0,97
3	0,90
4 a 6	0,87
7 a 10	0,92

Níveis seguros: necessidade para manutenção + crescimento + 1,96 desvio padrão.
Fonte: WHO (2007).[11]

de outra fonte, sem outros líquidos ou sólidos, com exceção de gotas ou xaropes contendo vitaminas, sais de reidratação oral, suplementos minerais ou medicamentos
- Aleitamento materno predominante: quando a criança recebe, além do leite materno, água ou bebidas à base de água (água adocicada, chás, infusões), sucos de frutas e fluidos rituais
- Aleitamento materno: quando a criança recebe leite materno (direto da mama ou ordenhado), independentemente de receber ou não outros alimentos
- Aleitamento materno complementado: quando a criança recebe, além do leite materno, qualquer alimento sólido ou semissólido com a finalidade de complementá-lo, e não de substituí-lo. Nessa categoria, a criança pode receber, além do leite materno, outro tipo de leite, mas este não é considerado alimento complementar

- Aleitamento materno misto ou parcial: quando a criança recebe leite materno e outros tipos de leite.

De acordo com a II Pesquisa de Prevalência de Aleitamento Materno, que incluiu capitais e o Distrito Federal, o aleitamento materno exclusivo entre crianças menores de 6 meses no Brasil tem prevalência de 41%, com duração mediana de apenas 54 dias.[15] Aos 6 meses, a probabilidade de estar em aleitamento materno exclusivo é muito baixa, com média nacional de 10%. Além disso, levantamentos mais recentes apontam um panorama preocupante para o Brasil. Apesar de incrementos nas três últimas décadas nos indicadores de aleitamento materno, a última Pesquisa Nacional de Saúde, conduzida em 2013, indicou pela primeira vez uma involução na prevalência de aleitamento materno ao longo do 1º ano de vida.[16] A falta de suporte por parte dos profissionais de saúde, as desigualdades de gênero e classe social, o trabalho informal e as crenças culturais sobre a alimentação infantil ajudam a explicar esse quadro e precisam ser discutidos. Esforços para proteção, promoção e apoio do aleitamento materno são certamente indispensáveis no contexto brasileiro.

Segundo a OMS e o Ministério da Saúde, a amamentação ideal é iniciada na 1ª hora de vida, sendo cada minuto de extrema relevância para a redução da morbimortalidade infantil, mantém-se exclusiva até o 6º mês de vida do bebê e é continuada até os 2 anos ou mais, de modo que não há qualquer limite de tempo máximo cientificamente estabelecido para sua duração. Amamentar deve ser reconhecido por todos como muito mais que alimentar uma criança, perfazendo a melhor estratégia de afeto, vínculo, nutrição e proteção no início da vida.[14]

Tabela 19.2 Equações para cálculo da necessidade estimada de energia (EER) por idade.

Idade	Equação	
Até 36 meses	EER = (89 × peso − 100) + energia de depósito	
Acima de 36 meses	**Meninas:** EER = (135,3 − (30,8 × idade)) + [CAF × ((10 × peso) + (934 × altura))] + energia de depósito	**Meninos:** EER = (88,5 − (61,9 × idade)) + [CAF × ((26,7 × peso) + (903 × altura))] + energia de depósito

Peso em quilogramas (kg), altura em metros (m), energia de depósito, conforme a Tabela 19.3, e CAF (coeficiente de atividade física), de acordo com a Tabela 19.4.
Fonte: IOM (2005).[9]

Tabela 19.3 Energia de depósito por idade.

Idade	Energia (kcal)
0 a 3 meses	175
4 a 6 meses	56
7 a 12 meses	22
13 a 36 meses	20
3 a 8 anos	20
Acima de 9 anos	25

Fonte: IOM (2005).[9]

Tabela 19.4 Classificação por coeficiente de atividade física (CAF) para crianças.

Criança	Meninas	Meninos
Sedentária	1,00	1,00
Pouco ativa	1,16	1,13
Ativa	1,31	1,26
Muito ativa	1,56	1,42

Fonte: IOM (2005).[9]

aceitáveis conforme preconizado pelas DRI e pela OMS (Tabelas 19.5 e 19.6). É imperativo acompanhar a evolução do estado nutricional e o balanço energético das crianças ao longo do tempo, de modo a adequar tal estimativa inicial às reais necessidades energéticas e nutricionais de cada caso.

A discussão de tais necessidades nutricionais deve ser subjacente e relativizada, na realidade, aos aspectos alimentares pertinentes para crianças. Assim, apresentam-se as seções sequencialmente organizadas segundo as variadas etapas da infância, englobando a prática de aleitamento materno, a alimentação complementar e as especificidades da alimentação de pré-escolares e escolares, em linha com as recomendações propostas pela segunda edição do *Guia alimentar para a população brasileira*, aplicável a todos os indivíduos a partir de 2 anos. No momento, está em processo de revisão e reelaboração o *Guia alimentar para crianças menores de dois anos*.[12,13] Uma versão preliminar desse documento foi disponibilizada para consulta pública em meados de 2018, de modo que aspectos centrais da proposta serão articulados neste capítulo.

Aspectos alimentares e nutricionais na infância

Aleitamento materno

Primeira prática alimentar dos indivíduos, estabelece relação com a saúde exibida ao longo da vida.[14] Como processo fisiológico extremamente marcado pelos aspectos psicológicos e socioculturais, pode ser considerado um ato de profunda doação simbólica, no qual a mãe alimenta sua criança a partir de seu próprio corpo. A fim de entender esse processo, é necessário conhecer os tipos de aleitamento materno, de acordo com os critérios da OMS:

- Aleitamento materno exclusivo: quando a criança recebe apenas leite materno, direto da mama ou ordenhado, ou leite humano

estado nutricional segundo indicadores antropométricos.[4-7]

Em virtude da metodologia empregada em seu desenvolvimento, priorizando a descrição do crescimento de crianças expostas a condições ambientais ideais, as curvas da OMS até 5 anos de idade, publicadas em 2006, podem ser consideradas um padrão internacional desejável de crescimento e usadas em distintas populações. Tais curvas assumem, inclusive, gestações a termo para o início do acompanhamento de variáveis antropométricas. Esforços de pesquisa foram mais recentemente empenhados para a caracterização antropométrica neonatal segundo diferentes idades gestacionais, incluindo bebês prematuros extremos, como pode ser visto em publicações do Projeto Intergrowth-21st (*International Fetal and Newborn Growth Consortium for the 21st Century*).[8] As curvas de crescimento a partir de 5 anos, publicadas pela OMS em 2007, não dispõem desse mesmo arcabouço conceitual e, portanto, devem ser consideradas curvas de referência para avaliação do crescimento, com uma boa conjunção aos pontos de corte de IMC recomendados para indivíduos adultos.

Os aspectos nutricionais e alimentares necessários ao planejamento dietético para crianças serão discutidos a seguir. Para tanto, no Apêndice 1 há um painel geral das recomendações nutricionais segundo faixas etárias de acordo com as ingestões dietéticas de referência (DRI, do inglês *dietary reference intakes*). Já as Tabelas 19.2 a 19.4 apresentam as equações e os valores necessários para o cálculo da necessidade estimada de energia (EER, do inglês *estimated energy requirement*). Nota-se que, até os 3 anos, estima-se que a EER não sofra influência relevante de sexo e estatura segundo a DRI. A partir dos 3 anos, são considerados idade (em anos), peso (em kg), altura (em m) e um coeficiente de atividade física segundo níveis sedentário, pouco ativo, ativo e muito ativo, por sexo. Ao longo de toda a infância, é previsto um adicional calórico denominado energia de depósito, que viabiliza o crescimento.

As recomendações de macronutrientes estão dispostas em intervalos de distribuição

Tabela 19.1 Pontos de corte para diagnóstico do estado nutricional segundo indicadores antropométricos.

Crescimento linear	
Estatura por idade	• Muito baixa: escore Z < –3 ou percentil < 0,1 • Baixa: escore Z < –2 ou percentil < 3 • Adequada: escore Z ≥ –2 ou percentil ≥ 3
Ganho de peso	
Crianças < 5 anos	
Peso para estatura Índice de massa corpórea por idade	• Magreza acentuada: escore Z < –3 ou percentil < 0,1 • Magreza: escore Z < –2 ou percentil < 3 • Adequado/eutrofia: –2 ≤ escore Z ≥ +1 ou 3 ≤ percentil ≥ 85 • Risco para sobrepeso: escore Z > +1 ou percentil > 85 • Sobrepeso: escore Z > +2 ou percentil > 97 • Obesidade: escore Z > +3 ou percentil > 99,9
Crianças ≥ 5 anos	
Índice de massa corpórea por idade	• Magreza acentuada: escore Z < –3 ou percentil < 0,1 • Magreza: escore Z < –2 ou percentil < 3 • Adequado/eutrofia: –2 ≤ escore Z ≥ +1 ou 3 ≤ percentil ≥ 85 • Sobrepeso: escore Z > +1 ou percentil > 85 • Obesidade: escore Z > +2 ou percentil > 97 • Obesidade grave: escore Z > +3 ou percentil > 99,9

Fonte: WHO (2007, 2006)[4,5]; Onis *et al.* (2007)[6]; Brasil (2015).[7]

Uma confluência de fatores genéticos, ambientais, socioculturais e psicológicos necessita ser ponderada na perspectiva do desenvolvimento infantil físico e mental para o desempenho de habilidades motoras, cognitivas, de comunicação e de interação com o meio. Sabe-se que condições ótimas de alimentação e nutrição convergem para benefícios de curto, médio e longo prazos no ciclo vital, especialmente a partir de intervenções focalizadas nos dois primeiros anos de vida. Tal fase pode ser vista como uma janela de oportunidades para o manejo do espectro de má nutrição e do perfil de morbimortalidade associado, resultando em ganhos conjuntos para a prevenção de deficiências e doenças crônicas não transmissíveis (DCNT) desde estágios iniciais de vida, com melhoria do capital humano e impactos positivos em âmbitos individual e social.[3]

No fluxo de mecanismos fisiológicos que envolvem os diversos sistemas orgânicos na infância, o primeiro ponto a ser reconhecido diz respeito ao nascimento e à chegada da criança, em geral momentos embebidos em grandes expectativas e que exigem disponibilidade e condições para formação de vínculo e apego, dando início à função parental. Sobre a parentalidade, destaca-se que estão inseridos tanto pais quanto mães, com justa distribuição de participação e engajamento em atividades necessárias para o cuidado da criança. Nas distintas conformações familiares possíveis, esse ambiente é reconhecido como espaço ímpar promotor da saúde, e os cuidados dedicados à criança devem ser responsabilidade de todos.

Imediatamente após o nascimento, a criança perde até 10% do seu peso, o qual é recuperado em até 15 dias de vida. Os lactentes apresentam ritmo intenso de ganho de peso, comprimento e perímetro cefálico, com alterações na composição corporal, como diminuição de massa gorda e aumento de massa muscular. Nessa fase, também há o desenvolvimento da dentição decídua ou "de leite", composta por 22 dentes, que será posteriormente substituída, de maneira gradual, pela dentição definitiva, a partir dos 6 anos.

Entre 2 e 6 anos de vida, a criança apresenta redução da velocidade de crescimento em relação à fase anterior, com menores necessidades relativas e menor apetite. Há influência crescente de estímulos externos, maior repertório de habilidades e grande agilidade na execução de atividades por parte do pré-escolar, cujo comportamento alimentar pode ter caráter imprevisível, variável e transitório.

Na idade escolar, o ritmo de crescimento mantém-se constante, com ganho de peso mais acentuado conforme haja aproximação ao momento do estirão de crescimento na adolescência, em um fenômeno conhecido como repleção energética ou *rebound* de adiposidade. A partir dos 6 anos, a criança dispõe progressivamente de maior independência e crescente socialização, com papel de destaque para o ambiente escolar.

O monitoramento do crescimento linear e do ganho de peso deve ser realizado de maneira rotineira. Na construção do cuidado nutricional para crianças, é preciso atentar-se especialmente a contextos como situações de residência em áreas de risco, mães adolescentes, mães com baixa escolaridade, história familiar de óbito antes de 5 anos de idade, ocorrência de baixo peso ano nascer (< 2.500 g) e de prematuridade (idade gestacional final < 37 semanas), bem como asfixia grave ou índice de Apgar baixo ao nascer e demais internações hospitalares e intercorrências durante a infância.

Por meio das curvas propostas segundo idade e sexo biológico pela OMS, o crescimento linear pode ser acompanhado com medidas de comprimento (aferido horizontalmente, até o 2º ano de vida) e altura (aferida em posição vertical, a partir dos 2 anos), com interpretação desses valores em escores Z ou percentis.[4-6] O ganho de peso, por sua vez, pode ser avaliado para crianças menores de 5 anos por meio do índice de peso para estatura ou do índice de massa corpórea (IMC, calculado como peso em kg dividido pelo quadrado da estatura em m) por idade. Para crianças a partir de 5 anos, indica-se o uso do IMC por idade. Na Tabela 19.1, encontram-se os pontos de corte para diagnóstico do

19 Nutrição nos Ciclos da Vida | Crianças e Adolescentes

Bárbara Hatzlhoffer Lourenço • Maria Regina Carriero • Fernanda Baeza Scagliusi

CRIANÇAS

A infância compreende uma fase extremamente rica que se caracteriza por um intenso período de crescimento, durante o qual se oportuniza o desenvolvimento de grande parte das potencialidades do ser humano. Em geral, consideram-se lactentes as crianças até 2 anos, pré-escolares aquelas entre 2 e 6 anos e escolares aquelas entre 6 e 10 anos de idade. Todas as etapas de formação durante esse momento do ciclo vital convidam a um olhar para os possíveis desdobramentos no futuro, com papel de destaque para ações em alimentação e nutrição, em um panorama de desafios que persistem especialmente em áreas marcadas por desigualdades sociais e de saúde.

Ao redor do mundo, estimativas do Fundo das Nações Unidas para a Infância, da Organização Mundial da Saúde (OMS), e do Banco Mundial indicaram que aproximadamente 151 milhões de crianças menores de 5 anos (22,2%) eram afetadas por déficit de estatura em 2017, indicando condição de desnutrição crônica.[1] No mesmo ano, 38,3 milhões de crianças da mesma faixa etária (5,6%) apresentavam sobrepeso. Os números absolutos de ambas as condições foram maiores na Ásia, na África, na América Latina e no Caribe. No Brasil, estimativas em âmbito nacional atestam uma importante redução do déficit de estatura, de 37% em 1974 para 7% nos anos 2000, segundo dados da Pesquisa Nacional de Demografia e Saúde de 2006 e da Pesquisa de Orçamentos Familiares (POF) de 2008/2009, em razão do aumento da escolaridade materna e do poder aquisitivo das famílias, da expansão da assistência à saúde e da melhoria nas condições de saneamento básico.[2] Nesses últimos inquéritos conduzidos, portanto, entre brasileiros menores de 5 anos, em média 8,1% dos meninos e 5,8% das meninas apresentavam déficit de estatura, ao passo que, entre aqueles de 5 a 9 anos de idade, observou-se ocorrência de 7,2% em meninos e 6,3% em meninas. Condições de sobrepeso e obesidade foram observadas entre 6,4% dos meninos e 6,8% das meninas menores de 5 anos e entre 16,6% dos meninos e 11,8% das meninas de 5 a 9 anos. Assinala-se que existem diferenças muito importantes entre tais estimativas médias segundo macrorregiões do país e a área de residência rural ou urbana, de modo que, por exemplo, na população de 5 a 9 anos de idade o déficit de estatura chega a 16% nas áreas rurais da região Norte do Brasil, enquanto a obesidade afeta 21,2% das crianças dessa faixa etária nos cenários urbanos da região Sudeste. Concomitantemente às constatações antropométricas, deve-se considerar carências de micronutrientes relevantes à infância, a exemplo de quadros de anemia e deficiência de vitamina A.

not in muscle of 21 days old offspring rats. Lipids Health Dis. 2011;10:22.
18. Gow RW, Lydecker JA, Lamanna JD, Mazzeo SE. Representations of celebrities' weight and shape during pregnancy and postpartum: a content analysis of three entertainment magazine websites. Body Image. 2012;9(1):172-5.
19. Dennis CL, McQueen K. The relationship between infant-feeding outcomes and postpartum depression: a qualitative systematic review. Pediatrics. 2009;123(4):e736-51.

BIBLIOGRAFIA

Kaiser L, Allen LH; American Dietetic Association. Position of the American Dietetic Association: nutrition and lifestyle for a healthy pregnancy outcome. J Am Diet Assoc. 2008;108(3):553-61. Erratas em: J Am Diet Assoc. 2010;110(1):141; J Am Diet Assoc. 2009;109(7):1296.

Wachs TD. Models linking nutritional deficiencies to maternal and child mental health. Am J Clin Nutr. 2009;89(3):935S-939S.

distantes de seus bebês. Elas relatam se sentir confusas, sobrecarregadas e culpadas.[19]

No tocante à lactação, mães afetadas pela depressão pós-parto apresentam maior probabilidade de não iniciar o aleitamento materno, quando os sintomas se iniciam bem próximos ao parto, ou de não manter o aleitamento materno exclusivo. Além disso, têm mais dificuldades com a amamentação e maior risco de interromper o aleitamento materno precocemente. Alguns estudos também têm encontrado associações entre a anemia materna por deficiência de ferro e sintomas de depressão e estresse após o parto. Certamente, essas associações devem ser pensadas em um contexto mais amplo, uma vez que uma interação de fatores é responsável por tais sintomas e fenômenos, embora seja interessante reconhecer a importância da nutrição inclusive nesses transtornos.[19]

Em suma, a gravidez e a lactação constituem uma janela de oportunidade para encorajar (e facilitar) as mulheres a terem uma alimentação saudável, que pode repercutir, a curto e longo prazo, na sua saúde e na dos seus filhos.

REFERÊNCIAS BIBLIOGRÁFICAS

1. World Health Organization. Recommendations on antenatal care for a positive pregnancy experience. Geneva: World Health Organization; 2016.
2. IBGE. Taxa de fecundidade total. 2013 [acesso em 28 out 2018]. Disponível em: https://brasilemsintese.ibge.gov.br/populacao/taxas-de-fecundidade-total.html.
3. Brasil. Ministério da Saúde. MS/SVS/DASIS – Sistema de Informações sobre Nascidos Vivos – SINASC [acesso em 28 out 2018]. Disponível em: http://tabnet.datasus.gov.br/cgi/deftohtm.exe?sinasc/cnv/nvuf.def.
4. Collucci C. Brazil's child and maternal mortality have increased against background of public spending cuts. BMJ. 2018;362.
5. Drezett J. Mortalidade materna no Brasil. Insucesso no cumprimento do quinto Objetivo de Desenvolvimento do Milênio. Reprod Clim. 2013;28:89-91.
6. Accioly E, Saunders C, Lacerda E. Nutrição em obstetrícia e pediatria. 3. ed. Rio de Janeiro: Guanabara Koogan; 2005.
7. Escott-Stump S. Nutrição relacionada ao diagnóstico e tratamento. 6. ed. Barueri: Manole; 2011.
8. Brasil. Ministério da Saúde. Secretaria de Atenção à Saúde. Departamento de Atenção Básica. Atenção ao pré-natal de baixo risco. Cadernos de Atenção Básica n. 32. Brasília: Ministério da Saúde; 2013.
9. Institute of Medicine. Weight gain during pregnancy: reexaming the guidelines. Washington: National Academy Press; 2009.
10. Brasil. Ministério da Saúde. Caderneta da gestante. 3. ed. Brasília: Ministério da Saúde; 2016.
11. Institute of Medicine, Food and Nutrition Board. Dietary reference intakes for energy, carbohydrate, fiber, fat, fatty acids, cholesterol, protein, and amino acids (macronutrients). A report of the panel on macronutrients, subcommittees on upper reference levels of nutrients and interpretation and uses of dietary reference intakes, and the standing committee on the scientific evaluation of dietary reference intakes. Washington: National Academy Press; 2005.
12. Institute of Medicine, Food and Nutrition Board. Dietary reference intakes: applications in dietary planning. Subcommittee on interpretation and uses of dietary reference intakes and the standing committee on the scientific evaluation of dietary reference intakes. Washington: National Academy Press; 2003.
13. Torloni MR, Nakamura MU, Megale A, Sanchez VHS, Mano C, Fusaro AS, et al. O uso de adoçantes na gravidez: uma análise dos produtos disponíveis no Brasil. Rev Bras Ginecol Obstet. 2007;29:267-75.
14. Astrachan-Fletcher E, Veldhuis C, Lively N, Fowler C, Marcks B. The reciprocal effects of eating disorders and the postpartum period: a review of the literature and recommendations for clinical care. J Womens Health. 2008; 17(2):227-39.
15. Dunker KLL, Alvarenga MS, Alves VPO. Transtornos alimentares e gestação: uma revisão. J Bras Psiquiatr. 2009;58(1):60-8.
16. Brasil. Ministério da Saúde. Secretaria de Atenção à Saúde. Departamento de Atenção Básica. Saúde da criança: aleitamento materno e alimentação complementar. Cadernos de Atenção Básica n. 23. 2. ed. Brasília: Ministério da Saúde; 2015.
17. Oliveira JL, Oyama LM, Hachul AC, Biz C, Ribeiro EB, Oller do Nascimento CM, et al. Hydrogenated fat intake during pregnancy and lactation caused increase in TRAF-6 and reduced AdipoR1 in white adipose tissue, but

suprida pela mobilização de tecido adiposo. Entretanto, a alimentação adequada e a prática de atividade física (esta última quando autorizada pelo médico responsável) também são fundamentais, não apenas para a perda de peso, mas também para a lactação e a saúde materno-infantil.[9]

Contudo, sabe-se que algumas mães se sentem ansiosas para perder rapidamente o peso adquirido durante a gestação. Taxas de perda de peso mais rápidas que as mencionadas só devem ser implantadas ao fim do período de lactação. Por esse motivo, o espaçamento entre as gestações é importante para evitar o ganho de peso em mulheres de idade reprodutiva. Uma pesquisa apontou que a experiência das celebridades com a gravidez e a maternidade parecem ser tópicos populares na mídia, e as celebridades que perdem peso rapidamente após o parto são elogiadas e retratadas extensivamente.[18] Isso pode aflorar questões de insatisfação corporal nas nutrizes, que se comparam a tais celebridades. Em algumas, essa insatisfação pode levar ao uso de estratégias inadequadas para perda de peso. Assim, deve-se desencorajar a prática de "regimes de emagrecimento", por não fornecerem a energia e os nutrientes necessários à lactação. Sabe-se, inclusive, que dietas com valor energético total inferior a 1.500 kcal/dia diminuem a produção do leite. Contudo, o simples desencorajamento pode não surtir efeito, pelo contrário, pode fazer com que a nutriz sinta-se incompreendida. Dessa maneira, é importante discutir com a mãe tais questões de imagem corporal, não apenas após o parto, como também ao longo da gestação.

A(o) nutricionista também deve atentar para uma terceira situação, que compreende perda rápida de peso em mulheres com baixo IMC pré-gestacional, um quadro que costuma ocorrer mais frequentemente em nutrizes de baixo nível socioeconômico. Nesse caso, é necessário investigar o acesso aos alimentos e aos programas de assistência social. A colaboração de um assistente social é muito útil.

Considerações psicossociais e socioculturais

O período pós-parto se caracteriza por grandes alterações nos hormônios gonadais, que estão relacionados com o sistema neurotransmissor. Ademais, ele é marcado por questões psicossociais, que podem tornar a nutriz mais vulnerável. Para a mulher, trata-se da adaptação a um novo papel, do qual a sociedade ainda espera, mais que responsabilidade, entrega e abnegação. Há também privação de sono, um possível isolamento social e, em alguns casos, grande interferência da família. As mães podem se sentir ansiosas sobre como "fazer tudo certo", especialmente quando se refere ao primeiro filho. Muitas vezes, não há apoio social e/ou de profissionais de saúde. Ocorrem modificações na imagem corporal (com perda do corpo gravídico e o retorno não imediato ao corpo original), na sexualidade e nas relações conjugais e familiares. Coexistem, algumas vezes, preocupações financeiras, educacionais e a respeito do trabalho. Por tais motivos, entre todas as fases da vida da mulher, o pós-parto é considerado o período de maior vulnerabilidade para o aparecimento de transtornos psiquiátricos. Reconhece-se que algumas alterações de humor são comuns nesse período e não necessitam de tratamento. Tristezas puerperais, também conhecidas como *baby blues*, afetam de 50 a 80% das puérperas, com sensações passageiras de fragilidade e insegurança. É importante fornecer suporte emocional e social à mãe, compreendê-la e auxiliá-la nos cuidados com o bebê.[19]

Entre os quadros que podem necessitar de uma intervenção mais específica, a depressão pós-parto é o mais conhecido. Geralmente, o quadro inicia-se entre 2 semanas e 3 meses após o parto, sendo observados os seguintes sintomas: humor deprimido, perda de prazer e interesse nas atividades, alteração de peso e/ou apetite, alteração de sono, agitação ou retardo psicomotor, sensação de fadiga, sentimento de inutilidade ou culpa, dificuldade para concentrar-se ou tomar decisões e até mesmo pensamentos de morte ou suicídio. A prevalência desse transtorno varia entre 10 e 20%, dependendo do grupo estudado, da cultura e dos métodos de diagnóstico. Nesses casos, verifica-se um prejuízo da relação entre a mãe e o bebê. Mães com depressão pós-parto tendem a ser menos afetivas e interativas e mais

a ter um pior perfil lipídico e maior expressão dos marcadores de inflamação.[17]

Embora pareça que a concentração de proteínas no leite materno não seja influenciada pela dieta ou pela composição corporal da nutriz, ingestões proteicas de 1 g/kg de peso corporal/dia promovem a conservação da massa muscular para manter uma adequada produção de leite na nutriz. Assim, para estimar a EAR de proteínas para nutrizes, foi computada a produção média de proteínas do leite materno nos primeiros 6 meses de lactação. O resultado foi dividido pela eficiência da utilização da proteína dietética. Assim, a EAR de proteínas para nutrizes é: 1,05 g de proteínas/kg de peso corporal/dia + 21 g de proteínas adicionais/dia. Após a aplicação do coeficiente de variação, a RDA de proteínas para nutrizes tornou-se 1,3 g de proteínas/kg de peso corporal/dia + 25 g de proteínas adicionais por dia.[11]

Quanto às vitaminas, sabe-se que o seu conteúdo no leite humano depende da sua ingestão dietética materna e também dos estoques maternos. Embora a ingestão excessiva de vitaminas [acima do limite máximo tolerável (UL)] não aumente significativamente sua concentração no leite humano, uma ingestão deficiente crônica pode contribuir para um leite pobre em vitaminas. Desse modo, as RDA de muitas vitaminas para as nutrizes são altas, inclusive quando comparadas com aquelas para gestantes. Salienta-se a importância da vitamina A, uma vez que os bebês nascem com pequenas reservas hepáticas desse nutriente. Também é importante atentar para o consumo de vitamina B_{12}, especialmente em mulheres vegetarianas, que costumam produzir leite com menor concentração dessa vitamina.[12]

No leite humano, os minerais apresentam-se em uma forma altamente biodisponível. No entanto, a concentração de alguns minerais (cálcio, ferro, fósforo, zinco, cobre, magnésio, sódio e potássio) no leite não sofre influência da alimentação materna. Alguns minerais, como o ferro e o magnésio, têm RDA inferiores àquelas preconizadas para gestantes, enquanto outros, como o zinco, sofrem uma pequena elevação. Isso não minimiza a importância desses nutrientes na lactação, até mesmo porque as RDA de quase todos os elementos são superiores àquelas recomendadas para mulheres que não sejam gestantes ou nutrizes.[12]

A hidratação materna tem muita importância para a nutriz. A meta de ingestão aproximada (AI) de água total (i. e., toda a água contida na água em si, nas outras bebidas e nos alimentos) para nutrizes é de 3,8 ℓ/dia.[12]

As nutrizes também devem ser orientadas quanto ao consumo de bebidas alcoólicas. Muitas acreditam que essas bebidas aumentam a produção do leite, portanto, deve-se esclarecer que não existem evidências científicas que suportem essa crença e que tais bebidas podem prejudicar o reflexo de ejeção láctea. O consumo de bebidas ricas em cafeína (café, chá preto e mate, refrigerantes à base de cola) também deve ser desencorajado, uma vez que elas podem influenciar o teor de ferro do leite.[6]

Perda de peso

As mulheres em idade reprodutiva constituem um grupo de risco para a obesidade. Nestas, o número de filhos e o estado nutricional pré-gestacional apresentam associação positiva com o IMC após a gestação. Assim, é importante prevenir o ganho de peso excessivo durante a gestação e promover perda de peso gradual após o parto, para evitar a retenção do peso pós-parto, desde que não se comprometa a saúde da mãe e/ou da criança. Também é relevante trabalhar com esse grupo de mães, pois, além de estarem em risco nutricional, seu comportamento alimentar pode influenciar o comportamento de seus filhos, e sabe-se que a obesidade infantil também é um relevante problema de saúde coletiva atualmente.

No período de 2 a 4 semanas após o parto, o equilíbrio hídrico se restabelece, o que já implica perda de peso. Após esse período, o Institute of Medicine considera perda de peso normal, para gestantes cujo IMC pré-gestacional era normal, 0,5 a 1 kg/mês. Para gestantes que apresentavam sobrepeso antes da gestação, recomenda-se a taxa de perda de 2 kg/mês.[9]

A amamentação contribui para essa perda de peso, já que parte da alta demanda energética associada à produção de leite é

gestação, além de haver aumento do aporte de sangue para essa glândula e do débito cardíaco. Ademais, surge hipertrofia da mucosa intestinal, promovendo uma maior capacidade de absorção de nutrientes. Finalmente, também há elevação das necessidades de energia e de alguns nutrientes.[6,7]

Aspectos alimentares e nutricionais

Há um aumento da taxa de metabolismo basal durante a lactação, consistente com a energia necessária para a síntese de leite. Parte dessa demanda é suprida pela mobilização da energia proveniente do tecido adiposo da mãe, ocasionando perda de peso (embora essa perda não ocorra em todas as nutrizes, em razão de uma ingestão energética muito elevada), e outra parte por meio da alimentação. Ressalta-se que essa maior demanda energética está associada à duração e à frequência do aleitamento materno. Nos seis primeiros meses após o parto, as taxas de produção de leite são bastante elevadas, exigindo mais energia (caso a criança esteja em aleitamento materno exclusivo). Após esse período, a taxa de produção de leite e o custo associado a ela dependem das práticas de alimentação infantil.[6,7]

No tocante às EER, para as nutrizes, além do gasto energético total, foram considerados o conteúdo de energia do leite, a produção total de leite por dia e a mobilização das reservas de tecido adiposo. Para tanto, o comitê assumiu (a partir das evidências disponíveis) que nutrizes com adequado estado nutricional apresentam uma perda de 0,8 kg/mês, que equivale a 170 kcal/dia (considerando que 1 kg = 6.500 kcal). Também se assumiu que o peso se estabiliza no período de 6 meses após o parto.[9]

EER para nutrizes adultas (19 a 50 anos) = EER para adultas da mesma idade que não estejam amamentando + energia necessária para produção do leite − energia proveniente da perda de peso.

Sendo:

- Para o 1º semestre de lactação:
  - Energia necessária para produção do leite = 500 kcal
  - Energia proveniente da perda de peso = 170 kcal
- Para o 2º semestre de lactação:
  - Energia necessária para produção do leite = 400 kcal
  - Energia proveniente da perda de peso = 0.

As necessidades de carboidratos aumentam durante a lactação. A concentração de lactose no leite humano é de aproximadamente 74 g/ℓ, valor que não muda durante o período de lactação. Assim, é necessário aumentar a oferta de precursores da lactose. Pelo fato de ela ser sintetizada a partir da glicose e, consequentemente, deve-se aumentar a ingestão de carboidratos, que serão digeridos e absorvidos como glicose. Esse aumento previne a oxidação de proteínas endógenas como fontes de glicose.[11]

Assim, a necessidade média estimada (EAR, do inglês *estimated average requirement*) para carboidratos, durante a lactação, corresponde à soma da ingestão necessária para repor o carboidrato secretado no leite materno (60 g/dia) com a EAR para carboidratos estipulada para mulheres (100 g/dia), totalizando 160 g/dia. Aplicando-se o coeficiente de variação para determinar a RDA (que cobre as necessidades de 97 a 98% dos indivíduos em um grupo), tem-se que a RDA de carboidratos para nutrizes é de 210 g/dia.[11]

Não há valores de EAR (e, portanto, de RDA) de lipídios para lactentes. Nesse caso, pode-se adotar a recomendação das ingestões dietéticas de referência (DRI, do inglês *dietary reference intakes*) para adultos de que de 20 a 35% do valor energético da dieta deva ser oriundo de lipídios.[11] Sabe-se que a proporção de diferentes ácidos graxos no leite depende da alimentação materna. Dietas hiperglicídicas promovem a síntese endógena de ácidos graxos de cadeia média e curta, que serão secretados no leite. Da mesma maneira, uma dieta rica em ácidos graxos poli-insaturados determinará maiores concentrações destes no leite. Estudos experimentais, com ratos, indicam que, quando a mãe ingere quantidades elevadas de gordura trans, sua concentração aumenta no leite. Além disso, verificou-se que os filhos dessas mães tendem

- Mamogênese: desenvolvimento da glândula mamária
- Lactogênese: início da lactação
- Lactopoiese: manutenção da lactação, sintetizadas na Tabela 18.4.

A primeira fase inicia-se na puberdade, quando a ação do estrógeno promove o crescimento e a ramificação dos canais lactíferos e a deposição de gordura na glândula mamária. Para o desenvolvimento completo da mama, outros hormônios também são importantes, como progesterona, hormônio de crescimento, prolactina, hormônios tireoidianos, glicocorticosteroides e insulina. Durante a gestação, esses hormônios, em conjunto com aqueles de origem placentária, determinam o aumento do peso da glândula mamária e o desenvolvimento dos canais lactíferos e dos alvéolos. O tamanho dos mamilos também aumenta e eles se tornam mais protácteis, assim como o tecido mamário.[6,7]

Estando a glândula mamária preparada, a lactogênese é influenciada pela ação da prolactina, hormônio hipofisário, cuja síntese aumenta após o parto. O estímulo mamário aumenta ainda mais a liberação da prolactina. O primeiro leite secretado após o parto, que persiste por aproximadamente 3 a 4 dias, é denominado colostro. Ele tem mais proteínas que o leite materno maduro, uma vez que contém as imunoglobulinas responsáveis pela transmissão de imunidade aos recém-nascidos. O reflexo neuroendócrino de sucção é o principal responsável pela lactopoiese, isto é, a manutenção da lactação. Terminações nervosas abaixo da pele da aréola sinalizam uma mensagem para a medula espinal, que a transmite para o hipotálamo. Subsequentemente, uma mensagem é mandada para a glândula pituitária, na qual as áreas anterior e posterior são estimuladas a liberar a prolactina e a ocitocina. A primeira é a principal responsável pela produção do leite, enquanto a segunda promove a contração das células mioepiteliais que revestem os alvéolos, levando à expulsão do leite (também conhecida como apojadura ou "descida do leite").[6,7]

Fatores como estresse, temor, ansiedade, dor e ingestão de bebidas alcoólicas inibem a secreção de ocitocina. Como a ocitocina também estimula as células musculares do útero para contraírem-se, a lactação, imediatamente após o parto, é considerada útil para auxiliar na parada do sangramento desse tecido. Durante o período de aleitamento materno exclusivo, o mesmo reflexo neuroendócrino que mantém a secreção de prolactina inibe a secreção do hormônio luteinizante (LH) e do hormônio foliculoestimulante (FSH). Dessa maneira, há um efeito contraceptivo, importante para aumentar o espaçamento entre as gestações. Esse espaçamento é relevante para o planejamento familiar e para a prevenção do excesso de peso, uma vez que proporciona maior tempo para que a mãe consiga perder o peso adquirido durante a gestação.[6,7]

Para a produção de leite, é necessário que os substratos (glicose, aminoácidos, ácidos graxos livres, triacilgliceróis e corpos cetônicos) sejam direcionados da circulação para a glândula mamária, uma vez que o leite humano é fonte completa de nutrientes para crianças de até 6 meses de idade. A lactação promove um estado anabólico de grande demanda energética, com necessidades superiores àquelas da

Tabela 18.4 Fases da fisiologia mamária ligadas aos processos neuroendócrinos.

Mamogênese	Lactogênese	Lactopoiese
• Início na puberdade, com a constituição da estrutura mamária • Ação do estrógeno e de outros hormônios (progesterona, GH, prolactina, hormônios tireoidianos, glicocorticosteroides, insulina)	• Produção do leite materno • Ação da prolactina, especialmente sintetizada após o parto	• Secreção do leite materno • Reflexo neuroendócrino de sucção • Ação da prolactina e da ocitocina • Em AME, inibição de LH e FSH: efeito contraceptivo, espaçamento entre gestações

GH: hormônio do crescimento; AME: aleitamento materno exclusivo; LH: hormônio luteinizante; FSH: hormônio foliculoestimulante.

A Tabela 18.3 sintetiza as principais considerações fisiológicas e psicossociais na gestação.

NUTRIZES

A lactação representa uma etapa complementar à gestação, com grande impacto para a saúde da mãe e do bebê. Em seu momento mais inicial, trata-se da fase de puerpério, que pode ser definido como o período após o parto até a retomada da ovulação. A duração exata do puerpério é alvo de discussões, justamente pela variação do restabelecimento da função reprodutiva entre as mulheres, mas ele pode ser classificado em imediato, com a dequitação da placenta; mediato, até o 10º dia pós-parto; e tardio, geralmente delimitado até o 42º ou 45º dia pós-parto. Nessa fase, o útero passa por cicatrização e volta ao seu tamanho normal, o que é acompanhado da ocorrência de sangramentos (lóquios), com manifestação de cólicas (que podem aumentar durante a amamentação).

O aleitamento materno deve ser protegido, promovido e apoiado, em virtude de seus benefícios fisiológicos, imunológicos, socioeconômicos, afetivos e nutricionais. Sabe-se que o aleitamento materno é a melhor estratégia de afeto, vínculo, nutrição e proteção para a criança, constituindo uma intervenção de extrema relevância para a redução da morbimortalidade infantil. Além dos benefícios para o bebê, o aleitamento materno promove a saúde materna, pois diminui o risco de desenvolvimento de câncer de mama e de ovário. O aconselhamento para a prática de aleitamento materno deve ser preferencialmente iniciado ainda na gestação, perpassando, por exemplo, aspectos da composição do leite materno; cuidados com as mamas; pega adequada e opções de posições; tempo e periodicidade das mamadas; ocorrência de doenças; necessidade de interrupções temporárias e contraindicações; potenciais dificuldades e intercorrências durante a amamentação; e estratégias para o enfrentamento de barreiras e desafios do cotidiano.[16] Segundo a OMS e o Ministério da Saúde, a amamentação ideal é iniciada na 1ª hora de vida, mantém-se exclusiva até o 6º mês de vida do bebê e é continuada até os 2 anos ou mais.

Considerações fisiológicas

A fisiologia mamária está ligada aos processos neuroendócrinos e pode ser dividida em três fases:

Tabela 18.3 Síntese das principais questões fisiológicas e psicossociais da gestação.

1º trimestre: 0 a 13 semanas	2º trimestre: 14 a 26 semanas	3º trimestre: 27 a 40/41 semanas
• Início da adaptação do corpo • Ambivalência: oscilação entre aceitação e recusa da gestação • Aumento dos seios • Sono, cansaço, fome, enjoos	• Crescimento mais notável do útero/barriga • Continuidade de alterações nos seios e nos quadris • Sensações iniciais de desconforto tendem a desaparecer • Maior estabilidade emocional	• Sensação de peso e desconforto, com queixas físicas • Preparação para o parto, com endurecimento progressivo do útero e secreção de leite • Surgimento de contrações • Ansiedade, angústias

Principais alterações hormonais

1. Gonadotrofina coriônica humana: manutenção da gestação
2. Progesterona: formação da placenta, relaxamento da musculatura lisa (útero e trato gastrointestinal, com ↓ motilidade e ↑ tempo de absorção), deposição de gordura, mamogênese
3. Estrogênio: elasticidade do útero e do canal cervical, mamogênese
4. Lactogênio placentário humano: liberação de glicogênio, lactogênese
5. T3/T4, insulina: estado anabólico, diminuição da sensibilidade tecidual materna à insulina

nicos raramente perguntam sobre peso e alimentação em uma perspectiva subjetiva quanto porque há relutância, vergonha e negação por parte da gestante. Ademais, há dificuldade em distinguir a bulimia nervosa e a anorexia nervosa dos transtornos menores da gestação e da hiperêmese gravídica. Contudo, o rastreamento de casos de TA nos serviços de saúde deveria ser um procedimento de rotina, e os questionamentos sobre as práticas alimentares repetidos e multidimensionais. É possível identificar três situações clínicas:

- Mulheres com TA que engravidaram
- Gestantes que desenvolveram TA
- Gestantes que apresentam comportamentos alimentares transtornados.

Serão tratadas a seguir as duas primeiras situações. E, mais adiante, será abordada a terceira situação, enfatizando o quadro denominado "pica".

Em razão do IMC baixo, dos comportamentos purgativos e da inadequada ingestão de nutrientes, ter TA na gestação aumenta o risco de abortamentos, morbimortalidade materna, hiperêmese gravídica, desenvolvimento de doenças do tubo neural e anomalias congênitas, crescimento fetal restrito, nascimentos pré-termo e baixa pontuação de escore Apgar. Uma vez gerados, os recém-nascidos podem apresentar hipotermia, hipoglicemia e infecções.[14,15]

Durante a gestação, mulheres que já tinham TA tendem a melhorar, por medo de prejudicar o feto. Entretanto, há uma retomada dos comportamentos disfuncionais depois do parto, em resposta às mudanças corporais e aos poucos recursos internos. Essa retomada também ocorre porque a transição para a maternidade é um período muito difícil, com desorganização das rotinas e horários de sono e alimentação, estresse e cansaço. Sabe-se também que há maior prevalência de depressão pós-parto em mulheres com TA e menores taxas de aleitamento materno.[14,15]

Verifica-se também uma transferência de suas preocupações, medos e crenças com a forma e o peso corporal para as crianças, tornando o momento da refeição problemático. Existe uma série de práticas inadequadas em virtude do medo de que seus filhos se tornem crianças obesas, como restrição a certos tipos de alimentos, restrição de grandes quantidades de alimento dentro de casa e até mesmo a restrição absoluta de alimentos ricos em carboidratos. Dessa maneira, mulheres com TA devem ser acompanhadas por uma equipe interdisciplinar durante e após a gestação.[14,15]

Já a pica ou picamalacia corresponde à ingestão persistente de substâncias inadequadas com pequeno ou nenhum valor nutritivo (tinta, terra, tijolo, entre outros) ou de substâncias comestíveis, mas não na sua forma habitual (p. ex., arroz cru). Seus fatores associados são cultura, nível socioeconômico, estado nutricional, parasitoses e questões emocionais. De acordo com a substância ingerida, pode haver efeitos adversos à saúde. Já foram relatados como consequências para a gestante: anemia, constipação intestinal, distensão e obstrução intestinal, problemas dentários, infecções parasitárias, toxoplasmose, síndromes hipertensivas na gravidez, interferências na absorção de nutrientes, envenenamento por chumbo e hiperpotassemia. Como consequências para o feto, podem ocorrer parto prematuro, baixo peso ao nascer, irritabilidade, perímetro cefálico fetal diminuído, exposição fetal a substâncias químicas e risco de morte perinatal.[14,15] A(o) nutricionista deve ter sensibilidade ao abordar esse comportamento, tendo em vista que, para gestantes de determinada cultura, ele é motivo de vergonha, enquanto para outras compreende uma prática culturalmente aceita e até mesmo valorizada.

Finalmente, com a proximidade do término do curso da gestação há grandes impactos derivados das expectativas sobre o nascimento do bebê e a necessidade com o comprometimento relacional e afetivo por meio da maternidade.

Pode-se ressaltar que o volume de tais experiências se multiplica com a ocorrência da gestação na adolescência, considerando o momento de desenvolvimento de maturidade biológica e psicossocial, da sexualidade e das relações afetivas e sexuais.

Contemplando as principais recomendações da segunda edição do *Guia alimentar para a população brasileira*, a Caderneta de Saúde da Gestante do Ministério da Saúde, em sua versão de 2016, traz dez passos para uma alimentação saudável durante a gestação:[10]

1. Faça pelo menos três refeições (café da manhã, almoço e jantar) e duas refeições menores por dia, evitando ficar muitas horas sem comer. Entre as refeições, beba muita água.
2. Faça as refeições em horários semelhantes e, sempre que possível, acompanhada de familiares ou amigos. Evite "beliscar" nos intervalos e coma devagar, desfrutando o que você está comendo.
3. Alimentos mais naturais de origem vegetal devem compreender a maior parte de sua alimentação. Feijões, cereais, legumes, verduras, frutas, castanhas, leites, carnes e ovos tornam a refeição balanceada e saborosa. Prefira os cereais integrais.
4. Ao consumir carnes, retire a pele e a gordura aparente. Evite o consumo excessivo de carnes vermelhas, alternando, sempre que possível, com pescados, aves, ovos, feijões ou legumes.
5. Utilize óleos, gorduras e açúcares em pequenas quantidades ao temperar e cozinhar alimentos. Evite frituras e adicionar açúcar a bebidas. Retire o saleiro da mesa. Fique atenta aos rótulos dos alimentos e prefira aqueles livres de gorduras trans.
6. Coma todos os dias legumes, verduras e frutas da época. Ricos em várias vitaminas, minerais e fibras, apresentam quantidade pequena de calorias, contribuindo para a prevenção da obesidade e de doenças crônicas.
7. Alimentos industrializados, como vegetais e peixes enlatados, extrato de tomate, frutas em calda ou cristalizadas, queijos e pães feitos com farinha e fermento, devem ser consumidos com moderação.
8. Evite refrigerantes e sucos artificiais, macarrão instantâneo, chocolates, doces, biscoitos recheados e outras guloseimas em seu dia a dia.
9. Para evitar a anemia, consuma diariamente alimentos ricos em ferro, principalmente carnes, miúdos, feijão, lentilha, grão-de-bico, soja, folhas verde-escuras, grãos integrais, castanhas etc. Com esses alimentos, consuma frutas que sejam fontes de vitamina C, como acerola, goiaba, laranja, caju, limão e outras.
10. Todos esses cuidados ajudarão você a manter a saúde e o ganho de peso dentro de limites saudáveis. Pratique alguma atividade física e evite as bebidas alcoólicas e o fumo.

Considerações psicológicas e socioculturais

A gestação pode impor potencial vulnerabilidade psíquica e instabilidade emocional, com interação de fatores físicos e psicológicos. As sucessivas transformações apontam para importantes aspectos psicossociais que precisam ser considerados, a iniciar pela dinâmica de reconhecimento e pela percepção da gestação, comumente envolvidos em um sentimento de ambivalência entre ser mãe e não ser. Dado que a inserção da mulher no mercado de trabalho é fato consolidado, cabe à sociedade prever as consequências socioeconômicas significativas da gestação, sem que ela se reverta em prejuízo socioeconômico específico para a mulher. A partir do 1º trimestre, podem ocorrer medos, ansiedades, dúvidas e oscilações de humor, além de alterações no desejo e na satisfação sexuais. Ao longo da gestação, é habitual o confronto com novos papéis a serem assumidos, seja a ideia de ser mãe, seja o ajuste de dinâmicas com mais filhos. A conformação da família e o relacionamento com o(a) companheiro(a) também podem passar por transições importantes. Tendo em vista as marcantes alterações da imagem corporal, diversas gestantes expressam medo quanto à irreversibilidade de suas formas corporais após a gestação.

Há também uma forte pressão sociocultural sobre como devem ser o corpo e as práticas alimentares da mulher, na gravidez e após o parto. Como uma exacerbação dessas dinâmicas, em interação com fatores físicos e psicológicos, tem-se o quadro das gestantes com transtornos alimentares (TA), que pode ter prevalência de 1%. Esse quadro é pouco diagnosticado, tanto porque os clí-

refeições e deitar depois, bem como fracionar a alimentação em mais refeições, com menor quantidade de cada vez. Flatulência e obstipação intestinal podem ser manejadas com o favorecimento de alimentos integrais ricos em fibras, folhas verdes em geral e frutas (mamão, laranja com bagaço, ameixa-preta, tamarindo) e a ingestão de água entre refeições. Pode ser necessário evitar queijos, farinhas brancas (não integrais) e frutas como caju e goiaba, além de observar a tolerância a alimentos que tendem a causar flatulência (alho, batata-doce, brócolis, cebola, couve, couve-flor, feijão, ovo, repolho, entre outros). A prática regular de atividade física é muito benéfica nesses casos e deve ser incentivada, assim como o esclarecimento de que a vontade de evacuar não pode ser postergada.[6,7]

Também é importante aconselhar a gestante sobre as questões que afetam a segurança alimentar. A hepatite A e os microrganismos *Salmonella*, *Shigella*, *Escherichia coli* e *Cryptosporidium* são causas comuns de diarreia nesse período. Leite cru e seus derivados (como queijos) não pasteurizados podem estar contaminados com *Listeria*, capaz de causar morte fetal ou parto prematuro. Outros alimentos que devem ser evitados são: brotos crus; mel; alimentos enlatados cujas latas estejam amassadas ou estufadas; ovos crus ou parcialmente cozidos; carnes, aves, peixes e frutos do mar crus ou parcialmente cozidos. Deve-se também orientar a gestante sobre a correta higienização das mãos e dos alimentos. Maior atenção deve ser dada às mães cujas casas não disponham de saneamento básico.[6,7]

É relevante conversar com a gestante sobre o uso de outras substâncias durante a gestação. Os adoçantes são frequentemente utilizados por mulheres em idade reprodutiva. As evidências científicas atualmente disponíveis sugerem que o aspartame, a sucralose, o acessulfame e a estévia podem ser utilizados com segurança durante a gestação, desde que não sejam ultrapassadas as doses seguras máximas.[13] Entretanto, sabe-se que tais edulcorantes são mais presentes em alimentos ultraprocessados, que devem ser evitados por toda a população, inclusive as gestantes. Recursos como o uso moderado de açúcar ou o emprego de frutas podem constituir estratégias globalmente mais seguras e saudáveis.

As bebidas alcoólicas não devem ser consumidas por gestantes, uma vez que o álcool pode causar danos neurológicos, fendas orofaciais e prejuízos no desenvolvimento do feto. A síndrome alcoólica fetal se caracteriza por retardo do crescimento pré e pós-natal, atraso no desenvolvimento, microcefalia, alterações oculares, anormalidades faciais e anormalidades de articulações esqueléticas.[6,7]

A ingestão elevada de cafeína já foi associada a aborto espontâneo e baixo peso ao nascer. As gestantes devem evitar ingerir mais que 300 mg de cafeína por dia, lembrando-se que 100 mℓ de café contêm aproximadamente 40 mg de cafeína. Recomenda-se, entretanto, evitar o consumo maior que quatro xícaras de café.[6,7]

O tabagismo e as drogas estão associados a aborto espontâneo, rompimento da placenta, parto prematuro, gravidez ectópica, retardo do crescimento fetal, morte fetal e outros problemas de desenvolvimento. Gestantes fumantes ou usuárias de drogas precisam de maior suporte e assistência, tanto social quanto de saúde.[6,7]

A preparação para a amamentação é desejável durante a gestação. Nesse sentido, é importante conversar com a gestante a respeito da intenção em amamentar e a duração desejada da prática. A partir disso, pode-se aconselhar a preparação das mamas com indicação de banhos de sol diários por cerca de 15 min, com exposição dos mamilos. O uso de sabões, cremes ou pomadas nos mamilos é desaconselhado. Deve-se contraindicar a ordenha durante a gestação para retirada do colostro. Ademais, é bastante relevante discutir e prover esclarecimentos e informações sobre as vantagens da amamentação, pautando seu sucesso em aspectos primordiais, como a posição nas mamadas, a boa pega e a necessidade de uma rede de apoio à futura mãe, além de coibir a oferta de outros bicos ao bebê, como chupetas, mamadeiras e chuquinhas. Essa etapa deve ser sensível aos conhecimentos, crenças e atitudes da gestante, bem como suas experiências e vivências relacionadas com a amamentação.[14]

dietética recomendada (RDA, do inglês *recommended dietary allowances*) para ferro em gestantes é dificilmente preenchida pela alimentação, recomenda-se a suplementação durante esse período.[12] A dose ofertada depende da presença de anemia prévia à gestação. O efeito dos suplementos na redução da prematuridade e do baixo peso ao nascer é ainda mais nítido nos casos de anemia grave.

O zinco está envolvido na formação de enzimas, no metabolismo de proteínas, carboidratos e lipídios, na síntese de ácidos nucleicos e nos processos de diferenciação e replicação celular. Sua deficiência na gestação está associada a abortos, malformações congênitas e aumento do número de complicações durante o parto (Tabela 18.2).[6,7]

Ainda, há recomendações vigentes no Brasil quanto à suplementação profilática para deficiência de micronutrientes no período da gestação. Recomenda-se a quantidade de 40 mg de ferro por dia até o 3º mês pós-parto e 5 mg/dia de ácido fólico no período periconcepcional (2 meses antes e após a concepção).[8] A OMS ainda aponta que a suplementação de cálcio pode ser benéfica para a prevenção de transtornos hipertensivos na gestação, ao passo que a suplementação de proteínas e de vitamina A pode ser importante nos casos em que, respectivamente, quadros de desnutrição e consequências da deficiência de retinol, como cegueira noturna, constituam problemas de saúde pública. Não se recomenda a suplementação de zinco e de vitaminas B_6, C, D e E.[1]

A gestação pode representar um período com motivação especial para mudanças nas práticas alimentares. A partir do prisma da alimentação como fenômeno psicobiossociocultural, devem-se respeitar os padrões socioculturais de alimentação da gestante, seus saberes e suas práticas, além de acolher desejos e aversões alimentares e sinais e sintomas por intercorrências comuns relacionadas com a alimentação, ressaltando-se a importância do diálogo e da escuta qualificada, evitando posturas normativas e autoritárias.

Entre tais intercorrências, encontram-se náuseas e enjoos, salivação excessiva e vômitos. Esses sinais e sintomas podem ser contornados ao se escolher alimentos mais secos ou frutas, atentar-se aos modos de preparo (especialmente frituras), aos ingredientes culinários (p. ex., temperos picantes) e ao ambiente para realização das refeições e ao evitar longos períodos sem se alimentar (grandes intervalos, omissão de refeições). Aconselham-se, ainda, evitar líquidos durante as refeições e deitar após elas. O consumo de gengibre, camomila e vitamina B_6 e a prática de acupuntura podem ser indicados para aliviar esses quadros, conforme preferência da gestante e segundo a disponibilidade em seu contexto. A ocorrência de danos à mãe e ao bebê é improvável com tais abordagens, e as recomendações devem pautar que os sintomas tendem a desaparecer na segunda metade da gestação. É importante diferenciar a hiperêmese gravídica, que consiste em vômitos contínuos e intensos que impedem a alimentação, ocasionando desidratação, oligúria, perda de peso e transtornos metabólicos, como alcalose. Casos de hiperêmese gravídica devem ser encaminhados para o acompanhamento pré-natal de alto risco.[6,7]

Pirose/azia e sensação de queimação estomacal são também comuns e pode-se recomendar, principalmente, evitar líquidos durante as

Tabela 18.2 Funções gerais dos micronutrientes de destaque durante a gestação.

Nutriente	Funções gerais
Vitamina A	Placenta, proliferação celular, reserva hepática fetal, crescimento
Folato	Crescimento, anticorpos, síntese RNA/DNA, divisão celular, síntese proteica
Vitamina D	Homeostase cálcio/fósforo, metabolismo ósseo
Cálcio	Formação óssea
Ferro	Síntese de hemoglobinas e enzimas, crescimento, reposição de perdas na gestação
Zinco	Síntese de enzimas, metabolismo de macronutrientes, síntese RNA/DNA, diferenciação celular

Entre os macronutrientes, destaca-se a importância das proteínas. As proteínas dietéticas são usadas para a síntese de proteínas teciduais, além da formação de enzimas, hormônios, anticorpos e de vários líquidos e secreções corpóreas. Na gestação, há um processo intenso de desenvolvimento e crescimento do feto, o que acarreta uma maior necessidade de proteínas. Estima-se que, durante a gestação de uma mulher ganhando 12,5 kg e gerando um bebê de 3,3 kg, a necessidade total de proteína seja de 925 g.[11]

Para a maioria dos micronutrientes, as necessidades das gestantes são maiores que as de mulheres não grávidas.[12] Serão destacados neste texto aqueles micronutrientes de maior relevância nesse período.

A vitamina A é importante para a manutenção da placenta, a regulação e a proliferação celular, o crescimento e o desenvolvimento fetal normal, a formação da reserva hepática fetal e o crescimento tecidual materno. Ademais, as mulheres que apresentam baixas reservas hepáticas antes da gestação são mais suscetíveis a desenvolver sinais clínicos de carência durante a gestação, já que nesse período ocorre transferência ininterrupta da vitamina, visando a garantir as necessidades do feto.[6,7]

O folato é extremamente importante na gestação, uma vez que é requerido para o crescimento, a formação de anticorpos, o metabolismo de aminoácidos, a síntese de RNA e DNA, e, portanto, crucial para a divisão celular e a síntese proteica. A deficiência de folato na gestação pode ocasionar anemia megaloblástica, aborto espontâneo, pré-eclâmpsia, retardo do crescimento intrauterino, hemorragia, baixo peso ao nascer e maior risco de parto prematuro. Sabe-se que o folato está envolvido na prevenção e na patogênese dos defeitos do tubo neural, especialmente a anencefalia e a espinha bífida. As gestantes são propensas à deficiência de folato possivelmente pelo aumento da demanda desse nutriente para o crescimento do feto e dos tecidos maternos. Outros fatores contribuintes podem ser a alimentação inadequada, a hemodiluição fisiológica gestacional e as influências hormonais. Assim, recomenda-se para mulheres em idade fértil a ingestão de 400 µg de folato por dia por meio da suplementação e/ou alimentos fortificados, além da quantidade ingerida pela alimentação com fontes naturais desse nutriente (como vegetais verde-escuros, frutas, fígado bovino, leguminosas).[12] O uso dos suplementos e dos alimentos fortificados deve ser mantido na gestação, especialmente no 1º trimestre.[6,7]

A vitamina D exerce papel fundamental na homeostase do cálcio e do fósforo, mantendo o metabolismo mineral normal. Embora a necessidade de vitamina D não aumente durante a gestação, é importante evitar sua deficiência, considerando que alguns estudos relatam que seu déficit pode promover baixo peso ao nascer, hipopotassemia neonatal e hipoplasia do esmalte da dentição futura. A maior parte da vitamina D utilizada pelo organismo é sintetizada pelo efeito da luz solar, porém as fontes alimentares incluem alguns tipos de peixes e a gema do ovo.[6,7]

O cálcio é extremamente importante para a formação óssea. Durante a gravidez, cerca de 25 a 30 g de cálcio são repassados ao feto, especialmente no 3º trimestre. Sua deficiência pode ocasionar prejuízo no crescimento e no desenvolvimento fetal, mudanças na permeabilidade da membrana e na pressão sanguínea e contrações uterinas prematuras, aumentando o risco de parto prematuro. Algumas pesquisas têm investigado o efeito da suplementação de cálcio na prevenção das síndromes hipertensivas da gravidez, porém os achados ainda não são conclusivos.[6,7]

O ferro é fundamental para a síntese de hemoglobina e de algumas enzimas, assim como para a distribuição de oxigênio a partir do pulmão. Na gestação, as mulheres precisam de ferro para repor suas perdas basais, aumentar a massa das hemácias e preencher as necessidades para o crescimento do feto e da placenta. Consequentemente, a necessidade de ferro aumenta muito na gravidez. A deficiência desse nutriente durante a gestação aumenta a mortalidade materna, fetal e perinatal, além de estar relacionada com prematuridade, baixo peso ao nascer, pré-eclâmpsia e elevação do risco de aborto espontâneo. As reservas de ferro de uma mulher raramente são suficientes para cobrir todas as necessidades sem comprometer o bem-estar materno.[6,7] Como a ingestão

excesso de peso precisa ser tratado antes da concepção, ou entre gestações, e não durante a gravidez.[9]

Em gestações gemelares, que têm se tornado mais comuns em virtude dos tratamentos para infertilidade, o ganho de peso deve ser ainda maior (porém, não o dobro). As seguintes recomendações foram sugeridas para o ganho de peso nas gestações gemelares, com base nas poucas evidências disponíveis:

- Mulheres de peso normal devem ganhar de 17 a 25 kg
- Mulheres com sobrepeso devem ganhar de 14 a 23 kg
- Mulheres com obesidade devem ganhar de 11 a 19 kg.

O Ministério da Saúde preconiza um método para avaliação antropométrica de gestantes baseado nas recomendações supracitadas e em outras.[8,10] Os procedimentos iniciais na primeira consulta pré-natal apoiam-se no cálculo da idade gestacional e na mensuração do peso atual e da altura da gestante. Com esses dados, é possível realizar um diagnóstico a partir de um quadro que apresenta faixas de IMC correspondentes a estado de baixo peso, adequação, sobrepeso e obesidade para cada semana gestacional (utilizando a idade gestacional, o peso e a estatura atuais). Na 10ª semana de gestação, por exemplo, constam os seguintes intervalos:

- Baixo peso: IMC $\leq$ 20,2 kg/m^2
- Peso adequado: IMC entre 20,3 e 25,2 kg/m^2
- Sobrepeso: IMC entre 25,3 e 30,2 kg/m^2
- Obesidade: IMC $\geq$ 30,3 kg/m^2.

O ideal é que o IMC considerado no diagnóstico inicial da gestante seja calculado a partir de medição realizada até a 13ª semana gestacional. Caso não seja possível obter o IMC da gestante no período mais adequado, a avaliação deve ser iniciada com os dados da primeira consulta de pré-natal, mesmo que esta ocorra após a 13ª semana gestacional.

Nas consultas subsequentes, a gestante deve ser pesada e seu IMC calculado a partir da atualização da informação de peso. Não é aconselhável repetir a aferição da altura da gestante adulta, dadas as alterações anatômicas e posturais ocasionadas pela evolução dos trimestres gestacionais. É verificado, então, se o ganho de peso é condizente com a recomendação apresentada anteriormente. Além disso, seu IMC pode ser colocado em um gráfico, no qual a idade gestacional está no eixo X e o IMC no eixo Y. O gráfico apresenta desenhos de três curvas, que delimitam as categorias de estado nutricional inicial. Ao longo das consultas, avalia-se o traçado da curva obtida pela gestante em suas sucessivas pesagens. O ganho de peso é verificado pelo traçado ascendente. Já traçados horizontais (de manutenção do peso) ou descendentes (de perda de peso) podem indicar gestantes em situação de risco, que merecem investigação e aconselhamento nutricional mais detalhados. Há de se notar, entretanto, que a interpretação desse traçado depende do estado nutricional inicial, já que para gestantes obesas não se recomenda ganho de peso durante o 1º trimestre. O gráfico é um instrumento relevante, uma vez que permite acompanhar a gestante, avaliando o comportamento da sua curva ao longo da sua gestação, estando presente na Caderneta da Gestante publicada pelo Ministério da Saúde.[10]

Aspectos alimentares e nutricionais

O ganho de peso tem relação com a ingestão energética da gestante. Para poder orientá-la sobre sua ingestão, é importante estimar seu gasto energético. Atualmente, utiiza-se o conceito de necessidade estimada de energia (EER, do inglês *estimated energy requirements*) para estimar as necessidades energéticas diárias de indivíduos saudáveis.[11]

No caso das gestantes, a mesma fórmula empregada para mulheres adultas é aplicada, porém são acrescentados valores que correspondem à quantidade adicional de energia despendida na gestação e à quantidade de energia necessária para deposição. Como no 1º trimestre da gestação o gasto energético total muda pouco e ocorre pouco ganho de peso, não são acrescidos valores à fórmula supracitada. No 2º trimestre, são acrescidas 340 kcal e, no 3º, 452 kcal (sempre em relação ao valor de EER para mulheres não gestantes).[11]

um estado nutricional adequado. Nesse ponto, é importante resgatar, por exemplo, que estimativas do Sistema de Vigilância de Fatores de Risco e Proteção para Doenças Crônicas por Inquérito Telefônico (VIGITEL) indicam condição de sobrepeso em 50,5% das mulheres a partir de 18 anos das capitais estaduais e do Distrito Federal em 2016, com cerca de um quinto de mulheres com obesidade. Assim, os indicadores antropométricos são essenciais para identificar as mães com estado nutricional inadequado e, por isso, mais vulneráveis. O peso pré-gestacional avalia o risco inicial de um prognóstico desfavorável da gestação, determina o ganho de peso recomendado e direciona a produção de cuidado nutricional no período.

O Ministério da Saúde estabelece que os seguintes indicadores antropométricos devem ser avaliados dentro da rotina do pré-natal:[8]

- Peso atual (em todas as consultas) e peso pré-gestacional (na primeira consulta, preferencialmente autorrelatado com base no peso de 2 meses antes da gestação)
- Índice de massa corpórea (IMC), calculado como peso/altura^2 (kg/m^2): IMC atual (em todas as consultas) e IMC pré-gestacional (na primeira consulta, com base no peso autorrelatado)
- Cálculo da idade gestacional: duração da gestação a partir do 1º dia do último período menstrual (em todas as consultas)
- Altura (na primeira consulta ou trimestralmente se a gestante for adolescente).

O ganho de peso adequado durante a gestação é aquele associado ao nascimento de um bebê a termo (a partir de 37 e até 41 semanas de gestação) e com peso adequado (com 3 a 3,5 kg). As recomendações específicas de ganho de peso diferem conforme o IMC pré-gestacional. O baixo IMC pré-gestacional e/ou o ganho de peso insuficiente durante a gestação aumentam o risco de mortalidade fetal e infantil, de baixo peso ao nascer (bebês com menos de 2,5 kg) e de retardo do crescimento intrauterino. Já o excesso de peso pré-gestacional e/ou o ganho excessivo de peso durante a gestação aumentam o risco de diabetes gestacional, hipertensão induzida pela gestação, cesarianas, prematuridade, macrossomia fetal, além de possivelmente prediporem a mãe a maior retenção do peso no período pós-parto.

Dessa maneira, a partir do dado "peso pré-gestacional" – uma informação que deve ser relatada pela gestante de forma confiável –, o IMC pré-gestacional deve ser calculado e classificado nas faixas baixo peso, peso normal, sobrepeso ou obesidade. Para cada uma dessas faixas, há uma recomendação de ganho de peso, expressa como um intervalo de valores mínimos e máximos. Essas faixas e recomendações, estabelecidas pelo Institute of Medicine, estão dispostas na Tabela 18.1.[9]

O ganho de peso recomendado no 1º trimestre é agrupado, totalizando de 0,5 a 2 kg. Essas diretrizes devem ser usadas em conjunto com o adequado e embasado julgamento clínico e, também, com conversas com a(o) nutricionista, as/os demais profissionais de saúde e a gestante sobre alimentação e atividade física. Se o ganho de peso da gestante não está dentro das recomendações propostas, é importante investigar causas diferenciais, como edema, e considerar todas as demais evidências clínicas, como o crescimento fetal. A segurança das práticas de perda de peso por gestantes obesas não foi estabelecida, portanto devem ser evitadas. O

Tabela 18.1 Recomendação de ganho de peso durante a gestação.

IMC pré-gestacional	IMC (kg/m^2)	Ganho de peso durante a gestação (kg)	Ganho de peso semanal 2º e 3º trimestres (kg)
Baixo peso	< 18,5	12,5 a 18	0,5
Peso normal	19,5 a 24,9	11,5 a 16	0,4
Sobrepeso	25,0 a 29,9	7 a 11,5	0,3
Obesidade	≥ 30	5 a 9	0,2

manas gestacionais, caracterizando prematuridade, e 55,4% de partos cesarianos, superando em cerca de três a cinco vezes a recomendação da OMS para esse tipo de procedimento (10 a 15% sob indicação médica) e posicionando o Brasil na segunda colocação mundial para taxa de cesarianas.

É crucial pautar a discussão das características do cuidado pré-natal dispensado às gestantes brasileiras também de acordo com a taxa de mortalidade materna. No cenário nacional, estimou-se para 2016 uma média de 64,4 mortes maternas para 100 mil nascidos vivos, com discrepâncias consideráveis entre as cinco macrorregiões. A região Sul figura com a menor média, equivalente a 44,2 mortes maternas por 100 mil nascidos vivos, em oposição à região Norte, que deteve a maior média, com 84,5 mortes maternas por 100 mil nascidos vivos.[4] Visto que o quinto Objetivo de Desenvolvimento do Milênio proposto pelas Organizações da Nações Unidas delimitava meta de 35 mortes maternas por 100 mil nascidos vivos no país até o ano de 2015 (considerando redução a um terço da taxa observada em 1990), tais números são inaceitavelmente altos e atestam a grave situação de iniquidade ao acesso a serviços qualificados de saúde no Brasil, em conjunto ao desrespeito a direitos humanos e reprodutivos das mulheres – agravado em um cenário que perpetua a ilegalidade e, com isso, a clandestinidade de abortamentos, cujas complicações são amplamente subnotificadas e insuficientemente discutidas para encarar tais estimativas.[5]

Considerações fisiológicas

Entre as características fisiológicas que marcam a gestação, há, por exemplo, aumento da secreção de progesterona, reduzindo, assim, a motilidade do trato gastrintestinal, favorecendo o depósito materno de gordura, entre outros efeitos. Pode-se citar também o aumento da secreção dos hormônios tireoidianos T3 e T4 e da insulina, embora a eficácia desta diminua. De fato, há diminuição na sensibilidade tecidual materna à insulina, que resulta em menor utilização periférica de glicose pela mãe, permitindo atender às necessidades fetais de glicose. Também acontece maior mobilização da gordura corporal materna para a produção de energia e, por consequência, aumento nas concentrações plasmáticas de ácidos graxos, triacilgliceróis, colesterol e fosfolipídios. Para que possa ocorrer o anabolismo, há também aumento na retenção de nitrogênio.[6,7]

Os volumes sanguíneos e globulares aumentam, promovendo diminuição nas concentrações de hemoglobina, hematócrito, células brancas e albumina. As reduzidas concentrações de albumina favorecem o desenvolvimento de edema. Há de se considerar que mesmo a gestação normal (sem edema) acarreta aumento do *pool* de água corporal. Também há elevação do rendimento cardíaco (volume/min). A filtração glomerular aumenta para facilitar a eliminação de creatinina, ureia e outros resíduos metabólicos. Diversas alterações acometem o sistema digestório. A progesterona ocasiona uma hipotonia do trato gastrintestinal, o que gera maior tempo de esvaziamento gástrico e, com isso, náuseas, pirose, refluxo gastresofágico e obstipação intestinal. Náuseas, enjoo e vômitos matinais, sintomas comuns no 1º trimestre da gravidez, também podem estar relacionados com o aumento da concentração de estrogênio. A hipotonia também afeta o intestino delgado, proporcionando maior tempo de contato entre os nutrientes e a mucosa e, consequentemente, aumentando a absorção de nutrientes.[6,7]

Ganho de peso gestacional

O ganho de peso durante a gestação compreende os produtos da concepção (feto, placenta e fluido amniótico) e o desenvolvimento dos tecidos maternos (expansão do volume sanguíneo, do fluido extracelular, do útero, das glândulas mamárias e do tecido adiposo). O risco de complicações durante a gravidez e o parto é menor quando de um ganho de peso pré-natal adequado, o que influencia tanto o peso ao nascer quanto a saúde do bebê – estudos indicam que o peso ao nascer pode ser importante preditor do crescimento posterior da criança e do risco de desenvolvimento de DCNT no futuro. Para otimizar a saúde da mãe e da criança, as mulheres em idade reprodutiva deveriam começar a gestação com

18 Nutrição nos Ciclos da Vida | Gestantes e Nutrizes

Fernanda Baeza Scagliusi • Bárbara Hatzlhoffer Lourenço • Maíra Barreto Malta • Maria Regina Carriero

GESTANTES

A gestação consiste em um fenômeno fisiológico localizado em um período de transição do ciclo vital da mulher, que pode fazer parte de uma experiência de vida saudável. Nesse período, composto por três trimestres heterogêneos, ocorrem diversos ajustes hormonais e metabólicos para a promoção do crescimento e desenvolvimento fetal em estágios de hiperplasia e hipertrofia. Além disso, há a preparação do corpo para o parto e a lactação. Todas essas mudanças têm caráter bastante dinâmico, sob perspectivas física, sociocultural e emocional.

Em um documento recentemente publicado, sobre recomendações para o período pré-natal, a Organização Mundial da Saúde (OMS) definiu uma experiência positiva de gestação sob quatro aspectos principais:

- Manutenção da normalidade física e reconhecimento das questões socioculturais
- Manutenção de uma gestação saudável para mãe e bebê (incluindo prevenção e tratamento de riscos, doenças e óbito)
- Transição efetiva para trabalho de parto e nascimento
- Alcance de uma experiência positiva de maternidade, que contemple autoestima, competência e autonomia maternas.[1]

O acompanhamento pré-natal é crucial para o monitoramento do desenvolvimento da gestação, com vistas à preparação para o parto de um recém-nascido saudável sem quaisquer impactos negativos à saúde materna. Sabe-se que a alimentação saudável e a adequada nutrição são fatores fundamentais para a saúde do binômio mãe-bebê, sendo o prognóstico influenciado pelo estado nutricional materno exibido antes e durante a gestação, em panorama de necessidades nutricionais reconhecidamente elevadas. É importante atentar, assim, à dupla expressão da má nutrição e da insegurança alimentar e nutricional, no contraponto de gestantes expostas a situações de insuficiência no consumo alimentar e carga de doenças infecciosas em relação àquelas que vivenciam situações de inadequação caracterizadas por sobrepeso, obesidade e doenças crônicas não transmissíveis (DCNT).

No Brasil, a taxa de fecundidade total, isto é, a estimativa de número médio de filhos por mulher até o fim de seu período reprodutivo, tem decaído consistentemente há décadas. Enquanto no ano 2000 a taxa equivalia a 2,4 filhos por mulher, para 2015 foram estimados menos de 1,8 filho por mulher.[2] Segundo dados do Sistema de Informações sobre Nascidos Vivos, em 2016 foram registrados 2.857.800 nascimentos, dos quais 17,5% das mães eram adolescentes e 13,5% apresentaram idade igual ou superior a 35 anos.[3] Ao todo, 67,1% dos partos tiveram registro de pré-natal considerado adequado, por um ponto de vista superficialmente quantitativo, considerando o momento de início do acompanhamento (1º trimestre) e o número de consultas atendidas (pelo menos seis). Do universo de nascimentos, destaca-se ainda a proporção de 11,1% de partos antes das 37 se-

ponsabilização e o compartilhamento das decisões tomadas. A produção de cuidado nutricional qualificado acena para um exercício intersubjetivo em "se ver", "se fazer" e "se refazer", continuamente e caso a caso.

REFERÊNCIAS BIBLIOGRÁFICAS

1. Demétrio F, Paiva JB, Fróes AAG, Freitas MCS, Santos LAS. A nutrição clínica ampliada e a humanização da relação nutricionista-paciente: contribuições para reflexão. Rev Nutr. 2011;24:743-63.
2. Guimarães AF, Galante AP. Anamnese nutricional e inquéritos dietéticos. In: Rossi L, Caruso L, Galante AP. Avaliação nutricional: novas perspectivas. 2. ed. Rio de Janeiro: Guanabara Koogan; 2015. p. 21-44.
3. Scagliusi FB. Elementos para anamnese: abordagem de aspectos objetivos e subjetivas. In: Ribeiro SML, Melo CM, Tirapegui J. Avaliação nutricional – teoria e prática. 2. ed. Rio de Janeiro: Guanabara Koogan; 2018. p. 7-11.
4. Maynart WHC, Albuquerque MCS, Zeviani BM, Sales JJ. A escuta qualificada e o acolhimento na atenção psicossocial. Acta Paul Enferm. 2014;27(4):300-4.
5. Brasil. Ministério da Saúde. Secretaria de Atenção à Saúde. Política Nacional de Humanização da Atenção e Gestão do SUS. Clínica ampliada e compartilhada. Brasília; 2009.
6. Merhy EE. Saúde: a cartografia do trabalho vivo. 3. ed. São Paulo: Hucitec; 2002.
7. Mesquita AC, Carvalho EC. A Escuta Terapêutica como estratégia de intervenção em saúde: uma revisão integrativa. Rev Esc Enferm USP. 2014;48:1127-36.
8. Roble OJ, Moreira MIB, Scagliusi FB. A educação física na saúde mental: construindo uma formação na perspectiva interdisciplinar. Interface. 2012;16:567-77.
9. Lyotard J-F. Anamnesis of the visible. Theory, Culture & Society. 2004;21(1):107-19.
10. Alvarenga M, Scagliusi FB. Reflexões e orientações sobre a atuação do terapeuta nutricional em transtornos alimentares. In: Alvarenga M, Scagliusi FB, Philippi ST. Nutrição e transtornos alimentares: avaliação e tratamento. Barueri: Manole; 2011. p. 237-56.
11. Fuce J, Luck-Sikorski C, Wiemers N, Riedel-Heller SG. Dietitians and nutritionists: stigma in the context of obesity. A systematic review. PLoS ONE. 2015;10(10):e0140276.
12. Ulian MD, Sato PM, Alvarenga M, Scagliusi FB. Aconselhamento nutricional versus prescrição. In: Alvarenga M, Figueiredo M, Timerman F, Antonaccio C. Nutrição comportamental. Barueri: Manole; 2015. p. 161-190.
13. Rocha PR. Em suas próprias vozes: práticas alimentares de mães trabalhadoras residentes na Baixada Santista [dissertação]. Santos: Universidade Federal de São Paulo; 2013.
14. Marchioni DML, Steluti J, Gorgulho BM. Consumo alimentar: guia prático para avaliação. Barueri: Manole; 2018/2019 (no prelo).
15. Brasil. Ministério da Saúde. Secretaria de Atenção à Saúde. Departamento de Atenção Básica. Guia alimentar para a população brasileira. 2. ed. Brasília; 2014.
16. Brasil. Ministério da Saúde. Secretaria de Atenção à Saúde. Departamento de Atenção Básica. Orientações para avaliação de marcadores de consumo alimentar na atenção básica. Brasília: Ministério da Saúde; 2015.
17. Alkerwi A. Diet quality concept. Nutrition. 2014;30:613-8.
18. Brasil. Ministério da Saúde. Secretaria de Atenção à Saúde. Departamento de Atenção Básica. Marco de referência da vigilância alimentar e nutricional na atenção básica. Brasília: Ministério da Saúde; 2015.
19. Guimarães AF, Galisa MS. Cálculos nutricionais: conceitos e aplicações práticas. São Paulo: M. Books; 2008.
20. Vasconcelos F. Menu: como montar um cardápio eficiente. São Paulo: Roca; 2002.

BIBLIOGRAFIA

Bosi MLM, Prado SD, Lindsay AC, Machado MMT, Carvalho MCVS. O enfoque qualitativo na avaliação do consumo alimentar: fundamentos, aplicações e considerações operacionais. Physis. 2011;21:1287-96.

Herrin M. Nutrition counseling in the treatment of eating disorders. New York: Taylor and Francis; 2003.

diversificadas que contenham as características nutricionais, alimentares e sensoriais desejadas.

Por fim, a consideração de aspectos ambientais no planejamento dietético é urgente. Doravante, o planejamento pode incentivar práticas como o consumo de produtos locais e sazonais, oriundos da agricultura familiar e/ou orgânica, com uso integral e reaproveitamento, resultando em menos resíduos. A inclusão de plantas alimentícias não convencionais (PANC), que podem ser obtidas pela colheita urbana, e de receitas regionais e tradicionais (que podem até mesmo ser revisitadas), constitui uma prática interessante do ponto de vista alimentar, nutricional, cultural e ambiental.

MONITORAMENTO E AVALIAÇÃO DO PLANEJAMENTO DIETÉTICO

Como uma intervenção proposta, é necessário que o planejamento dietético seja devidamente acompanhado junto ao sujeito do processo de produção do cuidado nutricional. A seguir, estão listados alguns eixos possíveis para o monitoramento de desfechos relacionados com o planejamento dietético, que devem ser adequados conforme as especificidades do indivíduo:

- Desfechos relacionados com a alimentação e nutrição: disponibilidade e acesso aos alimentos e às refeições propostas, consumo de alimentos e refeições de acordo com estrutura da alimentação e quantidades ingeridas, práticas de comensalidade, tempo dedicado às refeições, uso de técnicas e habilidades culinárias, influência de conhecimentos e crenças no processo, uso de suplementos, entre outros
- Desfechos relacionados com medidas antropométricas e avaliação clínica: evolução de peso, estatura, índice de massa corpórea e demais aferições antropométricas, padrão de crescimento, relação com a imagem corporal, sensações de fome, saciedade, apetite e prazer, capacidades de mastigação e deglutição, relação com prática de atividade física, entre outros
- Desfechos relacionados com parâmetros bioquímicos: dados laboratoriais de acompanhamento e outros resultados de exames que se façam necessários.

A despeito desses desfechos objetivos, o planejamento dietético pode promover desfechos subjetivos de frustação e incapacidade, mesmo quando constituído a partir da escuta qualificada e da compreensão ampliada. Em si, o planejamento dietético tem uma natureza documental e que não escapa completamente de um modelo prescritivo. Se encarado como um conjunto de mudanças que devem ser implementadas imediata e simultaneamente, a chance de frustração é grande, tanto para o indivíduo quanto para a(o) nutricionista, uma vez que ambos desejam modificações e recompensas. Já se encarado como um fomentador de um processo de mudança, os pequenos passos, as ressignificações, os recuos, as dificuldades não se tornam mais apenas desfechos, mas também o próprio material a ser trabalhado conjuntamente pelo indivíduo e pela(o) nutricionista. Nesse devir, o planejamento dietético e o aconselhamento alimentar e nutricional, tecnologias de naturezas tão distintas, se encontram. A(o) nutricionista que se distancia da noção de planejamento dietético como a repetição de algo que já está dado e que, pelo exercício reflexivo, avança em termos teóricos e existenciais reconfigura suas práxis.

Tal reconfiguração só pode ocorrer se a criação de vínculo e de relações colaborativas é um desfecho *per se*. Profissionais e usuárias(os) dos serviços de saúde, individual ou coletivamente, e de maneira consciente ou não, depositam afetos diversos em suas constantes trocas. No (re)conhecimento dos sujeitos e de suas questões, é vital tatear os limites e as possibilidades que tais sentimentos produzem na relação clínica. A(o) nutricionista que se mantém congruente em relação ao seu papel de profissional de saúde é aquela(e) que se atenta a essas sensações, abre caminhos para melhoria da compreensão de si e do outro e amplia as possibilidades de oferecer ajuda na produção de cuidado nutricional.

A partir de tais percepções, é importante refletir sobre o processo de encontro-escuta-diálogo estabelecido, compondo com os objetivos e as perspectivas de ambas as partes, a densidade da problematização e a interpretação das questões alimentares e nutricionais, a articulação de diferentes saberes, a corres-

tando temperos ultraprocessados, como caldos prontos em cubo ou em pó
- Lanches intermediários: geralmente compostos por leite ou derivados, frutas, sucos, cereais e oleaginosas
  - Primeira problematização: evitar os alimentos ultraprocessados aparentemente saudáveis (p. ex., barras de cereais)
  - Segunda problematização: procurar variação, usando as habilidades culinárias para compor receitas saudáveis e caseiras que substituam os alimentos ultraprocessados. Por exemplo, bolachas caseiras saudáveis podem ser feitas e congeladas
  - Terceira problematização: as mesmas problematizações feitas para esses alimentos ou grupos alimentares no café da manhã se aplicam aqui.

Uma das maiores barreiras à alimentação saudável consiste na crença de que ela não é apetitosa. Dessa maneira, a(o) nutricionista deve se engajar para que seu plano alimentar seja saboroso e prazeroso, dando o espaço e o valor devidos para o desenvolvimento de habilidades culinárias. Ao elaborar o planejamento dietético, a(o) nutricionista deve atentar para a variedade de cores, a combinação dos sabores e o equilíbrio da textura (por contraste ou complementaridade), além dos demais aspectos sensoriais já mencionados. Os sabores das preparações precisam ser destacados e equilibrados no contexto da refeição. Procura-se não repetir sabores no decorrer da refeição, não servindo, por exemplo, pernil com frutas como prato principal e frutas em calda como sobremesa. Já a utilização de temperos naturais – como ervas, bulbos e especiarias – contribui extremamente para o sabor dos alimentos, diminuindo a necessidade do uso de sal e substituindo os temperos ultraprocessados. Esses temperos naturais podem, inclusive, ser usados para estimular o consumo de alimentos mais saudáveis. Assim, os temperos naturais melhoram a qualidade nutricional e sensorial da refeição.[19,20] O Quadro 17.1 apresenta exemplos de preparações que utilizam majoritariamente alimentos *in natura* e diferentes temperos e que tenham um ótimo apelo sensorial.

A(o) nutricionista pode contemplar seu planejamento e responder às seguintes perguntas a partir do contexto com que teve contato na prática de anamnese:[19,20]

- As preparações pensadas para uma mesma refeição apresentam contraste de sabores, cores e texturas?
- As preparações exigem muito tempo de preparo?
- Há muitos itens preparados pelo mesmo método de cocção?
- Os ingredientes estão de acordo com a sazonalidade?
- Os ingredientes são encontrados facilmente?
- A cozinha do indivíduo está suficientemente equipada para produzir essas preparações?

Um treinamento maior em gastronomia e técnicas culinárias pode ser necessário para que a(o) nutricionista consiga desenvolver preparações saborosas, atrativas, práticas e de baixo custo. No âmbito do planejamento dietético, é extremamente importante que a(o) nutricionista proponha ao indivíduo receitas

Quadro 17.1 Exemplos de preparações saudáveis e de ótimo apelo sensorial, com uso de ervas, bulbos e especiarias.

- Frango grelhado marinado com suco de limão, sementes de erva-doce, raspas de limão e laranja
- Goiaba e/ou figos assados com mel, suco de limão e sementes de cardamomo trituradas
- Hambúrguer com cebola ralada, hortelã e sálvia
- Suco de melancia batido com hortelã e gengibre
- Salada de alface, repolho, rabanete e cenoura com molho de mel e mostarda e com fatias de carambola
- Molho de tomate com alho, cebola, ervas finas, manjericão, manjerona, louro e orégano
- Banana grelhada com mel, pimenta-branca e noz-moscada
- Chuchu com raspas de limão, cebola e salsinha picadas
- Quibe assado com tempero sírio (pimenta-do-reino, pimenta-da-jamaica, cravo, canela e noz-moscada)

- Almoço e jantar:
  - Entrada: salada ou sopa, dependendo das condições climáticas
  - Prato principal: carne vermelha ou branca ou ovos ou opção vegetariana
  - Guarnição: hortaliças ou tubérculos ou massa
  - Prato básico: arroz e feijão
  - Sobremesa: doce ou fruta
  - Complementos: bebidas e temperos
- Primeira problematização: saladas e sopas são de fato servidos como entradas no Brasil? Aparentemente, a salada é mais consumida com os pratos quentes e a sopa em geral compõe um prato único
- Segunda problematização: atentar para o tamanho e a variedade da salada, tendo em vista a grande importância das hortaliças
- Terceira problematização: tende-se a considerar a carne o prato principal e planejar a refeição em torno dela, por ser o ingrediente de maior custo, que pode ser balanceado nas demais preparações, e pela grande valorização simbólica dada à carne. Contudo, há de se atentar ao tamanho da porção oferecida, uma vez que o *Guia alimentar para a população brasileira* preconiza uma alimentação com predomínio de alimentos de origem vegetal. Outra opção consiste em adotar mais frequentemente preparações cárneas que incluam hortaliças, como o frango xadrez ou a carne moída refogada com tomate, cenoura, vagem e/ou quiabo. O corte da carne e o modo de preparo também devem ser considerados, ao passo que o consumo de peixes deve ser promovido
- Quarta problematização: muitas vezes a opção vegetariana de prato principal tende a incluir soja. Considerando que a soja produzida no Brasil é majoritariamente transgênica e cultivada com grande uso de agrotóxicos, questiona-se tal centralidade. Pode ser valioso inserir outros alimentos de origem vegetal ricos em proteína, como o grão-de-bico e a ora-pro-nóbis e pensar em preparações criativas, como o ceviche de caju, a moqueca de banana-da-terra, a carne de jaca, a fritada de cará, entre outros
- Quinta problematização: o consumo de arroz e feijão tem diminuído no Brasil e deve ser, portanto, estimulado. Quando possível, é interessante incluir arroz de diversos tipos e diferentes grãos e cereais integrais (cevada, trigo em grão, quinoa), assim como variar o tipo de feijão e incluir outras leguminosas. É importante também notar que pessoas de diferentes regiões do Brasil tendem a preferir tipos específicos e quantidades diferentes de feijão, com uso de diferentes temperos naturais em sua preparação. As autoras posicionam-se de maneira crítica ao dogma tecnicista de que o arroz e o feijão devem ser combinados em uma proporção fixa, para melhorar o valor biológico da proteína. Acredita-se que o respeito aos hábitos pessoais e culturais seja mais relevante, salvo em situações muito específicas
- Sexta problematização: é interessante valorizar as hortaliças como guarnição, modificando técnicas de corte e preparo e utilizando ervas e especiarias naturais. Tal opção é ainda mais importante em estações frias, quando muitas pessoas podem não sentir vontade de comer saladas frias. Além das hortaliças, tubérculos, cereais e massas podem ser acompanhamentos. Deve-se respeitar as preferências das pessoas que gostam de massas como guarnições e daquelas que as preferem como prato único
- Sétima problematização: na sobremesa, o consumo de frutas deve ser mais frequente que o de doces. É possível variar as formas de apresentação das frutas, usando técnicas de corte e combinação, além de incrementar seus sabores com especiarias naturais e diferentes tipos de preparo (p. ex., frutas assadas, grelhadas ou cozidas)
- Oitava problematização: deve-se evitar refrigerantes e sucos ultraprocessados como opções de bebidas, dando preferência à água e aos sucos naturais, que também podem ser combinados com ervas, especiarias e vegetais
- Nona problematização: sugere-se usar temperos naturais, como óleos vegetais, suco de limão, ervas e especiarias, evi-

De maneira breve, o *Guia* recomenda que a base da alimentação seja composta por uma grande variedade de alimentos *in natura* ou minimamente processados, predominantemente de origem vegetal e por preparações culinárias feitas com esses alimentos e ingredientes culinários (os últimos usados com moderação). Os alimentos processados podem integrar a alimentação desde que consumidos em pequenas quantidades e sempre como parte ou acompanhamento de preparações culinárias com base em alimentos *in natura* ou minimamente processados. Já os alimentos ultraprocessados devem ser evitados. Esse padrão de composição das refeições guiará as recomendações feitas neste capítulo.

Dentro desses grupos, alguns alimentos merecem destaque. Os exemplos do *Guia* de almoços e jantares apresentam pelo menos uma hortaliça, porém maiores quantidades e variedades podem ser interessantes, de acordo com as condições e os hábitos dos indivíduos. Esses mesmos exemplos de almoços e jantares apresentam carnes vermelhas em apenas um terço das refeições. Nas sobremesas, os exemplos do *Guia* alternam frutas e doces caseiros ou alimentos processados (p. ex., frutas em calda) de maneira alternada.

A variedade também é estimulada pelo *Guia*, possibilitando diversificar sabores, aromas, cores e texturas, acomodar preferências regionais e pessoais e conferir maior diversidade no aporte de nutrientes e compostos bioativos. Assim, as variações devem ser feitas com substituição entre tipos de alimentos com composição nutricional e uso culinário semelhantes, o que evita repetir o mesmo ingrediente em uma refeição. Por exemplo, não seria adequado planejar uma refeição com bife a cavalo como prato principal e farofa com ovos como acompanhamento. Também se evitam, na mesma refeição, alimentos semelhantes quanto ao tipo ou ao sabor. Como exemplo, não se recomenda planejar uma refeição com salada de repolho e um filé com couve-de-bruxelas.

A variedade dos tipos de preparo também é enriquecedora. Dá-se o exemplo de um planejamento com estrogonofe e picadinho de carne como pratos principais no almoço e no jantar, respectivamente. Aqui, percebe-se que houve variação dos ingredientes, mas uma repetição quanto ao tipo de preparo, que foi sempre "cozido" e "ao molho". Dentro de um grupo específico de alimentos, a exemplo dos feijões, podem existir diferentes tipos, menos conhecidos e comercializados, mas que podem ser resgatados e introduzidos no planejamento dietético. Segundo a pesquisadora de alimentação brasileira Ana Luiza Trajano, há, no Brasil, 17 tipos de feijões, desde o conhecido feijão-carioca até o feijão-gurutuba.[*]

Tem-se convencionado um esquema básico de cardápio, que atende aos costumes alimentares brasileiros, mas que pode e deve ser adaptado.[19,20] Esse esquema será apresentado a seguir, com algumas problematizações, tendo como referenciais as diretrizes do *Guia alimentar para a população brasileira*. Também se deve atentar ao fato de que a regionalidade influencia a alimentação e precisa ser contemplada nesse esquema.

- Café da manhã: geralmente composto por frutas, leite e/ou derivados e pão ou outros cereais
  - Primeira problematização: atentar para o fato de que, em alguns locais do Brasil, o cuscuz, a batata-doce ou a tapioca são os principais alimentos ricos em carboidratos nessa refeição, substituindo o pão, costume que deve ser preservado, como sinônimo de respeito à diversidade cultural de práticas alimentares
  - Segunda problematização: os leites e derivados devem ser preferencialmente desnatados, exceto para crianças, adolescentes e gestantes, com o cuidado de não escolher versões ultraprocessadas, como os iogurtes adoçados e saborizados e queijos *petit suisse*
  - Terceira problematização: é possível variar os tipos de pães e outros cereais, escolhendo versões menos processadas e/ou optando por versões caseiras

---

[*] Informação apresentada pela *chef* e pesquisadora Ana Luiza Trajano, no evento "Comer é PANC", sob curadoria de Neide Rigo, no Sesc Pompeia, em 19 de outubro de 2017.

Tabela 17.1 Medidas clínicas e antropométricas minimamente recomendadas para a avaliação nutricional de indivíduos de diferentes faixas etárias.

Características	Criança < 10 anos	Adolescente 10 a 20 anos	Adulto 20 a 60 anos	Idoso > 60 anos	Gestante qualquer idade
Gênero	X	X	X	X	X
Data de nascimento	X	X	X	X	X
Data da última menstruação					X
Peso	X	X	X	X	X
Estatura	X	X	X	X	X
Circunferência da cintura			X		

guiem a produção do cuidado nutricional, o qual pode ter, entre seus elementos, a proposição de planejamento dietético.

PROPOSIÇÃO DE PLANEJAMENTO DIETÉTICO | CONSIDERAÇÕES COM BASE EM ALIMENTOS E REFEIÇÕES

A partir do diagnóstico estabelecido e devidamente compartilhado com o sujeito, o planejamento dietético pode ser estruturado para atender a necessidades nutricionais e alimentares. Fundamentalmente, a atividade de planejamento dietético exige os saberes técnicos da(o) nutricionista para a adequada tradução de metas nutricionais em estratégias alimentares coerentes com o contexto do sujeito cuidado. Essa tradução se apoia, naturalmente, em tabelas de composição centesimal de alimentos, de medidas caseiras e outras padronizações, mas necessita, anteriormente a isso e sobretudo, dialogar com a escuta qualificada às necessidades de saúde, alimentação e nutrição.

Logo, torna-se interessante pensar em como elaborar o planejamento dietético com base em alimentos e refeições. Compor uma dieta saudável e adequada, saborosa, culturalmente apropriada, de custo acessível e promotora de sistemas alimentares social e ambientalmente saudáveis é um grande desafio e responsabilidade para a(o) nutricionista. Ao elaborar um planejamento dietético, cabe à(ao) nutricionista se perguntar:

- O indivíduo gosta desses alimentos?
- Esses alimentos estão disponíveis e o indivíduo pode comprá-los?
- O indivíduo tem o hábito de comê-los? Em caso negativo, quais são seu grau de motivação e as condições para a mudança?
- Quais sentimentos o indivíduo associa a esses alimentos? Por exemplo, há algum alimento que ele não tolere por ter sido forçado a ingerir na infância? Ou, pelo lado positivo, esse alimento o conforta?

A anamnese com escuta qualificada, discutida anteriormente, fornece tais informações para a(o) nutricionista.

Outra questão a ser planejada pela(o) nutricionista refere-se à estrutura da alimentação, isto é, a quantidade de refeições, seus horários e os intervalos entre elas. É importante lembrar que cada cultura estrutura suas refeições e também determina que tipos de pratos devem ser servidos em cada refeição e em qual ordem. Considerando tais premissas e a inexistência de evidências científicas sólidas associando o número de refeição e desfechos de saúde, recomenda-se definir a estrutura da alimentação de acordo com a rotina, as necessidades e as sensações de fome e saciedade do indivíduo. Destaca-se que, nos exemplos do *Guia alimentar para a população brasileira*, o café da manhã, o almoço e o jantar fornecem cerca de 90% do total de energia consumido ao longo do dia, posto que esse é o padrão mais tradicional da alimentação dos brasileiros.

conjuntos de dados que merecem boa investigação, dado o seu impacto na qualidade da dieta: os aspectos sensoriais e organolépticos; a segurança alimentar; e a dimensão social da alimentação. Portanto, é também importante analisar: número de refeições; intervalo e distribuição dos alimentos entre elas; aspectos sensoriais e organolépticos; coerência com aspectos culturais e preferências individuais; grupos de alimentos (consumo por refeição e no dia como um todo); diversidade da alimentação; presença de alimentos específicos, importantes para a pessoa em questão; comensalidade, regularidade das refeições, atenção às refeições e prazer ao se alimentar.

Sob as múltiplas iniquidades sociais e de saúde presentes no contexto brasileiro, é altamente recomendável se debruçar, ainda, sobre a situação de segurança alimentar e nutricional domiciliar. Instrumentos como a Escala Brasileira de Insegurança Alimentar propõem observar a situação de segurança alimentar ou de insegurança leve, moderada e grave segundo a percepção de preocupação com a falta de alimentos em quantidade suficiente, a qual pode se manifestar de maneira crescentemente mais grave conforme faltem alimentos para adultos e também para crianças do domicílio. A escuta qualificada de panoramas de insegurança alimentar e nutricional deve ser sensível a ponto de instruir a(o) nutricionista sobre a inviabilidade (ética) de qualquer detalhamento quantitativo de consumo alimentar adicional por meio das ferramentas tradicionalmente utilizadas, como recordatórios ou registros alimentares. Ademais, deve-se estar atento à dupla expressão de insegurança alimentar e nutricional com que se convive atualmente, a qual não se limita a quantidades insuficientes de alimentos, mas sobremaneira à qualidade precária dos itens consumidos. Tal constatação destaca, finalmente, a relevância de se traçar considerações também sobre o ambiente alimentar que envolve o sujeito a ser cuidado.

Com relação à avaliação do estado nutricional, sabe-se que técnicas antropométricas apresentam vantagens por serem aplicáveis a todo ciclo vital, além de baratas, pouco invasivas e com relativamente fácil aplicação e padronização.[18] Por meio da combinação de medidas de peso, estatura, circunferências e dobras cutâneas, em conjunto com variáveis demográficas, a avaliação antropométrica provê retratos do estado nutricional dos indivíduos. Uma indicação de aferições de medidas minimamente recomendadas nas diferentes faixas etárias pode ser encontrada na Tabela 17.1. Esses retratos podem ser oportunamente complementados por dados de marcadores clínicos e bioquímicos que incluem, mas não se limitam a, níveis de hemoglobina, vitaminas, glicemia, perfil lipídico, aferição de pressão arterial e avaliação de estágios de maturação sexual.

É vital ponderar, aqui, dois aspectos. Primeiro, uma avaliação de estado nutricional isolada tem capacidade bastante limitada em apoiar o diagnóstico e a produção de cuidado, por mais que conte com a combinação de muitas técnicas e indicadores. Por isso, deve ser sublinhada a importância do acompanhamento de cada indivíduo ao longo do tempo, somado a seu relato sobre trajetória de vida e sua relação com o próprio corpo e sua imagem corporal, sempre que aplicável. Em segundo lugar, faz-se um convite à reflexão por um uso mais racional de tecnologias consideradas duras para avaliação do estado nutricional. Estão crescentemente disponíveis equipamentos, mensurações e exames sofisticados, cujas interpretações comumente demandam saberes técnicos especializados a escrutinizar cada ângulo do corpo humano. Estes, entretanto, não são hábeis em substituir a dimensão acessada por meio de escuta qualificada nos momentos de anamnese, uma tecnologia de caráter puramente relacional, a qual, por sua vez, é a via que possibilita que tais diagnósticos façam sentido à vida do sujeito e que os convocam a tomar parte ativamente da produção de seu cuidado nutricional.

A etapa de avaliação alimentar e nutricional, devidamente embebida pelo contexto contemplado na prática de anamnese, direciona o diagnóstico alimentar e nutricional. Ao contrário de médicos, nutricionistas não diagnosticam doenças. Nem sempre serão encontrados "problemas" a serem "solucionados", uma vez que a alimentação e a nutrição podem constituir estratégias de promoção da saúde, inclusive em indivíduos saudáveis. O diagnóstico é subjetivo (e não há nenhum problema com isso) e visa a sumarizar a complexidade do indivíduo em princípios que

mo alimentar e do estado nutricional, que serão discutidos a seguir. Por parte das/os nutricionistas, retribuir a confiança e a colaboração dos indivíduos também compreende um aspecto fundamental.

Elementos para avaliação do consumo alimentar e do estado nutricional em contexto

Variados instrumentos e métodos para avaliação do consumo alimentar estão disponíveis e têm sido estudados ao longo dos anos. De maneira resumida, pode-se elencar métodos de história alimentar, questionários de frequência alimentar, recordatórios alimentares de 24 h e registros alimentares, além de outras técnicas que envolvem pesagem direta e registro fotográfico de alimentos e refeições.[14] Não é objetivo deste capítulo discorrer sobre as características e os procedimentos necessários à condução de cada uma dessas abordagens, em suas potencialidades e limitações. Contudo, é imperioso destacar a ênfase quantitativa compartilhada por todas as técnicas mais tradicionais de avaliação do consumo alimentar para apreensão de alimentos, ingredientes, pesos, volumes e modos de preparo. Justamente pela complexidade do fenômeno psicobiossociocultural de que se trata a alimentação, todas essas abordagens capturam apenas estimativas quantitativas desse consumo. Assim, deve-se entender, primordialmente, que a avaliação do consumo alimentar, a partir de qualquer metodologia, não abarca toda a fala sobre alimentação.

À luz das recomendações da segunda edição do *Guia alimentar para a população brasileira*, é importante que a avaliação do consumo alimentar se atente, independentemente da técnica utilizada para tal caracterização, à classificação de alimentos segundo tipo, extensão e propósito do processamento a que foram submetidos previamente à ingestão.[15] A participação de alimentos *in natura* e minimamente processados, processados e ultraprocessados determina a densidade energética e nutricional dos alimentos, além de influir sobre a estrutura das refeições, o ato de comer e a comensalidade, as habilidades culinárias, e, em última instância, as culturas alimentares e a sustentabilidade ambiental. Em perspectiva de avaliação e diagnóstico com o devido compartilhamento de condutas e terapêuticas com o sujeito na construção do cuidado nutricional, é essencial esclarecer e discutir tais impactos no contexto em que ele se encontra.

Instrumentos que podem viabilizar de maneira prática tal abordagem consistem nos formulários de marcadores do consumo alimentar do Sistema de Vigilância Alimentar e Nutricional (SISVAN).[16] Esses formulários apresentam questões simples e dividem-se em três distintas faixas etárias:

- Crianças < 6 meses
- Crianças de 6 a 23 meses
- Crianças ≥ 2 anos, adolescentes, adultos, gestantes e idosos.

No primeiro formulário, há interesse em rastrear as práticas de aleitamento materno e a introdução precoce de alimentos, considerando a recomendação de aleitamento materno exclusivo para crianças até 6 meses de idade. No segundo, observa-se a introdução de alimentos de qualidade em tempo oportuno, com atenção à consistência das refeições, à possibilidade de carência de micronutrientes (especialmente ferro e vitamina A) e à prevenção de ganho excessivo de peso, conforme a exposição a alimentos ultraprocessados. O último formulário rastreia a participação de alimentos *in natura* e minimamente processados tradicionais, por meio do consumo de feijão, frutas frescas e hortaliças, em oposição à participação de ultraprocessados, além de perguntar sobre quais refeições são realizadas e o hábito de assistir à televisão ou de mexer em computador ou celular durante essas refeições. O material do SISVAN indica que, de acordo com o rastreamento de tais aspectos de qualidade da alimentação, é preciso proceder à investigação complementar de práticas alimentares, o que se articula harmoniosamente à discussão proposta neste capítulo.

Nesse sentido, Alkerwi[17] revisou o conceito de qualidade da dieta, classificando-o como multidimensional e destacando três

formação dos hábitos alimentares e em seu contexto de maneira mais abrangente, interligando questões alimentares e nutricionais presentes com a trajetória de vida da pessoa. Esse espaço é ímpar para que se (re)conheçam as singularidades na dinâmica de vida do sujeito. Medos, raivas, temperamentos, sonhos, projetos e desejos particulares certamente aglutinam muita energia na existência de cada indivíduo, o que atesta sua grande importância terapêutica, podendo favorecer, ainda, o aprofundamento do vínculo com a(o) nutricionista.

Scagliusi[3] elaborou uma lista de elementos importantes para (re)conhecer no processo da anamnese, mostrada a seguir, atualizada com alguns acréscimos. Mesmo considerando esses elementos norteadores, é necessário reforçar que não se recomenda a realização de anamneses padronizadas, pois as respostas ao enigma "de quem se é" e "de como se alimenta" são inerentemente subjetivas e só podem ser compreendidas por meio da escuta qualificada no encontro terapêutico.

- Informações básicas: nome; idade; contatos; gênero (conforme identificado pelo sujeito); estado civil; filhos; escolaridade; profissão; nível socioeconômico; onde, com quem mora e como; saneamento básico; indicação para tratamento; rotina (horários); história de vida; sexualidades
- Informações quanto à saúde: satisfação com a própria saúde e com seus conceitos sobre o que é viver bem; doenças pregressas e vigentes; história clínica e evolução de tais doenças; sintomas atuais; tratamentos já realizados ou em andamento; medicamentos utilizados; suplementos consumidos; qualidade do sono; capacidade de mastigação e deglutição; uso de próteses dentárias, evacuação; diurese; alergias e intolerâncias; sensações físicas após as refeições (p. ex., estufamento, gases, refluxo) antecedentes familiares; tabagismo, consumo de bebida alcoólica; acesso aos serviços de saúde; realização periódica de exames; acesso ao dentista; grau de independência; menopausa ou características da menstruação, quando aplicável (idade da menarca, regularidade, intensidade do fluxo, associação com questões ou desejos alimentares)
- Informações quanto ao peso corporal (além da antropometria): histórico de variação do peso; peso habitual; histórico de prática de dietas; questões de imagem corporal (p. ex., conceitos sobre qual considera ser seu peso ideal e graus de satisfação corporal)
- Informações quanto à alimentação (além da avaliação do consumo alimentar): histórico dos hábitos alimentares do indivíduo e de sua família; crenças, sentimentos e pensamentos sobre alimentação; preferências e aversões alimentares; fatores culturais/religiosos/filosóficos que influenciam na alimentação; alterações recentes na alimentação; acesso (disponibilidade, preço, qualidade e locais de aquisição) aos alimentos nas regiões em que mora, trabalha ou estuda; práticas culinárias (quem cozinha em casa e por quê; tempo disponível e dedicado a elas; divisão das tarefas com os membros da família; habilidades culinárias do indivíduo e dos membros da família; possível sobrecarga de trabalho doméstico, especialmente para mulheres); sensações de fome e saciedade antes e após as refeições; sentimentos de prazer e culpa durante e após as refeições; local onde é feita cada refeição, em qual mobília, com quem, realizando outras atividades ou não, conversando ou não (p. ex., adolescente janta no sofá da sala com seus pais, assistindo à televisão e conversando ao mesmo tempo); capacidade de se alimentar sozinho; mudanças na alimentação nos fins de semana; exposição e influência de mensagens veiculadas por mídia e publicidade
- Informações quanto à prática de atividade física: tipo, frequência, duração e intensidade das atividades realizadas em quatro domínios: ocupação, deslocamento, atividade física não programada e atividade física programada; sensações envolvidas; tempo de comportamento sedentário na rotina.

Em suma, a anamnese é um elemento crucial para a construção do vínculo terapêutico e a compreensão do indivíduo em questão e de todos os aspectos objetivos e subjetivos que permeiam sua alimentação e saúde, pautando o emprego e a interpretação de outros parâmetros de avaliação de consu-

por meio da narrativa [de história de vida] de uma pessoa é possível acessar aspectos subjetivos, culturais e sociais, além de valores e crenças que moldam a maneira como a mesma lida com diversos aspectos, sendo um importante instrumento para compreender seu contexto de vida de maneira abrangente e completa.

O boxe a seguir mostra trechos de uma narrativa de história de vida de uma mãe trabalhadora da região da Baixada Santista.[13] O nome dado à pessoa é fictício.

A história de vida do sujeito, abarcando o relato de condições de sobrevivência e a sua inserção em instituições (família, trabalho, religião, entre outras), contribui para a interpretação e a compreensão de como ele se relaciona com a alimentação, com base na

Meu nome é Beatriz Carolina, eu tô com 56 anos e nasci em São Vicente. Eu só nasci lá, mas moro em Santos. Eu não sei... acho que não passei a infância lá, não me lembro... só me lembro de Santos. Hoje eu sou juntada [risos], que eu já sou viúva. Eu cozinho em casa, ninguém me ajuda não... é tudo homem! É só eu. Eu sempre faço, cozinho já feijão, assim, no domingo, mesmo que eu faça outro cardápio, mas eu sempre costumo cozinhar feijão, já pra congelar pra ficar pra semana, porque na semana é muito corrido, eu vou pra igreja, então chego muito tarde. Aí, só o arroz que eu faço todos os dias, arroz e mistura. Aí faz uma verdura, um legume, pronto! É o que eu trago [para comer no trabalho]. Jantar eu não janto, só faço pra trazer pro dia seguinte. Meu filho e meu marido também não jantam, tomam lanche. De domingo vou pra igreja de manhã, que aí eu acordo cedo do mesmo jeito: levanto, vou pra igreja, vou em jejum, quando eu chego, aí tomo o café, vou cuidar do almoço, aí faço um almoço assim... Quando vem alguém em casa também não me ajuda a cozinhar porque já vem pra comer, agora eles são visita! Gosto de fazer domingo um pirão com peixe e arroz... polenta... Às vezes, eu também faço arroz, feijão, bife ou frango à milanesa. Hoje em dia já tem sentimento diferente de cozinhar pros meus filhos, porque tu vai, tu espera, aí meu filho vai chegar, né? A minha neta! Então tu quer fazer tudo, quer fazer mais coisa, inventar sobremesa, quer fazer, é assim! É, porque tu vai receber visita! Seus filhos! [risos]

Quando era mais nova, eu tive mais contato com a minha mãe, porque a minha mãe foi separada do meu pai. E meu pai também, o tempo que eu vivi com ele, ele não deixava faltar as coisas dentro de casa. A alimentação até que era uma alimentação boa. Eu me lembro que a gente não comia margarina. Meu pai sempre gostou de manteiga! Daquelas latas, me lembro ainda. Aí, a alimentação, comida, carne-seca, que meu pai era dessas coisas, de comer muita carne-seca, então eu gosto de carne-seca por causa dele mesmo. Essas comidas assim eu me lembro que minha mãe fazia por causa dele, e a gente comia, lógico, fazia pra nós. Ela que fazia comida pra ele, pra todo mundo, pra casa. Ela cozinhava pra todo mundo, só que aí, depois, cada um foi casando, foi saindo de casa. Na época, minha mãe fazia tudo sozinha. Lembro que ela fazia feijão com quiabo dentro, ela e minha avó com essas comidas.

Quando se é pequeno sempre tem um momento que come todos juntos, depois vai crescendo, cada um chega num horário, come a hora que quer, pega seu prato, vai lá fazer e come sentado no sofá vendo televisão, no quarto.

Minha mãe, quando separou, morou muito com a minha avó, então, eram as duas. Aí minha mãe trabalhava, minha avó fazia comida, era assim, as duas sempre ali... as duas juntas. Ah, era legal. Depois que todo mundo casou, cada um foi pra sua casa, construir família... Foi uma época boa, porque todo mundo chegava [no] feriado... era sexta-feira santa, todo mundo pra casa da mãe, da minha avó, porque era pra comer feijão com quiabo, peixe com coco, eu me lembro. Quando era todo mundo junto pra ir pra casa da minha avó... Que a minha avó era muito legal, porque vinha cunhada, meu irmão casado, vinha com a mulher e os filhos... Eu, meu marido e meus filhos... Vinha minha irmã com o marido e os filhos, então a casa enchia mesmo, era legal, porque como a gente não se via assim todo dia, aí ficava fofoca, todo mundo falando, foi uma época muito boa mesmo. Hoje ainda faço aquele feijão. Não faço assim, com quiabo, porque meu companheiro já não gosta. Ele gosta de feijão com carne-seca, linguiça, essas coisas, mas quiabo, essas coisas não gosta, mas também, se eu colocar, não tem nada de mais, porque daí eu como. Mas o que a gente ainda faz mesmo é feijão! A gente não perde.

sensibilidade e/ou obter a informação em outro momento
- Compreender e acolher reações, inclusive de choro e/ou silêncio
- Não expressar julgamentos ou culpabilizar o sujeito em seu relato, entendendo e respeitando diferenças individuais e culturais
- Não permitir que a conversa fique monótona e mecânica
- Não induzir respostas
- Na ocasião de muitas digressões por parte do indivíduo, interferir delicadamente
- Registrar as informações, porém não ficar absorta(o) no computador ou no prontuário.

Uma atitude extremamente importante, que cabe destacar, é não praticar preconceitos e discriminações. Uma revisão sistemática apntou que nutricionistas tendem a estigmatizar pessoas com excesso de peso, o que, certamente, compromete o cuidado nutricional.[11] Essa mesma cautela deve ser aplicada a uma série de diferenças, como características fenotípicas, gêneros, sexualidades, nível socioeconômico, entre outras.

Também é significativo indicar ao indivíduo que a(o) nutricionista está engajada(o) na conversa produzida a partir da escuta. Exemplos dessa sinalização incluem:[3]

- Expressar interesse e compreensão: falar "sim" ou "hum-hum" ou acenar com a cabeça
- Repetir a questão: essa estratégia pode ser usada quando parece que o indivíduo não entendeu a pergunta, quando ele interpreta a questão de maneira equivocada ou, ainda, quando ele se afasta da questão
- Repetir a resposta dada, habituando-se a sintetizá-las e a perguntar como foi entendido aquilo que foi dito: permite que o indivíduo revise sua resposta e dê mais detalhes ou, então, clarifique-a
- Usar questões neutras: podem ser particularmente úteis quando o indivíduo começa a falar sobre algo importante e se desvia, o que geralmente ocorre se há algum envolvimento emocional com a resposta. Por exemplo, muitas pessoas se envergonham em relatar que consumiram grandes quantidades de um dado alimento. Em uma situação como essa, as pessoas podem dizer: "Puxa, justo ontem que eu comi um pouquinho a mais de chocolate..." Nesse caso, perguntas diretas como "Quanto exatamente foi esse pouquinho a mais?" podem intimidar a pessoa, promovendo um sub-relato da quantidade ingerida. Em situações como essas, é melhor recorrer a questões neutras, como "Você poderia me dizer algo mais a respeito disso, por favor?".

Anamnese como instrumento de (re)conhecimento

Em um trabalho anterior, Scagliusi[3] caracterizou a anamnese também como um instrumento de investigação, uma vez que ela visa a apurar aspectos objetivos e subjetivos que subsidiarão o cuidado nutricional. Embora essa premissa seja aceita, entende-se que a anamnese não se refere apenas à memória, como sua etimologia sugere. Ao falar e conversar, o indivíduo se ouve e se reconhece. Ao ouvir qualificadamente a pessoa, a(o) nutricionista se abre, conhece a(o) outra(o) e a si própria(o). Assim, há sempre uma transformação e a produção de algo novo.

Além da postura necessária por parte da(o) nutricionista, a avaliação alimentar e nutricional centrada no sujeito por meio da escuta qualificada precisa compreender quem se pretende cuidar, para depois elucidar as razões para o encontro e, finalmente, investigar características de alimentação, nutrição, saúde e condições de vida. Para obter informações relevantes, a linguagem da(o) nutricionista deve ser clara, cuidadosa e sem jargões ou termos excessivamente técnicos. Ademais, é importante considerar a idade do indivíduo. Assim, pais ou responsáveis devem ser incluídos na anamnese de uma criança. As questões feitas diretamente à criança precisam ser simples, em sua formulação e conteúdo. Já adolescentes podem se identificar com uma linguagem mais informal e descontraída. A fala dirigida aos idosos pode precisar ser mais lenta e pausada e, às vezes, incluir o cuidador.[3]

Conhecer a trajetória da história de vida do indivíduo não é um procedimento comum na Nutrição, mas pode se tornar uma tecnologia leve bastante potente. Segundo Ulian et al.:[12]

proposições estão de acordo com uma clínica nutricional ampliada e compartilhada, mas sugerem um movimento maior que o "ampliar".[1] Talvez se possa, ainda que de maneira incipiente e preliminar, pensar no movimento de se "compromissar", como nutricionista, com cada sujeito escutado na prática de anamnese, considerando suas inescapáveis subjetividades, vicissitudes, idiossincrasias, fragilidades e potências. Nesse sentido, cabe assinalar a potência da identificação da alimentação em sua pluralidade de sentidos e significados, para além de propriedades nutricionais dos alimentos e dos limites das classificações diagnósticas mais tradicionais. Quanto mais a alimentação estiver compreendida e relacionada com o projeto de vida do sujeito, maiores serão as oportunidades para a promoção de saúde. Ainda, na ocasião de intervenções, menor será a ênfase em condutas unilaterais por parte de profissionais e serviços de saúde, bem como menores serão as expressões de passividade, dependência ou resistência do indivíduo, que terá mais autonomia em todo o processo saúde-doença-cuidado. É crucial observar que, assim, viabiliza-se que o movimento de compromisso supracitado também se concretize ao sujeito.[5]

Se a anamnese tem um escopo tão complexo, torna-se claro que entrevistas estruturadas, com diversas perguntas fechadas, não são recomendáveis, pois não oferecem abertura à voz do indivíduo, sem possibilitar que conte sua história e apresente suas questões únicas e particulares. Ainda, é essencial reservar tempo suficiente para que a escuta ocorra e estar genuinamente disposto e motivado para tanto.[3]

O ambiente no qual será praticada a anamnese também é relevante, devendo ser o mais privado, confortável e discreto possível.[3] Mesmo compreendendo os aspectos práticos envolvidos em um atendimento nutricional, pode-se questionar (e, com isso, desnaturalizar) aspectos do ambiente que distanciam a(o) nutricionista da pessoa, dificultando o encontro terapêutico. Qual é a função de um jaleco, por exemplo, em ambientes nos quais há pouco risco de contaminações? Que mensagens sobre como deve ser o corpo de um paciente são passadas por meio de uma cadeira com braços? Qual é a diferença entre estar em uma sala fechada, atrás de uma mesa, e estar na casa da pessoa? Que normatizações são transmitidas quando o ambiente de encontro exibe mensagens sobre alimentação e nutrição? Quais são as consequências e os compromissos assumidos pela(o) nutricionista com tais práticas?

É imprescindível assegurar ao indivíduo a ética e o sigilo. Pensando em conflito de interesses, é desaconselhável a utilização de objetos aparentemente inofensivos, como canetas e blocos de marcas de alimentos (comumente dados como brindes a(ao) nutricionista), por passarem uma mensagem subliminar de que a(o) profssional endossa tais marcas ou produtos.[3]

Cabe ponderar que as pessoas podem ter medo e preconceitos em relação à(ao) nutricionista, por suas representações como um profissional autoritário, excessivamente técnico-especialista e regulador, que restringirá as escolhas alimentares e fornecerá recomendações que não funcionam no mundo real. Vencer esse desafio não significa apenas romper com um imaginário, mas com um padrão de atuação formatada à reprodução de condutas alheias às subjetividades dos sujeitos e descompromissadas às transformações sociais e culturais.[1,5]

A seguir, estão listadas algumas atitudes que podem facilitar a prática da anamnese como momentos do encontro terapêutico:[3,10]

- Usar o nome do indivíduo em questão, em vez de chamá-lo de termos genéricos, como "senhor", "senhora", "paciente", "mãe"
- Atentar para gestos, palavras, contato visual e tom de voz
- Ter uma postura de suporte em vez de uma postura de confronto
- Mostrar animação, profissionalismo e calor humano
- Fazer apenas uma pergunta por vez, apresentando inicialmente questões menos profundas e dando tempo para que o indivíduo discorra satisfatoriamente sobre o assunto
- Fazer perguntas apenas quando crer que o indivíduo está pronto para dar a informação desejada. Perguntar com delicadeza e

AVALIAÇÃO E DIAGNÓSTICO ALIMENTAR E NUTRICIONAL

A avaliação alimentar e nutricional é o primeiro passo necessário à formulação de um diagnóstico nutricional que embase a elaboração do planejamento dietético (e de outras ações de cuidado nutricional). Nesse processo, uma ferramenta extremamente potente, porém frequentemente negligenciada, é a anamnese. A palavra "anamnese" deriva do grego *aná* (recordar) e *mnesis* (memória), podendo ser definida como uma entrevista de levantamento de dados bastante diversificados, que têm impacto sobre o estado de saúde do indivíduo entrevistado.[2] Scagliusi[3] abordou a anamnese com o momento do encontro terapêutico e instrumento de investigação. Este capítulo tem no trabalho de Scagliusi um forte apoio, porém haverá um avanço ao se propor que, integradamente, a anamnese deve constituir momentos do encontro terapêutico e instrumento de (re)conhecimento. Nesse sentido, a interpretação e a compreensão passarão a compor os desfechos da anamnese e, a partir dela, adquirirão significado ao estado nutricional e ao consumo alimentar. Para tanto, é importante respeitar o papel da subjetividade para com o sujeito e a(o) nutricionista.

Anamnese como momentos do encontro terapêutico

Em geral, a prática da anamnese começa no contato inicial do indivíduo com a(o) nutricionista. Scagliusi[3] destacou a importância do termo "prática", e não "aplicação", uma vez que o último se insere em uma relação verticalizada. Guimarães e Galante[2] sugerem iniciar a anamnese com perguntas abertas e colaborativas, como "Como posso te ajudar?" ou "O que te trouxe aqui?".

A prática de anamnese deve figurar idealmente ao longo de diversos momentos do encontro terapêutico entre sujeito e profissional de saúde, e não apenas no primeiro contato, por meio do exercício de um elemento-chave: a escuta qualificada. Segundo Maynart et al.[4], "a escuta e o diálogo são habilidades próprias dos seres humanos, sendo comum a concepção da escuta como apenas o ouvir, levando a acreditar que a escuta é instintiva". No entanto, esta deve ser reconhecida como "uma ferramenta essencial para que o usuário seja atendido na perspectiva do cuidado como ação integral; por meio dela, é possível a construção de vínculos, a produção de relações de acolhimento, o respeito à diversidade e à singularidade no encontro entre quem cuida e quem recebe o cuidado".[4]

Em consonância com a Política Nacional de Humanização do Sistema Único de Saúde, escutar representa, em um primeiro momento, acolher todo relato do sujeito, mesmo quando aparentemente não houver interesse direto na produção do cuidado.[5] Oferecer espaço para palavras e ideias do indivíduo, absorvendo sua narrativa e suas experiências de vida sem quaisquer conselhos preliminares, confere à escuta qualificada uma função terapêutica. Tal apoio respeitoso à reconstrução de motivos para as necessidades de saúde, alimentação e nutrição permite algum grau de análise sobre a própria situação. Como tecnologia* leve de cuidado, essa escuta parte, ainda, de um engajamento ativo e dinâmico, que se atenta aos elementos verbais e não verbais da comunicação.[7]

A prática de anamnese que funciona como palco para uma escuta qualificada fundamenta-se em uma postura existencial de abertura para o outro, para o novo, para diferentes modos de saber-fazer e diferentes racionalidades que não apenas a biomédica.[8] Nas brilhantes palavras de Lyotard[9], "a anamnese é guiada pelo desconhecido".** Essas

---

* Tecnologias de saúde estão entendidas neste capítulo segundo proposto por Merhy.[6] São denominadas "tecnologias duras" aquelas ligadas aos equipamentos; "tecnologias leve-duras" aquelas ligadas aos saberes profissionais; e "tecnologias leves" aquelas tecnologias relacionais, de encontro. Para o autor, o funcionamento dos serviços de saúde é ideal quando tecnologias leves ordenam o uso de todas as demais.

** Embora o complexo texto de Lyotard se debruce sobre anamnese nos campos da psicanálise e da arte, entende-se que essa passagem é de extrema pertinência para o assunto em questão.

17 Interações entre Atores, Contextos e Ferramentas para a Práxis do Planejamento Dietético

Bárbara Hatzlhoffer Lourenço • Fernanda Baeza Scagliusi

INTRODUÇÃO

O planejamento dietético nos diferentes estágios do ciclo vital pode ser visto como um dos elementos a compor a produção do cuidado nutricional. Sob o ensejo de um entendimento ampliado sobre saúde, o planejamento dietético se constrói a partir de um conjunto de ações e procedimentos em etapas sucessivas para a avaliação do estado nutricional e das práticas alimentares, a definição do diagnóstico nutricional e a construção conjunta e compartilhada de estratégias alimentares e demais condutas, para a manutenção ou a recuperação da saúde, de maneira adequada ao contexto e às condições de saúde do indivíduo. É relevante, ainda, empreender o monitoramento e a avaliação do cuidado produzido. Assumem-se saúde e alimentação como direitos humanos indissociáveis, atuando-se em prol da superação da fragmentação do cuidado em saúde e do foco puramente biológico sobre questões alimentares e nutricionais.[1] Contemplar a relação humano-comida tendo a alimentação como um complexo fenômeno psicobiossociocultural se dá em um terreno genuinamente sensível e comprometido com as necessidades de saúde de cada sujeito, por meio de uma escuta qualificada (Figura 17.1). Para abrir tal discussão, neste capítulo será abordada a articulação de ferramentas necessárias para as diferentes etapas do planejamento dietético como parte do cuidado nutricional centrado no indivíduo. Nos capítulos seguintes, será possível, então, debruçar sobre especificidades de cada estágio do ciclo vital.

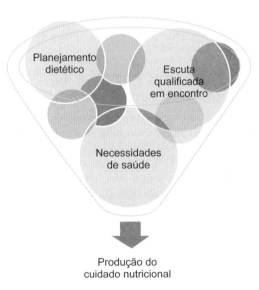

Figura 17.1 Elementos que interagem nos momentos iniciais da produção do cuidado nutricional via planejamento dietético.

5. Brasil. Ministério da Saúde. Secretaria de Vigilância em Saúde. Departamento de Vigilância de Doenças e Agravos não Transmissíveis e Promoção da Saúde. Vigitel Brasil 2016: vigilância de fatores de risco e proteção para doenças crônicas por inquérito telefônico. Estimativas sobre frequência e distribuição sociodemográfica de fatores de risco e proteção para doenças crônicas nas capitais dos 26 estados brasileiros e no Distrito Federal em 2016. Brasília; 2017.
6. Conselho Federal de Nutricionistas. Resolução CFN n. 600, de 25 de fevereiro de 2018. Texto retificado em 23 de maio de 2018.
7. Demétrio F. A crise das práticas nutricionais em saúde-doença-cuidado e a possibilidade de construção de uma nutrição clínica ampliada e compartilhada. In: Souza MKB, Tavares JSC, organizadores. Temas em saúde coletiva: gestão e atenção no SUS em debate. Cruz das Almas: Editora UFRB; 2014. p. 167-203.
8. Demétrio F, Paiva JB, Fróes AAG, Freitas MCS, Santos LAS. A nutrição clínica ampliada e a humanização da relação nutricionista-paciente: contribuições para reflexão. Rev Nutr. 2011;24:743-63.
9. Institute of Medicine. Dietary reference intakes: the essential guide to nutrient requirements. Washington (DC): National Academies Press; 2006.
10. World Health Organization. Diet, nutrition and the prevention of chronic diseases: a report of a joint WHO/FAO expert consultation. Geneva: WHO; 2003.
11. Brasil. Ministério da Saúde. Secretaria de Atenção à Saúde. Política Nacional de Humanização da Atenção e Gestão do SUS. Clínica ampliada e compartilhada. Brasília: Ministério da Saúde; 2009.
12. Merhy EE. Saúde: a cartografia do trabalho vivo. 3. ed. São Paulo: Hucitec; 2002.
13. Cecílio LCO, Lacaz FAC. O trabalho em saúde. Rio de Janeiro: Centro Brasileiro de Estudos em Saúde; 2012.
14. Furtado JP. Arranjos institucionais e gestão da clínica: princípios da interdisciplinaridade e interprofissionalidade. Cadernos Brasileiros de Saúde Mental. 2009;1:1-11.
15. Brasil. Ministério da Saúde. Secretaria de Atenção à Saúde. Departamento de Atenção Básica. Matriz de ações de alimentação e nutrição na atenção básica de saúde. Brasília: Ministério da Saúde; 2009.
16. Scagliusi FB, Alvarenga M, Philippi ST. Conceituação de alimentação saudável sob a perspectiva biopsicossocial. In: Alvarenga M, Scagliusi FB, Philippi ST. Nutrição e transtornos alimentares: avaliação e tratamento. Barueri: Manole; 2011.
17. Brasil. Ministério da Saúde. Secretaria de Atenção à Saúde. Departamento de Atenção Básica. Guia alimentar para a população brasileira. 2. ed. Ministério da Saúde: Brasília; 2014.

BIBLIOGRAFIA

Ayres JRCM. O cuidado, os modos de ser (do) humano e as práticas de saúde. Saúde Soc. 2004;13:16-29.

Medeiros MAT, Braga-Campos FC, Moreira MIB. A integralidade como eixo da formação em proposta interdisciplinar: estágios de Nutrição e Psicologia no campo da Saúde Coletiva. Rev Nutr. 2014;27:785-98.

Peduzzi M. O SUS é interprofissional. Interface. 2016;20:199-201.

nhecimentos sobre ciências básicas, epidemiologia, antropologia da alimentação e saberes tradicionais sobre culturas alimentares, estando em consonância com o diagnóstico de situação de saúde atual do país. Outro princípio com grande potencial junto à promoção da saúde se dá pelo entendimento da alimentação saudável como resultado de sistemas alimentares social e ambientalmente sustentáveis, de forma que recomendações nutricionais não são suficientes se o seu impacto ao ambiente e às condições de trabalho envolvidas no sistema alimentar forem prejudiciais. Finalmente, o *Guia alimentar para a população brasileira* é instrumento para a ampliação das escolhas alimentares e do cuidado nutricional, entre indivíduos, famílias e comunidades.[17]

Conforme discutido no Capítulo 2, a partir da classificação NOVA, que considera tipo, extensão e propósito do processamento industrial, os alimentos são classificados no *Guia* em *in natura* ou minimamente processados, ingredientes culinários, alimentos processados e alimentos ultraprocessados. As recomendações indicam que a alimentação tenha por base alimentos *in natura* ou minimamente processados, com uso moderado de ingredientes culinários como sal, óleos e gorduras e açúcares, para preparação de refeições saudáveis, pertencentes à cultura alimentar brasileira. O arranjo e a flexibilidade são possíveis por meio de inúmeras opções de combinações de alimentos segundo grupos alimentares que compartilham usos culinários e também propriedades nutricionais semelhantes. Indicam-se limitar o consumo de alimentos processados e evitar alimentos ultraprocessados.

As possibilidades para promoção da saúde são amplificadas por recomendações quanto ao ato de comer e à comensalidade. Nesse sentido, é importante pontuar que a alimentação tem inserção ímpar como elemento de humanização das práticas de saúde, por expressar relações sociais, valores e história do indivíduo e dos grupos populacionais, com implicações diretas na qualidade de vida. Para além de aspectos biológicos, a alimentação e a nutrição devem ser abordadas de maneira relacional e com respeito à diversidade e à cultura alimentar nas particularidades das diferentes regiões brasileiras, por caminhos que concretizem a segurança alimentar e nutricional com soberania. Nesse sentido, é necessário atentar que o planejamento dietético integral não deve considerar apenas as dimensões biológicas, mas também as dimensões étnicas, de gêneros, raça, classe, sexualidades, entre outras que se constroem no âmbito sociocultural, no campo do cuidado nutricional ampliado.

Por fim, o *Guia* abre discussão pertinente sobre modos de superação de obstáculos potenciais para a estruturação de uma alimentação adequada e saudável. O fortalecimento da autonomia quanto a práticas alimentares, com acesso à informação de qualidade vinculada ao estímulo a movimentos de reflexão crítica, viabiliza o aumento da capacidade de interpretação e análise sobre si e sobre o mundo, bem como a habilidade para elencar escolhas, governar e produzir a própria vida, em decisões mais conscientes em relação ao comer. O *Guia alimentar para a população brasileira*, portanto, exemplifica uma abertura de caminhos possíveis para embasar ações de planejamento dietético em um caminho sustentável de promoção da saúde, articulando desde o prazer com a alimentação e o senso de identidade e pertencimento por ela proporcionado até compromissos éticos, sociais e políticos imprescindíveis ao enfrentamento dos desafios atuais da população brasileira.

REFERÊNCIAS BIBLIOGRÁFICAS

1. World Health Organization. What is health promotion? Online Q&A. 2016 [acesso em 10 nov 2017]. Disponível em: http://www.who.int/features/qa/health-promotion/en/.
2. Malta DC, Morais Neto OL, Silva MMA, Rocha D, Castro AM, Reis AAC, et al. Política Nacional de Promoção da Saúde (PNPS): capítulos de uma caminhada ainda em construção. Cienc Saúde Coletiva. 2016;21:1683-94.
3. Brasil. Ministério da Saúde. Portaria n. 2.446 de 11 de novembro de 2014. Redefine a Política Nacional de Promoção da Saúde (PNPS) [acesso em 10 nov 2017]. Disponível em: http://bvsms.saude.gov.br/bvs/saudelegis/gm/2014/prt 2446_11_11_2014.html.
4. Brasil. Ministério da Saúde. Secretaria de Atenção à Saúde. Departamento de Atenção Básica. Política Nacional de Alimentação e Nutrição. Brasília; 2013.

de Ações de Alimentação e Nutrição, publicada em 2009 pelo Ministério da Saúde.[15] Em termos gerais, está prevista em âmbito individual a execução de estratégias de educação alimentar e nutricional para a promoção da alimentação adequada e saudável, com início desde as práticas adequadas de aleitamento materno. Preconiza-se a manutenção de estado nutricional adequado, associada à orientação para a valorização de alimentos regionais saudáveis que considerem a realidade local e os fatores da vida moderna. Em âmbito familiar, complementa-se a indicação de ações de valorização do convívio, especialmente na formação de hábitos alimentares de crianças e adolescentes; em esfera comunitária, as ações reforçam produção, comercialização e consumo de alimentos regionais saudáveis, estratégias a serem desenvolvidas em escolas, creches e outros espaços ou equipamentos sociais, promoção de discussões na comunidade sobre segurança alimentar e nutricional e direito humano à alimentação adequada, e apoio estrutural ao aleitamento materno e à alimentação complementar oportuna e saudável, com valorização da cultura alimentar local.

No tocante à tradução de tais ações para o planejamento dietético, deve-se direcionar esforços para a identificação dos alimentos em sua pluralidade de sentidos e significados, para além das propriedades nutricionais, minimizando o discurso normativo, funcional e restrito à fase pós-deglutição.[16] A produção do cuidado nutricional sob um ângulo de atuação integral beneficia-se da ampliação da racionalidade biomédica e de relações horizontais entre membros de equipe e usuárias/os dos serviços, com assistência baseada para além do emprego genérico de recomendações. Preferencialmente, em um esquema de atuação interprofissional e mais transversal, a(o) nutricionista promove autonomia, empoderamento e protagonismo dos sujeitos ao propiciar que saberes de diferentes perspectivas sejam aliados, a partir de escuta e espaço dialógico, problematizando as características das práticas alimentares. Um agir tecnicamente embasado deve ser combinado com a abertura a outras racionalidades na interpretação da comida, do comer, da alimentação e do corpo, as quais podem ser bastante interessantes na medida em que carregam consigo uma carga de significados a ser considerados no cerne da construção do cuidado nutricional. Com uma postura essencialmente ética, crítica, reflexiva e interativa, as tecnologias de saúde necessárias devem ser aventadas junto aos sujeitos cuidados, de modo consciente quanto às diversas dimensões que influem sobre a produção do cuidado nutricional.

O processo de diálogo e construção conjunta de propostas alinhadas contextualmente e, portanto, mais factíveis é mais profícuo ao lançar mão de ferramentas ajustadas à visão ampliada de saúde e nutrição, a exemplo da abordagem de recomendações baseadas em alimentos proposta pela segunda edição do *Guia alimentar para a população brasileira*, publicado em 2014 e com amplo alcance para a promoção da saúde.[17] Ao passo que recomendações nutricionais podem ser úteis para pautar algumas orientações em faixas etárias ou grupos populacionais específicos, o documento em questão apresenta uma abordagem da alimentação por um novo paradigma. Por princípio, o *Guia* entende que a alimentação é mais que a ingestão de nutrientes. Nesse sentido, reconhece-se que alimentos não são aleatoriamente definidos em suas estruturas bioquímicas, mas sim derivados de um processo evolutivo que contribui com a homeostase dos organismos que os consomem, quando ingeridos adequadamente. Além dos alimentos, práticas alimentares que expressam em refeições tradicionais a combinação de alimentos culturalmente sancionados, compartilham características que naturalmente se opõem à evolução preocupante de doenças crônicas, com composição nutricional, inclusive, consoante aos seus efeitos benéficos à saúde (p. ex., reduzidos teores de sódio, açúcares de adição e ácidos graxos trans). Da mesma maneira que indivíduos em perspectiva integral de suas necessidades de saúde, o *Guia* observa que alimentos representam que a soma de suas partes, em atuação sinérgica.

Além disso, o *Guia* foi construído a partir da combinação de diferentes saberes para a proposição das recomendações alimentares para a população brasileira, acolhendo co-

são histórica e socioculturalmente construídas, de acordo, minimamente, com as possibilidades de cada sociedade reconhecê-las e, por conseguinte, atendê-las ao longo do tempo. Além disso, apesar da importância do entendimento das necessidades de saúde em âmbito coletivo, é preciso lembrar que o seu sentido se dá e é forjado em cada uma das esferas individuais que delimitam, por exemplo, encontros pessoais com a alimentação e suas representações sociais (e com todas e quaisquer condições que permeiam o processo saúde-doença-cuidado).

Necessidades de saúde podem ser mapeadas entre esferas que apreendam boas condições de vida, consumo de tecnologias de saúde disponíveis, construção de vínculo e produção de autonomia no modo de viver.[12,13] Dependente de uma rede de atores e serviços para suceder de maneira adequada, a gestão do cuidado em saúde se realiza no provimento de tecnologias de saúde, de acordo com necessidades de cada pessoa em diferentes momentos da vida, visando ao seu bem-estar e à sua autonomia no modo de viver e comer. Múltiplas dimensões intrincadas, com implicações ético-políticas e também operacionais estão envolvidas na gestão do cuidado, perpassando o indivíduo, seu contexto familiar e sociocultural, os saberes profissionais, aspectos organizacionais e sistêmicos da assistência e, por fim, um entendimento societário da complexidade da relação alimentação-nutrição-saúde.

No SUS, as práticas de humanização que promovem a clínica ampliada e compartilhada, com lógica de trabalho colaborativo interprofissional, propiciam potência para esse paradigma alternativo de trabalho em saúde.[11] Em meio ao intenso processo de especialização de diferentes profissões e à complexidade crescente dos problemas de saúde, a colaboração interprofissional propõe relações recíprocas entre intervenções técnicas e interação de agentes de distintas áreas profissionais, com comunicação devidamente articulada. O trabalho com e entre muitas(os) representa tentativa de avanço nas relações tradicionais, requerendo para tanto o compartilhamento de conhecimentos, experiências, habilidades e coparticipação. Esse movimento de integração com vistas à produção de cuidado qualificado em torno da pessoa que o necessita incentiva a autonomia da equipe envolvida, na direção da integralidade desejada ao manejo dos problemas enfrentados. A abertura para atuação por meio de equipes de referência e a operacionalização do apoio matricial possibilitam opções para esses arranjos profissionais.[14]

A proposta de clínica ampliada, em organização a partir da atenção básica e com apoio de diferentes redes de atenção à saúde com níveis de complexidade crescentes, agregam essa expansão na discussão sobre a produção do cuidado qualificado, servindo como ferramenta para articulação e inclusão de diferentes disciplinas, conhecimentos não disciplinares e enfoques envolvidos no trabalho em saúde. A singularidade dos casos é genuinamente acolhida e central ao processo, no qual se exercita o compartilhamento de saberes, experiências, diagnósticos e condutas com as(os) usuárias(os) dos serviços de saúde, em processos de construção conjunta, coparticipativa e dialogada.

Nessa perspectiva, as contribuições das reflexões teóricas sobre a possibilidade de construção de uma clínica nutricional ampliada e compartilhada, propostas por Fran Demétrio[7,8], podem ser úteis para pensar novas formas de cuidado em alimentação e nutrição condizentes com as diretrizes e os princípios que orientam o trabalho em saúde no SUS. Além disso, essa perspectiva aponta as fragilidades e os problemas enfrentados na atenção nutricional quando esta se apresenta restrita meramente à abordagem biomédica, e propõe, nesse sentido, a sua ampliação por meio de novas responsabilidades, saberes e práticas em saúde e nutrição, corroborando, assim, para uma reforma cultural e epistemológica da nutrição clínica biomédica.

Nessa direção, para o campo da alimentação e da nutrição, abordagens mais contextuais podem ser estruturadas a partir de ações de promoção da saúde de caráter universal (*i. e.*, aplicáveis sem distinção às diferentes fases do ciclo vital) e voltadas a distintos sujeitos: indivíduos, famílias (em noção estendida e nos seus múltiplos arranjos) e comunidades, conforme proposto pela Matriz

com o qual cada indivíduo se identifica. Não menos importante, respostas para algumas perguntas são reivindicadas cientificamente, por meio de investigações que se fazem urgentes: qual é o efeito simbólico e psicológico na saúde e na nutrição de pessoas trans e travestis, que fazem hormonização, do uso de linguagens nutricionais cis-heteronormativas referentes ao cálculo de necessidades nutricionais ou à avaliação nutricional a partir de parâmetros avaliativos indicados para o gênero no qual a pessoa não se reconhece socialmente? No caso de pessoas trans não binárias, torna-se importante utilizar os parâmetros de acordo com o sexo biológico de nascimento, porém com ajuste da linguagem nutricional de acordo com o gênero com que a pessoa se identifica? Há uma extensa lacuna na literatura da nutrição, o que exige um olhar ampliado e uma produção científica cuidadosa, preferencialmente com abordagens transdisciplinares, a fim de prover evidências e conhecimentos capazes de subsidiar o adequado planejamento dietético voltado para essas pessoas, dentro do cuidado humanizado.

Além das DRI, evidências sobre recomendações de energia e nutrientes estão reunidas no documento técnico *Diet, nutrition and prevention of chronic diseases*, publicado em 2003 pela OMS e pela Organização das Nações Unidas para Alimentação e Agricultura (FAO), especificando metas populacionais de ingestão com vistas à prevenção de doenças crônicas como obesidade, diabetes, doença cardiovascular, câncer, problemas de saúde bucal e osteoporose.[10] Revisões e atualizações foram conduzidas subsequentemente em relação à ingestão de proteínas, lipídios e ácidos graxos, carboidratos, açúcares, potássio e sódio. Diferentemente da maior parte das recomendações propostas sob as DRI, as recomendações OMS/FAO não estão apoiadas em estimativas pontuais de necessidades nutricionais e sinalizam conceito de intervalos seguros de ingestão de nutrientes por indivíduos, para, com isso, delinear metas gerais para as populações em níveis considerados consistentes com a manutenção de saúde, marcadamente por prevalências baixas de doenças associadas à alimentação e à nutrição. Essas metas quantitativas, de acordo com a publicação, devem ser traduzidas a partir de guias alimentares a serem concebidos em nível nacional.

De modo interessante, à época de sua publicação, o documento conjunto OMS/FAO trouxe uma caracterização ecológica de padrões alimentares (consumo alimentar total e participação de alimentos de fonte animal, vegetal e *commodities*, disponibilidade de gorduras, carne, leite, peixe, frutas e hortaliças), debatendo quanto às potenciais implicações derivadas das características do sistema alimentar em panorama de mudanças de disponibilidade e consumo de diversos gêneros alimentícios ao redor do mundo.[10] Delineou-se a necessidade de refletir a respeito de estratégias como políticas públicas que integrem todos os atores do percurso do campo à mesa, para garantia da segurança alimentar e nutricional e do direito humano à alimentação adequada e saudável, bem como da execução das recomendações nutricionais para melhorias no estado de saúde das populações, cultivando um entendimento desejavelmente mais amplo da temática.

Com base na dissonância entre o conhecimento acumulado sobre necessidades nutricionais e a real evolução obtida em termos de qualidade de vida de populações ao redor do mundo, são imprescindíveis novas abordagens às ações de alimentação e nutrição, a partir das quais é possível traçar caminhos para a promoção da saúde por meio do planejamento dietético.

PERSPECTIVAS PARA A PROMOÇÃO DA ALIMENTAÇÃO ADEQUADA E SAUDÁVEL

Como primeiro apontamento, o planejamento dietético deve ser estruturado como parte da produção do cuidado nutricional, em entendimento de fato ampliado sobre saúde. O trabalho em saúde tem por matéria-prima as diferentes necessidades de saúde das(os) usuárias(os), as quais, para serem devidamente captadas em suas singularidades, necessitam de escuta qualificada quando do encontro da(o) usuária(o) com a(o) profissional de saúde.[11] Deve-se reconhecer primariamente que tais necessidades, incluindo aquelas que tangem ao campo da alimentação e da nutrição,

a crítica aos métodos e instrumentos tradicionalmente empregados para lograr os objetivos de atividades como o planejamento dietético. Recomendações nutricionais têm sido tradicionalmente balizadas pelo conhecimento quantitativo sobre nutrientes isolados, seu papel fisiológico e implicações em situações de inadequação de ingestão em diferentes momentos do ciclo vital. Apesar de inúmeros avanços relacionados com esses conhecimentos específicos, principalmente no que diz respeito ao enfrentamento de variadas carências nutricionais, a ideia de quantidades recomendadas por meio de um valor-alvo de ingestão precisa ser abordada sob o mesmo prisma crítico. Ao longo das últimas décadas, contribuições relevantes foram concebidas e propostas em âmbito internacional pela OMS e, particularmente, por órgãos dos EUA e do Canadá.

As ingestões dietéticas de referência (DRI, do inglês *dietary reference intakes*) são publicadas pelo Institute of Medicine (IOM) dos EUA e derivam de um conjunto de variáveis que contabiliza indicadores clínicos, estudos de balanço de nutrientes, medidas bioquímicas e funcionais e avaliação de risco para desenvolvimento de anormalidades e doenças crônicas.[9] As DRI consideram modelos de probabilidade em relação às distribuições de níveis de ingestão para atender às necessidades nutricionais e, de acordo com a qualidade de evidência disponível, englobam quatro tipos de valores de referência quantitativos baseados em nutrientes: necessidade média estimada (EAR, do inglês *estimated average requirements*); ingestão dietética recomendada (RDA, *recommended dietary allowances*); ingestão adequada (AI, *adequate intake*); e limite máximo tolerável de ingestão (UL, *tolerable upper intake level*). Complementarmente, estão os intervalos aceitáveis para a distribuição de macronutrientes (AMDR, *acceptable macronutrient distribution ranges*) e as equações para necessidades energéticas estimadas (EER, *estimated energy requirements*).

Esses parâmetros almejam considerar desde características ao nascer, composição do leite materno, diferenças no ritmo de crescimento e de gasto energético, alterações endócrinas e fisiológicas relevantes com início da puberdade e, posteriormente, com a fase de envelhecimento, até mudanças peculiares à gestação e à lactação. Como informações sobre dimensões corporais auxiliam as estimativas para recomendações, as DRI fazem uso de estaturas e pesos de referência representativos da população dos EUA e do Canadá. A partir da noção de distribuição de necessidades nutricionais segundo o estágio do ciclo da vida, as aplicações das DRI para indivíduos e grupos populacionais aparentemente saudáveis devem admitir cuidadosamente que necessidades exatas são em geral desconhecidas, sendo estimadas a partir de sujeitos "médios" (como o homem padrão, com peso equivalente a 70 kg e altura equivalente a 1,70 m). Além disso, aplicações de metas de ingestão são em geral vinculadas a etapas anteriores de avaliação de consumo alimentar, cujas técnicas disponíveis para apuração também têm caráter de aproximação (e, marcadamente, de distanciamento, como constatado pelo sub-relato quase universal da ingestão energética) a práticas e comportamentos alimentares realmente concretizados. Não menos importante, uma coleção de considerações e limitações técnicas ao uso das DRI é indicada pelo próprio IOM – o que nem sempre é observado.

É válido ainda destacar que as equações e recomendações das DRI foram desenvolvidas pelo IOM a partir de uma perspectiva binária e naturalizada do sexo biológico e baseadas em um modelo cis-heteronormativo, desconsiderando as dimensões e as múltiplas identidades de gênero. Até o limite do conhecimento científico das autoras, não existem estudos sobre o gasto energético, os parâmetros de avaliação nutricional e as necessidades de energia e nutrientes de pessoas trans e travestis. Não se sabe, por exemplo, qual é o real impacto no metabolismo energético da hormonização realizada para ajustes e adequações corporais à identidade de gênero por esses indivíduos. As autoras deste capítulo assumem e advogam como posição ética, política e humanista que a(o) nutricionista respeite a identidade de gênero de cada sujeito em suas singularidades, utilizando equação, recomendações e linguagem adequadas para o gênero

(ou provavelmente imposto, nesse caso) ao indivíduo.

Assim como entre outras profissões na área da saúde, a formação e a atuação da(o) nutricionista ancoraram-se no tradicional modelo biomédico e hospitalocêntrico, adotado ao longo do século 20 para a formação médica.[7] Em tal lógica, sob influência do paradigma cartesiano, as práticas em saúde passaram a enfatizar a doença ou lesão, centrando-se nos procedimentos instrumentais, diagnósticos e terapêuticos necessários para assegurar o funcionamento normal do organismo, a intervenção sobre partes (ou "peças") do corpo em algum processo de degeneração ou a eliminação de agentes invasores, de maneira compartimentalizada. Dedicou-se pouco ou nenhum espaço à compreensão de aspectos sociais, culturais e psicológicos dos indivíduos no processo saúde-doença-cuidado. O ambiente hospitalar, tendo a figura da(o) médica(o) na gestão de suas atividades, emergiu como espaço clínico experimental para a execução de procedimentos e a transmissão de conhecimentos e saberes, com marcadas relações hierárquicas. Com isso, a importância da bagagem técnica da(o) profissional preencheu espaço de protagonismo e impulsionou-se a produção de relações verticais distanciadas, de baixa densidade comunicacional e ancoradas na falácia da neutralidade e da isenção para com a(os) usuária(os) dos serviços, aprofundando características reducionistas, restritivas, racionais e biologicistas da tecnociência biomédica sobre a visão da comida, da alimentação, do corpo e do ser humano.

No tocante à nutrição, a relação do sujeito com sua alimentação é vista de maneira fragmentada, normalizada e normatizada por protocolos padronizados. Apesar da crescente preocupação com o diagnóstico nutricional de indivíduos e coletividades, especialmente em decorrência da transição constatada nas últimas décadas e dos complexos problemas de saúde pública resultantes, como pontuado inicialmente neste capítulo, pouco foi acrescentado ao longo dos anos à abordagem do complexo processo relacional entre o ser humano e a comida, tendo o tema alimentação como um fenômeno psicobiossociocultural. Com efeito, observam-se a naturalização de demandas, a medicalização da alimentação e a abordagem do alimento e dos nutrientes de maneira isolada, isto é, na sua dimensão somente nutricional, sem considerar os elementos socioculturais (e, portanto, simbólicos), políticos e interacionais que os envolvem. Assim, até os dias atuais a atuação da(o) nutricionista tem o processo de planejamento dietético e de dietoterapia como elemento central, com coleta automatizada e pouco sensível de informações e experiências sobre o que se come, a serem contrapostos em relação a considerações fisiopatológicas e recomendações enrijecidas para ingestão de energia e nutrientes, resultando em orientações prescritivas embebidas, muitas vezes, em moral clínica e/ou estética.[7,8]

Por conseguinte, no contexto de elaboração do planejamento dietético, pode-se e deve-se questionar o patamar em que se encontra a atuação profissional da(o) nutricionista, considerando, por um lado, o desenvolvimento e o emprego de competências crítico-reflexivas na abordagem dos problemas de saúde, e, por outro, o potencial iatrogênico da abordagem nutricional limitada à racionalidade tecnocientífica. Tal racionalidade comumente incorre em desconforto e constrangimento às(aos) usuária(os) de serviços de saúde, com adicional comprometimento de adesão às dietoterapêuticas propostas, agravamento de sintomas e, inclusive, surgimento de novas queixas. A insuficiência nos modos de produção do cuidado nutricional deve desafiar, oportunamente, o tradicional modelo biomédico no sentido da discussão da construção social da saúde. Baseada justamente em ações de promoção, na interdisciplinaridade e na intersetorialidade, a construção social da saúde admite que valores subjetivos, vivências socioculturais e a autonomia do sujeito cuidado têm grande relevância ao trabalho em saúde e nutrição, o qual precisa abarcar a personalização da assistência, a humanização e a integralidade do cuidado e o direito à informação qualificada.

Para além da reflexão sobre como se sustenta a posição da(o) nutricionista em práticas de promoção de saúde e sobre como se dá a abordagem junto às(aos) usuárias(os) dos variados serviços de saúde, pode-se estender

processo se deu em meio a modificações de estilo de vida, alavancadas por profundas alterações nos sistemas de produção, processamento, comercialização e consumo de alimentos no país.

Dados do Sistema de Vigilância de Fatores de Risco e Proteção para Doenças Crônicas (VIGITEL), por exemplo, reúnem um conjunto de informações monitoradas desde 2006 e atualizadas anualmente por meio de entrevistas telefônicas com indivíduos a partir de 18 anos nas capitais estaduais e no Distrito Federal. Em 2016, entre mais de 53 mil pessoas entrevistadas, observou-se que o sobrepeso acometia mais da metade dos adultos, tendo passado de 42,6% para 53,8% nesses últimos 10 anos, com prevalência de obesidade evoluindo, no mesmo período, de 11,8% para 18,9%. Condições de hipertensão arterial e diabetes acompanharam esse cenário e foram relatadas por 25,7% e 8,9% dos indivíduos em 2016, respectivamente. O VIGITEL também apurou que a prática de atividade física se mantém insuficiente para dois terços dos brasileiros acima de 18 anos, em contraste com um elevado tempo dedicado a atividades sedentárias (como assistir à televisão, trabalhar em frente ao computador e mexer em celulares e *tablets*), e que há um contínuo decréscimo do consumo de alimentos tradicionais, como o feijão, aliado à baixa participação de frutas, verduras e legumes na alimentação. Ademais, constatou-se alto consumo de refrigerantes e bebidas açucaradas, além da prática já comum de substituição de refeições tradicionais e estruturadas, como almoço e jantar, por lanches. Assinala-se, ainda, que o excesso de peso e as doenças crônicas investigadas por meio das entrevistas do VIGITEL estiveram inversamente relacionados com o nível de escolaridade dos participantes, isto é, os problemas em questão foram consistentemente mais frequentes entre aqueles com menos anos de estudo.[5] Logo, tais achados são especialmente preocupantes por localizarem em camadas da população menos favorecidas socioeconomicamente a concomitância da carga crescente de doenças crônicas com impactos ainda persistentes de doenças infecciosas e parasitárias e o agravamento adicional propiciado pela proporção de óbitos por causas externas, como a violência e o desrespeito aos direitos civis e humanos.

ORGANIZAÇÃO TRADICIONAL DO TRABALHO EM SAÚDE, ALIMENTAÇÃO E NUTRIÇÃO

Diante do contexto apresentado, caminhos para a promoção da saúde certamente se tornam necessários. Ações de alimentação e nutrição são essenciais e, entre as competências da(o) nutricionista, figura a atribuição quanto ao planejamento dietético. De acordo com a Resolução n. 600, de 2018, do Conselho Federal de Nutricionistas[6], o planejamento dietético compreende uma atividade privativa que se insere na prescrição dietética, que pode ocorrer em área de atuação clínica ou em saúde coletiva, dirigido a indivíduos ou grupos populacionais. Essa atividade engloba um processo que parte de anamnese, história de vida e diálogo, avaliação do estado nutricional, adequação de necessidades e recomendações nutricionais, elaboração de plano alimentar e acompanhamento e reavaliação, conforme discutido no Capítulo 17.

Considerando o arcabouço conceitual da PNPS, da PNAN e do próprio SUS, é preciso, no entanto, ponderar como tais trajetórias têm sido propostas e desenhadas nos modelos assistenciais tradicionalmente praticados. Mesmo que o papel da alimentação adequada e saudável na promoção da saúde seja inegável, faz-se urgente pensar sobre definições de saúde que sublinham promoção da saúde com um caráter mais dogmático e até mesmo persecutório, ao centralizarem no indivíduo a responsabilidade e, consequentemente, a culpa pela adoção de estilos de vida vistos, cientificamente, como não saudáveis, sem quaisquer considerações sobre as condições de vida que o rodeiam. É também controverso o papel de ações de promoção da saúde que absorvem fatores de risco, em uma perspectiva clássica de história natural da doença, de maneira acentuadamente determinista, lidando com tais fatores como sintomas de doença já instalada, apagando limites entre a interpretação de evidências observadas em nível populacional e o cuidado construído

centralização, regionalização, hierarquização e integração dos diversos pontos de atenção à saúde, além do exercício da intersetorialidade e da participação social, em organização fundamental para a concepção, a implementação e a execução de práticas de promoção da saúde.

A partir desse panorama, em cenário brasileiro, foi publicada, em 2006, a Política Nacional de Promoção da Saúde (PNPS), a qual passou por processo de reelaboração e revisão mais recentemente, entre 2013 e 2014. A PNPS admite a promoção da saúde em um conjunto de estratégias e formas de produzir saúde, em âmbitos individual e coletivo, com articulação intrassetorial e intersetorial, além de ampla participação e controle social, reiterando acertadamente os princípios e as diretrizes do SUS. Políticas, programas e tecnologias* disponíveis à população devem ter o pressuposto de promover equidade e melhoria de condições e modos de viver, resultando na ampliação de potencialidades de saúde individual e coletiva, bem como na redução de vulnerabilidades e riscos à saúde em seus determinantes sociais, econômicos, políticos, culturais e ambientais. Dentro de um escopo considerável de objetivos, a PNPS assinala mudanças no processo de trabalho em saúde, em suas vertentes de organização, planejamento, condução, análise e avaliação.[3]

A promoção da alimentação adequada e saudável insere-se entre os temas prioritários da PNPS, em adição a temas de formação e educação permanente de trabalhadores de saúde, promoção de práticas corporais e atividade física, enfrentamento do tabaco, do uso abusivo de álcool e de outras drogas ilícitas, promoção da mobilidade segura, promoção da cultura de paz e de direitos humanos e desenvolvimento sustentável.[3] É mister ressaltar que as ações de alimentação e nutrição tiveram uma articulação intersetorial histórica, principalmente, entre os campos da saúde e da educação. Esse fato sinaliza novas possibilidades e caminhos para que as demais ações e políticas de alimentação, nutrição e saúde se articulem para além desses dois setores, tornando a promoção da alimentação adequada e saudável uma importante perspectiva para a promoção da saúde.

Segundo a Política Nacional de Alimentação e Nutrição (PNAN), em sua revisão de 2011, a alimentação adequada e saudável é um direito humano básico que envolve a garantia, de modo permanente, regular e socialmente justo, de uma prática alimentar adequada aos aspectos biológicos e sociais, atendendo às necessidades de diferentes fases do ciclo vital, referenciada pela cultura alimentar local e pelas dimensões de gênero, raça e etnia, acessível do ponto de vista físico e financeiro, harmônica em quantidade e qualidade, satisfazendo aos princípios de variedade, equilíbrio, moderação e prazer, e derivada de práticas de produção adequadas e com uso sustentável do ambiente.[4]

Com base no exposto, reconhecem-se a alimentação e a nutrição como determinantes e condicionantes da situação de saúde da população. Nesse sentido, deve-se apontar que o Brasil experimentou, ao longo das últimas décadas, uma série de transformações significativas em seus padrões demográficos e de morbimortalidade, culminando em um processo de transição epidemiológica. Em tal processo, a contribuição das doenças crônicas não transmissíveis superou aquela de doenças infecciosas e parasitárias para o perfil de incapacidades e de causas de óbito no país, sem que essas últimas, por sua vez, tenham sido completamente solucionadas ou erradicadas. Paralelamente, o processo de transição nutricional, documentado por séries de inquéritos epidemiológicos de abrangência nacional, demarcou a evolução das condições de sobrepeso e obesidade entre os brasileiros, com redução das proporções de desnutrição, entre todas as faixas etárias, embora ela ainda se concentre em algumas regiões do país. Esse

---

* Tecnologias de saúde estão entendidas neste capítulo segundo o proposto por Emerson Merhy.[12] São denominadas "tecnologias duras" aquelas ligadas aos equipamentos; "tecnologias leve-duras", aos saberes profissionais; e "tecnologias leves", às relacionais, de encontro. Para o autor, o funcionamento dos serviços de saúde é ideal quando tecnologias leves ordenam o uso de todas as demais.

16 Planejamento Dietético | Perspectivas para a Promoção da Alimentação Adequada e Saudável

Bárbara Hatzlhoffer Lourenço • Fran Demétrio • Fernanda Baeza Scagliusi

PROMOÇÃO DA SAÚDE NO CENÁRIO BRASILEIRO

A Organização Mundial da Saúde (OMS) define promoção da saúde como uma ampla gama de intervenções sociais e ambientais voltadas a beneficiar e proteger a saúde do indivíduo e sua qualidade de vida. Tais intervenções abordam e previnem causas radicais de doenças e agravos, sem foco exclusivo em tratamento e cura, e alinham-se à ampliação do controle e da autonomia do indivíduo sobre sua própria saúde. Entre os elementos-chave para a promoção da saúde, a boa governança para saúde aponta para a necessidade de que gestores de todos os segmentos e instâncias governamentais reconheçam a saúde como linha central para ação em suas decisões, com previsão de ações regulatórias junto a atividades desenvolvidas pelo setor privado. Em adição, a instrução em saúde engloba a garantia de acesso a conhecimentos, habilidades e informações para oportunizar escolhas saudáveis dos indivíduos em contextos democráticos que possibilitem expressão de demanda por adequadas condições estruturais para melhoria do estado de saúde. Tal exercício beneficia-se, ainda, da noção de ambientes saudáveis, os quais são possíveis a partir de posições de liderança que se articu-lem em comprometimento com a garantia da saúde em nível regional. Isso reverbera em níveis nacionais e internacionais, com a estruturação de medidas desde os níveis mais básicos de atenção à saúde aninhadas ao adequado planejamento dos arranjos físicos de cidades e demais conformações sobre as quais se desenham as interações sociais.[1]

No Brasil, as discussões sobre promoção da saúde ganharam corpo no processo de redemocratização, junto ao movimento de reforma sanitária, em linha com as disposições da Carta de Ottawa de 1986 e, subsequentemente, com a realização da 8ª Conferência Nacional de Saúde. Com vistas à concepção de um sistema universal, a saúde foi debatida e entendida como direito e em conceito ampliado, em que modos de vida, organização e produção de saúde se dão em contexto histórico, social e cultural próprio.[2] É relevante assinalar que o Sistema Único de Saúde (SUS), em seus princípios de universalidade, equidade e, especialmente, integralidade, prevê o papel de ações de promoção da saúde para satisfazer adequadamente as necessidades da população brasileira, em movimento para superação de perspectivas hegemônicas sobre saúde como apenas a ausência de doença, tal como a cultura biomédica. Os princípios do SUS são acompanhados de diretrizes de des-

methods, progress and international development. Obes Rev. 2012;13(4):299-315.
94. Wilson A, Jones M, Kelly J, Magarey A. Community-based obesity prevention initiatives in aboriginal communities: the experience of the eat well be active community programs in South Australia. Health. 2012;4:1500-8.
95. Mercer C, Riini D, Hamerton H, Morrison L, McPherson B. Evaluating a healthy eating, healthy action program in small Māori communities in Aotearoa, New Zealand. Aust J Prim Health. 2013;19(1):74-80.
96. Rush E, McLennan S, Obolonkin V, Vandal AC, Hamlin M, Simmons D, et al. Project Energize: whole-region primary school nutrition and physical activity programme; evaluation of body size and fitness 5 years after the randomised controlled trial. Br J Nutr. 2014;111(2):363-71.
97. Morin E. A religação dos saberes: o desafio do século XXI. Rio de Janeiro: Bertrand Brasil; 2001.
98. Morin, E, Almeida C, Carvalho EA. Educação e complexidade: os sete saberes e outros ensaios. São Paulo: Cortez; 2002.
99. Morin E. Os sete saberes necessários à educação do futuro. São Paulo: Cortez; 2000.

BIBLIOGRAFIA

Diez-Garcia RW. Reflexos da globalização na cultura alimentar: considerações sobre mudanças na alimentação urbana. Rev Nutr. 2003;16(3):483-92.

Nascimento AABS. Comida: prazeres, gozos e transgressões. 2. ed. Salvador: EDUFBA; 2007.

64. Hamelin AM, Beaudry M, Habicht JP. Characterization of household food insecurity in Quebec: food and feelings. Soc Sci & Med. 2002;54(1):119-32.
65. Assumpção D, Domene SMA, Fisberg RM, Canesqui AM, Barros MBA. Diferenças entre homens e mulheres na qualidade da dieta: estudo de base populacional em Campinas, São Paulo. Cien Saude Colet. 2017;22(2):347-58.
66. Davila EP, Kolodziejczyk JK, Norman GJ, Calfas K, Huang S, Rock CL, et al. Relationships between depression, gender, and unhealthy weight loss practices among overweight or obese college students. Eat Behav. 2014;15(2):271-4.
67. Couniham C, Van Esterik P. Food and culture: a reader. Nova York: Routledge; 2013.
68. Santos LAS. Da anorexia à obesidade: considerações sobre o corpo na sociedade contemporânea. In: Diez-Garcia RW, Cervato-Mancuso AM. Mudanças alimentares e educação nutricional. Rio de Janeiro: Guanabara Koogan; 2011. p. 109-17.
69. Barthes R. Leitura de Brillat-Savarin. In: Barthes R. O rumor da língua. 2. ed. São Paulo: Martins Fontes; 2004.
70. Giard L. Artes de nutrir. In: Certeau M, Giard L, Mayol P, organizadores. A invenção do cotidiano: morar, cozinhar. v. 2. Rio de Janeiro: Vozes; 1998.
71. Serra GMA, Santos EM. Saúde e mídia na construção da obesidade e do corpo perfeito. Cien Saude Colet. 2003;8(3):691-701.
72. Villaça N, Góes F. Em nome do corpo. Rio de Janeiro: Rocco; 1998.
73. Tivadar B, Luthar B. Food, ethics and aesthetics. Appetite. 2005;44(2):215-33.
74. Lupton D. Food, body and the self. Califórnia: Sage Publications; 1994.
75. Vester K. Regime change: gender, class, and the invention of dieting in post-bellum America, United States. J Soc Hist. 2010;44(1):39-70.
76. Gracia-Arnaiz M. Fat bodies and thin bodies. Cultural, biomedical and market discourses on obesity. Appetite. 2010;55(2):219-55.
77. Brewis A, Wutich A, Falletta-Cowden A, Rodriguez-Soto I. Body norms and fat stigma in global perspective. Curr Anthropol. 2011;52(2):269-76.
78. Byrne S, Cooper Z, Fairburn C. Weight maintenance and relapse in obesity: a qualitative study. Int J Obes. 2003;27:955-62.
79. Garner DM, Garfinkel PE. Socio-cultural factors in the development of anorexia nervosa. Psychol Med. 1980;10(4):647-56.
80. Ulian MD, Unsain RF, Sato PM, Pereira PR, Stelmo IDC, Sabatini F, et al. Current and previous eating practices among women recovered from anorexia nervosa: a qualitative approach. J Bras Psiquiatr. 2013;62(4):275-84.
81. Konttinen H, Männistö S, Sarlio-Lähteenkorva S, Silventoinen K, Haukkala A. Emotional eating, depressive symptoms and self-reported food consumption. A population-based study. Appetite. 2010;54(3):473-9.
82. Groesz LM, McCoy S, Carl J, Saslow L, Stewart J, Adler N, et al. What is eating you? Stress and the drive to eat. Appetite. 2012;58:717-21.
83. Bennett J, Greene G, Schwartz-Barcott D. Perceptions of emotional eating behavior. A qualitative study of college students. Appetite. 2013;60(2013):187-92.
84. Burnett J. Plenty and want: a social history of food in England from 1815 to the present day. Londres: Routledge; 1989.
85. Stevenson C, Doherty G, Barnett J, Muldoon OT, Trew K. Adolescents' views of food and eating: identifying barriers to healthy eating. J Adolesc. 2007;30(3):417-34.
86. Monteiro CA, Moubarac JC, Cannon G, Ng SW, Popkin B. Ultra-processed products are becoming dominant in the global food system. Obes Rev. 2013;14(Suppl. 2):21-8.
87. Brasil. Ministério da Saúde. Secretaria de Atenção à Saúde. Departamento de Atenção Básica. Guia alimentar para a população brasileira. 2. ed. Brasília: Ministério da Saúde; 2014.
88. Friel S, Hattersley L, Ford L, O'Rourke K. Addressing inequities in healthy eating. Health Promot Int. 2015;30(Suppl 2):ii77-88.
89. Victorian Health Promotion Foundation. Food for All Program 2005-10: evaluation report. Victoria: Victorian Health Promotion Foundation; 2011.
90. Cassady D, Mohan V. Doing well by doing good? A supermarket shuttle feasibility study. J Nutr Educ Behav. 2004;36(2):67-70.
91. Khandpur N, Sato PM, Mais LA, Bortoletto Martins AP, Spinillo CG, Garcia MT, et al. Are front-of-package warning labels more effective at communicating nutrition information than traffic-light labels? A randomized controlled experiment in a Brazilian sample. Nutrients. 2018;10(6). pii: E688.
92. Smith A, Coveney J, Carter P, Jolley G, Laris P. The Eat Well SA project: an evaluation-based case study in building capacity for promoting healthy eating. Health Promot Int. 2004;19(3):327-34.
93. Borys JM, Le Bodo Y, Jebb SA, Seidell JC, Summerbell C, Richard D, et al. EPODE approach for childhood obesity prevention:

37. Gomes MRT, Silva LT, Salamoni RM. Investigação dos tabus e crenças alimentares em gestantes e nutrizes do hospital regional de Mato Grosso do Sul – Rosa Pedrossian. Ensaios e Ciência: Ciências Biológicas, Agrárias e da Saúde. 2011;15(6):121-33.
38. Silva L, Santos RC, Parada CMGL. Compreendendo o significado da gestação para grávidas diabéticas. Rev Latino-AM Enfermagem. 2004;12(6):899-904.
39. Trigo M, Roncada MJ, Stewien GTM, Pereira IMTB. Tabus alimentares em região do Norte do Brasil. Rev Saúde Publ. 1989;23(6):455-64.
40. Jabs J, Devine CM. Time scarcity and food choices: an overview. Appetite. 2006;47(2):196-204.
41. Hartmann C, Dohle S, Siegrist M. Importance of cooking skills for balanced food choices. Appetite. 2013;65:125-31.
42. Oliveira TC, Czeresnia D, Vargas EP, Barros DC. Concepções sobre práticas alimentares em mulheres de camadas populares no Rio de Janeiro, RJ, Brasil: transformações e ressignificações. Interface – Comunicação, Saúde, Educação. 2018;22(65):435-46.
43. Ferreira VA, Magalhães R. Práticas alimentares de mulheres beneficiárias do Programa Bolsa Família na perspectiva da promoção da saúde. Saúde e Soc. 2017;26(4):987-98.
44. Bourdieu P. A distinção. 2. ed. Porto Alegre: Zouk; 2011.
45. Sato PM, Unsain RF, Gittelsohn J, Silva JGST, Perez ICG, Scagliusi FB. Strategies used by overweight and obese low-income mothers to feed their families in urban Brazil. Appetite. 2017;111:63-70.
46. Sato PM, Gittelsohn J, Unsain RF, Roble OJ, Scagliusi FB. The use of Pierre Bourdieu's Distinction concepts in scientific articles studying food and eating: a narrative review. Appetite. 2016;96:174-86.
47. Burns C. A review of the literature describing the link between poverty, food insecurity and obesity with specific reference to Australia. Melbourne: Victorian Health Promotion Foundation; 2004.
48. Friel S, Baker PI. Equity, food security and health equity in the Asia Pacific region. Asia Pac J Clin Nutr. 2009;18(4):620-32.
49. Pampel FC, Krueger PM, Denney JT. Socioeconomic disparities in health behaviors. Annu Rev Sociol. 2010;36:349-70.
50. Duran AC, Diez Roux AV, Latorre Mdo R, Jaime PC. Neighborhood socioeconomic characteristics and differences in the availability of healthy food stores and restaurants in Sao Paulo, Brazil. Health Place. 2013;23:39-47.
51. Larson NI, Story MT, Nelson MC. Neighborhood environments: disparities in access to healthy foods in the U.S. Am J Prev Med. 2009;36(1):74-81.
52. Forsyth A, Wall M, Larson N, Story M, Neumark-Sztainer D. Do adolescents who live or go to school near fast-food restaurants eat more frequently from fast-food restaurants? Health Place. 2012;18(6):1261-9.
53. Cotta RMM, Machado JC. Programa Bolsa Família e segurança alimentar e nutricional no Brasil: revisão crítica da literatura. Rev Panam Salud Publica. 2013;33(1):54-60.
54. Sperandio N, Rodrigues CT, Franceschini SDCC, Priore SE. Impacto do Programa Bolsa Família no consumo de alimentos: estudo comparativo das regiões Sudeste e Nordeste do Brasil. Cien Saude Colet. 2017;22(6):1771-80.
55. Nascimento EC, Cruz BEV, Calvi MF, Carvalho JPL, Reis CC, Gomes DL. A influência do Programa Bolsa Família nas práticas alimentares das famílias do Território do Marajó, Pará, Brasil. Scientia Plena. 2016;12(60):1-11.
56. Daufenback V, Ribas MTGO. "Staple food" and "children's food": food consumption by Bolsa Família program members in Curitiba-PR, Brazil. Demetra. 2016;11(1):47-64.
57. Devine CM, Farrell TJ, Blake CE, Jastran M, Wethington E, Bisogni CA. Work conditions and the food choice coping strategies of employed parents. J Nutr Educ Behav. 2009;41(5):365-70.
58. Bambra C. Work, worklessness and the political economy of health inequalities. J Epidemiol Community Health. 2011;65:746-50.
59. Friel S, Pescud M, Malbon E, Lee A, Carter R, Greenfield J, et al. Using systems science to understand the determinants of inequities in healthy eating. PLoS One. 2017;12(11):e0188872.
60. Devault ML. Feeding the family: the social organization of caring as gendered work. Chicago: The University of Chicago; 1991.
61. DaMatta, R. O que faz o Brasil, Brasil? Rio de Janeiro: Rocco; 1986.
62. Nogueira CM. O trabalho duplicado: a divisão sexual no trabalho e na reprodução – Um estudo das trabalhadoras do telemarketing. São Paulo: Expressão Popular; 2011.
63. Aguirré P. Aspectos socioantropológicos de la obesidad en la pobreza. In: Peña M, Bacallao J, editores. La obesidad en la pobreza: un nuevo reto para la salud publica. Washington (DC): WHO; 2002. p. 13-26.

8. Cummins S, Macintyre S. "Food deserts" – evidence and assumption in health policy making. BMJ. 2002;325(7361):436-8.
9. Beaulac J, Kristjansson E, Cummins S. A systematic review of food deserts, 1966-2007. Prev Chronic Dis. 2009;6(3):A105.
10. Walker RE, Keane CR, Burke JG. Disparities and access to healthy food in the United States: a review of food deserts literature. Health & Place. 2010;16(5):876-84.
11. Monteiro CA, Levy RB, Claro RM, Castro IRR de, Cannon G. A new classification of foods based on the extent and purpose of their processing. Cad Saude Publica. 2010;26(11):2039-49.
12. Story M, Kaphingst KM, French S. The role of schools in obesity prevention. Future Child. 2006;16(1):109-42.
13. Story M, Kaphingst KM, Robinson-O'Brien R, Glanz K. Creating healthy food and eating environments: policy and environmental approaches. Annu Rev Public Health. 2008; 29:253-72.
14. Pan American Health Organization, World Health Organization. Ultra-processed food and drink products in Latin America: trends, impact on obesity, policy implications. Washington (DC): PAHO/WHO; 2015.
15. Morland K, Wing S, Diez Roux A. The contextual effect of the local food environment on residents' diets: the atherosclerosis risk in communities study. Am J Public Health. 2002;92(11):1761-7.
16. Pothukuchi K. Attracting supermarkets to inner-city neighborhoods: economic development outside the box. Econ Dev Q. 2005; 19(3):232-44.
17. Dohnt HK, Tiggemann M. Body image concerns in young girls: the role of peers and media prior to adolescence. J Youth Adolesc. 2006;35(2):135.
18. Guillen E, Barr SI. Nutrition, dieting and fitness messages in a magazine for adolescent women. J Adolesc Health. 1994;15:464-72.
19. Becker AE, Burwell RA, Herzog DB, Hamburg P, Gilman SE. Eating behaviours and attitudes following prolonged exposure to television among ethnic Fijian adolescent girls. Br J Psychiatry. 2002;180(6):509-14.
20. Morris AM, Katzman DK. The impact of the media on eating disorders in children and adolescents. J Paediatr Child Health. 2003; 8(5):287-9.
21. Scully M, Wakefield M, Niven P, Chapman K, Crawford D, Pratt IS, et al. Association between food marketing exposure and adolescents' food choices and eating behaviors. Appetite. 2012;58(1):1-5.
22. Harris JL, Bargh JA, Brownell KD. Priming effects of television food advertising on eating behavior. Health Psychol. 2009;28(4):404-13.
23. Kelly B, Halford JC, Boyland EJ, Chapman K, Bautista-Castaño I, Berg C, et al. Television food advertising to children: a global perspective. Am J Public Health. 2010;100(9):1730-6.
24. Lobstein T, Dibb S. Evidence of a possible link between obesogenic food advertising and child overweight. Obes Rev. 2005;6(3):203-8.
25. Lévi-Strauss C. A origem dos modos à mesa. São Paulo: Cosac & Naify; 2006.
26. Trofholz AC, Thao MS, Donley M, Smith M, Isaac H, Berge JM. Family meals then and now: a qualitative investigation of intergenerational transmission of family meal practices in a racially/ethnically diverse and immigrant population. Appetite. 2018; 121(1):163-72.
27. Verstraeten R, Van Royen K, Ochoa-Avilés A, Penafiel D, Holdsworth M, Donoso S, et al. A conceptual framework for healthy eating behavior in Ecuadorian adolescents: a qualitative study. PLoS One. 2014;9(1):e87183.
28. Brown R, Ogden J. Children's eating attitudes and behaviour: a study of the modelling and control theories of parental influence. Health Educ Res. 2004;19(3):261-71.
29. Videon TM, Manning CK. Influences on adolescent eating patterns: the importance of family meals. J Adolesc Health. 2003;32(5):365-73.
30. Berge JM, MacLehose RF, Loth KA, Eisenberg ME, Fulkerson JA, Neumark-Sztainer D. Family meals. Associations with weight and eating behaviors among mothers and fathers. Appetite. 2012;58(3):1128-35.
31. Lévi-Strauss C. Antropologia estrutural. São Paulo: Cosac Naify; 2008.
32. Bonte P, Izard M. Etnología y antropología. Madrid: Akal; 1996.
33. Weber M. Economia e sociedade. Brasília: Editora UNB; 2004.
34. Canesqui AM, Diez-Garcia RW, organizadores. Antropologia e nutrição: um diálogo possível. Rio de Janeiro: FIOCRUZ; 2006.
35. Raman S, Nicholls R, Ritchie J, Razee H, Shafiee S. Eating soup with nails of pig: thematic synthesis of the qualitative literature on cultural practices and beliefs influencing perinatal nutrition in low and middle-income countries. BMC Pregnancy Childbirth. 2016;16(1):192.
36. Baião MR, Deslandes SF. Alimentação na gestação e puerpério. Rev Nutr. 2006;19(2):245-53.

bientais, econômicos e emocionais que competem para construir e condicionar o comer. As distintas instâncias presentes nos campos socioculturais atuam sobre a construção de identidades, definindo normas, gostos, símbolos e significados, que predisporão práticas alimentares em concordância com o contexto em que foram produzidos e para atender às expectativas do papel social ocupado por quem as pratica.[44,46] Referências ligadas a tradições, mídia, classe social, gênero, família e colegas interagem e se afetam no espaço dinâmico das relações sociais, ao mesmo tempo que contribuem para a construção das identidades e da imagem de si, conforme ilustrado na Figura 15.1.[42]

Ressalta-se que este capítulo buscou apresentar apenas algumas das influências e interações que ocorrem na constante construção das práticas alimentares. Considera-se pouco prudente estudar tal objeto em perspectivas unidisciplinar ou unilógica que, na maioria das vezes, são limitadas em conhecimentos. Para as(os) nutricionistas e pesquisadoras(es), o pensamento complexo favorece (re)ligar saberes que, por muito tempo, vêm sendo fragmentados.[97] Assim, necessita-se de outros saberes que se unam em diálogos e polilógicas a fim de contribuírem para o entendimento das práticas alimentares hegemônicas, concorrentes, antagônicas e contraditórias que podem ser expressas pelos indivíduos e pelas coletividades.[98,99]

A partir do entendimento dos condicionantes das práticas alimentares como um objeto complexo, nutricionistas e outras(os) profissionais podem atuar tendo em vista a garantia e a promoção da alimentação saudável e adequada a todos os indivíduos e grupos. É essencial que diferentes dimensões, como as apontadas neste texto, sejam consideradas na elaboração de abordagens, tanto individuais quanto coletivas, já que, mesmo em ações individuais, o sujeito estará inserido em um ambiente e espaço social; ao mesmo tempo que, em se tratando de um grupo, também será importante entender que haverá questões individuais dos membros. Entretanto, para que sejam possíveis práticas alimentares que garantam o direito à alimentação saudável e adequada, todas as ações supramencionadas devem ser articuladas com outras que visem à redução da pobreza, da desigualdade social e das disparidades de gênero e raça.

REFERÊNCIAS BIBLIOGRÁFICAS

1. Poulain J-P, Proença RPC. Reflexões metodológicas para o estudo das práticas alimentares. Rev Nutr. 2003;16(4):365-86.
2. Rotenberg S, Vargas S. Práticas alimentares e o cuidado da saúde: da alimentação da criança à alimentação da família. Rev Bras Saude Mater Infant. 2004;4(1):85-94.
3. Fischler, C. Commensality, society and culture. Soc Sci Inf. 2011;50(3-4):528-48.
4. Rideout K, Mah CL, Minaker L. Food environments: an introduction for public health practice. National Collaborating Centre for Environmental Health. 2015;1-7.
5. Herforth A, Ahmed S. The food environment, its effects on dietary consumption, and potential for measurement within agriculture-nutrition interventions. Food Sec. 2015;7(3):505-20.
6. Caspi CE, Sorensen G, Subramanian SV, Kawachi I. The local food environment and diet: a systematic review. Health Place. 2012;18(5):1172-87.
7. Hawkes C, Smith TG, Jewell J, Wardle J, Hammond RA, Friel S, et al. Smart food policies for obesity prevention. Lancet. 2015;385 (9985):2410-21.

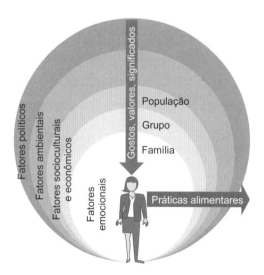

Figura 15.1 Dimensões dos condicionantes das práticas alimentares.

Diferentemente das meninas, os meninos expressaram menos frequentemente sentir culpa após os episódios de comer emocional. Por fim, durante os episódios de comer emocional, estudantes de ambos os sexos escolhiam comer o que definiam como comidas não saudáveis.[83]

Destaca-se, no entanto, que todas as escolhas alimentares são atravessadas por representações coletivas, imaginários e crenças, e não apenas pela racionalidade dietética.[34,84] Frente à escolha do que comer, os conhecimentos acerca de uma alimentação saudável construídos pelos indivíduos são ferramentas importantes para a melhora das escolhas de compra, preparo e consumo dos alimentos. Contudo, o conhecimento sobre alimentação saudável parece ser um condicionante importante, porém não suficiente para a construção das práticas alimentares saudáveis, haja vista a complexidade e a vastidão dos demais condicionantes discutidos até aqui.[85]

Nesse cenário, destacam-se como importantes condicionantes das práticas alimentares as preferências alimentares dos sujeitos. As características organolépticas dos alimentos, em termos de sabor, textura, aparência e cheiro, são frequentemente poderosas influenciadoras das escolhas alimentares.[85] Nesse sentido, uma das maiores dificuldades consiste em evitar os alimentos ultraprocessados, altamente palatáveis por sua composição com grandes quantidades de açúcar, gordura, sal, flavorizantes, aromatizantes e outros aditivos alimentares.[59,86] Entretanto, o desenvolvimento e o resgate das habilidades culinárias podem resultar em preparações saudáveis, feitas com alimentos *in natura*, minimamente processados e ingredientes culinários, e que tenham excelentes características sensoriais.[87] Nesse sentido, parece ser interessante em um processo de cuidado nutricional que a(o) profissional investigue a relação que a pessoa tem com a comida, levando em consideração as emoções envolvidas nessa prática.

No entanto, é necessária também atenção a níveis mais abrangentes dos condicionantes das práticas alimentares. Friel *et al.*[88] observaram que grande parte das evidências científicas relacionadas com o desenvolvimento de práticas alimentares saudáveis são discutidas em nível individual. Assim, é importante pensar e discutir ações governamentais e suas possibilidades, como promover ambientes alimentares saudáveis por meio de ações regulatórias em relação a produção, comercialização e divulgação de produtos comprovadamente danosos à saúde humana; e a divulgação de guias alimentares e promoção do acesso ao cuidado em saúde.[42]

Nesse sentido, instrumentos econômicos que podem promover as práticas alimentares saudáveis são políticas de subsídio fiscal a produção, distribuição e venda e de alimentos saudáveis (frutas, legumes, verduras, arroz, feijão, entre outros alimentos *in natura* ou minimamente processados) e taxação fiscal de alimentos não saudáveis (como os ultraprocessados e *fast-foods*).[88] Tais medidas devem ser somadas a intervenções que forneçam alimentos *in natura* ou minimamente processados em instituições públicas e privadas, como sacolões, feiras-livres e hortas comunitárias em bairros de baixa renda e esquema de transporte público comunitário ou entrega de alimentos a fim de favorecer o acesso e o consumo de alimentos saudáveis.[89,90]

Medidas importantes de controle governamental sobre as indústrias de alimentos abrangem: proibição e fiscalização da publicidade de alimentos ultraprocessados e *fast-foods* nos locais de estudo, trabalho, transporte e lazer (p. ex., escolas, shoppings, metrôs, pontos de ônibus e clubes esportivos); regulamentação de rotulagem dos alimentos esclarecedora e compreensível (p. ex., por meio de rotulagem frontal de advertência e intervenções sobre as reformulações destinadas a reduzir a proporção e a quantidade de componentes e nutrientes críticos em alimentos ultraprocessados).[88,91]

Já na esfera da participação social, o engajamento cívico, o ativismo e a participação popular nos processos de tomada de decisão e implementação de ações de promoção das práticas alimentares saudáveis são cruciais.[92-96]

CONSIDERAÇÕES FINAIS

A partir dos esforços para discutir alguns dos principais condicionantes das práticas alimentares, vale atentar para fatores socioculturais que interagem com aspectos políticos, am-

vida... Eu vejo paralelos com a anorexia nervosa. Eles vivem em função de seus corpos, assim como nós, mas no outro extremo da balança.[78]

Na anorexia nervosa, os distúrbios de imagem corporal agravam ainda mais a relação transtornada com a comida, já que a pessoa, nunca estando satisfeita com seu corpo, restringe ainda mais a alimentação a fim de atingir um ideal inatingível.[79] Mesmo considerando pessoas recuperadas da anorexia nervosa, o corpo ainda pode exercer influência nas suas práticas alimentares. Um estudo investigou a alimentação de mulheres recuperadas da anorexia nervosa. As participantes foram entrevistadas sobre sua alimentação na vigência da anorexia nervosa e posteriormente à doença. Os resultados mostraram que, embora menos presente do que quando comparado ao período de vigência da anorexia nervosa, algumas participantes relataram preocupação com a quantidade e a qualidade das comidas consumidas, expressando o desejo de estabelecer uma disciplina em relação a sua alimentação e ter uma alimentação mais saudável e natural. Também foi relatado por algumas participantes uma preocupação de que algumas comidas trariam consequências irreversíveis para seus corpos.[80]

Pesquisadores também observaram que mulheres com anorexia nervosa associavam o ato de comer a dificuldades emocionais, autorreferidas com frequência como "nervoso", "estresse", "ansiedade" e "depressão". Tais sintomas foram considerados pelas mulheres os principais responsáveis pelo que elas viam como transgressões e excessos alimentares, como ilustrados nos trechos: "eu como muito porque eu sou nervosa" ou "como porque sou muito ansiosa".[43]

No entanto, aspectos emocionais não são relevantes apenas para as práticas alimentares entre grupos com anorexia nervosa ou outros transtornos alimentares. Konttinen et al.[81] avaliaram as associações entre o comer emocional e sintomas depressivos com o consumo de doces, comidas energeticamente densas (que não doces) e frutas e verduras em homens e mulheres de diferentes pesos corporais. Tanto para os homens quanto para as mulheres, o comer emocional e os sintomas depressivos estavam positivamente correlacionados e ambos associados a um maior índice de massa corpórea. O comer emocional estava ligado a um maior consumo de doces em ambos os sexos, independentemente de sintomas depressivos e do comer restritivo. Para os homens, o mesmo resultado se deu para comidas energeticamente densas. Também foram observadas associações positivas de sintomas depressivos e o consumo de comidas energeticamente densas. Por fim, sintomas depressivos, mas não o comer emocional, se relacionaram com um consumo mais baixo de frutas e vegetais.

Outro estudo avaliou a relação do estresse com comportamentos associados à alimentação e com tipos de comidas consumidas.[82] As participantes eram mulheres de diferentes pesos corporais e os resultados mostraram, quando outras variáveis foram controladas (idade, índice de massa corpórea, renda e educação), que a percepção e a exposição a fatores estressantes se relacionaram com maior impulso para comer e um maior consumo de comidas palatáveis e não tão nutritivas. Ademais, o estresse se associou a um maior descontrole em relação ao comer, a uma maior sensação de fome e a maior frequência de "beliscar" comidas.[82] Bennett et al.[83] investigaram as percepções de estudantes acerca de suas emoções e seu comer. As meninas identificaram o estresse como o principal gatilho para o comer emocional, como observado na seguinte fala:

> Quando eu estou chateada, eu sei que eu como mais. Se eu estou brava com alguma coisa, eu simplesmente recorro ao chocolate.

Esse comer em resposta a uma demanda emocional era frequentemente seguido pela sensação de culpa. Os meninos identificaram como gatilho para o comer emocional uma sensação incômoda de tédio ou ansiedade, para as quais a comida se tornava um fator de distração:

> Uma das coisas ruins que eu faço é ter doces no meu quarto, como chocolates. Quando eu não estou contente, eu tenho o pensamento de que o doce vai fazer com que eu me sinta bem.

Outro grupo, de "hedonistas preocupados com a saúde", via a comida como importante fonte de prazer ao mesmo tempo que tinha o consumo alimentar guiado por uma preocupação com a saúde. Eles gostavam de novidades alimentares e rejeitavam o patriarcalismo de divisão doméstica. Dois terços eram mulheres, sendo o grupo com a maior renda e a maior porcentagem de pessoas que falavam inglês. Nesses dois breves exemplos, vê-se uma coerência entre um posicionamento em relação à comida e ao resto do mundo. A partir disso, pode-se refletir sobre o papel simbólico da comida – tal como seria a comida caseira para os tradicionalistas –, que reforça uma identidade ou pertencimento a um grupo social. Assim, comer alimentos exóticos, como os "hedonistas preocupados com a saúde" fazem, reforça a imagem de aventureiros e com gosto refinado, acessível somente àqueles com capital econômico suficiente para adquirir certos alimentos e capital cultural para apreciá-los.

Para entender a relação das práticas alimentares com outras partes da vida, diversos pesquisadores, conforme a revisão integrativa feita por Sato et al.[46], recorreram à teoria de *habitus* de Pierre Bourdieu. O autor define *habitus* como um arranjo de estruturas incorporadas que, ao serem expressas em práticas, estruturam o mundo.[44] Ou seja, o *habitus* é estruturado (a partir dos campos em que os sujeitos se inserem) e também estruturante (desses mesmos campos). Desse modo, os sujeitos atuam de acordo para conseguir o que é valorizado nos campos em que estão, por meio, por exemplo, do consumo de certos tipos de comida para afirmar *status* social. Assim, o *habitus*, uma predisposição a certas práticas construídas a partir do percurso do sujeito, influenciaria as escolhas do quê, como e com quem se come. Nessa direção, a noção de *habitus* busca lidar com a aparente contradição entre condicionamentos sociais exteriores e a subjetividade dos sujeitos, entendendo que ambos coexistem em uma relação de interdependência.[44]

Segundo Bourdieu[44], o gosto em comida também é afetado pela ideia que os grupos têm sobre o corpo e pelos efeitos do alimento no corpo. O autor descreve diferenças entre classes sociais nesse sentido; as classes mais altas valorizariam corpos femininos menores e mais delicados, incentivando alimentações mais leves, e práticas voltadas à manutenção (ou diminuição) do peso corporal. Em um período em que a imagem é altamente valorizada e os corpos são vistos como passíveis de quaisquer mudanças, uma das maneiras de exercitar controle sobre o corpo é disciplinando as práticas alimentares, as quais, assim, inscrevem no corpo seus significados, lidos e reconhecidos socialmente.[74]

A tentativa de disciplinar as práticas alimentares pode ser vista, por exemplo, por meio dos esforços para reduzir ou restringir a quantidade e o tipo de comida ingerida. Estes, quando resultam em um corpo socialmente valorizado, podem se tornar importantes símbolos de virtudes, como controle, força de vontade e capacidade de ignorar desejos. Por sua vez, quando o corpo é "desviante" da norma, características depreciativas são socialmente associadas à pessoa, que pode ser vista como incapaz de exercer controle das suas vontades, gulosa, sem força de vontade.[75-77]

Nas interações entre práticas alimentares e corpo, não só a comida é vista como passível de transformar o corpo, mas também a percepção do próprio corpo representa uma importante influência sobre a construção das práticas alimentares. No caso de pessoas insatisfeitas com seus corpos, por exemplo, a condição corporal pode levá-las a se submeter a restrições alimentares visando a reduzir o peso corporal.[68] Embora algumas pessoas consigam perder peso com tal estratégia, para aquelas que não o conseguem, a experiência pode ser frustrante.

No estudo de Byrne et al.[78], as mulheres que não conseguiram manter o peso perdido por restrição calórica relataram se sentir fracassadas, insatisfeitas e pouco motivadas para fazer mudanças futuras. Uma dessas participantes inclusive comparou o corpo gordo com a anorexia nervosa, como observado nesta fala:

> Eu estava tão envolvida emocionalmente com a perda de peso e com ser algo que eu não conseguia ser que eu deixei de lado todo o resto. O peso toma conta da sua

neira bem marcante "o direito" que os homens têm ao descanso nos dias de folga e "a obrigação" das mulheres em "limpar a casa e cozinhar" em seus dias livres.

Tal responsabilidade se reflete em práticas específicas de preparo dos alimentos, distintas dos homens, que muitas vezes não cozinham ou se dedicam a cozinhar apenas certos tipos de comida e em ocasiões especiais, como churrascos aos fins de semana – mas também em sua alimentação, principalmente quando há restrição de comida. Nesses casos, são comuns relatos de mulheres deixando a maior parte da comida (ou os alimentos mais valorizados, como a carne) para filhos e marido.[45,63,64]

Diferenças de consumo alimentar entre homens e mulheres também foram apontadas em alguns trabalhos, com mulheres tendo uma alimentação mais frugal que os homens.[65,66] Essa observação reforça a construção de gênero como uma importante influência para as práticas alimentares, que não pode ser explicada por um só motivo, mas por um arranjo de diversas pressões sociais, como a responsabilidade de educar os filhos com relação ao que comer e à insatisfação com o tamanho corporal.[67,68]

Barthes[69] aprofunda a análise sobre as diferenças de práticas alimentares entre gêneros a partir da noção da construção mitológica machista de ideal feminino. Segundo o autor, em decorrência dessa construção, comer é considerado "coisa de homem", com a mulher só tomando parte na alimentação em funções como as de cozinheira e de criada, que prepara e serve o alimento, mas nunca vista comendo.[69] Contudo, quando diz respeito aos homens, a alimentação é valorizada como um meio para conseguir força para o trabalho e um prazer a ser exaltado com exagero – o homem ingere mais alimentos que as mulheres, sendo os excessos socialmente aceitáveis.[70] Nesse processo, reconhece-se um sexismo alimentar, em que as mulheres têm uma relação de cuidado com a alimentação e pensam-na como objeto de prazer para os outros comensais. Aos homens, a alimentação compreende um reforço de sua masculinidade; dessa maneira, não existe preocupação em manter-se saudável, sendo socialmente permitidos os excessos e as alimentações gordurosas e ricas em energia.

IDENTIDADE, CORPO E FATORES EMOCIONAIS

Inseridos nos espaços discutidos até agora, dos mais macro ao mais micro, os sujeitos ocupam ambientes e papéis sociais distintos com normas e valores aprendidos, internalizados e reproduzidos por meio de práticas. Tais normas e valores influenciam de maneira importante o que é desejado e consumido, inclusive em termos alimentares. A partir dessas influências, contrói-se o gosto, que é, portanto, uma "objetividade interiorizada" que, compondo a subjetividade do sujeito, reflete uma escolha estética.[71] Ao comprar um alimento, os sujeitos não adquirem apenas um objeto tangível, mas também os significados que aquela comida carrega. A comida resume e transmite uma situação, constitui uma informação; pode-se afirmar que esses alimentos atuam como símbolos: saudáveis, besteiras, leves, pesados, de rico, de pobre etc.[69]

Reforçando a discussão sobre o alimento como símbolo, Vilaça e Góes[72] afirmam que a comida é signo de múltiplos campos, representando até mesmo o *status* de alguém. Tivadar e Luthar[73] realizaram um estudo quantitativo na Eslovênia com mulheres e homens adultos a fim de entender a lógica que motivava as práticas alimentares. Para tanto, relacionaram-nas com características sociodemográficas, visão de mundo e consumo cultural dos sujeitos. Definiram, a partir de análise de *cluster* e do referencial teórico de Pierre Bourdieu, seis grupos de "culturas alimentares", entre os quais estavam os "homens tradicionalistas eslovenos", que, com relação à alimentação, valorizavam abundância e rejeitavam novidades. Eles valorizavam comida caseira e consideravam que a mulher era a responsável por prepará-la. Também tinham uma forte noção de nacionalismo, viam minorias de maneira preconceituosa e consumiam pouca tecnologia (internet, cartões de crédito).

apoiavam em hábitos e costumes historicamente construídos, o que ressaltava a importância da dimensão cultural nas escolhas do grupo e reforçava sua identidade.

Diferentes posições socioeconômicas indicam variações de estilos de vida. O gosto, as escolhas e as preferências dos indivíduos são construídos simbolicamente como sinais da posição social, do *status* e de distinção. Assim, o estilo de vida guarda estreita relação com a posição social e reflete-se na opção pelo tipo de alimentação e padrões estéticos, como evidenciam pesquisas sobre práticas culturais entre grupos com posições econômicas distintas.[44-46]

Estudos científicos sugerem que, em muitos países, pessoas com menor renda, menos educação, condições de trabalho inseguras e más condições de vida são mais propensas a vivenciar a insegurança alimentar, consumir alimentos pouco saudáveis e ter níveis mais elevados de doenças relacionadas com alimentação e nutrição.[47-50] Isso porque é comum que famílias em situação de insegurança alimentar ingiram alimentos com maior densidade energética, menor valor nutricional e menor custo – como diversos alimentos ultraprocessados (p. ex., embutidos, enlatados, *fast-foods*, bolachas, bebidas açucaradas, doces ou guloseimas).[51,52]

Os programas de transferência da renda (condicionados ou não) são de grande importância, pois favorecem o aumento ao acesso dos alimentos em quantidade e variedade.[53] No entanto, apenas o aumento da capacidade financeira não é suficiente para assegurar uma melhora na qualidade da alimentação. Estudos brasileiros com os participantes do Programa Bolsa Família relataram um menor consumo de alimentos processados e ultraprocessados e um maior consumo de alimentos *in natura* ou minimamente processados quando comparados ao consumo da população geral, expressa na Pesquisa Nacional de Orçamentos Familiares (POF 2008-2009), e ao do próprio indivíduo antes de participar desse programa.[54-56] Assim, ressalta-se que a transferência de renda é um programa social de grande impacto, que deve se articular com a disponibilidade, o acesso, a distribuição e o preço dos alimentos, a composição familiar, o nível educacional dos membros da família e os significados das comidas para eles etc.

As circunstâncias de trabalho também podem condicionar as escolhas alimentares indiretamente por meio de sua influência na renda e no tempo disponível para o planejamento de refeições, as compras de alimentos e a preparação dos alimentos/refeições pessoais.[57] Condições de emprego precárias, como trabalho por turnos, horas de trabalho variáveis, não padronizadas ou inflexíveis, horas extras e trabalhos múltiplos, são identificadas como fatores associados a menor preparo de alimentos em domicílio, menor frequência de refeições familiares ou maior consumo de alimentos fora de casa, pior qualidade nutricional das refeições e práticas alimentares menos saudáveis.[58] A distância entre a casa e o trabalho também corresponde a um obstáculo para a alimentação saudável, o preparo de refeições em domicílio e o consumo das refeições em família.[59]

Assim como a posição socioeconômica, o gênero tem um papel importante na determinação dos estilos de vida, das expectativas sociais e, consequentemente, da alimentação. No ambiente familiar, por exemplo, a figura materna apresenta um papel de destaque na alimentação e na nutrição da família.[60] Isso porque a demarcação tradicional entre gêneros confere simbolicamente uma atuação doméstica às mulheres e pública aos homens, e, mesmo depois de a mulher passar a ocupar espaços fora de casa, inclusive em trabalhos remunerados, ainda recai sobre ela a responsabilidade quase total sobre a alimentação familiar.[61] O problema do trabalho duplicado das mulheres chega a apresentar aspectos dramáticos porque consome o pouco tempo que a venda da força de trabalho deixa para o descanso, provocando estresse e, possivelmente, degradando a saúde das mães. Para Nogueira[62], na sociedade capitalista é a mulher quem, na divisão social do trabalho, fica como responsável pelo trabalho doméstico, independentemente de estar empregada ou não pelo mercado laboral. Nos depoimentos recolhidos pela pesquisadora, aparece de ma-

É importante destacar que uma série de mitos*, tabus** e costumes***, entre outras crenças socioculturais relacionadas com a alimentação, modelam (e remodelam) as práticas alimentares durante o curso da vida.[34] Por exemplo, a gestação representa um estágio particular no curso da vida de uma mulher, uma vez que ela se encontra inserida em um contexto em que o biológico e o sociocultural se cruzam fortemente e condicionam as práticas alimentares.[35] Para as mulheres gestantes, o ato de comer pode ser intensamente afetado por significados atribuídos à imagem corporal, à saúde, à doença, à maternidade, ao discurso médico, às representações sociais coletivas, entre outros aspectos.[35,36] Alguns exemplos de estudos qualitativos ilustram essa questão e serão apresentados a seguir, porém sem a intenção de generalizá-los para todas as gestantes e nutrizes dos estados citados. No Mato Grosso do Sul, por exemplo, as gestantes diminuem o consumo de alimentos gordurosos por acreditarem que favorecem os enjoos, bem como a comida temperada, conservantes e refrigerantes, que podem favorecer as cólicas e "problemas" no umbigo da criança, e cebola, que se acredita que pode dar gosto ruim ao leite materno.[37] Em Pernambuco, por sua vez, as grávidas não costumam comer frutas gêmeas, como a banana germinada, para não terem gravidez gemelar.[38] No Rio Grande do Norte, as gestantes não misturam leite com manga por acreditarem que causa "vomitação", pode "ofender", "faz mal" ou "mata".[39] Muitas são as crenças populares relacionadas com a alimentação, tornando-se um importante fator a ser considerado na modelação e remodelação das práticas alimentares em diversos momentos da vida.

Não apenas as etapas de vida, mas também as transformações nas condições de vida ao longo da história têm importante influência sobre as práticas alimentares de grandes coletivos. Observa-se, por exemplo, ao longo das últimas décadas, uma maior valorização da praticidade do alimento, dados a falta de tempo crônica vivenciada pelos atores sociais contemporâneos e o gasto maior de tempo para aumentar a produtividade no trabalho.[40,41] A busca por praticidade transforma refeições, com a substituição de preparações tradicionais feitas a partir de alimentos *in natura* e minimamente processados por produtos ultraprocessados. Assim, o estilo de vida contemporâneo orienta a procura por produtos que atendem às suas demandas palatáveis, acessíveis e com praticidade.[42] Deve-se ressaltar que é necessária cautela para não naturalizar tal busca como um aspecto "rotineiro" ou descontextualizado, já que esta se insere em uma sociedade capitalista que determina que a força de trabalho tenha cada vez menos tempo para preparar os alimentos de maneira doméstica, o que, por sua vez, alimenta as grandes indústrias alimentícias.[41]

As condições materiais de um indivíduo ou de uma coletividade muitas vezes determinam suas possibilidades de estilos de vida, interagindo fortemente para a manifestação de suas práticas alimentares. Um estudo com mulheres moradoras da favela da Rocinha (no Rio de Janeiro) observou a predileção por comidas de alto valor calórico e poder de saciedade, que reflete seu passado de fome e escassez.[43] No entanto, não apenas a preocupação em saciar a fome regrava as práticas alimentares daquelas mulheres; as autoras descreveram que entre os alimentos de alta densidade energética era frequente o consumo de alimentos próprios da região, como angu, torresmo e garapa. Assim, observou-se que as práticas alimentares das participantes se

---

* Os mitos são narrativas fundadoras transmitidas pelos membros de uma sociedade de geração em geração. Sob a perspectiva de Lévi-Strauss[31], o mito não está somente nele, e sim dentro do sistema de mitemas a que pertence e do qual que participa. Assim, um mito nunca funciona isolado, e sim em conjunto.
** Os tabus são proibições ou interdições estabelecidas por convenções culturais.[32] O conceito de tabu tem mais de dois séculos de história em termos de discussão teórica e epistemológica, superando os objetivos deste capítulo.
*** A ideia de costume tem vários significados, mas neste capítulo será utilizada a ideia de "costume" classicamente no sentido de Weber[33], como um uso que se baseia na rotina.

exposição a propagandas na televisão, especialmente entre aquelas que encorajavam o consumo de comidas energeticamente densas e nutricionalmente pobres. Uma associação negativa, porém fraca, foi encontrada entre sobrepeso e propagandas encorajando práticas alimentares mais saudáveis. Os resultados dos estudos supracitados mostram a importância de ações que reduzam o *marketing* de comidas para crianças e adolescentes como fator importante para estimular a adoção de práticas alimentares mais saudáveis e prevenir o sobrepeso e a obesidade.

NORMAS SOCIAIS, FATORES ECONÔMICOS E GÊNERO

Os grupos sociais compartilham normas que dizem respeito às regras e aos modelos de conduta que orientam suas práticas. Tais normas são permeadas por julgamentos morais do que se deve ou não fazer/comer e definem categorias para os diferentes alimentos, seus diferentes usos, suas prescrições e proibições, suas formas de preparo, sua composição, o número das refeições diárias, entre outras regras alimentares.[1] Lévi-Strauss[25] reflete como normas sociais atuam para definir categorias de alimentos em seu livro *A origem dos modos à mesa*. Para o autor, o que cada cultura entende por cru, cozido ou podre é particular, não havendo razão para que se suponha que tais categorias signifiquem a mesma coisa ou compreenda os mesmos processos. Observam-se assim o caráter relativo das tradições e classificações alimentares e a permeabilidade histórica que elas apresentam.

Normas sociais relacionadas com a alimentação não são fixas, e sim permeáveis às novas maneiras de entender a sociedade. Também são muito sensíveis ao passo do tempo. Nesse sentido, quando se fala de normas não se quer dizer que sejam imutáveis, mas construídas historicamente, criando tradições alimentares que pautam, e às vezes regram, quando comer certas preparações, como no caso de datas comemorativas.

Normas sociais também condicionam a forma de preparar alimentos e as maneiras como serão consumidos.[1] Elas se concentram nos aspectos estruturais da alimentação, definindo modos à mesa, estruturas das refeições, horários, modos de comer etc. Tais normas estruturam a alimentação cotidiana e reforçam aspectos importantes e marcas diferenciadoras entre os grupos sociais.[2]

Um importante *locus* para o aprendizado de normas sociais e tradições alimentares é o espaço familiar, por meio do contato e da interação com cônjuges, pais, avós, irmãos etc. Um estudo qualitativo explorou como adultos, já no papel de pais, descreviam diferenças e similaridades entre as refeições feitas quando eram crianças em comparação àquelas feitas no seu momento de vida atual.[26] Algumas diferenças em relação à infância foram apontadas, como as regras à mesa e o maior acesso a comidas. Apesar disso, um ponto central para a maioria dos participantes foi ter aprendido quando crianças que refeições em família eram importantes e, assim, buscavam passar essa lição para seus próprios filhos, ensinando-os as regras para se comer em família, como lavar as mãos antes de comer, sentar-se à mesa e conversar com os outros durante as refeições.

Uma pesquisa com adolescentes no Equador mostrou que a disponibilidade de alimentos saudáveis em casa teve forte influência sobre seu consumo alimentar, já que adolescentes tendem a comer o que é servido e está disponível em casa.[27] Ademais, o apoio dos pais à ingestão de alimentos saudáveis (dada pelo exemplo do consumo de frutas, legumes, verduras, entre outros) e a frequência das refeições realizadas em conjunto com a família favorecem o desenvolvimento de práticas saudáveis pelos adolescentes.[28-30]

Ao mesmo tempo, deve-se considerar a influência exercida por outras pessoas além dos familiares. Verstraeten *et al.*[27] observaram uma norma subjetiva que norteava a relação entre a alimentação e o grupo de amigos. A maioria dos adolescentes participantes relatou ter medo do julgamento de outras pessoas quando comiam de forma saudável, descrevendo constrangimento e ridicularização, além de ser nomeado com expressões desqualificadoras, como "esquisito", "estranho" ou alguém que "não está disposto a gastar dinheiro".

diabetes, doenças cardiovasculares e câncer. Também foi identificado que moradores de bairros de menor poder aquisitivo poderiam ter mais dificuldade de arcar com os custos de transporte para os supermercados localizados fora da sua vizinhança, limitando, assim, o acesso a outras opções de comidas. Outros aspectos que interagem com a vizinhança, como insegurança e extensos horários de trabalho de seus moradores, também se mostraram como impeditivos para esse acesso.[10]

Em contrapartida, a maior presença de pequenos mercados, máquinas de venda e restaurantes *fast-food* parece favorecer o consumo de alimentos de maior densidade energética e menor teor nutricional a um menor custo monetário.[12,13] Ainda, os alimentos ultraprocessados e os *fast-foods* estão amplamente disponíveis e acessíveis em vários ambientes bastante frequentados, como escolas e locais de trabalho, transporte e lazer.[13,14]

Aspectos relacionados com a condição racial e étnica também se mostraram relevantes para disparidades de "desertos alimentares". Ainda na revisão sistemática supracitada, observou-se que a disponibilidade de redes de supermercado em bairros de população majoritariamente negra era 52% menor que em bairros com maioria branca. Essa diferença se manteve depois do controle de outras variáveis, como a renda do bairro. Por fim, outro aspecto verificado foi de que o preço dos alimentos era maior, a qualidade dos alimentos pior e a quantidade dos produtos oferecidos menor em áreas em que o poder aquisitivo era menor em comparação àquelas mais afluentes.[10] Ressalta-se que esse contexto favorece a disparidade econômica, racial e étnica nos acessos a alimentos saudáveis.[15,16]

Quando se fala de ambiente alimentar, estabelece-se um diálogo entre os aspectos que pertencem ao âmbito da natureza, ou seja, das condições geográficas e climáticas, e aqueles outros que pertencem ao âmbito da cultura, ou seja, relacionados com as transformações que o ser humano faz na natureza e o ambiente construído por ele. Em se tratando de exposições a certos tipos de ambientes que influenciam de maneira relevante as práticas alimentares na contemporaneidade, é importante também dar atenção à mídia e à publicidade. Em um estudo, Dohnt e Tiggemann[17] exploraram as influências da mídia sobre a preocupação com dieta em 128 meninas de 5 a 8 anos. Os resultados mostraram que expô-las a programas de televisão e materiais impressos que focavam na aparência se associava a uma maior preocupação e atenção delas com a alimentação. Tal discurso é, no entanto, imperativo entre as reportagens de nutrição voltadas a adolescentes do sexo feminino, como observado por Guillen e Barr[18] ao longo de 20 anos. Os autores descrevem que, no decorrer de todo o período, tais reportagens enfatizaram a perda de peso e a aparência física, sendo que metade delas apresentava um plano alimentar visando à perda de peso.[18] Tal divulgação das dietas da moda pode enfraquecer as práticas alimentares saudáveis, pois a mídia utiliza discurso relacionado com o poder mágico, tornando-as atraentes para uma parte da população.[19,20]

Já com relação ao efeito da publicidade sobre práticas alimentares menos saudáveis, um estudo transversal com 12.188 adolescentes australianos indicou que uma maior exposição a comerciais e a outros tipos de *marketing* relacionados com a comida estava independentemente associada às práticas alimentares dos adolescentes. Os participantes que relataram uma alta exposição a comerciais de televisão (mais de 2 h por dia) mostraram-se mais propensos a consumir mais comidas energeticamente densas e nutricionalmente pobres.[21]

Por meio da publicidade dos alimentos ultraprocessados e *fast-foods*, percebe-se um jogo de poderes que agrega uma série de valores e significados socioculturais para incentivar o consumo desses produtos alimentícios, como a alegria, o carinho em ofertar esses alimentos para os filhos e a família, o *status* social associado e até mesmo conotações como ser radical ou "descolado" etc.[22,23]

Outro estudo encontrou resultados importantes associando propagandas de comidas e risco de sobrepeso entre crianças estadunidenses, australianas e europeias.[24] Houve associação significativa entre o sobrepeso e a

e valores que regram como, onde, com quem e por que se comem os alimentos. Esse "espaço de liberdade" para a expressão sociocultural das práticas alimentares foi denominado por Poulain e Proença[1] espaço social alimentar. É necessário destacar algumas dimensões desse espaço porque ele está conformado por múltiplos aspectos e intersecções. Ainda, é importante salientar que essas dimensões não atuam de maneira independente entre si, mas sim interagindo e fazendo com que as explicações sobre a alimentação demandem articulações complexas.

Nesse sentido, dificilmente as práticas alimentares são investigadas a partir de um único instrumento de produção de dados, pois exigem uma pluralidade de técnicas, métodos e disciplinas capazes de contribuir para a descrição e a compreensão dos fenômenos alimentares. Desse modo, neste capítulo, serão apresentados os principais condicionantes que atuam sobre as práticas alimentares a partir de um viés sociocultural, ressaltando-se que se trata de uma síntese, e não de uma revisão exaustiva (ou compreensiva).

FATORES AMBIENTAIS, MÍDIA E PUBLICIDADE

Entre alguns dos fatores ambientais permeados pela construção sociocultural de uma população, pode-se destacar os meios de produção, distribuição, disponibilidade e acesso dos alimentos. Tais estruturas compõem os ambientes alimentares, que, por sua vez, podem ser definidos como construções humanas, com características históricas, geográficas, arquitetônicas, culturais e sociais, que condicionam a variedade, o custo e a qualidade de alimentos disponíveis, acessíveis, convenientes e desejáveis para as pessoas ou as coletividades em determinada região geográfica – comunidade ou bairro.[4,5] Assim, os ambientes alimentares são compostos por características físicas, sociais, econômicas, culturais e políticas dos locais de produção, armazenamento, venda e distribuição dos alimentos, das informações disponíveis em rótulos e embalagens e das experiências dos indivíduos nesses locais.[6]

Nos últimos anos, um crescente número de estudos tem se debruçado sobre o ambiente alimentar, colocando em evidência sua influência sobre as práticas alimentares de uma população.[6] Isso porque ele promove estímulos diários que influenciam escolhas e contribuem para a formação das práticas alimentares de indivíduos e coletividades.[7] Têm sido descritas diferenças importantes entre ambientes alimentares de bairros de maior e menor nível socioeconômico, verificando que bairros de maior poder aquisitivo apresentam disponibilidade de alimentos considerados saudáveis, como frutas, verduras e legumes, enquanto bairros de menor renda muitas vezes apresentam "desertos alimentares".*[10] Walker *et al.*[10], em revisão sistemática, buscaram explorar estudos que investigaram desertos alimentares nos EUA. O primeiro aspecto observado foi o acesso a supermercados. Em nível nacional, estimou-se que bairros de menor poder aquisitivo tinham cerca de 30% menos supermercados que bairros com maior poder aquisitivo. É importante destacar que, nos EUA, os supermercados são um dos poucos estabelecimentos comerciais que vendem alimentos *in natura* e minimamente processados, a partir dos quais se pode cozinhar. Em outros países, como o Brasil, feiras livres e sacolões representam espaços importantes, que devem ser estudados.

A revisão sistemática supracitada apontou ainda que, na cidade de Filadélfia, os bairros de maior poder aquisitivo tinham 156% mais supermercados que os bairros de menor poder aquisitivo. Nesses últimos, observaram-se mais problemas de saúde que tinham a alimentação como um fator de risco, como

---

* O termo "desertos alimentares" foi usado pela primeira vez no começo dos anos 1990 na Escócia. Desde então, tem sido empregado de maneira diferente por pesquisadores. Embora não haja um consenso acerca da sua definição, adotou-se neste capítulo a definição de Cummins e Macintyre[8], de que desertos alimentares são "áreas urbanas de menor renda, nas quais os moradores não têm possibilidade financeira de comprar comidas mais saudáveis". Assim, desertos alimentares podem contribuir para disparidades sociais na alimentação e em desfechos de saúde relacionados com a alimentação.[9]

15 Práticas Alimentares e seus Condicionantes

Priscila de Morais Sato • Mariana Dimitrov Ulian •
Ramiro Fernandez Unsain • Mayara Sanay da Silva Oliveira •
Fernanda Baeza Scagliusi

INTRODUÇÃO

Segundo a definição de Poulain e Proença[1], as práticas alimentares compreendem todos os costumes, ações, usos e aplicações de regras que se relacionam com a alimentação humana, desde a produção de alimentos até seu consumo e o manejo de sobras. Tais práticas alimentares incluem todas as etapas do sistema alimentar e da relação das pessoas com a comida, ou seja, o que se produz, como se produz, o que se compra, quem cozinha, como cozinha, o que se come, como se come, com quem se come, entre outros.[2] Assim, compreende-se que as práticas alimentares se expressam em um *continuum* que vai das observáveis, como o consumo alimentar, às subjetivas, como os significados e representações atribuídos aos alimentos e ao comer.[1]

Aspectos das práticas alimentares podem ser alcançados por meio de quatro níveis:

- Práticas observadas: tudo aquilo que se pode observar com relação à alimentação dos sujeitos, tanto presencialmente quanto por material audiovisual (como ao acompanhar e registrar em vídeo ou áudio as compras de alimentos de uma família)
- Práticas objetivadas: representam comportamentos não observados diretamente, mas acessados de maneira indireta (p. ex., ao utilizar dados de vendas de alimentos para inferir consumo alimentar)
- Práticas reconstruídas: memórias revividas por meio de métodos de história oral ou de avaliação do consumo alimentar, como o recordatório alimentar de 24 h
- Práticas declaradas: descrições de atos, como cozinhar, de maneira espontânea – embora possivelmente menos acuradas que os dados observados, essas práticas permitem perceber intersecções entre o declarado e o observado, trazendo luz aos paradoxos da prática alimentar.[1]

Partindo dessa leitura, entende-se que as práticas alimentares são condicionadas por fatores biopsicossocioculturais, ou seja, por questões que ultrapassam as características biológicas do ser humano, mas também abrangem os âmbitos psicológico, social e cultural. Tal noção tem como pressuposto que, embora a condição onívora do ser humano permita-lhe se alimentar tanto de animais quanto de vegetais, suas escolhas alimentares não resultam somente disso. O ser humano se alimenta também do imaginário e de significados – a alimentação conduz à biologia, mas não se limita a ela.[3] Assim, as práticas alimentares devem ser entendidas também a partir das condições que as permitem existir, uma vez que são condicionadas pela disponibilidade objetiva de alimentos, por influências socioculturais, por questões emocionais etc.[2]

Assim, os seres humanos definem, dialogando com a sua cultura e interagindo com a natureza, aquilo que será considerado comestível e a isso atribuem diferentes significados

70. Stunkard AJ, Sobal J. Psychosocial consequences of obesity. In: Fairburn CG, Brownell KD, editores. Eating disorders and obesity: a comprehensive handbook. New York: The Guilford Press; 1995. p. 417-21.
71. Silva JK, Prado SD, Carvalho MCVS, Ornelas TFS, Oliveira PF. Alimentação e cultura como campo científico no Brasil. Physis. 2010; 20(2):413-42.
72. Santos LAS. O corpo, o comer e a comida: um estudo sobre as práticas corporais e alimentares no mundo contemporâneo. Salvador: EDUFBA; 2008.
73. Freitas MCS, Fontes GAV, Oliveira N. Escritas e narrativas sobre alimentação e cultura. Salvador: EDUFBA; 2008.
74. Nascimento AB. Comida: prazeres, gozos e transgressões. 2. ed. Salvador: EDUFBA; 2007.
75. Ferreira FR, Prado SD, Seixas CM, Vargas EP. Cinema e comensalidade. Série Sabor Metrópole. Curitiba: CRV; 2016. v. 6.
76. Prado SD, Amparo-Santos L, Silva LF, Arnaiz MG, Bosi MLM. Estudos socioculturais em alimentação e saúde: saberes em rede. Série Sabor Metrópole. Rio de Janeiro: EdUERJ; 2016.
77. Menasche R. Saberes e sabores da colônia: alimentação e cultura como abordagem para o estudo do rural. Porto Alegre: Ed. UFRGS; 2015.
78. Maciel ME, Gomberg E. Temas em cultura e alimentação. Aracaju: Editora da Universidade Federal de Sergipe/Fundação Oviêdo Teixeira; 2007.
79. Bosi MLM. A face oculta da Nutrição: ciência e ideologia. Rio de Janeiro: Espaço e Tempo – coedição UFRJ; 1988.
80. Tonial SR. Desnutrição e obesidade. Faces contraditórias na miséria e na abundância. Recife: IMIP; 2001.
81. Demétrio F, Paiva JBD, Fróes AAG, Freitas MDCSD, Santos LADS. A nutrição clínica ampliada e a humanização da relação nutricionista-paciente: contribuições para reflexão. Rev Nutr. 2011;24(5):743-63.
82. Ulian MD, Pinto AJ, Sato PM, Benatti FB, de Campos-Ferraz PL, Coelho D, et al. Effects of a new intervention based on the Health at Every Size® approach for the management of obesity: The "Health and Wellness in Obesity" study. PLoS ONE. 2018;13(7):e0198401.

BIBLIOGRAFIA

Barbosa L. Feijão com arroz e arroz com feijão: o Brasil no prato dos brasileiros. Horiz Antropol. 2007;13(28):87-116.

Maciel ME. Cultura e alimentação ou o que têm a ver os macaquinhos de Koshima com Brillat-Savarin? Horiz Antropol. 2001;16:145-56.

39. Hospers H, Jansen A. Why homosexuality is a risk factor for eating disorders in males. J Soc Clin Psychol. 2005;24(8):1188-201.
40. Foster-Gimbel O, Engeln R. Fat chance! Experiences and expectations of antifat bias in the gay male community. Psychol Sex Orientat Gend Divers. 2016;3(1):63-70.
41. Wittig M. El pensamiento heterosexual y otros ensayos. Barcelona: Egales; 1992.
42. Shavitt S, Jiang D, Cho H. Stratification and segmentation: social class in consumer behavior. J Consum Psychol. 2016;26(4):583-93.
43. Carey RM, Markus HR. Social class matters: a rejoinder. J Consum Psychol. 2016;26(4):599-602.
44. Bourdieu P. Distinction: a social critique of the judgment of taste. London: Routledge & Kegan Paul; 1984.
45. DaMatta R. O que faz o Brasil, Brasil? Rio de Janeiro: Rocco; 1986.
46. Canesqui AM. Antropologia e alimentação. Rev Saúde Pública. 1988;22(3):207-16.
47. Fieldhouse P. Food & nutrition: customs & culture. London: Croom Helm; 1986.
48. Wills W, Backett-Milburn K, Roberts M-L, Lawton J. The framing of social class distinctions through family food and eating practices. Sociol Rev. 2011;59(4):725e740.
49. Tivadar B, Luthar B. Food, ethics and aesthetics. Appetite. 2005;44(2):215-33.
50. Montanari M. Sistemas alimentares e modelos de civilização. In: Flandrin JL, Montanari M. História da alimentação. São Paulo: Estação Liberdade; 1998.
51. Joannès F. A função social do banquete nas primeiras civilizações. In: Flandrin JL, Montanari M. História da alimentação. São Paulo: Estação Liberdade; 1998.
52. Flandrin JP. Os tempos modernos. In: Flandrin JL, Montanari M. História da alimentação. São Paulo: Estação Liberdade; 1998.
53. Pulici C. Le solennel et le parcimonieux dans l'alimentation. Les pratiques gastronomiques comme source de distinction des élites brésiliennes. IdeAs. 2012;3:1-173.
54. Saglio-Yatzimirsky M-C. A comida dos favelados. Estudos Avançados. 2006;20(58):123e132.
55. FAO, FIDA, OMS, PMA y UNICEF. El estado de la seguridad alimentaria y la nutrición en el mundo 2017. Fomentando la resiliencia en aras de la paz y la seguridad alimentaria. Roma, FAO; 2017.
56. IBGE – Instituto Brasileiro de Geografia e Estatística. Um quarto da população vive com menos de R$ 387 por mês. 2018 [acesso em 17 abr 2018]. Disponível em: https://agencia-denoticias.ibge.gov.br/agencia-noticias/2012-agencia-de-noticias/noticias/18825-um-quarto-da-populacao-vive-com-menos-de-r-387-por-mes.html.
57. IBGE – Instituto Brasileiro de Geografia e Estatística. PNAD Contínua: taxa de desocupação é de 13,1% no trimestre encerrado em março. 2018 [acesso em 15 abr 2018]. Disponível em: https://agenciadenoticias.ibge.gov.br/agencia-noticias/2013-agencia-de-noticias/releases/20994-pnad-continua-taxa-de-desocupacao-e-de-13-1-no-trimestre-encerrado-em-marco.html.
58. Degher D, Hughes G. The adoption and management of a "fat" identity. In: Sobal J, Maurer D. Interpreting weight: the social management of fatness and thinness. New York: Aldine de Gruyter; 1999. p. 11-27.
59. Scagliusi FB, Lourenco BH. A ditadura da beleza e suas consequências no discurso nutricional. In: Alvarenga M, Scagliusi FB, Philippi ST, organizadoras. Nutrição e transtornos alimentares: avaliação e tratamento. Barueri: Manole; 2010. p. 59-83.
60. Lupton D. Fat. New York: Routledge; 2013.
61. Stearns PN. Fat history: bodies and beauty in the modern west. New York: NYU Press; 2002.
62. Goffman E. Stigma: notes on the management of spoiled identity. New York: Simon & Schuster; 1963.
63. Sobal J. Sociological analysis of the stigmatisation of obesity. In: Germov J, Williams L. A sociology of food & nutrition: the social appetite. New York: Oxford University Press; 1999. p. 187-204.
64. Puhl R, Latner J. Stigma, obesity, and the health of the nation's children. Psychol Bull. 2007;133(4):557-80.
65. Trainer S, Wutich A, Brewis, A. Eating in the panopticon: surveillance of food and weight before and after bariatric surgery. Med Anthropol. 2017;36(5):500-14.
66. Abu-Odeh D. Fat stigma and public health: a theoretical framework and ethical analysis. Kennedy Inst Ethics J. 2014;24(3):247-65.
67. MacLean L, Edwards N, Garrard M, Sims-Jones N, Clinton K, Ashley L. Obesity, stigma and public health planning. Health Promot Int. 2009;24(1):88-93.
68. Vartanian LR, Novak SA. Internalized societal attitudes moderate the impact of weight stigma on avoidance of exercise. Obesity. 2011;19(4):757-62.
69. Brewis A, SturtzSreetharan C, Wutich A. Obesity stigma as a globalizing health challenge. Global Health. 2018;14(1):20.

2. Canesqui AM, Garcia RWD. Antropologia e nutrição: um diálogo possível. Rio de Janeiro: Fiocruz; 2005.
3. Fischler C. Food, self and identity. Soc Sci Inf. 1988;27:275-92.
4. Lupton D. Food, the body and the self. Thousand Oaks: Sage; 1996.
5. Ikeda J. Culture, food and nutrition in increasingly culturally diverse societies. In: Germov J, Williams L. A sociology of food and nutrition: the social appetite. New York: Oxford University Press; 1999. p. 149-68.
6. Poulain JP, Proença RPDC. Methodological approaches on the studies of food practices. Rev Nutr. 2003;16(4):365-86.
7. Carvalho MCDVS, Luz MT, Prado SD. Comer, alimentar e nutrir: categorias analíticas instrumentais no campo da pesquisa científica. Cien Saude Colet. 2011;16:155-63.
8. Lischetti M. Antropología. Buenos Aires: Eudeba; 2007.
9. Harris M. El desarrollo de la teoría antropológica. Madrid: Siglo XXI; 1983.
10. Menasche R, Alvarez M, Collaço J. Dimensões culturais da alimentação. Diálogos Latino-Americanos. Porto Alegre: UFRGS Editora; 2012.
11. Lévi-Strauss C. Antropología estructural. Barcelona: Paidós; 1992 [1958].
12. Cardoso DP. Fonologia da Língua Portuguesa. São Cristóvão: Universidade Federal de Sergipe, CESAD; 2009.
13. Barthes R. Toward a psycosociology of contemporary food consumption. In: Counihan C, Esterik PV. Food and culture: a reader. New York: Routledge; 2013 [1961]. p. 23-30.
14. Sinisi L. Antropología social inglesa: la teoría funcionalista. In: Lischetti M. Antropología. Buenos Aires: Eudeba; 2007. p. 121-38.
15. Harris M. Antropología cultural. Madrid: Alianza; 2009.
16. Poulain JP. Sociologias da alimentação. Florianópolis: Editora UFSC; 2004.
17. Poulain JP. Sociologie de l'obésité. Paris: Puf; 2009.
18. Douglas M. Pureza e perigo. São Paulo: Perspectiva; 2010.
19. Godoy J. Cocina, "cuisine" y clase. Madrid: Gedisa; 2009.
20. Fischler C. El (h)omnívoro: el gusto, la cocina y el cuerpo. Barcelona: Anagrama; 1995.
21. Gonçalves JR. A fome e o paladar: a antropologia nativa de Luis da Câmara Cascudo. Revista Estudos Históricos. 2004;1(33):40-55.
22. Freyre G, da Fonseca EN. Açúcar: uma sociologia do doce, com receitas de bolos e doces do Nordeste do Brasil. São Paulo: Global; 2007.
23. Brandão CR. Plantar, colher, comer – Um estudo sobre o campesinato goiano. Rio de Janeiro: Graal; 1981.
24. Candido A. Os parceiros do Rio Bonito: estudo sobre o caipira paulista e a transformação dos seus meios de vida. São Paulo: Livraria Duas Cidades; 1975.
25. Lang S. Men as women, women as men. Changing gender in native American cultures. Austin: University of Texas Press; 1998.
26. Assunção VK. Comida de mãe: notas sobre alimentação, família e gênero. Caderno Espaço Feminino. 2008;19(1):233-53.
27. Sato PM, Pereira PR, Stelmo IC, Unsain RF, Ulian MD, Sabatini F, et al. Eating practices and habitus in mothers. A Brazilian population-based survey. Appetite. 2014;82:16-28.
28. Bernardes AFM, Da Silva CG, Frutuoso MFP. Alimentação saudável, cuidado e gênero: percepções de homens e mulheres da zona noroeste de Santos-SP. Demetra. 2016;11(3):559-73.
29. Soares MD, Amparo-Santos L. Gênero, cuidado alimentar e saúde no âmbito familiar e doméstico: algumas reflexões. In: Strey MN, Verza F, Romani PS, editoras. Gênero, cultura e família: perspectivas multidisciplinares. Porto Alegre: EDIPUCRS; 2015.
30. Diez-Garcia RW, Castro IRRD. A culinária como objeto de estudo e de intervenção no campo da Alimentação e Nutrição. Ciênc saúde coletiva. 2011;16(1):91-8.
31. Mazzei NC. O trabalho duplicado. São Paulo: Expressão Popular; 2013.
32. Brody A, Spieldoch A, Aboud G. Género y seguridad alimentaria. Hacia una seguridad alimentaria y nutricional con justicia de género. Londres: Institute of Development Studies UK; 2014.
33. Ianni O. Dialética das relações raciais. Estudos Avançados. 2004;18:21-30.
34. Brasil. Política Nacional de Atenção Integral da População Negra. Brasília: Ministério da Saúde; 2007.
35. Siliprandi EA. Alimentação como um tema político das mulheres. Campina Grande: Ariús. 2012;18(1):144-58.
36. Feldman M, Meyer I. Eating disorders in lesbian, gay, and bisexual populations. Int J Eat Disord. 2007;40(3):218-26.
37. Kole S. Globalizing queer? AIDS, homofobia and the politics of sexual identity in India. Glob Health. 2007;3(8):1-16.
38. Quidley-Rodriguez N, De Santis J. A literature review of health risks in the bear community, a gay subculture. AJMH. 2017;11(6):1673-9.

alvo de comentários estigmatizantes ou atitudes preconceituosas. Nesse sentido, pode ser interessante – e talvez fundamental para aquele que busca o cuidado nutricional – abordar as expectativas relacionadas com o corpo magro na sociedade e como lidar com isso. Também está dentro do escopo de um atendimento nutricional que a(o) nutricionista aborde questões de gênero. Um exemplo de como inserir essa temática no atendimento é investigar como a família da(o) paciente se organiza em relação às etapas que envolvem o comer, desde compras dos alimentos, armazenamento, preparo das refeições até lavagem dos utensílios depois das refeições. Na situação hipotética de que todas essas tarefas fiquem majoritariamente sob a responsabilidade de um membro da família, como a pessoa em atendimento, a(o) nutricionista pode auxiliá-la a pensar em como as tarefas poderiam ser mais bem divididas entre todos os membros da família. Caso a pessoa atendida relate a situação inversa, ou seja, que ela fica bastante alheia a tais atividades, a(o) nutricionista pode incentivá-la a se engajar mais nelas.

Outro ponto abordado no capítulo foi classe social e a função simbólica do ato de comer e das escolhas alimentares. Nesse sentido, cabe à(ao) profissional investigar quais funções a comida tem para aquela pessoa e como elas podem estar interferindo em suas práticas alimentares. Uma estratégia para entrar em contato com tais temáticas é saber sobre a história de vida da pessoa que busca o cuidado nutricional. Cabe destacar um exemplo do estudo *Saúde e bem-estar na obesidade*.[82] Uma das participantes vinha de um contexto no qual a família havia passado por dificuldades financeiras extremas na sua infância. Ela tinha vários irmãos e, nessa época, sua mãe colocava em uma única bacia uma mistura de farinha e ovos, da qual todos os irmãos se alimentavam. Todos se sentavam em volta da bacia e comia mais quem comesse mais rápido. Por isso, até mesmo adulta ela tinha o hábito de comer extremamente rápido e era bastante difícil que mudasse isso. Coube ao nutricionista acolher sua história de vida e conversar sobre essa contextualização trazida por meio dessa trajetória em repetidas consultas, acolhendo também sua dificuldade de comer com mais calma e colocando que entendia o quanto isso era difícil para ela. Esse aspecto, para a participante, foi mais difícil de ser modificado, porém, com o tempo, ela foi se mobilizando e pôde realizar algumas mudanças. Caso a história de vida dessa pessoa tivesse sido ignorada pela(o) nutricionista (como muitas vezes acontece no atendimento nutricional pautado em uma racionalidade mais objetiva), é possível que essa pessoa não tivesse se sentido ouvida e compreendida, provavelmente abandonando o acompanhamento nutricional.

Por fim, é importante colocar que, muitas vezes, o atendimento nutricional é o único momento que a pessoa terá para falar sobre esses assuntos, que podem ser fonte de muita angústia e incômodo. Tais temáticas podem colaborar para que a pessoa tenha uma relação muito conflituosa com a sua alimentação e dificultar que estabeleça práticas alimentares mais apropriadas para seu contexto de vida. Por isso, ignorar tais angústias pode levar a um acompanhamento nutricional pouco profundo, nada problematizador e em grau nenhum emancipador. Também pode resultar em um atendimento bastante eficiente ao que tange os aspectos fisiológicos da nutrição daquela pessoa, mas que não a mobiliza para fazer mudanças efetivas. Compreende-se (e observa-se na prática) que incluir como parte efetiva do acompanhamento nutricional temáticas que abrangem aspectos socioculturais da vida da pessoa atendida acrescenta propostas inovadoras, democráticas, personalizadas, substanciais e mobilizadoras de mudanças. Sabe-se que a aproximação com as Ciências Humanas e Sociais requer um movimento ativo da(o) profissional que pode não ser fácil, mas, ao que tange às experiências dos autores como pesquisadoras(es) e profissionais, vê-se que tal aproximação tem sido bastante frutífera e motivadora em ambos os âmbitos, orientando decisões, pautando ações em nutrição e alimentação e levando a pensar em atuações inovadoras, transformadoras, substanciais e socialmente referenciadas.

REFERÊNCIAS BIBLIOGRÁFICAS

1. Germov J, Williams L. A sociology of food and nutrition: the social appetite. New York: Oxford University Press; 1999.

> **Proposta de exercício para reflexão**
>
> **Comida boa para pensar | Algumas provocações**
>
> Em nossa experiência acadêmica, percebemos que muitos estudantes de Nutrição procuram o curso já tendo uma visão biologizada dos fenômenos da alimentação e nutrição. Mas também percebemos que muitos, após diversas provocações, se encantam com as abordagens socioculturais. Assim, apresentamos um desses exercícios provocadores e convidamos o(a) leitor(a) a praticá-lo. Este exercício foi adaptado da disciplina *A global history of food*, ministrada por Ken Albala em 2002.
>
> Escreva um pequeno texto considerando os instigamentos a seguir:
>
> - Pense em uma lata de Coca-Cola® como algo além de uma embalagem vermelha com um líquido marrom dentro. Indague se bebê-la pode ser um ato cultural, social, político, econômico, estético, psicológico e até mesmo espiritual. Pense:
>   - Quais são os ingredientes? Quem os produziu? Onde? Como? Por quê? Quais são as consequências?
>   - Quem consome isso regularmente? Qual classe social, gênero, idade?
>   - Quais são as estratégias utilizadas para promover seu consumo? Quais são os impactos dessas estratégias?
>   - Beber isso serve como um ritual ou função social?
>   - Que valores essa bebida representa? E se fosse *diet*?

ção de outros campos de saber, como os das Ciências Humanas e Sociais. Tal aproximação vai ao encontro da Nutrição Clínica Ampliada, uma concepção que propõe justamente a ampliação da atuação da(o) nutricionista e que incentiva a racionalidade nutricional a se articular com outros saberes e contextos relacionados com o processo de cuidado.[81] Além disso, a concepção estimula que aquela(e) que busca por cuidado nutricional tenha papel ativo e central ao longo do processo, cabendo à(ao) nutricionista propor ações que promovam autonomia e empoderamento da pessoa sobre seu comer.

Supõe-se que, ao deparar com os conteúdos expostos neste capítulo, a sensação do(a) leitor(a) possa ser de que a aproximação com outros campos de saber e sua aplicação na prática profissional pareçam desafiadoras. A partir da nossa experiência profissional, gostaríamos de expor algumas sugestões de como tais conteúdos podem ser abordados no cuidado nutricional, contribuindo para uma prática mais humanizada e, até onde conseguimos observar, com maior possibilidade de sucesso. Ao se propor incluir tais articulações no seu cenário profissional, a(o) nutricionista deve estar disposta(o) a construir uma proposta terapêutica horizontal, ou seja, construída com o sujeito. Nesse sentido, é fundamental colocar que o cuidado nutricional será proposto com base no que a pessoa considera importante e se sente disposta a fazer. À(ao) nutricionista, cabe apontar algumas direções e ajudá-la a construir um caminho possível para alcançar a mudança desejada. A(o) nutricionista também pode considerar se distanciar das racionalidades predominantemente objetivas que norteiam a profissão. Um exemplo pode ser propor um acompanhamento nutricional sem a prescrição de uma dieta. Não faz parte do escopo deste capítulo aprofundar-se nessa temática, mas, brevemente, trata-se de uma abordagem chamada *aconselhamento alimentar e nutricional*, na qual algumas estratégias podem ser usadas no lugar das dietas, incluindo comer de acordo com os sinais de fome, saciedade e apetite, com atenção, tempo adequado e prazer. Também faz parte dessa estratégia auxiliar a pessoa a planejar sua alimentação e estimulá-la a se aproximar de experiências culinárias.

Expôs-se neste capítulo que a comida pode assumir diferentes significados e o comer pode envolver aproximar-se ou distanciar-se de determinadas características corporais. Estas, por sua vez, podem estar dentro ou fora das expectativas atribuídas a um corpo "ideal" na sociedade. Assim, uma consulta nutricional pode envolver, quando e se necessário, conversar sobre as expectativas da pessoa sobre seu corpo. Por exemplo, é possível abordar sobre as experiências da pessoa com seu corpo, como esse corpo se construiu, se ele é

Tabela 14.1 Comentários sobre três artigos científicos brasileiros que dialogam com a alimentação e a cultura.

Identificação do estudo	Objetivo	Local do estudo	Breve descrição dos métodos	Comentários
Moreira SA, Franca Jr I, Ayres JR, Medeiros M. Comensalidade e cuidado: meninas-jovens-mulheres órfãs no contexto de HIV/AIDS. *Interface – Comunicação, Saúde, Educação*. 2012;16:651-64	Considerando que nos contextos de HIV/AIDS, nos quais há perda da mãe, as filhas tornam-se responsáveis pelo cuidado de alimentar a família, o estudo procurou analisar as percepções dessas meninas e de seus irmãos sobre tais responsabilidades	São Paulo (SP), Brasil	Marco metodológico baseado em Edgar Morin. Foram realizadas entrevistas semiestruturadas com 14 jovens órfãos, de ambos os sexos, entre 15 e 21 anos, cujas mães morreram em decorrência da AIDS	O texto abarca dimensões de gênero, comensalidade, cuidado e o processo saúde/doença. Ele mostra como é naturalizada a herança do trabalho doméstico, recebida pelas meninas, e como esse fardo as distancia de seus sonhos, como ter acesso à educação e ao trabalho remunerado
Araújo KL, Pena PGL, Freitas MCS. Sofrimento e preconceito: trajetórias percorridas por nutricionistas obesas em busca do emagrecimento. *Ciência & Saúde Coletiva*. 2015;20: 2787-96	A pesquisa buscou entender as experiências subjetivas com a obesidade e os cuidados em saúde entre nutricionistas obesas	Salvador (BA), Brasil	Marco metodológico hermenêutico. Foram realizadas entrevistas semiestruturadas com oito participantes que preencheram os seguintes critérios de inclusão: a) ser nutricionista b) ser do sexo feminino c) ser/sentir-se obesa d) atuar/ter atuado no campo da nutrição	O artigo problematiza diversas questões, como o estigma associado ao peso corporal, a medicalização da obesidade e a verticalização do cuidado nutricional. É discutido como ser uma nutricionista obesa afeta negativamente as condições e as oportunidades de trabalho, mas não parece aumentar as habilidades de escuta e empatia em relação à alimentação e ao corpo do outro
Gaudereto BL, Costa LR. O Queijo Minas Artesanal na região da mata mineira: seu saber-fazer e suas representações. *Demetra: Alimentação, Nutrição & Saúde*. 2016;11: 1119-34	A pesquisa visou a analisar as representações sociais de produtoras artesanais do queijo minas na Zona da Mata sobre o saber-fazer envolvido na fabricação de seus queijos e como elas se articulam com a legislação sanitária que regula esse saber	Três cidades da Zona da Mata de Minas Gerais (Brasil), sendo duas na microrregião de Viçosa e uma na microrregião de Ubá (os nomes das cidades não foram citados para preservar o sigilo dos participantes)	Marco metodológico baseado nas teorias das representações sociais e do saber-fazer. Foram realizadas observações e entrevistas informais com produtoras do queijo e seus familiares, totalizando 17 pessoas	O artigo constrói uma lógica simbólica, imbricada em um saber-fazer próprio das queijeiras e seus familiares, que constitui suas identidades. Ao mesmo tempo, essa lógica se contrapõe à racionalidade microbiológica da legislação

que elas são, ao menos parcialmente, responsabilizadas por problemas de saúde automaticamente atribuídos a um peso corporal elevado. Além disso, tal estigma pode promover ainda mais ganho de peso e reforçar a manutenção da obesidade.[67] Vartanian e Novak[68] observaram que pessoas que tiveram experiências de estigma associadas ao peso corporal se sentiam desmotivadas a se engajar em uma alimentação adequada, muitas vezes adotavam práticas alimentares transtornadas e evitavam se exercitar, relatando se sentirem envergonhadas ou desconfortáveis. Ademais, o estigma relacionado com o peso corporal se reflete nas práticas de profissionais de saúde e nas ações de saúde pública. Pessoas com um corpo gordo recebem um tratamento de saúde de menor qualidade.[69] Nesse sentido, algumas mensagens de saúde pública sobre corpos gordos também podem contribuir para reforçar a aceitação sociocultural dessa condição como responsabilidade pessoal e, assim, ajudar a perpetuar o estigma.[66]

Embora medidas legais tenham sido tomadas para reduzir a estigmatização de aspectos raciais, religiosos e sexuais, o preconceito contra pessoas gordas ainda é tolerado e visto como socialmente aceitável.[70] Nesse contexto, comer é um ato especialmente problemático para pessoas gordas porque carrega um amplo potencial para críticas de terceiros.[63] Assim, pessoas gordas podem criar maneiras para lidar com tais críticas, como evitar eventos sociais, comer diferentemente do que gostaria, comer escondido, justificar suas escolhas ou se desculpar por elas. Todas essas estratégias tentam evitar interações sociais potencialmente ruins, ameaças e humilhações, porém são desgastantes e não sustentáveis a longo prazo.

Mudanças na formação e na prática das(os) profissionais de saúde podem ajudar a diminuir o estigma, contudo ações mais abrangentes devem ser tomadas, como implantar medidas legais que defendam pessoas com corpos gordos de experiências estigmatizantes, aumentar o acesso a comidas saudáveis e a espaços de recreação, adaptar espaços públicos para proporcionar o acesso dessas pessoas e promover ações de saúde pública que considerem outros parâmetros de sucesso para o cuidado de pessoas gordas que não exclusivamente o peso corporal.

Alimentação e cultura no campo científico

O campo científico da alimentação e cultura é vasto e tem crescido dentro do Brasil.[71] Algumas revistas científicas nacionais e internacionais que costumam publicar artigos desse campo são: *Ciência e Saúde Coletiva*; *Demetra*; *Appetite*; *Food, Culture and Society*; *Anthropology of Food*; *Journal of Nutrition Education and Behvaior*; *Ecology of Food and Nutrition*; *Social Science and Medicine* etc. Boa parte da produção bibliográfica desse campo também está publicada em livros, como os de Canesqui e Garcia[2], Santos[72], Freitas *et al.*[73], Nascimento[74], Ferreira *et al.*[75], Prado *et al.*[76], Menasche[77], Maciel e Gomberg[78], Bosi[79] e Tonial.[80]

Diante da impossibilidade de citar todas as produções bibliográficas do campo, publicadas no formato de livros ou artigos científicos, foram selecionados três artigos nacionais que podem ilustrar a importância da alimentação e cultura para estudantes e profissionais das áreas de Alimentação e Nutrição (Tabela 14.1).

CONSIDERAÇÕES FINAIS | FRUTOS PARA UMA PRÁXIS MAIS HUMANIZADA E EFICAZ

A ciência da Nutrição consolidou-se a partir do entendimento de que a alimentação é um objeto passível de intervenção. Assim, saber o que comer tornou-se importante para evitar ou reduzir riscos de adoecimento, e, nesse sentido, concepções racionais e objetivas tornaram-se mais centrais para garantir tais benefícios.[7] No entanto, é crescente a observação da baixa adesão às orientações nutricionais baseadas em racionalidades predominantemente objetivas, como a prescrição de dietas, e a percepção das limitações de métodos exclusivamente epidemiológicos ou experimentais para abarcar a complexidade das práticas alimentares. Tendo em vista tais limitações, é cada vez maior o interesse de profissionais da área em aproximar mais efetivamente a Nutri-

e coloca um foco exacerbado no corpo e na ideia de saúde como o principal objetivo do ser humano.[1] Esse fenômeno se reflete muitas vezes nos discursos de saúde expostos por diversas/os profissionais e especialistas em saúde. Esse movimento tem implicações socioculturais: a construção social sobre determinadas recomendações nutricionais e dos discursos que valorizam determinados formatos corporais em detrimento de outros reforça a alimentação como um ato social e político, uma vez que aceitar ou refutar tais construções implica determinados posicionamentos.

Assim, o valor sociocultural é cada vez mais medido pela habilidade pessoal de resistir a excessos. Em sociedades ocidentais, o corpo magro tornou-se o ideal; e a aparência física, um atributo muito mais central para a avaliação das mulheres que dos homens.[59] Essa ênfase desvaloriza implicitamente outras qualidades e conquistas das mulheres. A aparência feminina tornou-se um aspecto-chave de sucesso ou fracasso. Embora nem todas as mulheres internalizem esse ideal de magreza tampouco o perpetuem, replicando-o em outras mulheres, para muitas esse controle social do corpo feminino internalizou-se.[5] Nesse contexto, as dietas e a procura pelo corpo magro podem ser vistas como uma resposta "racional" de busca por aceitação em um contexto de ideais dominantes de beleza, sexualidade e feminilidade. As mulheres policiam os próprios corpos e os corpos de outras mulheres em um processo constante de monitoramento, estabelecendo-se um ciclo no qual o ideal de magreza é reforçado e perpetuado sem aparente coerção e frequentemente sem consentimento. Embora tal processo ajude a compreender o efeito danoso do ideal do corpo magro, essa autorregulação ocorre em determinado contexto e é reforçada por interesses estruturais, como das indústrias da moda, de perda de peso, *fitness* e cosmética.[5,59,60]

Outra consequência da racionalização dos corpos, em sociedades ocidentais, consiste na estigmatização de corpos gordos.* O estigma corresponde a um atributo que desacredita e desqualifica profundamente uma pessoa de total aceitação social.[62] Destaca-se que a marginalidade de um atributo não se baseia na sua prevalência ou funcionalidade, mas é estabelecida pelas normas socioculturais e valores atribuídos a determinada condição.[63] Por exemplo, o peso corporal, por si só, não tem significado. É o contexto social, histórico e cultural específico no qual esse corpo é vivenciado, representado e regulado que lhe confere significado.[60] Assim, a obesidade tornou-se um estigma, e a estigmatização do corpo gordo reflete a dimensão que se dá ao peso corporal em sociedades contemporâneas pós-industriais.[63]

Ainda que as causas que levam a um peso corporal elevado sejam diversas, a pessoa com um corpo gordo é vista como pessoalmente responsável por seu peso corporal.[63-65] Esquece-se que o sistema alimentar dá acesso a uma ampla variedade de comidas, muitas das quais com quantidades elevadas de açúcares e gorduras, energeticamente densas e vendidas a um custo baixo (ao contrário de comidas como frutas e hortaliças, tidas como saudáveis em diversas recomendações nutricionais).[63]

A estigmatização de pessoas gordas opera em diversos locais, em seu ambiente de trabalho, em sua casa ou em espaços públicos, sendo, assim, constantemente vivenciada. Como consequência, aponta-se que pessoas gordas têm mais dificuldade de acesso a educação (*i.e.*, são mais rejeitadas por instituições acadêmicas), vagas de trabalho, reconhecimento financeiro igualitário e chances de promoção no trabalho. Além disso, são menos visadas como parceiras românticas e, por causa do preconceito, têm sua credibilidade minimizada em interações pessoais.[17,63,66]

Estudar sobre discriminações e estigmatizações relacionadas com o peso corporal é importante, uma vez que se tem observado

---

* Optou-se por usar a palavra "gordo" neste capítulo, e não "obeso" ou "obesidade", pelo fato de os últimos terem uma conotação patológica associada à gordura corporal, colocando a pessoa "obesa" como doente, exigindo, por isso, cuidados. O uso do termo "gordo", portanto, funciona como descritor (e não discriminador) de pessoas cujo corpo é maior.[4]

famílias moradoras de duas favelas paulistanas, a diminuição do papel social da comida, uma vez que as pessoas não convidavam quem não era da família nuclear para compartilhar refeições em virtude da falta de comida.

A questão da insegurança alimentar representa um tema importante para abordar sob uma perspectiva que conjugue a alimentação e a nutrição com as Ciências Sociais e Humanas, pois permitiria dar voz à e conhecer a experiência da insegurança alimentar. Tal conhecimento poderia ser útil para o desenvolvimento de programas voltados à população que sofre com a insegurança alimentar adequados e capazes de suprir as suas demandas. No contexto atual, em que, só na América Latina, houve um aumento de 2,5 milhões de pessoas em situação de fome entre 2015 e 2016[55], essa atenção faz-se ainda mais urgente.

No Brasil, a Pesquisa Nacional de Amostra por Domicílios (PNAD contínua) apontou para um aumento de 11,2% de pessoas em situação de extrema pobreza.[56] Essa situação, em conjunto com o aumento da taxa de desemprego e a diminuição de políticas sociais, tem afetado negativamente a alimentação de milhões de brasileiros, criando um grupo ainda maior e relevante a se dar atenção.[57] Assim, acredita-se que, a quem se dedica ao tema alimentar, faz-se vital o posicionamento a favor da diminuição da pobreza e da desigualdade social como um modo crucial e indispensável de garantir uma possibilidade de alimentação saudável no Brasil.

Ressalta-se, assim, para estudantes, profissionais e pesquisadoras(es) da alimentação e nutrição, a importância de considerar tanto as possibilidades e limitações das escolhas alimentares dos atores sociais (entendendo-as a partir das relações econômicas vigentes e sua história) quanto os significados dos alimentos e os valores atribuídos a eles em contextos sociais específicos.

Alimentação e corpo

Construções sobre o corpo são maleáveis e moldadas por fatores socioculturais, conjunturas históricas, organizações sociais, profissionais da saúde e indivíduos.[58-60] Em sociedades ocidentais, o padrão estético atual, que valoriza o corpo magro, nem sempre foi o vigente. Entre meados do século 14 e o fim do século 16, esperava-se que as mulheres fossem corpulentas, já que o corpo roliço, com quadris grandes e abdome avantajado, sinalizava fertilidade, boa saúde, estabilidade emocional e *status*. Em contrapartida, a magreza excessiva era considerada uma ameaça para a saúde, já que tal característica corporal parecia aumentar a vulnerabilidade para doenças comuns da época, como a tuberculose.[59,61]

O ideal contemporâneo atual acerca do corpo magro emergiu em meados de 1960, período no qual parte do mundo (em especial os EUA) estava vivendo um período de prosperidade e plenitude.[5] Conforme a prosperidade e o consumo de alimentos cresciam, a preocupação sobre o peso corporal da população também aumentava, pois foi nesse período que os estudos científicos começaram a apontar associações entre obesidade e mortalidade prematura. Em meados dos anos 1970, uma série de fatores contribuiu para reforçar o ideal de corpo magro, e a medicina, as autoridades e a indústria da moda adotaram um discurso lipofóbico. Nesse período, movimentos feministas também adotaram o ideal magro como uma celebração da força e independência das mulheres.[59] Nos anos 1980, os discursos acerca do corpo magro focavam cada vez mais uma dimensão simplista de saúde e associavam tal padrão corporal à beleza ideal. Também nessa época o tônus e a definição muscular passaram a compor esse ideal.[59,60]

Atualmente, a comida se tornou amplamente acessível para uma porção da população (embora não possam ser esquecidos os efeitos da desigualdade social no acesso aos alimentos), e as indústrias de alimentos, por meio de estratégias de *marketing*, encorajam alguns prazeres relacionados com a alimentação. Nesse contexto, autoridades de saúde advogam a alimentação como um instrumento para a promoção da saúde. No entanto, houve uma distorção – muito conveniente e lucrativa para diversos setores, como a mídia, as indústrias de alimentos e de medicamentos, entre outros – das recomendações nutricionais para aquilo que se chama *healthism*, uma tendência que emergiu no final do século 20

os pobres haveria uma lógica de "barriga cheia", em que a comida é valorizada por sua capacidade de dar força e energia para trabalhar.

Apesar da atribuição de um gosto de liberdade às classes mais altas, Fieldhouse[47] problematiza o olhar apoiado apenas nessa leitura, expondo que a escolha de alimentos caros pode funcionar como mecanismo de escape da realidade cotidiana (de pobreza) e, com efeito de aumentar o *status*, criaria uma ilusão de liberdade. Além disso, é importante salientar que se descreveu a alimentação na literatura científica como um espaço para a manifestação de *status* também entre populações de baixa renda. Em um trabalho realizado com mães residentes em Santos (SP), Sato et al.[27] observaram diferentes manifestações de gosto de liberdade entre classes sociais. Enquanto mulheres de classes mais altas gostavam de alimentos exóticos e refinados, mulheres de classes mais baixas encontravam em restaurantes de *fast-food* espaço para refeições especiais em família, como almoços de domingo e comemorações. Nesse caso, apesar de a opção residir em comidas de alto valor energético, a escolha alimentar não era motivada por questões práticas, como a obtenção de energia para trabalhar, mas pelos significados e valores atribuídos àquele tipo de alimento. Tal observação reforça a ideia de que alimentos diferentes terão valores e significados distintos de acordo com o grupo social em questão, entendendo que o papel da comida, para além da função de saciar a fome e nutrir o corpo, está presente em diferentes estratos sociais.

Estudos mais recentes têm descrito diferenças entre classes sociais com relação à preocupação por uma alimentação saudável, sendo esta principalmente presente entre as classes mais altas.[48,49] De acordo com Bourdieu, as classes mais altas poderiam se preocupar com o futuro em razão de maior estabilidade financeira, enquanto grupos menos abastados estariam concentrados em lidar com as necessidades do presente. Wills et al.[48] reforçam essa relação entre temporalidade e escolhas alimentares nas diferentes classes. Os autores observaram entre as famílias de classe média o investimento em alimentos que apresentassem uma diversidade cultural para seus filhos, reforçando a educação deles. Assim, pais de classe média tinham um olhar orientado para o futuro, enquanto os de classes mais baixas se preocupavam com o que precisavam fazer para garantir a nutrição adequada para seus filhos no momento.

No entanto, não só o que se come distingue grupos de classes sociais diferentes. As maneiras de comer, ou seja, as estruturas de refeição e os modos à mesa, também têm agido historicamente para reforçar diferenças de *status* social. Desde a Antiguidade, a comensalidade era o primeiro elemento de diferenciação entre o indivíduo "civilizado" e o "bárbaro". O "civilizado" não comia apenas para satisfazer suas necessidades biológicas, mas para transformar a ocasião em um momento social.[50] Foi então definido um conjunto de regras para o ato de comer socialmente. A invenção das boas maneiras e dos aparatos convivais à arte gastronômica determinava culturalmente os domínios do privilégio. Desse modo, a mesa apresentava ao mesmo tempo um papel unificador e de separação.[51]

A consolidação da economia agrária na Idade Média se caracterizava por uma grande separação entre os camponeses e os citadinos, com reflexos na cultura alimentar das duas populações, de forma concreta e simbólica. Dessa maneira, criavam-se "modos alimentares" distintos e com poder de diferenciação. Durante a Idade Moderna, uma das principais diferenças entre o costume de comer de diferentes classes sociais era o horário das refeições. As elites foram, gradualmente, retardando os horários de suas refeições, refletindo uma vida mais noturna que antes. Assim, as refeições reforçam seu caráter de distinção, aportando estilos de vida e necessidades específicas estabelecidas pela estrutura social vigente, marcada pelos meios dominantes de produção.[52]

Pulici[53] investigou como a comida atuava para distinguir grupos de classes sociais diferentes em São Paulo. Em reuniões sociais, não apenas o que era comido funcionava como símbolo de distinção, mas também a apresentação da comida, a quantidade consumida e as maneiras à mesa. Em grupos com maiores restrições econômicas, no entanto, observa-se, às vezes, a diminuição da ritualização alimentar. Saglio-Yatzimirsky[54] descreveu, entre

por esses transtornos refere-se a homens. Nessa porcentagem que abrange a população masculina, os sujeitos homossexuais são os mais atingidos. É interessante salientar que não se está concentrando em outras condições de saúde que têm relação com a alimentação e a nutrição, ignorando – pelas limitações que o próprio texto impõe – a pandemia de HIV/AIDS que atingiu e atinge a população composta pelas sexualidades dissidentes desde seu começo. Contudo, para essa população, tanto os transtornos alimentares quanto o HIV/AIDS se agravam por causa da homofobia, aspecto presente não somente na população em geral, mas também nas(os) profissionais da saúde, como indica Kole.[37] Uma comunidade que pertence às sexualidades dissidentes e que exemplifica o problema exposto é a dos "ursos", como eles se autodenominam. Em termos gerais, esses homens exibem uma atitude masculina, têm muitos pelos, são corpulentos (o que pode caracterizá-los dentro de uma lógica biomédica de sobrepeso ou obesidade) e valorizam eroticamente essas caraterísticas. Eles atravessam uma dupla estigmatização: por um lado, praticam uma sexualidade homoerótica e, por outro, não portam corpos valorizados pela sociedade. Ainda, e em muitas oportunidades, eles são discriminados por grande parte do próprio coletivo dissidente. Assim, esse processo de rejeição do outro pode prejudicar a saúde. Nesse sentido, para Quidley-Rodriguez e Santis[38], "a 'cultura dos ursos' apresenta maior risco à saúde do que outros subgrupos de homens gays", por eles terem um índice de massa corpórea (IMC) fora das faixas da eutrofia e, ainda, por poderem apresentar baixa autoestima, embora tais assertivas acenem para uma "riscologia" que não compreende nem interpreta as práticas alimentares que fazem sentido para esses indivíduos. Hospers e Jansen[39] destacam o papel central da insatisfação do corpo nos sujeitos homossexuais como um fator potencialmente agravante para o desenvolvimento de transtornos alimentares e salientam a pressão social que o coletivo homossexual parece ter em relação a uma imagem corporal estereotipada, porém impossível de cumprir. Todavia, alguns integrantes do coletivo dos ursos parecem contestar essa imagem hegemônica de corpo, apresentando suas barrigas e pelos como elementos de erotização.

Assim, vê-se que tanto o gênero quanto a sexualidade tensionam a relação entre alimentação, nutrição e sujeito, devendo compreender elementos importantes na avaliação da saúde de uma pessoa. Ainda, essas dimensões podem se tornar elementos preventores se uma interação empática, baseada na escuta qualificada e no vínculo, se desenvolve com a(o) profissional da saúde.

Alimentação e classe social

Considerando que as condições socioeconômicas dos sujeitos exercem um papel central no comportamento de consumo, torna-se necessário refletir sobre como a alimentação também é influenciada pelo *status* socioeconômico e pelas desigualdades sociais existentes.[42,43] Isso porque a alimentação reproduz, reforça e às vezes até mesmo desafia as estruturas sociais e econômicas de uma cultura.

Pierre Bourdieu[44], na década de 1960, propôs a existência de um gosto de necessidade e um gosto de liberdade, que possibilitariam expressar diferenciação e *status* social por meio das práticas alimentares. Enquanto o gosto de necessidade seria característico da classe trabalhadora, com preferência por alimentos mais pesados e gordurosos que dessem energia e força, o gosto de liberdade representaria o gosto de classes dominantes, com o capital econômico suficiente para adquirir alimentos considerados caros e refinados e o capital cultural adequado para apreciá-los.

Nesse mesmo sentido, Roberto DaMatta[45] apontou para duas dimensões do comer a partir de observações sobre alimentação no Brasil: "eu como para viver" e "eu vivo para comer". O primeiro refere-se à função fisiológica da alimentação, mais especificamente de prover energia para sustentar o corpo, que seria central para a determinação das escolhas alimentares das populações mais pobres. O segundo diz respeito à função simbólica do ato de comer e das escolhas alimentares que, embora esteja presente em todas as classes sociais, torna-se mais evidente nos grupos de maior capital cultural e econômico. Outros autores, como Canesqui[46], reforçam que entre

alimentação e de nutrição dos indivíduos para além das conformações dos fenótipos. Adscrever a si em categorias de identidade de gêneros (p. ex., homem, mulher, travesti, transexual, entre outras) e sexuais (como gay, lésbica, bissexual etc.) demanda práticas e representações de que os sujeitos se apropriam para caracterizar e significar seus modos de vida, de relacionamentos e de alimentação, entre outros aspectos.

No Brasil, pesquisas têm destacado a centralidade das mulheres, especialmente as mães, na responsabilidade da compra, do preparo e do oferecimento das comidas para a família e dos homens na culinária festiva e na responsabilidade pela oferta de recursos para aquisição dos alimentos.[26-28] Esses estudos mostram a persistência das normas tradicionais de gênero do homem provedor e da mulher responsável pelos cuidados para com a família – em especial com a alimentação. Nesse contexto, a cozinha é o espaço privado (oculto no domicílio) em que se desenvolve a prática culinária imersa em um sistema simbólico, de representação e de significado cultural e ideológico que constrói, em parte, o gênero e a identidade de homens e mulheres em determinada sociedade.[29,30]

Os problemas de saúde da população feminina são agravados pela discriminação associada ao gênero e pela sobrecarga com as responsabilidades do trabalho doméstico.[31] Ainda, dentro do próprio lar, as necessidades de alimentação das mulheres e meninas são negligenciadas por valores e normas socioculturais discriminatórias persistentes. Por muitas vezes, as mulheres restringem a ingestão própria de alimentos ou das suas filhas em favorecimento do homem ou dos provedores da família.[32]

Para as mulheres negras, a vulnerabilidade social e as iniquidades de gênero também resultam das questões relacionadas com a raça. Isso porque a raça não é uma condição biológica, mas uma condição sociocultural criada, reiterada e desenvolvida nas relações sociais e nos jogos de poderes.[33] A vulnerabilidade sociocultural das mulheres negras é reflexo de um processo histórico de (re)produção das desigualdades sociais que condicionam essas mulheres a situações de pobreza ou extrema pobreza. As mulheres negras são mais acometidas por doenças como anemia falciforme, desnutrição, anemia ferropriva, hipertensão, diabetes melito, coronariopatias, insuficiência renal crônica, câncer, entre outras.[34] O cenário exposto expressa as demandas socioeconômicas e de saúde das mulheres negras brasileiras, demonstrando alguns dos fatores que promovem vulnerabilidade para esse grupo, em especial: baixo nível de educação, menor acesso ao Sistema Único de Saúde (SUS) e menor rendimento financeiro. Essas observações justificam a necessidade da abordagem da alimentação e da nutrição dentro dessas perspectivas tanto nas pesquisas científicas quanto nos espaços profissionais de atuação da(o) nutricionista. Pensar alimentação e nutrição dentro dessas perspectivas auxilia a promover demandas de justiça social, econômica, cultural e simbólica, além das demandas ligadas à efetivação dos direitos à saúde, à alimentação e à segurança alimentar e nutricional.[35]

Em relação às populações que compõem o universo das sexualidades dissidentes* (lésbicas, gays, bissexuais, entre outras), várias pesquisas indicam que os transtornos alimentares estão proporcionalmente mais presentes em relação a outros coletivos.[36-40] Segundo Feldman e Meyer[36], a bulimia nervosa e a anorexia nervosa acontecem primariamente entre as mulheres, mas uma porcentagem que varia entre 5 e 20% da totalidade dos afetados

---

* Utiliza-se nesse caso o termo *sexualidades dissidentes*, inspirado em Wittig[41], como uma maneira de contestar a denominação "homossexual" que, na nossa visão como autores, tem uma carga histórica que oprime as minorias sexuais e as coloca em um lugar de dominação. Por contrapartida, as sexualidades não dissidentes se localizarão no espaço das sexualidades comumente denominadas "heterossexuais". Deve-se chamar atenção para o fato de que, apesar da explicação deste rodapé, quando no texto principal se fizer uso das palavras "homossexual" e "heterossexual", isso se justificará pela utilização do referido autor dos termos, pela opinião de que estes devem ser citados fielmente em relação aos próprios trabalhos. Isso não quer dizer que os termos utilizados não possam ser problematizados no intuito de tornar a atividade, tanto científica quanto de aprendizagem, mais complexa.

a obra *Açúcar: uma sociologia do doce, com receitas de bolos e doces do Nordeste do Brasil.* A maior parte do livro compõe-se por receitas de doces, com o objetivo de recuperar receitas originárias das cozinhas das casas-grandes do Nordeste, da fase do poderio da cultura açucareira. Além disso, Freyre busca fazer uma "sociologia do açúcar", apresentando diversos contextos em que o açúcar estava envolvido, como doces que permaneceram ou saíram da cultura brasileira, de preferência infantil ou adulta, caseiros ou de confeitaria, das quituteiras negras ou das sinhás brancas.[22]

No Centro-Oeste, Carlos Rodrigues Brandão[23] dedicou-se a estudar a produção, a circulação e o consumo de alimentos entre lavradores que viviam em um município urbanizado goiano. O autor discute o papel da dissolução de tradições – nas quais o produtor vivia na fazenda e produzia diretamente seus meios de vida – na passagem de uma época de fartura para uma de privação. No primeiro período, o lavrador produzia todos os alimentos necessários para sua subsistência. Nesse cenário, ele podia usufruir de suas terras férteis e abundantes e da natureza. Além disso, naquela comunidade, a economia era pautada em padrões igualitários, reforçando a segurança econômica dos lavradores.

No entanto, com o surgimento de um mercado cada vez mais potencialmente lucrativo para quem consiga explorá-lo, o que faz que os latifundiários invistam nisso, importantes mudanças nas relações de produção são observadas. Começam as pressões para expulsar os moradores de suas fazendas, o desgaste de natureza e as alterações nas relações de trabalho. O lavrador, expulso da área rural para dar espaço às grandes monoculturas, vai para a cidade, na qual passa a comprar todos os seus alimentos. Assim, transforma também sua relação com a natureza, os meios de produção, outros profissionais (em especial seus empregadores) e a comida. A comida, nesse novo contexto, passa a ser entendida como fraca pelos lavradores, já que é apenas adquirida nos mercados e comércios, distante da natureza.

No Sudeste, o sociólogo Antonio Candido Souza Melo marcou os estudos sobre as sociedades tradicionais brasileiras com sua tese de doutorado intitulada *Os parceiros do Rio Bonito: estudo sobre o caipira paulista e a transformação dos seus meios de vida.*[24] Com um compromisso ético-político, Candido denuncia as raízes da crise agrária no interior paulista, relacionando-a com o domínio oligárquico dos meios físicos e tecnológicos para produção de alimentos. De outra parte, Candido[24] também discute o papel da alimentação nas representações sociais e mentais das famílias caipiras, considerando que a alimentação é um problema aflitivo que advém de disputas de poderes em um grupo, promovendo tensões de poderes e psíquicas nos indivíduos que compõem a "sociedade caipira". Em síntese, essa obra compreende um estudo das comunidades familiares caipiras paulistas, com uma interpretação abrangente da formação dessa sociedade, também evidenciando a formação das práticas alimentares dessa coletividade.

Alimentação, gêneros e sexualidades

Considera-se que as dimensões de gêneros e sexualidades atravessam as práticas alimentares das pessoas de determinada realidade social, cultural, econômica e política. Inúmeras são as abordagens de gêneros, de diferentes correntes, incluindo o feminismo, movimento dentro do qual existem profundas divergências. Todavia, faz-se necessária uma aproximação para tentar pensar uma primeira definição do conceito de gênero. Utilizam-se as ideias de Lang.[25] Para essa autora, gênero é:

> [...] significado cultural dado ao sexo físico de um indivíduo, e em que três componentes básicos são encontrados: identidade de gênero, que reflete o sentimento subjetivo da experiência do sujeito como um ser feminino, masculino ou ambivalente; o papel do gênero, que é a expressão observável da identidade de gênero em um contexto social; e o *status* de gênero, que indica a posição social de um indivíduo em referência a outros membros de sua cultura como mulher, homem ou alguém pertencente a outro *status* de gênero diferente dos dois mencionados.

A partir desse conceito, sugere-se que ser mulher, homem, transexual ou não binário em determinada sociedade e cultura apresenta impactos diferentes nos modos de vida, de

aponta a importância da história ao realizar pesquisas em relação à alimentação. Sua obra emblemática *Toward a psychosociology of contemporary food consumption* inicia com uma referência ao papel do açúcar na história do mundo.[13] Segundo Barthes[13], comida "não é somente uma coleção de produtos que são utilizados para estudos estatísticos ou nutricionais. Também, e ao mesmo tempo, é um sistema de comunicação, um corpo de imagens, um protocolo de usos, situações e condutas". O comer, portanto, é uma conduta que vai além da sua própria realização: substituindo, adicionando e sinalizando outras condutas, é precisamente por isso que constitui um signo.

Marvin Harris, a partir do materialismo cultural, também contribuiu para as pesquisas em alimentação. Segundo Sinisi[14], o autor se preocupa com a maneira como se constituem diferentes caminhos pelos quais as formas sociais mantêm uma relação com o ambiente que habitam. Por meio de um estudo analisando a razão da sacralidade das vacas na Índia, Harris[15] tentou demonstrar que esse fato, na realidade, protege um elo vital na cadeia alimentar já que, se a carne fosse consumida, o ecossistema circundante seria afetado, provocando possíveis crises alimentares. De fato, naquele contexto, o gado bovino é valorizado pelo leite e pela força de tração para eventuais trabalhos pesados, muito mais que pela sua carne, cujo consumo não poderia manter a demanda.[15]

Na Sociologia, mais recentemente, Jean Pierre Poulain, em *Sociologias da alimentação*[16] e *Sociologia da obesidade*[17], contribuiu enormemente para a compreensão do fenômeno alimentar e para a maneira como o Ocidente constrói os corpos obesos e com sobrepeso.

Em uma perspectiva antropológica, Mary Douglas[18], em *Pureza e perigo*, fala das prescrições em tipos de dietas que têm um componente identitário, seja religioso ou étnico. Também Jack Godoy[19] aborda algumas perguntas inquietantes, como por que não surgiu uma *haute cuisine* na África ou que papéis cumpre a mulher na preparação dos alimentos em distintas sociedades etc.

Por sua vez, Claude Fischler[20] traz renovadas reflexões em torno de que maneira a modernidade, a dinâmica das novas maneiras de viver e a industrialização, entre outros condicionantes, têm transformado a relação do indivíduo com a alimentação e o corpo.

No cenário brasileiro, autores como Câmara Cascudo, Gilberto Freyre, Carlos Rodrigues Brandão e Antonio Candido auxiliaram a desenvolver as disciplinas da Sociologia e Antropologia da alimentação. Na primeira metade do século 20, Luís da Câmara Cascudo, etnógrafo e folclorista potiguar, dedicou-se a estudos etnográficos sobre comidas, bebidas e outros aspectos da vida cotidiana brasileira considerados, até então, vulgares para as ciências. Câmara Cascudo representa um etnógrafo que descreve a cultura popular, em especial a nordestina. Ele dedicou três obras exclusivamente à temática da alimentação: *História da alimentação no Brasil* (1963); *Prelúdio da cachaça* (1968), que aborda a história e os significados da cachaça; e *Antologia da alimentação no Brasil* (1977), que reúne textos literários, documentos históricos, artigos de jornais antigos e textos de estudiosos do folclore sobre comidas e bebidas brasileiras. Os livros de Cascudo, além de abordarem a dimensão da produção alimentar, os modos de preparo e consumo de comidas no Nordeste e no Brasil, consideram a indissociabilidade da comida de um sistema de relações sociais e simbólicos associadas às festas, às religiões, à medicina popular, aos provérbios, às narrativas e às relações mágico-religiosas com santos, mortos e outras entidades.[21]

Ainda, o sociólogo Gilberto Freyre apresentou uma análise impressionista da ecologia social do Nordeste. O autor se voltou, entre outros temas, para a cana-de-açúcar, que apareceu como condutora da monocultura. Por meio dessa matéria-prima, o autor propôs uma análise considerando as relações humanas e a natureza. Falar da cana significou falar do ser humano, pois seu plantio foi uma ação colonizadora a partir da qual se construíram diversas relações sociais entre este e a natureza. Contudo, falar da cana também foi falar da decadência, pois, plantada em regime de monocultura, tomou conta do território nordestino, o que resultou na devastação das matas, na degradação dos rios e na servidão da população. Em 1939, o sociólogo publicou

ver as escolas e os autores mais importantes dessas disciplinas, com a adequada contextualização histórica, em um único capítulo. Desse modo, serão abordados brevemente apenas alguns dos autores clássicos que dialogaram com a alimentação em suas pesquisas.

Como uma breve introdução, destaca-se apenas que, segundo Lischetti[8], a Antropologia aparece fazendo um recorte bem particular: os grupos étnicos e socioculturais não europeus. Por sua vez, a Sociologia estuda os grupos de pessoas que habitam os territórios considerados "civilizados".* Tanto a Antropologia quanto a Sociologia parecem compartilhar muitos elementos instrumentais como técnicas e métodos, cabendo lembrar o contexto do surgimento de ambas em um devir histórico carregado de conflitos. Para Lischetti[8], apesar das discussões ainda presentes quanto a especificidades, as duas disciplinas apresentam semelhanças epistemológicas, o que possibilita um diálogo frutífero entre elas. No entanto, é necessário considerar que, para outras(os) pesquisadoras(es), a Antropologia tem por foco a cultura, e, para a Sociologia, o enfoque estaria na compreensão das estruturas das sociedades. Uma discussão pormenorizada desse aparente conflito supera a intenção deste texto. Contudo, é importante salientar que as duas ciências foram afetadas pelos contextos históricos que as atravessaram, conformando linhas de pensamento e diferentes maneiras de investigar as sociedades ao longo do tempo.

A partir desses fatos, o fenômeno alimentar impõe muitos desafios porque conforma um complexo que abrange inúmeros condicionantes. Muitas(os) pesquisadoras(es), antropólogas(os) e sociólogas(os), pensaram e pensam a alimentação com o intuito de desvendar suas particularidades. Como bem indicam Menasche et al.[10], desde Margaret Mead, discípula de Franz Boas, que levantou os hábitos alimentares de diversos povos, até Claude Lévi-Strauss, que dedicou parte de obra a pensar, por exemplo, a oposição entre o cru e o cozido, várias(os) antropólogas(os) têm pensado o fenômeno alimentar como uma ferramenta para explicar fatos sociais.

No final da década de 1950, Lévi-Strauss, influenciado pelos estudos referentes à linguística estrutural, aproximou-se do estudo da alimentação. Para ele, cozinhar é uma atividade universal assim como a linguagem, presente em todas as sociedades e configurada por um sistema de caraterísticas que se opõem e ao mesmo tempo se relacionam. Para descobrir os princípios subjacentes às leis gerais que determinam os componentes desse sistema, deve-se analisar as categorizações culinárias. Dessa maneira, os gustemas ou tecnemas são, do mesmo modo que os fonemas** na língua, as unidades funcionais mínimas culinárias. Partindo dessa construção teórica (as unidades do gosto ou gustemas), Lévi-Strauss[11] compara, mediante oposições binárias e signos diferenciais, a cozinha britânica e a francesa. O antropólogo francês também examina a cozinha como uma transformação do estado de natureza para o estado de cultura. Partindo da oposição elaborado/não elaborado e cru/cozido, fresco/podre, molhado/queimado, entre outras categorias empíricas, Lévi-Strauss converte-as em ferramentas conceituais eficazes na análise antropológica. É interessante pensar como um autor, a partir da construção de um esquema teórico que provém das Ciências Sociais, se debruçou na análise da alimentação em suas diversas manifestações, aplicando um inovador sistema conceitual no intuito de descrever e explicar as diversas manifestações da cultura.

Roland Barthes, também a partir da década de 1950, ocupou-se do fenômeno alimentar, sob a perspectiva do estruturalismo, com renovadas problematizações. O autor

---

* A separação entre países e grupos "civilizados" e "não civilizados" vem de longa data, porém é sistematizada a partir da publicação, em 1877, do livro de Lewis Henry Morgan, intitulado *A sociedade primitiva*. Nele, em virtude das influências evolucionistas de Darwin e Spencer, o autor postula três estágios de evolução das sociedades: selvagem, barbárie e, finalmente, civilização.[9]

** Um fonema é a menor unidade sonora (fonológica) de uma língua que estabelece contraste de significado para diferenciar palavras.[12] Por exemplo, a diferença entre as palavras "bote" e "pote", quando faladas, está apenas no primeiro fonema.

um dos grandes prazeres da vida e um ponto central da organização de muitos eventos sociais e de lazer. Além disso, contextos sociais afetam o modo como a comida é produzida e consumida, assim como a construção dos gostos e práticas alimentares. Desse modo, embora se compartilhem necessidades fisiológicas similares, as práticas alimentares* não são universais, havendo diferenças socioculturais significativas. Como Fischler[3] nota, a comida representa uma ponte entre a natureza e a cultura, na qual práticas alimentares são aprendidas por meio de noções culturalmente determinadas do que se constituem comidas apropriadas e inapropriadas e por meio de métodos culturais de preparo e consumo.

As escolhas das pessoas acerca de sua alimentação não são feitas em um vácuo social e, portanto, podem ter significados socioculturais específicos. A comida pode ser definida como ruim ou boa, masculina ou feminina, saudável ou não saudável, confortável ou punitiva, sofisticada ou simples, crua, cozida ou podre.[4] Essas dualidades ilustram classificações e emoções associadas à comida, que ajudam a definir identidade de indivíduos e grupos sociais.[4,5] Tais classificações também moldam determinadas preferências alimentares e crenças, dão suporte para o estabelecimento de determinadas práticas alimentares em detrimento de outras e contribuem para a construção das subjetividades.[4] Também não se pode esquecer que as pessoas comem de acordo com o meio e a sociedade em que vivem. Assim, dependem da maneira como a sociedade organiza, estrutura, produz e distribui os alimentos. No entanto, padrões socioculturais sobre o que se come não são estáticos, e os indivíduos, sendo conscientes, têm (alguns) espaços de escolha diante uma variedade de comidas e discursos a elas associados. Portanto, a dinâmica entre fatores socioculturais e individuais produz práticas alimentares diversas e particulares.

Com base nos referenciais apresentados anteriormente, entende-se que a comida assume significados. Trata-se de um modo de expressão da estrutura social e da organização de um grupo e que ajuda a definir identidades individuais e coletivas e, por isso, semelhanças e especificidades acerca do comer. Assim, a comida pode assumir diferentes significados dependendo de onde, em que época e com quem é vivenciada. Por sua vez, alimentar-se assume sentidos dentro desses significados, construindo costumes, fazendo parte de ritos de passagem, compondo relações.[7]

Partindo de tal entendimento, é fundamental, como estudantes, pesquisadoras/es e profissionais, ir além da compreensão sobre o que e quanto as pessoas comem, mas investigar como, com quem, onde, por quê, de que maneira e em quais circunstâncias esse comer acontece e, sobretudo, que interpretações pode-se construir com essas informações.[7] Profissionais de saúde muitas vezes não reconhecem o papel sociocultural atribuído à comida. O desafio para elas(es) é ajudar as pessoas a fazerem mudanças na alimentação, quando e se necessário e cabível, sem impor dogmas que se chocam com o universo sociocultural construído em torno da comida por/para aquela pessoa. Ao reconhecer o papel que a comida tem na identidade cultural, essa(e) profissional fica muito mais apta(o) a propor mudanças que façam sentido para as pessoas com quem interage.[5]

Diferentes maneiras de pensar a alimentação na Sociologia e na Antropologia

Embora o interesse da Antropologia e da Sociologia pelos temas alimentares e nutricionais estivesse presente desde os primórdios de ambas as disciplinas, nos últimos 50 anos ele se expandiu para os significados, as crenças e as estruturas sociais que dão contorno para as práticas alimentares. Seria impossível descre-

---

* Poulain e Proença[6], a partir de referenciais da Sociologia e da Antropologia da Alimentação, definiram práticas alimentares como um conjunto de dados, dos mais objetivos aos mais subjetivos, que permitem a descrição e o entendimento do fenômeno alimentar. Esse conjunto de dados pode incluir práticas observadas, objetivadas, reconstituídas, declaradas espontaneamente, normas, modelos, opiniões, atitudes, valores e sistemas simbólicos.

14 Diálogos entre Alimentação e Ciências Humanas e Sociais

Fernanda Baeza Scagliusi • Ramiro Fernandez Unsain •
Mariana Dimitrov Ulian • Priscila de Morais Sato •
Mayara Sanay da Silva Oliveira

INTRODUÇÃO

Para além das Ciências Biomédicas, o fenômeno alimentar é um assunto abordado pelas Ciências Sociais e Humanas, que têm por intuito problematizar e explicar as formas e os arranjos de diferentes agrupamentos humanos conceberem e representarem a alimentação. Dos intercâmbios disciplinares entre as Ciências da Saúde e as Ciências Humanas e Sociais, surgiu a ênfase nas dimensões "sociais e culturais" da alimentação nas pesquisas e na prática da(o) profissional nutricionista. Este capítulo adentrará nesse complexo, porém fascinante, percurso que busca refletir sobre a interface entre a alimentação e as Ciências Sociais e Humanas. Para isso, será definido a quais Ciências Sociais e Humanas se refere quando se pensa nelas. Embora o leque seja bastante profuso, o foco será a Antropologia e a Sociologia, pelas limitações impostas por um capítulo de livro. Contudo, é importante destacar que as análises históricas, políticas, econômicas, psicológicas e filosóficas, entre outras, são fundamentais.

Tanto a Sociologia quanto a Antropologia têm contribuído com pesquisas que visam a estabelecer vínculos com a alimentação e a nutrição, problematizando os fenômenos alimentares e nutricionais como um conjunto articulado de práticas socioculturais e de processos sócio-históricos. Eles se iniciam desde a matéria-prima para elaborar os alimentos até o seu consumo e eliminação em sentido mais amplo. Também se considera que cada sociedade produz as condições materiais e tecnológicas para produzir, distribuir e consumir os alimentos. Assim, é importante salientar que, apesar de se viver em um mundo globalizado, as diferenças culturais e econômicas permeiam a maneira como se expressa e cristaliza a alimentação.

A seguir, serão trazidas algumas definições, além do apresentado um breve percurso em relação a como aparece, a partir da perspectiva dos autores, esse diálogo com as Ciências Sociais e Humanas, comentando-se alguns exemplos que dialogam com pesquisas e a própria prática profissional para, finalmente, argumentar por que esse intercâmbio pode ser frutífero para uma práxis não somente mais humanizada, como também mais eficaz.

ALIMENTAÇÃO NO CAMPO DA CULTURA

Embora se entenda que uma alimentação compatível com as necessidades biológicas a cada ciclo da vida e situação de saúde é essencial para a sobrevivência, há mais em comer do que satisfazer necessidades fisiológicas.[1,2] Isso porque a comida não é apenas essencial para a sobrevivência, mas também

Parte 4
Dietética

27. Arthur JR, Mckenzie RC, Beckett GJ. Selenium in the immune system. J Nutr. 2003;133:1457S-1459S.
28. Burk RF, Hill KE, Motley AK. Selenoprotein metabolism and function: evidence for more than one function for selenoprotein P. J Nutr. 2003;133:1517S-1520S.
29. Ferreira KS, Gomes JC, Bellato CR, Jordão CP. Concentração de selênio em alimentos consumidos no Brasil. Rev Panam Salud Pública. 2002;11:172-7.
30. Nepa-Unicamp. Tabela de composição de alimentos [monografia online]. Nepa-Unicamp. Campinas: Nepa-Unicamp; 2004.
31. Cozzolino SMF. Biodisponibilidade de minerais. R Nutr. 1997;10:87-98.
32. Lima SB, de Paiva SC, Gazineu MHP, Rego RCP, Salgueiro AA. Investigação de metais na água do rio Formoso, PE, Brasil. Hig Aliment. 2004;18:93-8.
33. Nishihara L, Alabura J, Maio FD. Características físico-químicas das águas de fontes minerais da região da grande São Paulo. Rev Inst Adolfo Lutz. 1998;57:19-25.
34. Moraes SS. Avaliação das concentrações de zinco, manganês e ferro no fígado de bovinos e ovinos de várias regiões do Brasil. Pesqui Vet Bras. 1998;18:107-10.
35. Goldhaber SB. Trace element risk assessment: essentiality vs. toxicity. Regul Toxicol Pharmacol. 2003;38:232-42.
36. Kreider RB. Dietary supplements and the promotion of muscle growth with resistance exercise. Sports Med. 1999;27:97-110.
37. Brandão IOG, Valseck Junior A. Análise da concentração de flúor em águas minerais na região de Araraquara, Brasil. Rev Panam Salud Pública. 1998;4:238-42.
38. Ramires I, Grec HC, Cattan L, Moura PG, Lauris JRP, Buzalaf MAR. Avaliação da concentração de flúor e do consumo de água mineral. Rev Saúde Pública. 1904;38:459-65.
39. Trumbo P, Schlicker S, Yates AA, Poos M; Food and Nutrition Board of the Institute of Medicine, The National Academies. Dietary reference intakes for energy, carbohydrate, fiber, fat, fatty acids, cholesterol, protein and amino acids. J Am Diet Assoc. 1902;102:1621-30.
40. Buzalaf MAR, Levy FM, Rodrigues MH, Bastos JR. The effect of domestic water filters on the water fluoride content and fluoride level of the public water supply in Bauru, Brazil. J Dent Children. 2003;70:226-30.
41. Cardoso VES, Olympio KPK, Granjeiro JM. Fluoride content of several breakfast cereals and snacks found in Brazil. J Appl Oral Sci. 1903;11:306-10.
42. Melo LFC, Morgano MA, Mantovani DMB. Avaliação do teor de arsênio total em pescados de água doce. Rev Inst Adolfo Lutz. 1999;58:81-6.

BIBLIOGRAFIA

Bouga M, Lean MEJ, Combet E. Contemporary challenges to iodine status and nutrition: the role of foods, dietary recommendations, fortification and supplementation. Proc Nutr Soc. 2018;29:1-12.

Food and Nutrition Board. Dietary reference intakes for vitamin C, vitamin E, selenium and carotenoids. Washington (DC): National Academy Press; 2000. p. 284-324.

Food and Nutrition Board. Institute of Medicine. Dietary reference intakes – DRI – for calcium, phosphorous, magnesium, vitamin D and fluoride. Washington, DC: National Academy Press; 2002.

World Health Organization, United Nations Children's Fund & Disorders ICfCoID. Assessment of iodine deficiency disorders and monitoring their elimination: a guide for programme managers. Geneva: WHO Press; 2007.

doses. Os mais aceitos sinais de toxicidade são comprometimento do crescimento, aumento do volume dos órgãos, diarreia, inapetência e morte.

Os alimentos-fonte de vanádio são mariscos, cogumelos, salsa e pimenta-preta. E os mais pobres são bebidas, óleos e gorduras, frutas frescas e vegetais.

REFERÊNCIAS BIBLIOGRÁFICAS

1. Semba RD, Delange F. Iodine in human milk: perspectives for infant health. Nutr Rev. 2001;59:269-78.
2. Hurrell RF. Bioavailability of iodine. Eur J Clin Nutr. 1997;51(Suppl 1):9S-12S.
3. Mioto VCB, Monteiro ACCNG, de Camargo RYA, Borel AR, Catarino RM, Kobayashi S, et al. High prevalence of iodine deficiency in pregnant women living in adequate iodine area. Endocr Connect. 2018;7:762-7.
4. Alexander EK, Pearce EN, Brent GA, Brown RS, Chen H, Dosiou C, et al. 2017 guidelines of the American Thyroid Association for the diagnosis and management of thyroid disease during pregnancy and the postpartum. Thyroid. 2017;27:315-89.
5. Bell MA, Ross AP, Goodman G. Assessing infant cognitive development after prenatal iodine supplementation. Am J Clin Nutr. 2016;104(Suppl):928S-934S.
6. Dror DK, Allen LH. Iodine in human milk: a systematic review. Adv Nutr. 2018;9:347S-357S.
7. Andersson M, Karumbunathan V, Zimmermann MB. Global iodine status in 2011 and trends over the past decade. J. Nutr. 2012;142:744-50.
8. Delange F. Iodine deficiency in Europe and its consequences: an update. Eur J Nucl Med. 2002;29(Suppl 2):404S-416S.
9. Macedo MS, Teixeira RA, Bonomo E, Silva CAM, Silva ME, Sakurai E, et al. Deficiência de iodo e fatores associados em lactentes e pré-escolares de um município do semiárido de Minas Gerais, Brasil, 2008. Cad Saúde Pública. 2012;28:346-56.
10. Bürgi H, Schaffner Th, Seiler JP. The toxicology of iodate: a review of the literature. Thyroid. 2001;11:449-56.
11. World Health Organization and Food and Agriculture Organization of the United Nations. Vitamin and mineral requirements in human nutrition. 2. ed. Geneva; 2005.
12. Alves MLD, Duarte GC, Navarro AM, Tomimori EK. Avaliação ultrassonográfica da tireoide, determinação da iodúria e concentração de iodo em sal de cozinha utilizado por escolares de Ribeirão Preto, São Paulo, Brasil. Arq Bras Endocrinol Metab. 2010;54:813-8.
13. Arthur JR. Functional indicators of iodine and selenium status. Proc Nutr Soc. 1999;58:507-12.
14. Hambidge M. Biomarkers of trace mineral intake and status. J Nutr. 2003;133(Suppl.):948S-955S.
15. World Health Organization. Prevention and control of iodine deficiency in pregnant and lactating women and in children less than 2-years-old: conclusions and recommendations of the technical consultation. Public Health Nutr. 2007;10:1606-11.
16. Brasil. Ministério da Saúde. Anvisa. Resolução da Diretoria Colegiada – RDC N. 23, de 24 de abril de 2013. Dispõe sobre o teor de iodo no sal destinado ao consumo humano e dá outras providências. Diário Oficial da União. 31 dez 2013; Seção 1:64.
17. Sarno F, Claro RM, Levy RB, Bandoni DH, Monteiro CA. Estimativa de consumo de sódio pela população brasileira, 2008-2009. Rev Saúde Pública. 2013;47:571-8.
18. Brown KM, Arthur JR. Selenium, selenoproteins and human health: a review. Public Health Nutr. 2001;4:593-9.
19. Combs Jr GF. Selenium in global food systems. Br J Nutr. 2001;85:517-47.
20. Lehninger AL, Nelson DL, Cox MM. Aminoácidos e peptídeos. In: Lehninger AL. Princípio de bioquímica. São Paulo: Sarvier; 1995. p. 79-98.
21. Rayman MP. The importance of selenium to human health. Lancet. 2000;356:233-41.
22. Maihara VA, Gonzaga IB, Silva VL, Fávaro DIT, Vasconcellos MBA, Cozzolino SMF. Daily dietary selenium intake of selected Brazilian population groups. J Radioanal Nucl Chem. 2004;259:465-8.
23. Nève J. New approaches to assess selenium status and requirement. Nutrition Rev. 2000;58:363-9.
24. Alissa EM, Bahijyti SM, Ferns GA. The controversy surrounding selenium and cardiovascular disease: a review of the evidence. Med Sci Monit. 2003;9:9-18.
25. Goldenberg RL. The plausibility of micronutrient deficiency in relationship to perinatal infection. J Nutr. 2003;1645S-1648S.
26. Klotz LO, Kroncke KD, Buchczk DP, Sies H. Role of copper, zinc, selenium and tellurium in the cellular defense against oxidative and nitrosative stress. J Nutr. 2003;1148S-1451S.

O silício (Si) na bioquímica é semelhante ao carboidrato, fazendo ligações Si-Si, Si-hidrogênio, Si-oxigênio, Si-nitrogênio e Si-carbono. Apesar dessas semelhanças das moléculas de Si com outros elementos orgânicos, ele pode ter propriedade diferente por ser mais eletronegativo que o carbono.

Em componentes biológicos, o Si pode ser encontrado como silanolato e éster de ácido silícico. Ligações R_1-O-Si-O-R_2 ou R_1-O-Si-O-Si-R_2 podem compreender a estrutura de mucopolissacarídios ou colágenos.

A absorção é de 1% em dose alta e única de aluminossilicato, porém mais de 70% em metilsilanetriol salicilato, utilizado para tratamento de isquemias e osteoporose.

O Si não é ligado a nenhuma proteína para ser transportado no plasma, podendo existir em forma de $Si(OH)_4$. Os tecidos conectivos (aorta, traqueia, pulmão, ossos, pele) são aqueles com maior concentração de Si. No osso, é encontrado em áreas de crescimento ativo ou na camada osteoide em osteoblastos. A excreção é urinária.

As principais funções do Si são a formação de cartilagem e a cicatrização de feridas. Em situações de depleção de Si, podem ocorrer diminuição da concentração de glicosaminoglicanos e formação de colágeno, mas a concentração mineral óssea não é afetada. O Si também está envolvido com o fósforo na calcificação óssea.

Muitos estudos de deficiência de Si e suas consequências foram descritos em animais, mas nada conclusivo em seres humanos. A toxicidade por Si VO não foi descrita nem como magnésio trissilicato, utilizado há muito tempo como antiácido.

Os alimentos-fonte de Si são grãos integrais e cerveja. São encontrados em aditivos alimentares para controlar a aeração de bolos, diminuindo-a.

VANÁDIO

O vanádio (V) é considerado um elemento essencial pelas inúmeras funções bioquímicas, fisiológicas e ações farmacológicas de estudos *in vitro*.

A estrutura química do vanádio é complexa, pelos seis estados de oxidação que podem formar polímeros. Os tetravalente e pentavalente são as formas mais importantes. O cátion tetravalente de vanádio, o VO_2^+, pode competir com íons divalentes Ca^{2+}, Mn^{2+}, Fe^{2+}, Cr^{2+}, Co^{2+}, Ni^{2+}, Cu^{2+}, Zn^{2+} e Se^{2+}. Assim, o VO_2^+ pode formar complexos com proteínas, especialmente associados a Fe^{2+}, como transferrina e hemoglobina, que estabilizam o íon vanádio contra oxidação. O pentavalente, chamado vanadato (H_2VO^{4-} ou VO^{3-}), forma complexo, sendo análogo ao estado de transição do fosfato. O vanadato é facilmente reduzido por ascorbato e glutationa.

As formas peróxido podem ter ação semelhante à da insulina e papel de haloperoxidase. O vanadato pode interagir com O- formado na NADPH oxidase para gerar radicais peróxido-vanadil (V-OO). Este pode remover H do NADPH e formar V-OOH.

A absorção de vanádio é menor que 5%. No estômago, é transformado a VO_2^+ e passa pelo duodeno.

Se o vanadato estiver no sangue, é rapidamente convertido a cátion vanadil, forma mais comum em eritrócitos. O cátion vanadil complexa-se com transferrina e ferritina no plasma e em fluidos corporais. O vanádio é rapidamente removido do plasma e mantido em rim, fígado, testículo, osso e baço. A excreção ocorre principalmente na urina, seguida da bile.

A ação farmacológica resulta de sua semelhança com as propriedades da insulina, proliferação e diferenciação celular, fosforilação e desfosforilação celulares, efeito inibitório na motilidade dos espermatozoides, cílios e cromossomos, efeito no transporte de glicose e íons pelas membranas celulares, interferência no movimento do cálcio ionizado e processo de oxidorredução. Inibe também a ATPase, a fosfatase e a enzima fosforiltransferase.

Os sinais de deficiência de vanádio em estudos em animais são questionáveis, porém os mais aceitos são elevada taxa de aborto e redução na produção de leite materno. Em seres humanos, não há relatos de deficiência.

A toxicidade é grave. A intoxicação aguda produz envenenamento neurotóxico, hemorrágico e endoteliotóxico, nefrotoxicidade, hepatotoxicidade, provável leucocitotoxicidade e hematotoxicidade em altas e variadas

Tabela 13.9 Quantidade de arsênio (µg/100 g) em peixes de água doce e salgada.

Alimento	Concentração (µg/100 g) de As em polpa em 100 g de peixe	Concentração (µg/100 g) de As em filé (1 filé pequeno = 100 g)
Peixes marinhos e arsênio inorgânico	–	110 a 2.600
Peixes marinhos	–	100 a 2.000
Tilápia*	27,7	3,7
Carpa*	20,9	6,6
Curimbatá*	9,2	3
Matrinxã*	2,4	2,7
Bagre*	2,4	4,3
Pacu*	0,8	4,9

* Peixes de água doce.
Fonte: Melo et al. (1999).[42]

Em um estudo conduzido por Nishihara[33], verificou-se que todas as águas minerais estavam de acordo com a legislação.

NÍQUEL

Desde 1975, o níquel (Ni) foi considerado elemento essencial para animais de reinos inferiores (bactéria, alga, fungo, levedura, plantas superiores e invertebrados).

Existe Ni mono e trivalente. Assim como os outros metais de transição, o Ni^{2+} pode formar complexos, quelar ou ligar-se a muitas substâncias, principalmente aminoácidos (histidina e cisteína), proteína (especialmente albumina) e macroglobulinas chamadas niqueloplasmina.

O Ni^{3+} é essencial para enzimas de hidrogenação, dessulfurização e reação de metilação na maioria dos microrganismos anaeróbicos. O Ni também é componente estrutural de enzimas.

O Ni é ingerido com água, com taxa de absorção entre 20 e 25%. Outras bebidas, como leite, café, chá, suco de laranja e ácido ascórbico, diminuem sua absorção. A absorção aumenta em casos de deficiência de ferro e condições fisiológicas especiais, como gestação e lactação.

O transporte do Ni pelo trato gastrintestinal ainda é pouco conhecido, provavelmente sem transportador. A absorção é rápida e pode ser passiva, por difusão ou ativa. Ao entrar na circulação sanguínea, é transportado principalmente ligado à albumina, mas também, em menor proporção, pela L-histidina e alfa-2-macroglobulina.

Os principais órgãos de reserva do Ni são tireoide e glândulas adrenais, com concentrações variando entre 2,25 e 2,40 µmol (132 a 140 µg/kg seco).

Assim como o Mn e o Cr, o Ni é excretado principalmente pelas fezes, em uma proporção de 10 a 100 vezes superior à excreção urinária. Há também a excreção pelo suor (1,19 µmol ou 70 µg) e na bile (24 a 85 µmol ou 2 a 5 µg/dia).

Sua função consiste em ativar inúmeras enzimas em estudos *in vitro*, sendo um cofator de metaloenzimas. As enzimas que contêm Ni são urease, hidrogenase, metilcoenzima M redutase e monóxido de carbono desidrogenase.

Os sinais de deficiência de Ni não foram descritos em seres humanos.

A toxicidade por Ni é improvável graças à regulação homeostática. Um dos sinais pode ser a irritação gastrintestinal pela excreção de sais de Ni.

Os alimentos-fonte são chocolate, nozes e leguminosas.

SILÍCIO

Até 1972, esse elemento foi considerado não essencial, exceto para grupos de organismos inferiores.

1937, a ação farmacológica de vários arsênios (As) foi descoberta, utilizada para tratamento de anorexia, distúrbios nutricionais, sífilis, neuralgia, reumatismo, asma, cólera, malária, tuberculose, diabetes, doenças dermatológicas e muitas anormalidades hematológicas, mas atualmente o tratamento com As foi abandonado. O primeiro relato de deficiência de As foi em 1930, e o seu papel essencial, entre 1975 e 1976.

As formas inorgânicas de arsênio encontradas em material biológico são As^{3+} e As^{5+}. O As orgânico bioquimicamente mais importante é aquele que contém o grupo metil. Os produtos finais de As metilados são arsenocolina, arsenobetaína, ácido dimetilarsênico e ácido metilarsênico. Outros As importantes são aqueles que o substituem por fosfato, mas são instáveis na natureza, sem ser encontrados compostos como glicose-6-arsenato ou adenosina difosfato-arsenato.

A absorção do As inorgânico ocorre no trato gastrintestinal em aproximadamente 90% do arsenato e arsenito inorgânicos em solução aquosa. Já os As inorgânicos ingeridos em alimentos são absorvidos entre 60 e 75%. A forma de As interfere na absorção. Os arsenoaçúcares, forma encontrada em algas, são pouco absorvidos pelo trato digestório.

Após a absorção, o As inorgânico é reduzido a arsenito pela glutationa, transferido ao fígado e metilado pela adenosilmetionina. A metilação do ácido monometilarsênico pelo ácido monometil arsênico transferase produz ácido dimetilarsênico, principal forma do mineral na urina. Já a arsenobetaína passa para a urina sem transformação. Algumas arsenocolinas aparecem na urina e outras são incorporadas a fosfolipídios de forma semelhante à colina.

A excreção de As é rápida, principalmente na urina (25% de As inorgânico, 20% de ácido monometilarsênico e 55% de ácido dimetilarsênico).

A função do As ainda não foi claramente definida. Estudos recentes associaram esse elemento ao metabolismo da metionina ou dos grupos metis lábeis.

Em situações de privação de As, aumenta a concentração de S-adenosil-homocisteína no fígado e diminui a concentração de S-adenosilmetionina hepática, diminuindo a relação S-adenosil-homocisteína/S-adenosilmetionina. Sugere-se que o As ativa algumas enzimas por atuar como substituto do grupo fosfato. Pode também regular a expressão gênica na transcrição para a metilação de histonas (grupos de cinco proteínas que se associam ao DNA nos cromossomos) e aumenta a metilação de p53 (proteína supressora de tumor) em células pulmonares. Também aumenta a síntese de DNA em linfócitos humanos não sensibilizados.

A deficiência de As compromete o crescimento, a reprodução e a fertilidade em animais.

A toxicidade depende da forma química em que é ingerido. O arsênio inorgânico As^{3+} é mais tóxico que o As^{5+}. Os As com menor toxicidade são arsenocolina e arsenobetoína. A toxicidade VO é relativamente baixa graças à regulação homeostática desse elemento, sendo considerado atualmente menos tóxico que o Se. No entanto, exposições subagudas e crônicas de As poderão causar dermatites (hiperpigmentação, hiperqueratose, descamação e perda de cabelo), depleção hematopoética, lesão hepática (icterícia), cirrose portal e ascite, perturbação sensitiva, neurite periférica, anorexia e perda de peso.

Os alimentos-fonte são peixes, grãos e cereais.

Pesquisadores brasileiros avaliaram a concentração de As em pescados de água doce de criadouro proveniente do centro de pesquisa e treinamento de aquicultura de Pirassununga (SP). As polpas foram obtidas de peixes eviscerados e descabeçados submetidos a desossa mecânica. Nesse processo, sangue, tecido nervoso e conectivo tinham sido incorporados à polpa, podendo a concentração de As ter variado em algumas amostras quando comparadas à do filé (Tabela 13.9).[42] Outros pesquisadores avaliaram o nutriente em peixes marinhos e observaram que a sua concentração foi maior que a do peixe de água doce de viveiro. A Vigilância Sanitária estabelece valor máximo de As para peixes e derivados em 1 mg/kg.[42] Segundo essa classificação, os peixes marinhos estão acima desse limite tolerável.

A legislação brasileira estabelece valor máximo possível de As em água de 0,05 mg/ℓ.

amostras dos dois estudos anteriormente citados.[38,39] Além do flúor acima do limite, alguns rótulos não apresentam informações da sua concentração ou não respeitam as concentrações indicadas na identificação do produto, necessitando de um controle maior por parte da empresa e da fiscalização da Vigilância Sanitária.

Outros alimentos que merecem atenção quanto à concentração de flúor são as fórmulas infantis ou os leites fortificados. Estudos nacionais observaram concentração de flúor entre 0,1 e 0,3 mg/ℓ, para fórmulas prontas para o consumo e líquidos concentrados, e 0,69 mg/ℓ para as fórmulas em pó. Para os leites concentrados e em pó, a concentração final de flúor dependerá da água utilizada para a diluição.[38] Buzalaf et al.[40] encontraram variação na concentração de flúor entre 0,01 e 0,75 mg/ℓ quando preparados com água deionizada, 0,91 e 1,65 mg/ℓ quando com água de abastecimento e 0,02 a 1,37 mg/ℓ quando com água mineral. A oferta de fórmulas infantis deve ser evitada, considerando-se sempre o leite materno exclusivo até os 6 meses de idade e complementar até os 2 anos de vida. Quando for necessário utilizar fórmula infantil, deve-se atentar aos limites máximos de ingestão em cada faixa etária: no 1º mês de vida, a oferta diária de leite varia de 300 a 840 mℓ; no 2º e 3º mês, de 780 a 960 mℓ; do 4º ao 6º mês, de 680 a 900 mℓ; e do 7º ao 12º mês, de 570 a 620 mℓ. Dessa maneira, para evitar a fluorose, recomenda-se evitar água fluoretada com concentração próxima de 1 mg/ℓ.[41]

Os cereais matinais também foram analisados pelos pesquisadores brasileiros, e a concentração de flúor variou de 0,08 a 0,62 µg/g entre os cereais sem adição de nenhum nutriente. Já os cereais enriquecidos com cálcio apresentaram concentrações variando de 1,26 a 1,86 µg/g, provavelmente pelo processo de enriquecimento de cálcio. Com a interação entre cálcio e fluoreto, a biodisponibilidade de fluoreto será menor. Caso uma criança consuma 1 copo cheio (38 g) de cereal matinal convencional sem adição de cálcio, receberá 0,3 µg se preparado com leite pronto, mas, caso reconstitua o leite em pó com água de abastecimento público, poderá ter uma oferta maior (Tabela 13.8).[41]

ARSÊNIO

Pelo fato de ser inodoro e isento de sabor, esse elemento foi utilizado como um potencial veneno, muito empregado em homicídios. Em

Tabela 13.8 Quantidade de flúor (mg/g) em alguns alimentos.

Alimento	Quantidade média de consumo	F (quantidade consumida; mg/g)	F (mg/kg)
Água fluoretada	1 copo (200 mℓ)	0,18	1,0
Chás	1 copo (200 mℓ)	0,2	1 a 6 mg/ℓ
Peixes	1 filé médio (120 g)	0,06	0,5
Leites e derivados	1 copo (200 mℓ)	0,05	0,3
Batata	1 unidade média (80 g)	0,04	0,5
Carnes, peixe, frango	1 unidade média (100 g)	0,02	0,2
Feijão cozido em água fluoretada	1 concha (110 g)	0,02	0,01
Vegetais folhosos	3 folhas (30 g)	0,008	0,3
Frutas	1 unidade média (60 g)	0,004	0,06
Arroz cozido em água fluoretada	1 escumadeira (77,5 g)	0,008	0,0009
Óleos e gorduras	1 colher de sopa (8 g)	0,002	0,3

Fonte: Brandão e Valseck (1998)[37]; Cardoso et al. (1903).[41]

em tecidos mineralizados (ossos e dentes) na forma de fluorapatita (resultante da incorporação do F⁻ na hidroxiapatita). A fluorapatita torna os cristais de hidroxiapatita maiores, mais duros e mais resistentes contra os ataques por ácidos.

A forma fisiológica para a absorção pelo estômago, a distribuição entre fluidos intra e extracelulares e a excreção pela urina ocorre pela difusão do HF.

De 75 a 90% do flúor é absorvido no trato digestório de forma rápida (em aproximadamente 30 min após a ingestão), no estômago e no intestino delgado por difusão passiva e inversamente relacionado com o pH, podendo ser prejudicado em uso de antiácidos estomacais (hidróxido de alumínio).

A absorção também pode ser afetada com a ingestão de alimentos sólidos, leite ou fórmulas infantis fortificadas com cálcio ou outros íons bi ou trivalentes que formam compostos insolúveis, podendo diminuir a absorção do flúor em 10 a 25%.

Após a absorção, a concentração plasmática se eleva e há circulação livre no plasma sob forma iônica, sem nenhum transportador. O flúor solúvel, como sódio de flúor encontrado na água, é quase totalmente absorvido, enquanto os provenientes do osso têm taxa de absorção menor que 50%.

Nos jovens e adultos saudáveis, a absorção pelos tecidos calcificados é de 50%, sendo o restante excretado nas fezes. Já em crianças, até 80% é absorvido pelos tecidos calcificados para o desenvolvimento de ossos e dentes.

A remoção do flúor no sangue ocorre pela excreção renal e está diretamente relacionada com o pH da urina, sendo influenciada pela dieta, uso de medicamentos, distúrbios metabólicos e respiratórios e altitudes elevadas.

A concentração de flúor no leite materno, bovino e caprino varia de 0,007 a 0,011 mg/ℓ, pois é minimamente transportado do plasma para o leite. Uma criança que recebe apenas o leite materno, com média de consumo diário de 780 mℓ, receberá entre 0,005 e 0,009 mg/dia de fluoreto.

O efeito da toxicidade do flúor é a fluorose, que surge a partir de exposição industrial e ingestão excessiva de água fluoretada. A toxicidade aguda pode ocorrer com dose de 0,26 mmol (5 mg)/kg de peso. Os sintomas de toxicidade aguda são náuseas, vômito, diarreia, dor abdominal, salivação excessiva, lacrimejamento, distúrbios pulmonares, paralisia, coma e convulsão.

A fluorose óssea pode surgir com o consumo de flúor de pelo menos 10 mg/dia durante 10 anos ou mais, cujos sintomas são dificuldade de locomoção e dor nas articulações na fase inicial da fluorose óssea, seguida de calcificação dos ligamentos.

A recomendação de flúor da FAO/OMS (1998) é de 0,7 mg/1.000 kcal para a família. Já a ingestão adequada para a população norte-americana e canadense é de 0,01 mg/dia para bebês até 6 meses; 0,5 mg/dia entre 6 e 12 meses; 0,7 mg/dia para crianças entre 1 e 3 anos e 1 mg/dia entre 4 e 8 anos; 2 mg/dia para jovens entre 9 e 13 anos de ambos os sexos; 3 mg/dia para adolescentes homens de 14 a 18 anos e para as mulheres de todas as idades; e 4 mg/dia para homens acima de 19 anos de idade. Para as gestantes e nutrizes, a ingestão adequada é mantida em 3 mg/dia.

Os alimentos ricos em flúor são peixes preferencialmente consumidos com osso (sardinha enlatada e manjubas), chá e água fluoretada (Tabela 13.8).

A concentração ótima de flúor na água de consumo deve variar entre 0,7 e 1,2 ppm (partes por milhão, que corresponde a 1 mg de íon fluoreto em 1 kg de solução). A Sabesp utiliza 0,7 ppm de fluoreto na água.

Com o aumento do consumo brasileiro médio *per capita* de água mineral engarrafada, que avançou de 15 ℓ/ano em 1995 para 24 ℓ/ano em 2001, há estudos sobre o teor de flúor em águas minerais nas cidades de Araraquara, em Bauru e na região metropolitana de São Paulo.[33,37,38] A concentração média foi de 0,25 mg/ℓ. Considerando-se um consumo diário de pelo menos 2 ℓ de água mineral o principal líquido da dieta, isso corresponde a 0,5 mg de flúor, o que não atinge a ingestão adequada para a população norte-americana e canadense.[39] No entanto, utilizando-se água de abastecimento público para o preparo de alimentos, não há necessidade de suplementação de flúor.

A OMS (1984) estabeleceu como limite máximo a concentração de 1,5 mg/ℓ para água mineral. Já a legislação brasileira estabeleceu limite máximo de 1 mg/ℓ, observando-se valores acima desse limite em quatro (9,7%)

Além disso, sua função bioquímica ainda está em estágios especulativos, necessitando de maiores investigações.

O ácido bórico $B(OH)_3$ e o $B(OH)_4$ são encontrados diluídos no sangue, com distribuição de 98,4% e 1,6%, respectivamente, em pH ideal de 7,4 e quando o pK_a^* do ácido bórico for de 9,2.

O boro complexa-se com açúcar, polissacarídio, adenosina 5-fosfato, piridoxina, riboflavina, ácido deidroascórbico e piridina.

O boro, o borato de sódio e o ácido bórico dos alimentos são absorvidos rapidamente e em alta proporção – aproximadamente 90% do boro ingerido –, sendo excretado principalmente pela urina. A concentração nos tecidos e órgãos varia de 4,6 a 5,5 nmol/g de peso seco, com maiores concentrações nas unhas, nos dentes e no osso.

O boro ingerido é convertido em $B(OH)_3$ e transportado após a hidrólise.

A hipótese de inter-relação do boro com vários nutrientes é de que $B(OH)_3$ e $B(OH)_4$ atuariam como reguladores do metabolismo com compostos que apresentam o grupo hidroxila na posição cis e que tenham papel na estabilidade de membranas celulares, influenciando a resposta às várias ações hormonais e a informação entre membranas de movimento de cátions e ânions.

Assim, todos os hormônios que atuam nas membranas celulares têm ação prejudicada na deficiência de boro, como osteocalcina (ocorre em baixa ingestão de magnésio), calcitocina (baixa ingestão de cobre), 17 beta-estradiol, 25-hidroxicolecalciferol e tri-iodotironina.

Além disso, boro em quantidades fisiológicas pode reduzir o risco para doenças inflamatórias, eliminando os patógenos e evitando o efeito autoimune.

Para animais adultos, a deficiência de boro poderá prejudicar o metabolismo ou a utilização de macronutrientes (cálcio, magnésio); substratos energéticos (glicose e triacilglicerol); substância contendo nitrogênio [aminoácidos e proteínas; espécies oxidativas reativas (ROS)] e hormônios (insulina, estrógeno, calcitocina) e vitamina D. Na deficiência de vitamina D, o boro influencia na formação óssea.

A deficiência de boro em seres humanos causa diminuição na atividade cerebral, levando a baixo desempenho nas tarefas motoras, destreza, atenção e memória curta.

A intoxicação aguda por boro é rara, mas pode causar náuseas, vômito, diarreia, dermatite e letargia. A toxicidade crônica promove inapetência, náuseas, perda de peso, diminuição da atividade sexual, volume seminal e menor contagem de espermatozoides.

Os alimentos ricos em boro são frutas não cítricas, nozes, vegetais folhosos e crucíferos, legumes e leguminosas secas, vinho, cidra e cerveja. Os alimentos pobres são carne, peixe e laticínios.

FLÚOR

O interesse inicial do flúor (F) foi na forma iônica, fluoreto (F^-), identificado em 1930 como responsável pelo escurecimento do esmalte dos dentes (fluorose). Em locais com alta prevalência de fluorose, detectou-se também baixa prevalência de cáries, iniciando, assim, uma associação entre o consumo de flúor e a redução no aparecimento de cáries. A fluoretação da água para combate da cárie dentária como medida de saúde pública foi adotada a partir de 1945.

Com pequenas quantidades de flúor na água de consumo, pode-se diminuir a prevalência de cárie dental:

- Na fase pré-eruptiva dos dentes, o flúor altera provavelmente a estrutura cristalina do dente, tornando o esmalte mais resistente aos ácidos
- Após a erupção do dente, o flúor reduz a solubilidade do esmalte, tornando-o mais resistente aos ácidos, favorecendo a remineralização e interferindo na formação da placa bacteriana.

O flúor existe na forma de fluoreto ou em combinação com o hidrogênio para formar o ácido fluorídrico (HF). Nos fluidos corporais, aproximadamente 99% do flúor encontra-se

---

* $pK_a = -\log K_a$, em que K_a é a constante de acidez ou a constante de ionização ácida.

forma mais estável, comumente encontrada nos alimentos e mais facilmente complexada a ligantes, é o Cr^{+3}. O Cr^{6+}, encontrado como cromato ou bicromato, está presente em alguns alimentos e água e deverá ser convertido em Cr^{3+} pela acidez gástrica. O Cr^{6+}, por ser altamente oxidante, é prejudicial à saúde.

O cromo, por ser um elemento de transição, tem a capacidade de formar hidratos, produzindo hidróxidos de acordo com o aumento do pH no trato digestório. Os hidróxidos podem precipitar ou formar materiais globulares, diminuindo a solubilidade.

A absorção do cromo aumenta em contato com o ascorbato e quando há albumina ou transferrina. A absorção é dose-dependente, com controle homeostático de absorção.

O cromo é transportado principalmente pela transferrina e depositado no osso rapidamente. No baço, no fígado e no rim, também há deposição, mas em menor proporção.

A excreção é fecal, como ocorre com o manganês e o níquel, com recuperação de 98% do cromo dietético. Em situação de estresse, a excreção aumenta, como observado em pacientes que sofreram traumatismo e em corredores de longa distância, provavelmente pela depleção e desnutrição.

Até o momento, nenhum indicador confiável para dosagem de cromo foi determinado.

O benefício do cromo está associado à melhoria na glicemia de jejum e na tolerância à glicose, melhoria na eficiência da insulina e provável diminuição da sua concentração circulante no sangue, além da melhoria na ligação entre insulina e seu receptor, diminuição do colesterol total e aumento do HDL-colesterol. A teoria proposta por Mertz de "fator de tolerância à glicose" conteria o cromo ligado ao ácido nicotínico e aos aminoácidos glicina, cisteína e ácido glutâmico, aumentando a tolerância à glicose e sendo um elemento com baixo peso molecular e dialisável. Em um estudo oferecendo 190 µg de cromo na forma de cloreto de cromo a indivíduos com glicemia de jejum alterada entre 100 e 190 mg/100 ml, verificou-se diminuição significativa da glicemia após 4 semanas de suplementação.

Atualmente, o cromo é muito divulgado em academias de esporte, pois o cromo picolinato foi associado ao ganho de massa muscular. No entanto, esse resultado ainda é muito controverso.[36]

Durante a gestação, a concentração de cromo no cabelo é baixa, um reflexo da gestação e do aleitamento materno. A normalização da sua concentração poderá demorar mais de 4 anos. Estudos sobre a concentração de cromo no feto mostraram níveis elevados, cerca de 2,5 vezes superiores aos da mãe, sugerindo que o cromo da mãe é passado para o feto durante a gestação. A concentração de cromo no leite materno varia de 3 a 8 nmol/ℓ.

A toxicidade por cromo é rara, mas os efeitos adversos em seres humanos incluem problemas renais após ingestão de altas doses de Cr^{+3}. Não há nível máximo tolerável definido pelo Conselho de Alimentação e Nutrição do Institute of Medicine dos EUA. Os alimentos ricos em cromo incluem miúdos, carnes industrializadas (cuja acidez e o aço inoxidável captam o cromo), grãos integrais e nozes. Os alimentos mais pobres são os cereais refinados.

No estudo de Rio Formoso, três (11%) amostras estavam acima dos valores aceitáveis pelos padrões oficiais (0,05 mg/ℓ). A valência do cromo é influenciada pela acidez da água. No pH neutro, o Cr^{3+} é convertido em $Cr(OH)_3$ insolúvel, mas, com pH > 7,0 pode haver precipitação do $Cr(OH)_6$, que é tóxico e cancerígeno.[32] Portanto, o controle frequente da qualidade da água é importante para a população ribeirinha e animais da região.

BORO

A descoberta da importância nutricional do boro (B) é recente. Em 1870, foi utilizado como conservante de alimento, por meio do bórax (borato de sódio) e do ácido bórico, que durante 50 anos foram ótimos conservantes por manter a palatabilidade em peixes, carne, creme e manteiga. Em 1950, baniu-se o uso de boro na alimentação, pois pessoas ingerindo 500 mg desse elemento por dia durante 50 dias apresentaram sintomas de distúrbios no apetite e na digestão.

Descobertas recentes mostraram que o boro tem importância nutricional, com função bioquímica sutil e auxílio no bom funcionamento de outros nutrientes ou hormônios.

Tabela 13.7 Quantidade de manganês (mg/g) em alguns alimentos brasileiros.

Alimento	Quantidade média de consumo	Mn (quantidade consumida; mg/g)	Mn (mg/g)
Cereal matinal	Porção individual (30 g)	222,0	7,4
Aveia	30 g (2 colheres de sopa)	168,9	5,63
Pinha	10 g	87,8	8,78
Farinha de trigo integral	2 colheres de sopa (20 g)	76,0	3,80
Pão francês	50 g	0,25	0,5
Nabo cru	2 colheres de sopa (45 g)	1,9	4,4
Abacaxi	1 fatia média (75 g)	1,2	0,016
Couve-manteiga crua	2 folhas médias (40 g)	0,4	1,0
Fígado grelhado ou picanha com gordura grelhada	1 bife médio (100 g)	0,2	0,002

Fonte: Lima et al (2004).[32]

O Mo presente em alimentos e complexos solúveis é absorvido nessa forma. A absorção ocorre rapidamente no estômago e no intestino delgado por difusão e transporte ativo. Em casos de baixa concentração de Mo, parece ocorrer a absorção ativa e por transportador.

Após a absorção, há uma rápida excreção pelo rim na forma de molibato, que aumenta proporcionalmente à oferta de Mo pela alimentação, mantendo a homeostase.

O transporte é feito pelos eritrócitos e liga-se à alfa-2-macroglobulina, e a reserva ocorre no fígado e no rim.

A função do Mo é atuar como cofator enzimático. As molibdoenzimas catalisam a hidroxilação de aldeído oxidase, que oxida e detoxifica várias pirimidinas, purinas e pteridinas; a enzima xantina oxidase/desidrogenase, que catalisa a transformação de hipoxantina (produto da deaminação da adenina) em xantina e de xantina a ácido úrico; e a enzima sulfito oxidase, que catalisa a transformação de sulfito em sulfato. Também estão relacionadas com a estabilidade da capacidade ligadora de esteroides dos receptores de esteroides.

A deficiência de Mo em seres humanos ocorre em indivíduos sob nutrição parenteral total que desenvolveram intolerância a aminoácidos e em pacientes com gota quando alimentados com dietas contendo pouca quantidade de Mo ($0,7 \times 10^{-3}$ mg molibdênio/g da dieta). Os sintomas de deficiência desse elemento são baixo ganho de peso, baixo consumo de alimentos e reprodução prejudicada.

A toxicidade é rara graças à homeostase.

Os alimentos ricos em Mo são leite e seus derivados, leguminosas, fígado, rim e cereais. Os alimentos mais pobres são vegetais folhosos, frutas, açúcar, óleos, gorduras e peixes.

CROMO

O cromo é um elemento essencial como cofator para a utilização adequada da glicose sanguínea. Em estudos com ratos, o uso de cromo potencializou a ação da insulina, restaurando a tolerância à glicose. O cromo é considerado um elemento-ultratraço, pois o organismo necessita apenas de alguns microgramas por dia. Ele é importante, pois os indivíduos sob nutrição parenteral total por tempo prolongado com baixa concentração de cromo apresentaram tolerância à glicose diminuída ou glicemia de jejum alterada e glicosúria, cujo quadro foi revertido com a suplementação de cromo e sem necessidade de insulina exógena.[26]

A forma bioquímica do cromo está presente em vários estados de valência, mas a

à transferrina e provavelmente interage com o Fe^{+3}.

A absorção de Mn proveniente da dieta é de aproximadamente 5%. O mecanismo de absorção não está esclarecido, mas sabe-se que ocorre no intestino delgado tanto por transporte ativo quanto por difusão. Sua absorção é rápida, dose-dependente e se dá no intestino delgado. É excretada pela secreção biliar, pancreática e intestinal para a luz intestinal. O Mn^{+2} pode ser oxidado a Mn^{+3} no duodeno.

O Mn entra no sangue portal e rapidamente é retirado pelo fígado. Uma parte do Mn^{3+} é ligada à proteína de transporte plasmática transferrina e captada pelos tecidos extra-hepáticos.

No interior das células, o Mn encontra-se principalmente nas mitocôndrias. Os órgãos ricos em Mn são fígado, rim e pâncreas.

É excretado pelas fezes, diferentemente dos outros minerais, eliminados pela urina.

O Mn^{+2} é necessário para a ativação das enzimas oxidorredutase, liase, ligase, hidrolase, quinase, descarboxilase, transferase para carregar grupo fosfato de ADP para ATP e compõe metaloenzimas de arginina (hidrolisando a arginina para formar ureia), piruvato carboxilase, manganês superóxido e dismutase.

A deficiência de Mn prejudica o crescimento, causa anormalidade esquelética (osteoporose), distúrbio ou depleção das funções reprodutivas, ataxia dos recém-nascidos, defeitos no metabolismo de carboidrato (diabetes) e lipídio, epilepsia, aterosclerose e dificuldade de cicatrização.

Em situação de deficiência de Mn, o magnésio poderá ativar as enzimas Mn-dependentes, exceto a glicosiltransferase e a xilosiltransferase, importantes para a síntese de proteoglicanos durante a formação óssea.

A deficiência em seres humanos é rara. Uma criança sob nutrição parenteral total por período prolongado apresentou desmineralização óssea e diminuição na velocidade de crescimento, mas corrigidas após a suplementação de Mn.

A toxicidade tem sintomas inespecíficos e demora a aparecer (de vários meses até anos). O primeiro relato de toxicidade foi de trabalhadores em minas que sofreram danos neurológicos e mentais por inalação crônica causando esquizofrenia e doença de Parkinson. Os sintomas da toxicidade são inapetência, reprodução prejudicada, anemia, ataxia, distúrbio da libido, tremor e modo de andar anormal, acarretado pelo dano no sistema neurológico. Os pacientes com encefalopatia hepática e problemas neurológicos apresentaram Mn no cérebro.

Os alimentos ricos em Mn são cereais não refinados, nozes, folhas e chás. Os alimentos pobres são cereais refinados, carnes e laticínios.

Pesquisadores brasileiros avaliaram a concentração de Mn em água e encontraram valor aceitável (0,05 mg/ℓ) estabelecido pela legislação brasileira na água do rio Formoso, no município de Rio Formoso, zona da mata sul do estado de Pernambuco, entre 1999 e 2000, e em 11 fontes de água mineral (< 0,01 mg/ℓ) da região da Grande São Paulo.[32,33] Apenas uma das 12 fontes apresentou concentração maior (0,14 mg/ℓ).[33] Segundo os autores, esse valor não acarreta prejuízos à saúde do consumidor, mas causa alteração organoléptica. Moraes avaliou a concentração de Mn em fígado de boi e ovino em várias regiões brasileiras para verificar se há deficiência de Mn nos animais para abate. Ele encontrou valores aceitáveis para os teores de Mn (6 a 12 ppm) em todas as regiões brasileiras, exceto para os estados do Espírito Santo e do Ceará.[34]

A Tabela 13.7 apresenta a quantidade de Mn em alguns alimentos brasileiros.[35]

MOLIBDÊNIO

Em 1953, confirmou-se a essencialidade do molibdênio (Mo) por ser cofator da xantina oxidase.

O Mo é um metal de transição, podendo mudar de estado de oxidação, atuando como agente que transfere ou recebe elétrons em reação de oxidorredução.

A forma oxidada Mo^{6+} é encontrada em molibdoenzimas e pode ser reduzida a Mo^{5+}. Esse mineral está presente no local ativo das enzimas na forma de pequenos cofatores não proteicos encontrados no fígado. Há também o íon molibato (MoO_4^{2-}), principal forma na urina e no sangue.

Tabela 13.6 (Continuação) Quantidade de selênio (µg/g) em alguns alimentos brasileiros.

Alimento	Quantidade média de consumo	Se (quantidade consumida; µg/g)	Se (µg/g)
Hortaliças, raízes, tubérculos			
Couve (folhas)	3 colheres de sopa cheias (60 g)	1,9	0,03
Couve-flor	2 ramos (120 g)	0,7	0,06
Brócolis	2 ramos (120 g)	0,6	0,05
Batata-doce	1 unidade (70 g)	0,6	0,09
Batata-inglesa	1 unidade (70 g)	0,2	0,03
Cenoura	2 colheres de sopa (25 g)	0,2	0,06
Tomate	1 unidade pequena (50 g)	0,1	0,02
Alface	3 folhas (30 g)	0,06	0,02
Frutas			
Goiaba vermelha	1 unidade (170 g)	0,7	0,04
Laranja	1 unidade (180 g)	0,5	0,03
Melancia	1 fatia (90 g)	0,5	0,06
Maracujá-vermelho	1 unidade (45 g)	0,4	0,08
Abacate	1 xícara de chá (130 g)	0,3	0,02
Caqui	1 unidade (110 g)	0,2	0,02

Fonte: Cozzolino (1997).[31]

1 bife de contrafilé, 3 folhas de alface, 1 unidade pequena de tomate e 1 laranja oferece 27,8 µg de Se (51% da recomendação estabelecida para um adulto norte-americano).

Um estudo nacional avaliou o consumo diário médio de Se em diferentes grupos etários e locais de residência. O maior consumo se deu entre crianças da cidade de Macapá (AP) (107 µg/dia ± 10,7) seguido de adultos de Manaus (AM) (98 µg/dia, não constando o valor do desvio padrão) graças ao consumo de castanhas do Brasil. A classe alta de Santa Catarina ingeriu em média 114,5 µg/dia, enquanto a de menor renda consumiu 55,3 µg/dia. As concentrações médias diárias mais baixas de consumo foram de crianças de Belém (PA) (28,4 µg/dia ± 16,0), idosos institucionalizados de São Paulo (28,4 µg/dia ± 7,5) e crianças da cidade de São Paulo (26,3 µg/dia ± 8,3).[22,31] A refeição de 1 dia oferecida no restaurante universitário da Universidade de São Paulo ofereceu 36 µg/dia.

A oferta de peixe ou duas castanhas-do-pará na dieta básica do adulto brasileiro é suficiente para atingir a recomendação estabelecida para a população norte-americana e canadense.

MANGANÊS

O manganês (Mn) é um metal reconhecido desde o Império Romano, significando, em em grego, "magia".

A toxicidade por Mn foi descoberta em 1837, quando trabalhadores expostos a ele apresentaram distúrbios neurológicos. Em 1913, descobriu-se que era constituinte de tecidos de animais. Em 1931, Kemmerer *et al.* descobriram que a deficiência de Mn poderia prejudicar o crescimento e o desenvolvimento em ratos.

A forma oxidativa do Mn^{+2} em solução está presente em complexos metal-enzimas e em metaloenzimas; o Mn^{+3} é encontrado em enzima superóxido dismutase, que se liga

Fontes alimentares

O alimento mais rico em Se é a castanha do Brasil (também conhecida como castanha-do-pará), cujo consumo de 2 unidades oferece 30 µg, atingindo 54% da recomendação diária estabelecida para um adulto norte-americano. Os outros alimentos ricos em Se são peixes, fígado e carnes em geral, enquanto cereais, pães, legumes e verduras são pobres nesse mineral. A Tabela 13.6 apresenta a quantidade de Se em alguns alimentos brasileiros.[29,30]

O cardápio brasileiro básico composto no café da manhã de 1 pão francês e 190 mℓ de leite integral e no almoço e no jantar de 1 escumadeira de arroz, 1 concha de feijão, 2 colheres de sopa de farinha de mandioca,

Tabela 13.6 Quantidade de selênio (µg/g) em alguns alimentos brasileiros.

Alimento	Quantidade média de consumo	Se (quantidade consumida; µg/g)	Se (µg/g)
Castanha-do-pará	2 unidades médias (12 g)	30	2,5
Carnes, peixes e ovos			
Atum enlatado	½ lata (99 g)	52	0,5
Fígado de frango cru	100 g	44	0,4
Filé de merluza cru	120 g	34	0,3
Sardinha enlatada	2 unidades (66 g)	30,4	0,5
Peito de frango cru	180 g	16	0,09
Carne suína	1 unidade (165 g)	12,5	0,08
Ovo inteiro	1 unidade (60 g)	9	0,2
Fígado bovino cru	100 g	7,3	0,07
Carnes, contrafilé frito	100 g	7,3	0,07
Linguiça defumada	1 gomo (60 g)	5,4	0,06
Filé mignon cru	100 g	5,2	0,05
Sobrecoxa de frango crua	65 g	4,16	0,06
Coxa de frango crua	40 g	4,8	0,12
Leites e derivados			
Leite desnatado	200 mℓ	5,2	0,03
Iogurte	200 mℓ	3,4	0,02
Queijo minas frescal	1 fatia (30 g)	3	0,1
Leite integral	200 mℓ	1,9	0,04
Cereais, farinhas, panificações, leguminosas			
Pão francês	1 unidade (50 g)	3,6	0,07
Macarrão cozido	95 g (1 prato de sobremesa)	2,2	0,02
Feijão cozido	1 concha (110 g)	1,9	0,02
Arroz cozido	1 escumadeira (77,5 g)	1,3	0,02
Bolacha *cream craker*	3 unidades (21 g)	1,3	0,06
Farinha de mandioca	2 colheres de sopa (25 g)	0,13	0,005

(continua)

A doença de Kashin-Bek causa osteoartropatia, afetando a cartilagem da epífise e articular, caracterizando o aumento nas juntas, principalmente nos dedos de mãos, pés e extremidades. Não se sabe se a deficiência de Se é causa de Kashin-Bek, mas provavelmente contribui para a ocorrência da doença.[19]

Pessoas com baixa ingestão de proteína podem ter ingestão de Se diminuída. Crianças recém-nascidas com baixo nível de Se no sangue apresentam risco maior de morbidade respiratória quando comparadas àquelas com concentrações normais e baixo peso ao nascer.[19]

Na República Democrática do Congo, há uma deficiência de Se e iodo, causando o cretinismo mixedematoso, caracterizado pelo aumento da tireoide e pela redução da inteligência. Nesse país, o restabelecimento apenas do nível de Se no sangue agravou a doença, porque, com a presença do Se, a enzima ID transformou T_4 em T_3, utilizando o iodo, aumentando ainda mais a deficiência desse nutriente. Portanto, nessas regiões, ambos deverão ser suplementados.

Portadores de hepatopatias apresentam deficiência de Se em decorrência da baixa ingestão, principalmente entre os alcoolistas, que substituem alimentos por álcool; pacientes com síndrome do intestino curto (causada por ressecções extensas do intestino delgado em decorrência de câncer, trombose, traumas, ressecção múltipla por enterite regional, cirurgias para obesidade mórbida em que retiraram parte desse intestino e fístula) por ressecção e absorção de Se prejudicada; pacientes com doença de Crohn consequente à redução da ingestão oral por dieta rigorosa, perdas gastrintestinais, aumento do metabolismo, má absorção e desnutrição e fenilcetonúricos por restrição de farinha de trigo, aveia, cevada e centeio, limitando a oferta de alimentos contendo Se.

Necessidades nutricionais

A primeira recomendação para Se foi estabelecida em 1989 com base em um estudo de pesquisadores chineses, país que apresentou áreas endêmicas da doença de Keshan.

Ao mesmo tempo, os EUA e a Europa iniciaram estudos de suplementação em pessoas com consumo usual de Se entre 11 e 100 µg Se/dia e verificaram que a oferta de 80 a 100 µg Se/dia seria mais apropriada para atividade enzimática dependente de Se. No entanto, sugeriram que a quantidade adequada seria para alcançar dois terços da atividade das GPX.[23]

Em 1996, a FAO/OMS e a Agência Internacional Atômica definiram limites inferiores para garantir a saúde entre 21 e 40 µg Se/dia.[23] A Tabela 13.5 apresenta a ingestão diária recomendada (RDA) para iodo (µg/dia).[11]

A referência de consumo diário permitido para a população norte-americana e canadense é de 55 µg Se/dia para adultos homens e mulheres, 60 µg Se/dia para gestantes e 70 µg Se/dia para lactantes, cuja estimativa alcançaria a atividade da GPX máxima no sangue e no plasma.[23]

Tabela 13.5 Ingestão diária recomendada (RDA) para selênio (µg/dia) nos ciclos de vida.

Grupos	Quantidade (µg/dia)
0 a 6 meses	6
7 a 12 meses	10
1 a 3 anos	17
4 a 6 anos	22
7 a 9 anos	21
10 a 18 anos: meninas adolescentes	26
10 a 18 anos: meninos adolescentes	32
19 a 65 anos: mulheres	26
19 a 65 anos: homens	34
Idosos: mulheres	25
Idosos: homens	33
Gestantes	
1º e 2º trimestres	28
3º trimestre	30
Nutriz: até 6 meses	35
Nutriz: 7 a 12 meses	42

Fonte: WHO (2005).[11]

células endoteliais contra danos oxidativos.[28] É secretada pelo fígado, observando-se baixas concentrações plasmáticas em pacientes com doenças hepáticas.[21]

Selenoproteína W

Trata-se da selenoproteína encontrada nos músculos que contêm selenocisteína com atividade antioxidante. Em carneiros com calcificação do músculo esquelético, conhecida como doença branca do músculo, a suplementação de Se eliminou a doença. Em seres humanos, ainda não está clara a sua função, mas, em doenças como a distrofia muscular, a suplementação foi eficaz.[18]

Selênio e infecção

O Se é muito importante para os portadores do vírus da imunodeficiência adquirida (HIV). Nesses pacientes, a quantidade de Se circulante é baixa, pois o vírus ataca preferencialmente os linfócitos T com receptores CD4. Como há um *turnover* intenso, há necessidade de Se para a proliferação de linfócitos e a produção adequada de CD4 (marcador utilizado para avaliar o estado imunológico do portador de HIV).[21]

Nos indivíduos com hepatite viral do tipo B ou C, a deficiência de Se poderá auxiliar na progressão ao câncer de fígado pelo aumento do estresse oxidativo e a virulência. Em situação de infecção por vírus da hepatite B ou C, sarampo e *influenza*, os vírus competem e sequestram Se para a produção de suas próprias selenoproteínas, prejudicando a resposta imunológica do hospedeiro.[21]

Para o câncer em geral, os resultados de estudos epidemiológicos ainda são controversos. Provavelmente, uma concentração adequada de Se no organismo poderá aumentar a função imune, pois os linfócitos T destruirão as toxinas e as células mutantes, inibindo a proliferação e o aumento da apoptose.[23]

Toxicidade

A toxicidade por Se é rara, mas pode ocorrer intoxicação ocupacional (trabalhadores que derretem cobre), inalação de aerossóis contendo Se e consumo acidental oral de Se inorgânico.[19]

Os sintomas da toxicidade por Se são hipotensão, estresse respiratório, disfunção gastrintestinal e neurológica, síndrome respiratória aguda, infarto do miocárdio e falência renal.

A ingestão contínua e elevada de Se pode levar a lesões cutâneas, hepatomegalia, dor nas extremidades das mãos e dos pés, coceira intensa, náuseas, fraqueza, diarreia, queda de cabelo e unhas e manchas nos dentes.

Avaliação nutricional

A concentração de Se pode ser analisada no sangue ou na urina, mas essas amostras biológicas não são interessantes, pois apresentam problemas analíticos e complexidade na coleta do material.[23]

Análises em cabelos e unhas foram utilizadas em estudos, mas alguns tipos de xampus norte-americanos apresentam Se na sua composição, podendo alterar os resultados.[6]

Já a concentração de Se no plasma como selenoproteína P é um bom marcador nutricional, uma vez que responde rapidamente à suplementação com Se e pode ser avaliada por radioimunoensaio.[23]

Deficiências

Duas doenças estão associadas à deficiência de Se – a de Keshan e de Kashin-Bek.

A doença de Keshan acomete inicialmente crianças e mulheres na idade fértil. Ela foi observada na área rural da China, em uma região com baixíssimas concentrações de Se no solo. Nos chineses, as características da deficiência são insuficiência cardíaca aguda ou crônica, aumento do tamanho do coração, arritmia, anormalidades nos exames cardiográficos e radiológicos. A deficiência de Se em ratos provocou uma lesão cardíaca causada por um vírus inócuo para animais saudáveis, o coxsackievirus. Os pesquisadores concluíram que na deficiência de Se esse vírus sofre mutação e torna-se mais virulento.

Na China, em 1940, essa doença foi associada a 80% das causas de morte e, atualmente, caiu para menos de 30% graças aos cuidados médicos e após a suplementação de Na_2SeO_3 ou adição de Se no sal de mesa.[19]

Glutationa peroxidase 4 (GPX4)

GPX lipofílica que destrói peróxidos presentes ao longo das membranas celulares, é importante para o sistema imunológico e a reprodução.

Estudos mostram que a GPX4 é a única que protege contra peroxidação lipídica, além da vitamina E na membrana lipoproteica. Evita que as lipoproteínas de baixa densidade (LDL) circulantes em excesso no sangue sejam atacadas pelos radicais livres provenientes da respiração. Conforme a lipoproteína circulante é atacada, ela forma LDL oxidada e passa a ser reconhecida como elemento estranho ao organismo e será destruída. Como a LDL oxidada se infiltra facilmente nas paredes das artérias, os monócitos se infiltrarão dentro dos vasos sanguíneos para destruí-las, e, quando isso ocorre em grande quantidade, poderá causar uma reação inflamatória: os monócitos se transformarão em macrófagos, que podem encher-se de colesterol LDL oxidado e acabam se rompendo. Ao longo dos anos, essa parede da artéria com muita gordura e inflamada formará as placas de ateroma. Com o tempo, as finas paredes da artéria não resistirão e poderão romper-se, e essa massa estranha eventualmente se coagulará quando entrar em contato com o sangue e ocasionará uma trombose. O vaso obstruído pela trombose poderá promover um infarto do miocárdio ou acidente vascular encefálico (AVE).[18]

A GPX4 está relacionada com o controle da resposta imunológica com a vitamina E. A GPX4 atua na supressão da lipo-oxigenase, necessária para a biossíntese do ácido araquidônico (associado ao processo inflamatório), e a vitamina E regula a biossíntese do leucotrieno (relacionado com mediadores anti-inflamatórios).[18] Além de estar presente nas membranas celulares, a GPX4 foi encontrada em grande quantidade nos espermas e nos testículos. Uma provável infertilidade pode decorrer da falta de Se para a espermatogênese.

A deficiência de Se esteve associada também a aborto idiopático no 1º trimestre de gestação.[21]

Função do Se na tireoide

Para a ativação do metabolismo do hormônio da tireoide, são necessárias três selenoenzimas, as ID.

A ID tipo I retira iodo das moléculas de hormônio tireoidiano, transformando o pró-hormônio tireoidiano T_4 em T_3, ativando, dessa maneira, o hormônio tireoidiano e levando T_3 aos tecidos periféricos. A IDI é encontrada no fígado, nos rins e no tecido tireoidiano. Em caso de deficiência de Se, a enzima IDI é pouco sintetizada, mas, como a T_4 está elevada no plasma, evita o hipotireoidismo.

A ID tipo II é encontrada no encéfalo, na hipófise, na placenta e nos ácidos graxos pardos, regula a T_3 intracelular e controla a secreção de TSH. Com a produção desse hormônio prejudicada, a resposta dos neutrófilos contra os agentes externos também é prejudicada pela inadequação no desenvolvimento e na função das células do timo.[27]

A selenoproteína tipo III inativa a T_3 e degrada o hormônio tireoidiano.

Em casos de deficiência conjunta de Se e iodo, o hipotireoidismo pode ser exacerbado, causando uma forma mais grave, o cretinismo mixedematoso, encontrado na República Democrática do Congo, país com deficiência de ambos os micronutrientes.[21]

Já a enzima tireorredoxina redutase pode influenciar no metabolismo de eicosanoides e modular o processo inflamatório por meio da relação entre os ácidos graxos poli-insaturados ômega 3/6. Os ácidos graxos poli-insaturados ômega 3 são substratos para lipo-oxigenase (aumentam os leucotrienos, uma substância anti-inflamatória), e os poli-insaturados ômega 6 são substratos para o caminho da ciclo-oxigenase (elevam as prostaglandinas e o tromboxano, que aumentam o processo inflamatório). Em caso de deficiência de Se, a formação de substâncias pró-inflamatórias é favorecida, aumentando o risco para doenças inflamatórias como asma, artrite reumatoide, pancreatite, doenças cardiovasculares e câncer.[21]

Selenoproteína P

As principais selenoproteínas do plasma são selenoproteínas P e GPX3. A primeira corresponde a cerca de 80% no plasma e protege as

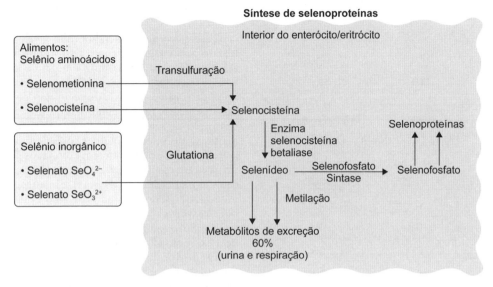

Figura 13.6 Síntese das selenoproteínas a partir da selenometionina (SeMet), da selenocisteína (SeCy) e do selênio inorgânico (selenato e selenito).

funções enzimáticas importantes incorporadas na forma de selenocisteína ao sítio ativo e outras atuam como antioxidante, função imunológica e reprodutora.

Até o momento, já foram identificadas 35 selenoproteínas, mas pouco se sabe sobre a função da maioria delas no organismo humano. Entre as selenoproteínas que protegem contra o dano oxidativo, estão as glutationas peroxidases e as formas de selenoproteínas presentes no plasma, no músculo, na próstata e na placenta, além da enzima tireorredoxina redutase. Outras são importantes enzimas da função da tireoide, as ID.[25]

Glutationa peroxidase 1 (GPX1)

Essa proteína protege contra dano oxidativo em eritrócitos. Mais de 50% do Se do organismo está sob essa forma. A GPX1 e a vitamina E destroem o peróxido de hidrogênio e os hiperóxidos a formas mais estáveis, como água e álcool.[26] Nessa reação, a GPX1 é a enzima catalisadora e a glutationa o doador de elétrons.[26]

Os hidroperóxidos podem ser formados durante a queima de oxigênio na respiração ou pelos neutrófilos após defender o organismo contra os microrganismos externos.[27]

Já que a vitamina E e o Se têm a mesma função antioxidante, indivíduos que consomem quantidades adequadas de Se apresentam menor necessidade de vitamina E.

$2 O_2^- + 2 H^+ \rightarrow O_2 + H_2O_2$ (peróxido de hidrogênio) GPX1 $\rightarrow 2 H_2O$ ou $2 OH^- + H_2$

$2 O_2^- + ONO^- \rightarrow ONOO^-$ (peroxinitrito) Gp1 $\rightarrow ONO^- + H_2O$

$O_2 \rightarrow O_2^- \rightarrow O_2$ (radical superóxido)

Reação com oxigênio reativo e peroxinitrito pela catálise da glutationa peroxidase 1 (GPX1).

Glutationa peroxidase 2 (GPX2) ou GPX gastrintestinal

Essa selenoproteína é encontrada no trato gastrintestinal e protege o intestino contra peróxidos de origem ambiental absorvidos pela alimentação.

Glutationa peroxidase 3 (GPX3)

Glutationa peroxidase extracelular, presente em 19% das selenoproteínas do plasma. Trata-se da forma de Se secretada pelo rim e pelo leite materno para a nutrição do bebê.

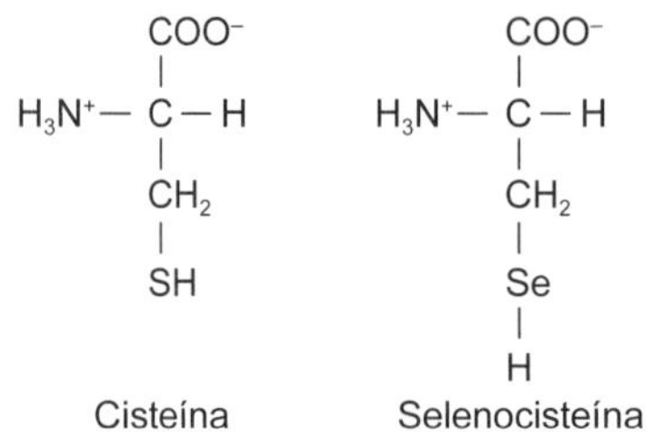

```
         COO⁻                COO⁻
          |                   |
H₃N⁺ — C — H        H₃N⁺ — C — H
          |                   |
         CH₂                 CH₂
          |                   |
         SH                  Se
                              |
                              H
      Cisteína          Selenocisteína
```

Figura 13.4 Cisteína e selenocisteína.

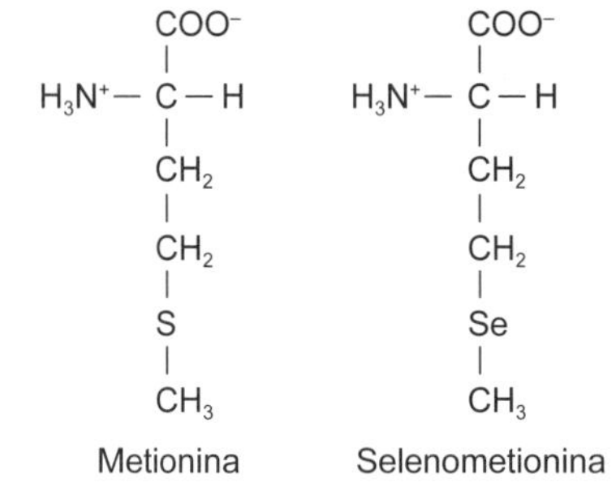

```
         COO⁻                COO⁻
          |                   |
H₃N⁺ — C — H        H₃N⁺ — C — H
          |                   |
         CH₂                 CH₂
          |                   |
         CH₂                 CH₂
          |                   |
          S                  Se
          |                   |
         CH₃                 CH₃
      Metionina         Selenometionina
```

Figura 13.5 Metionina e selenometionina.

Todas as formas de Se (selenito, selenato, selenometionina e selenocisteína) são altamente biodisponíveis. Vários estudos apontam taxa de biodisponibilidade para selenometionina entre 85 e 100% em cereais, trigo e vegetais, e de selenocisteína de 19 a 50% em peixes, 10 a 15% para laticínios e carnes e 7% para leites bovinos.[22]

Entre os peixes, o atum é o mais rico em Se, mas sua absorção poderá ser prejudicada (menor que 10%) pela alta concentração de mercúrio, podendo formar complexo entre o Se e o mineral.[21] Apesar de a absorção de Se ser reduzida, o consumidor estará protegido dos efeitos da toxicidade do mercúrio.

A selenometionina proveniente da alimentação ou do catabolismo proteico é absorvida pelo mesmo mecanismo da metionina e metabolizada a selenocisteína pela transulfuração. A selenocisteína proveniente da selenometionina, e a selenocisteína oriunda da alimentação são convertidas em selenídeo (H_2Se ou HSe^-) pela enzima betaliase. Os Se inorgânicos são reduzidos pela glutationa a selenídeos preferencialmente nas células intestinais e nos eritrócitos.

A forma de Se na via metabólica é o selenídeo.

Esse selenídeo é metabolizado a selenofosfato pela enzima selenofosfato sintase, e o selenofosfato é a forma utilizada para a síntese de selenoproteínas e RNAt do selênio. Os selenídeos são as formas de regulação de Se no organismo, pois quando há grande concentração de selenofosfato e não existe mais a síntese de selenoproteínas, os selenídeos sofrerão metilação para serem excretados pela urina e pela respiração. Suas formas de excreção são metilselenol (CH_3SeH), dimetil selenídeo (($CH_3)_2Se$) com odor de alho exalado pela respiração, e íon trimetil selenídeo (($CH_3)_3Se^+$). Assim, a homeostase é garantida pela excreção (Figura 13.6).

Os órgãos de reserva de Se são músculo, fígado, sangue e rim, que, somados, contêm 61% do Se estimado no organismo. Se considerar o esqueleto, a concentração aumenta para 91,5%.[21]

Em estudos internacionais, os valores de Se circulante variam de acordo com o país estudado, como se observa a seguir:

- A média da concentração de Se em adultos saudáveis em diferentes partes do mundo varia de 40 a 190 µg/ℓ.[23] Isso ocorre porque a concentração de Se encontrado nos alimentos dependerá da sua oferta no solo. Os países com as menores concentrações de Se são Finlândia, Nova Zelândia e China. Entre os dois últimos, a concentração plasmática variou respectivamente de 0,79 a 0,88 µmol/ℓ (62 a 69 µg/ℓ) e 0,14 a 0,19 µmol/ℓ (11 a 16 µg/ℓ)[24]
- No terceiro National Health and Nutrition Examination Survey (NHANES), as concentrações séricas médias de Se em adultos (19 a 30 anos) nos EUA foram 1,61 µmol/ℓ e 1,57 µmol/ℓ (127 µg/ℓ e 124 µg/ℓ) para homens e mulheres, respectivamente
- Na Europa, a concentração desse mineral no soro ou no plasma de adultos variou de 1,09 µmol/ℓ (86 µg/ℓ) na Suécia, na França e na Itália a 0,55 µmol/ℓ (43 µg/ℓ) na Sérvia.[21]

Funções

Em suas diferentes formas, o Se é um componente das selenoproteínas. Algumas têm

lizadas nos estados do Paraná, do Rio de Janeiro, do Rio Grande do Norte, do Rio Grande do Sul e de Santa Catarina. Cerca de 87% da produção se dá no estado do Rio Grande do Norte.

Segundo estimativas de aquisição de alimentos da Pesquisa de Orçamentos Domiciliares (POF), de 2008-2009, a população brasileira consome em média 12 g de sal por dia; com a adição de cerca de 30 mg de iodo por kg de sal, o consumo de iodo por meio do sal refinado seria de aproximadamente 360 µg/dia, superior aos 150 µg recomendados pela OMS.[17]

Nos EUA, o sal iodado contém 100 ppm (100 µg/g). Portanto, o consumo de 2 g de sal cobre a quantidade recomendada de consumo diário de iodo, ou seja, 150 µg. Todo o sal comercializado no Canadá é iodado, enquanto, nos EUA, apenas metade é iodada.

Injeção de óleo iodado

A injeção intramuscular de óleo vegetal contendo 480 mg de iodo/mℓ tem efeito por até 3 anos. Trata-se do método mais usado para populações que habitam regiões montanhosas e de difícil acesso.

Algumas desvantagens são a necessidade de uma equipe de saúde para fazer a administração da injeção e a não uniformidade da quantidade de iodo liberada após a aplicação.[9]

Óleo iodado por via oral

Usado como alternativa à injeção, tem efeito por até 1 ano.[9]

Água iodada

Igualmente ao sal, é largamente consumida e de fácil difusão. O iodo pode ser adicionado no reservatório ou até mesmo no local do consumo final. O iodo apresenta efeitos antibacterianos, o que é proveitoso nas regiões onde coexistem deficiência de iodo e águas poluídas.[11]

Iodeto de potássio

Pode ser incorporado em preparações vitamínicas, principalmente naquelas usadas durante a gestação e a lactação.[11]

SELÊNIO

Histórico

O selênio (Se) foi descoberto por um químico sueco chamado Jons Jacob Berzelius em 1818, que nomeou esse micronutriente como seleno, em homenagem à deusa grega da Lua. Em 1957, Schwarz e Foltz identificaram o Se como um micronutriente essencial para a saúde dos animais e dos seres humanos, pois uma pequena quantidade dele protegia contra necrose do fígado, do músculo e das veias com deficiência de vitamina E.[18,19] Essa descoberta foi uma surpresa, uma vez que durante muitos anos acreditou-se que as formas inorgânicas do Se (selenato ou selenito) presentes no solo de algumas regiões eram tóxicas para o gado criado nas pastagens desses locais.[20]

O papel de antioxidante surgiu quando o Se foi associado à vitamina E. Em 1970, descobriu-se que o Se é importante para as enzimas glutationa peroxidase e como antioxidante presente nas selenoproteínas P e W, iodotironina deiodinase (ID) e tireorredoxina redutase.

Características químicas

O Se é um micronutriente essencial para o organismo humano passível de obter pela alimentação, cuja concentração nos alimentos dependerá do solo.[2,3]

O Se pode ser adquirido sob as formas: selenometionina (proveniente de vegetais, cereais, trigo); selenocisteína (oriunda de carnes bovina, de ave e de peixe); e a forma inorgânica proveniente de suplementos (selenito – SeO_3^{2-} – e selenato – SeO_4^{2-}).[19,21]

A selenocisteína é um análogo do aminoácido cisteína, cujo enxofre é substituído pelo Se nos vegetais (Figura 13.4).[20] As selenometioninas são incorporadas como metionina, e as selenocisteínas estão presentes nas selenoproteínas como glutationa peroxidase, ID e selenoproteína P e W (Figura 13.5).

Metabolismo

A absorção de Se sob a forma de selenometionina é intacta.

Tabela 13.3 Ingestão diária recomendada (RDA) para iodo (μg/dia).

Idade	OMS (2001)	DRI (2001)	Limite máximo de ingestão
0 a 6 meses	90	110*	150 μg/kg/dia
7 a 12 meses	90	110*	140 μg/kg/dia
1 a 3 anos	–	90	200
4 a 8 anos	–	90	300
9 a 13 anos	–	120	600
14 a 18 anos	–	150	900
> 19 anos	–	150	1.100
Gestante	200	220	900 (< 18 anos)
			1.100 (≥ 18 anos)
Nutriz	200	290	900 (< 18 anos)
			1.100 (≥ 18 anos)

* Ingestão adequada.

Tabela 13.4 Ingestão diária recomendada (RDA) para iodo (μg/dia).

Idade (anos)	Quantidade (μg/dia)
0 a 6	90
7 a 12	120
> 12	150
Gestante	250
Nutriz	250

Fonte: WHO (2007).[15]

A concentração de iodo no leite de vaca e nos ovos depende da quantidade de iodeto na alimentação dos animais.

Medidas para a correção da deficiência de iodo

Existem diversos meios para a correção da deficiência de iodo. O sal é o meio preferido para veicular iodo e o que apresenta melhores resultados.

Iodação do sal de cozinha

O sal, um componente alimentar largamente consumido, é o principal meio de veiculação do iodo; o sal iodado é utilizado desde 1920, apresenta baixo custo e alto benefício, principalmente para as populações de países em desenvolvimento. Mais de 120 países adotam a iodização do sal como medida compulsória para profilaxia de deficiência de iodo. A adição do iodo no local da produção do sal garante que o mineral chegue à população, quer seja pelo consumo do próprio sal, quer por sua adição em produtos industrializados.

Apesar da grande vantagem, existem dificuldades em distribuir o produto em regiões isoladas e em armazenar o sal sob condições que impeçam a degradação do iodo.

No Brasil, em 2003, a Agência Nacional de Vigilância Sanitária (Anvisa) estabeleceu que o sal refinado deveria conter de 20 a 60 mg de iodo/kg. Em 2013, uma nova resolução (RDC 23/2013) estabeleceu que a faixa de iodo no sal deve ser de 15 a 45 mg/kg e que os produtos alimentícios industrializados podem utilizar sal sem adição de iodo como ingrediente, desde que comprovada a interferência do iodo nas características organolépticas do produto.[16]

No Brasil, estima-se um consumo de sal iodado em cerca de 95% dos domicílios. O iodo é importado do Japão e do Chile e utilizado para a produção de KIO_3 (iodato de potássio), que é adicionado ao sal. As empresas beneficiadoras de sal do país estão loca-

Tabela 13.1 Critérios de classificação do estado nutricional para iodo, segundo os níveis de excreção urinária.

Classificação do estado nutricional	Concentração mediana da excreção urinária (μg/ℓ)	Ingestão de iodo correspondente (μg/dia)
Deficiência grave	< 20	< 30
Deficiência moderada	20 a 49	30 a 74
Deficiência leve	50 a 99	75 a 149
Adequado	100 a 199	150 a 299
Acima do recomendado	200 a 299	300 a 449
Possível excesso	≥ 300	> 449

Fonte: WHO (2007).[15]

Tabela 13.2 Critérios de classificação do estado nutricional para iodo em gestantes, nutrizes e crianças, segundo níveis de excreção urinária.

Grupo	Classificação do estado nutricional	Concentração mediana da excreção urinária de iodo (μg/ℓ)
Gestante	Insuficiente	< 150
	Adequado	150 a 249
	Acima do recomendado	250 a 499
	Excessivo	≥ 500
Nutriz	Insuficiente	< 100
	Adequado	≥ 100
Criança (< 2 anos)	Insuficiente	< 100
	Adequado	≥ 100

Fonte: WHO (2007).[15]

de ingestão de iodo para 250 μg/dia para as gestantes (Tabela 13.4).[15]

O Conselho Internacional para Controle dos Distúrbios da Deficiência de Iodo com o Fundo das Nações Unidas para a Infância (UNICEF) e a OMS recomendam, para a população em geral, valores muito próximos às recomendações norte-americanas (Tabela 13.4).

Fontes alimentares

A principal fonte na alimentação humana é o sal iodado. O sal grosso não é iodado e o do mar é pobre em iodo, pois o mineral se evapora durante o processo de secagem da água do mar para a extração do sal. Frutos do mar, no entanto, são boas fontes, pois os oceanos contêm grandes quantidades de iodo; os peixes de água salgada têm de 300 a 3.000 μg de iodo/kg, enquanto os de água doce têm apenas de 20 a 40 μg/kg.

A quantidade de iodo em outros alimentos varia de acordo com a concentração no solo: os vegetais que crescem em uma região deficiente de iodo e os animais que se alimentam desses vegetais terão baixa concentração do mineral.

Vegetais verde-escuros plantados em regiões de solo pobre têm 10 μg/kg e em regiões de solo adequado, 10 mg/kg.

Em regiões de solo pobre, a concentração de iodo na água pode ser menor que 2 μg/ℓ e em regiões adequadas chega a 9 μg/ℓ.

Quadro 13.1 Principais manifestações clínicas da deficiência de iodo.

Fetos
- Aborto
- Prematuridade
- Anormalidades congênitas
- Aumento da mortalidade perinatal e infantil
- Cretinismo neurológico (deficiência mental, surdo-mutismo, estrabismo)
- Cretinismo mixedematoso (nanismo, deficiência mental)
- Defeitos psicomotores

Recém-nascidos
- Bócio neonatal
- Hipotireoidismo neonatal

Crianças e adolescentes
- Bócio
- Hipotireoidismo juvenil
- Função mental diminuída
- Retardo no desenvolvimento físico

Adultos
- Bócio
- Hipotireoidismo
- Função mental diminuída
- Hipertireoidismo induzido pelo iodo

iodeto e o iodato de potássio seguros para veiculação do iodo.[8]

O consumo excessivo de iodo em adultos saudáveis em áreas repletas do mineral é difícil de definir. Muitas pessoas são regularmente expostas a enormes quantidades de iodo – na faixa de 10 a 200 mg/dia – sem efeitos adversos aparentes. Fontes comuns são medicamentos (p. ex., a amiodarona contém 75 mg de iodo por cápsula de 200 mg), alimentos (principalmente produtos lácteos), algas (consumidas em grandes quantidades no Japão) e corantes contendo iodo (para procedimentos radiológicos). Ocasionalmente, cada um desses exemplos pode ter efeitos significativos na tireoide, mas geralmente são tolerados sem dificuldade. Essa tolerância a grandes doses de iodo em adultos saudáveis e repletos de iodo é o motivo pelo qual a OMS afirmou em 1994 que "ingestões diárias de iodo de até 1g, ou seja, 1.000 mg, parecem ser totalmente seguras".[11] Essa declaração não inclui recém-nascidos e lactentes. Além disso, deve-se considerar que o excesso de iodo pode induzir hipotireoidismo em pacientes com tireoidite e hipertireoidismo em casos de incremento súbito e excessivo da oferta de iodo em pacientes com nódulos tireoidianos autônomos.[11] O excesso de iodo pode também desencadear autoimunidade tireoidiana em animais e indivíduos geneticamente suscetíveis e aumentar o risco para câncer de tireoide papilar-folicular. Em conclusão, a OMS considera que os benefícios de corrigir a deficiência de iodo superam em muito os riscos de sua suplementação. No Brasil, um estudo realizado em 2008 verificou que 92% das crianças de 8 a 10 anos de idade apresentavam excreção urinária de iodo acima de 200 μg/ℓ, refletindo um consumo acima do recomendado.[12]

Avaliação nutricional

O estado nutricional do iodo pode ser avaliado analisando a excreção urinária do iodo e a concentração plasmática de TSH, T_3 e T_4.[13]

Para avaliação populacional, o mais indicado consiste na análise da excreção urinária (Tabelas 13.1 e 13.2), pois cerca de 90% do iodo alimentar é excretado na urina e reflete o consumo do mineral de alguns dias anteriores.[14]

Recomendações nutricionais

Em 2001, o Comitê para Alimentação e Nutrição do Institute of Medicine dos EUA fez novas recomendações para a ingestão de iodo em crianças, gestantes e nutrizes. A ingestão adequada foi estimada com base na concentração média de iodo no leite materno (146 μg/ℓ), multiplicada pela média de produção diária de leite (780 mℓ), totalizando 114 μg/dia de iodo. Além disso, foram incluídas as recomendações para recém-nascidos a termo (15 μg/kg/dia) e pré-termo (30 μg/kg/dia) (Tabela 13.3).

Em 2007, o Comitê de Consulta Técnica da OMS propôs aumentar a recomendação

cerebral fetal pode ser afetado na fase intrauterina, podendo ocorrer danos neurológicos permanentes e irreversíveis.[4,5] Em condições de deficiência grave, a suplementação oral de 150 μg/dia de iodo logo no início da gestação pode prevenir a ocorrência de cretinismo, prematuridade e mortalidade neonatal.[5]

A glândula mamária armazena iodo durante a gestação; sua concentração no colostro varia de 200 a 400 μg/ℓ, e, no leite humano maduro, a média é de 146 μg/ℓ, em mulheres com alimentação considerada adequada em termos da quantidade de iodo.[6]

Deficiência

A deficiência de iodo é prevalente nas regiões montanhosas, como Sudeste Asiático, América do Sul e África Central, e em lugares que sofrem inundações constantes, como Índia e China. Segundo dados do Conselho Internacional para Controle dos Distúrbios da Deficiência de Iodo, de 2011, estima-se que aproximadamente 29% da população mundial e 30% das crianças em idade escolar não consumam iodo em quantidade adequada.[7]

O bócio endêmico, o cretinismo, o retardo mental, a diminuição da taxa de fertilidade, o aumento das taxas de mortalidade perinatal e infantil e o hipotireoidismo fazem parte do grupo das doenças por deficiência de iodo (DDI).[2]

A tireoide consegue armazenar quantidades suficientes de iodo por várias semanas. Contudo, em casos de deficiência crônica, a quantidade na glândula pode reduzir-se a < 200 μg.

A deficiência alimentar de iodo provoca uma diminuição da concentração de T_3 e T_4 e um aumento compensatório do TSH que estimula o crescimento e a multiplicação das células da tireoide para aumentar a captação do iodo, resultando no bócio (hipertrofia da tireoide). As áreas mais afetadas pela ocorrência de bócio no mundo são as regiões do Himalaia e dos Andes.[8]

O bócio compreende a manifestação clássica da deficiência de iodo, embora outras ocorram, com diferentes sintomas, abrangendo todas as faixas etárias, particularmente nos períodos de rápido crescimento.

Embora a causa primária do bócio seja a deficiência de iodo, as substâncias bociogênicas (tiocianato) aumentam a suscetibilidade para o desenvolvimento do bócio, pois bloqueiam a absorção e a captação do iodo. As substâncias bociogênicas são inativadas pela cocção.[2] Deve-se considerar esse aspecto importante quando há concomitantemente um consumo insuficiente de iodo.

A deficiência do iodo é mais séria no feto, pois leva a uma grande incidência de morte neonatal, aborto espontâneo, anormalidades congênitas e cretinismo. O cretinismo é endêmico, atingindo até 10% da população em algumas regiões da Índia, da Indonésia e da China, onde o consumo de iodo está abaixo de 25 μg/dia.[2]

As manifestações clínicas mais comuns decorrentes da deficiência de iodo ao longo do ciclo de vida são apresentadas no Quadro 13.1.

A deficiência de iodo é a principal causa de retardo mental evitável no mundo e, aliada ao hipotireoidismo materno durante o 1º e o 2º trimestres da gestação, está relacionada com danos neurológicos irreversíveis no feto – cretinismo, um defeito congênito do desenvolvimento físico e mental –, razão pela qual tem sido preconizada suplementação de iodo para as gestantes logo no início da gestação.

No Brasil, segundo alguns estudos, a prevalência de deficiência de iodo (avaliada pela excreção urinária de iodo) em gestantes é superior a 50%, e em lactentes e crianças pré-escolares é de 34%.[3,9]

Toxicidade

Em 1920, muitas pessoas que utilizaram por via parenteral um antibiótico contendo iodato desenvolveram cegueira; há alguns relatos de toxicidade em seres humanos por ingestão de doses acima de 10 mg/kg de peso, resultando em danos à retina com degeneração das células fotorreceptoras e cegueira.[10]

Indivíduos com deficiência prévia de iodo, particularmente idosos com nódulos na tireoide, são mais sensíveis à suplementação de iodo e podem desenvolver hipertireoidismo.[9]

O consumo crônico do sal iodado mostra riscos desprezíveis de toxicidade, e a Organização Mundial da Saúde (OMS) considera o

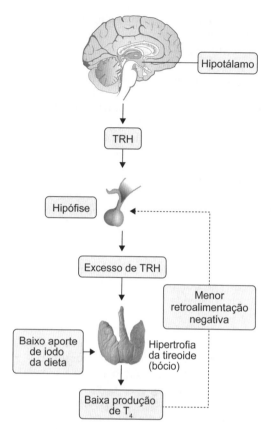

Figura 13.3 Na deficiência de iodo da dieta, a síntese de T_4 diminui. Em resposta à baixa concentração de T_4, a hipófise continua liberando TSH, que se acumula. Com o estímulo constante do TSH, ocorre hipertrofia da tireoide, que não consegue produzir seus hormônios pela falta de iodo.

Funções

As ações fisiológicas dos hormônios tireoidianos podem ser categorizadas como: crescimento e desenvolvimento; e controle de processos metabólicos no corpo. Os hormônios tireoidianos desempenham um papel importante no crescimento e no desenvolvimento cerebral e do sistema nervoso central em seres humanos a partir da 15ª semana de gestação até os 3 anos de idade. Se houver deficiência de iodo nesse período e isso resultar em deficiência de hormônio tireoidiano, a consequência é um desarranjo no desenvolvimento do cérebro e do sistema nervoso central. Essas perturbações são irreversíveis; a forma mais séria é o cretinismo. O outro papel fisiológico dos hormônios tireoidianos consiste em controlar vários processos metabólicos no corpo, os quais incluem metabolismo de carboidratos, gorduras, proteínas, vitaminas e minerais. Por exemplo, o hormônio tireoidiano aumenta a produção de energia e a lipólise, além de regular a neoglicogênese e a glicólise.

O corpo humano contém de 15 a 20 mg de iodo, dos quais 70 a 80% estão na tireoide, fazendo parte da estrutura química dos hormônios tireoidianos T_3 e T_4, que têm as seguintes funções:[3]

- Aceleram as reações celulares em todos os órgãos e tecidos, resultando em aumento do metabolismo basal, aumento do consumo de oxigênio e produção de calor
- Atuam no desenvolvimento normal do cérebro e na proliferação dos neurônios, na formação das sinapses e na mielinização
- Convertem o caroteno para a forma ativa da vitamina A
- Estimulam o crescimento e o desenvolvimento celular
- Estimulam a síntese proteica.

Gestação e desenvolvimento fetal

Durante a gestação, o volume da tireoide aumenta em 10% e a produção de T_3 e T_4 pode aumentar em 50%. O desenvolvimento cerebral e neurológico do feto, que se inicia por volta da 2ª semana de gestação, depende dos hormônios tireoidianos maternos, pois a tireoide do feto começa a se desenvolver por volta da 12ª semana e a produzir os hormônios somente a partir da 20ª semana; a partir da 16ª semana, a concentração de receptores cerebrais dos hormônios tireoidianos aumenta consideravelmente e o feto depende do iodo da alimentação materna, que atravessa a placenta de forma ativa, para a síntese dos hormônios.

Há estudos que mostram grupos de gestantes deficientes em iodo, principalmente em países como Paquistão, Nigéria, Etiópia, Bélgica, República Checa, Dinamarca, França, Espanha, Inglaterra e Brasil. E, mesmo que a gestante não apresente bócio ou hipotireoidismo, se tiver concentrações sanguíneas de TSH normal com T_4 baixo, o desenvolvimento

deto (I⁻), rapidamente absorvido pelo estômago e pela parte superior do intestino delgado. O iodato (IO_3^-) e as formas ligadas a compostos orgânicos precisam ser reduzidos a iodeto para absorção, que é, então, distribuído no sistema circulatório na forma livre.[2]

O iodeto circulante é captado em quantidades suficientes e de forma ativa pela glândula tireoide, onde se oxida a iodo formando o complexo iodotirosina ao se ligar ao aminoácido tirosina da proteína tireoglobulina. Estima-se que a tireoide capta cerca de 60 µg/dia, e o restante do iodo circulante é excretado pelos rins.[2]

Todas as ações biológicas do iodeto são atribuídas aos hormônios da tireoide. O hormônio estimulante da tireoide (TSH, do inglês *thyroid stimulating hormone*), secretado pela hipófise, regula a captação de iodo e provoca a hidrólise da tireoglobulina e a consequente liberação de dímeros de iodotirosina, que se ligam, originando a tri-iodotironina (T_3) e a tiroxina (T_4). O hormônio liberador do TSH (TRH, em inglês *TSH releasing hormone*) é secretado pelo hipotálamo e é necessário para a síntese adequada do TSH (Figura 13.2). Na deficiência de TRH, a atividade de TSH está reduzida.

Os hormônios T_3 e T_4 são pouco solúveis em água e circulam ligados à globulina, à pré-albumina e à albumina. A concentração do T_4 é maior, mas o T_3 é o mais ativo dos dois hormônios. A síntese de T_3 e T_4 é regulada por um mecanismo de *feedback* negativo: a hipófise libera TSH em resposta às baixas concentrações de T_3 e T_4 (Figura 13.3). Quando não há disponibilidade de iodo, a concentração de TSH permanece alta.[1]

A biodisponibilidade do iodo inorgânico, ou seja, a quantidade de iodo captada pela glândula tireoide, é de 10 a 15%, e o restante é eliminado pelos rins. Aparentemente, a presença de outros nutrientes não influencia a absorção do iodeto. No entanto, há substâncias presentes em alguns alimentos – chamadas bociogênicas – que reduzem a utilização do iodo pela tireoide. Ainda que a deficiência de iodo da dieta em si seja causa necessária e suficiente para o desenvolvimento do bócio (hipertrofia da tireoide em decorrência da falta de iodo), esses fatores antinutricionais

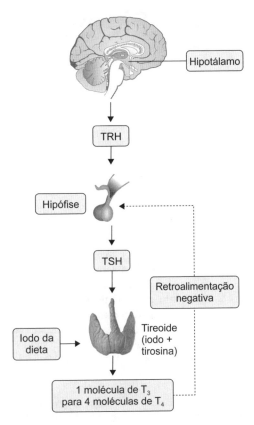

Figura 13.2 Regulação do metabolismo de iodo em seres humanos. O iodo presente nos alimentos é rapidamente absorvido pelo estômago e pelo intestino delgado na forma de iodeto; a glândula tireoide capta o iodeto de forma ativa e sintetiza os hormônios tri-iodotironina (T_3) e tiroxina (T_4). A síntese desses hormônios é regulada pelo TSH e pelo TRH. A regulação da síntese de T_3 e T_4 se dá por um mecanismo de retroalimentação negativa: a hipófise libera TSH em resposta às baixas concentrações de T_3 e T_4, estimulando a tireoide a captar iodeto para síntese desses hormônios.

acentuam os efeitos da deficiência de iodo. O fator mais conhecido é o tioglicosídio linamarina – presente na mandioca –, que pode ser destruído pelo cozimento prolongado. Outros alimentos podem também conter substâncias bociogênicas, como repolho, couve-de-bruxelas, pêssego, couve-flor, soja e milho. Já a deficiência de selênio impede a conversão de T_4 a T_3.[2]

13 Elementos-traço

Leiko Asakura • Luciana Yuki Tomita

INTRODUÇÃO

O termo "elementos-traço" tem sido utilizado em nutrição humana para os minerais com recomendações nutricionais (estabelecidas, estimadas ou sugeridas) abaixo de 1 mg/dia. São pelo menos 18 oligoelementos: alumínio, arsênico, boro, bromo, cádmio, cromo, germânio, chumbo, lítio, molibdênio, níquel, rubídio, silício, estanho, vanádio, iodo, selênio e flúor. Para muitos desses nutrientes, não há descrição das funções bioquímicas específicas e sua essencialidade baseia-se em provas circunstanciais. Neste capítulo, destacam-se o iodo, o selênio e o flúor por sua relevância em saúde pública, mas são descritos também alguns outros minerais com informações consistentes de potencial interesse em nutrição humana no Brasil.

IODO

O iodo foi descoberto em 1811, quando Bernard Courtois queimou algas marinhas e observou a saída de vapores violeta e a formação de cristais pretos. O químico francês Joseph Louis Gay-Lussac deu à substância o nome de iodo, palavra de origem grega que significa "violeta".[1]

Características químicas

O iodo é um mineral abundante na natureza, pois está presente no solo e no mar, na forma de íons iodeto (I^-), sendo oxidado pela luz solar para a forma de iodo elementar (I_2), que é volátil. Pela chuva, parte do iodo retorna para o solo (Figura 13.1). No entanto, em regiões montanhosas distantes do mar e em locais que sofrem inundações frequentes, o solo pode ter deficiência desse mineral.

Em meio úmido e quente, o iodeto facilmente se oxida a iodo, enquanto o iodato é mais estável.

Metabolismo

O iodo nos alimentos encontra-se principalmente na forma inorgânica e reduzido a io-

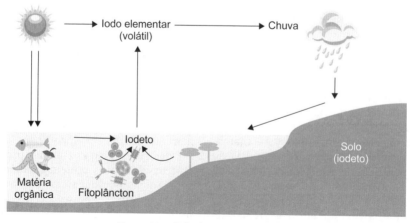

Figura 13.1 Ciclo do iodo na natureza.

23. World Health Organization (WHO). WHO issues new guidance on dietary salt and potassium. Geneva; 2013.
24. Rauber F, da Costa Louzada ML, Steele EM, Millett C, Monteiro CA, Levy RB. Ultra-processed food consumption and chronic non-communicable diseases-related dietary nutrient profile in the UK (2008-2014). Nutrients. 2018;10(5).
25. Louzada ML, Martins AP, Canella DS, Baraldi LG, Levy RB, Claro RM, et al. Ultra-processed foods and the nutritional dietary profile in Brazil. Rev Saude Publica. 2015;49:38.
26. Arcand J, Wong MMY, Santos JA, Leung AA, Trieu K, Thout SR, et al. More evidence that salt increases blood pressure and risk of kidney disease from the science of salt: a regularly updated systematic review of salt and health outcomes (April-July 2016). J Clin Hypertens (Greenwich). 2017;19(8):813-23.
27. Patnode CD, Evans CV, Senger CA, Redmond N, Lin JS. Behavioral counseling to promote a healthful diet and physical activity for cardiovascular disease prevention in adults without known cardiovascular disease risk factors: updated systematic review for the U.S. Preventive Services Task Force. Evidence Synthesis No. 152. Rockville, MD: Agency for Healthcare Research and Quality; 2017.
28. Braam B, Huang X, Cupples WA, Hamza SM. Understanding the two faces of low-salt intake. Curr Hypertens Rep. 2017;19(6):49.
29. Nerbass FB, Pecoits-Filho R, McIntyre NJ, McIntyre CW, Taal MW. High sodium intake is associated with important risk factors in a large cohort of chronic kidney disease patients. Eur J Clin Nutr. 2015;69(7):786-90.
30. Dietary sodium as a risk factor for osteoporosis: where is the evidence? Proc Nutr Soc. 2003; 62:859-66.
31. O'Keefe JH, Bergman N, Carrera-Bastos P, Fontes-Villalba M, DiNicolantonio JJ, Cordain L. Nutritional strategies for skeletal and cardiovascular health: hard bones, soft arteries, rather than vice versa. Open Heart. 2016; 3(1):e000325.
32. Palmer BF. Regulation of potassium homeostasis. Clin J Am Soc Nephrol. 2015;10(6):1050-60.
33. Palmer BF, Clegg DJ. Physiology and pathophysiology of potassium homeostasis. Adv Physiol Educ. 2016;40(4):480-90.
34. Cheng CJ, Kuo E, Huang CL. Extracellular potassium homeostasis: insights from hypokalemic periodic paralysis. Nephrol. 2013; 33(3):237-47.
35. Weaver CM. Potassium and health. Adv Nutr. 2013;4(3):368S-77S.
36. Schutten JC, Joosten MM, de Borst MH, Bakker SJL. Magnesium and blood pressure: a physiology-based approach. Adv Chronic Kidney Dis. 2018;25(3):244-50.
37. Kotler DP. Body composition studies in HIV-infected individuals. Ann N Y Acad Sci. 2000;904:546-52.

BIBLIOGRAFIA

He FJ, MacGregor GA. How far should salt intake be reduced? Hypertension. 2003;42:1093-9.

encefálico e doença cardíaca coronariana. Estudos evidenciam que altas doses de potássio na dieta estão associadas à diminuição da pressão arterial, particularmente no contexto de uma dieta rica em sódio – essa relação inversa entre consumo de potássio e pressão arterial em indivíduos "sal-sensíveis" sustenta que uma alimentação rica em potássio e preferencialmente baixa em sódio favorece, portanto, a diminuição da tensão arterial.[35,36]

A dosagem de potássio tem sido empregada para a avaliação da composição corporal, já que é um importante constituinte muscular em compartimento intracelular. Em indivíduos portadores da síndrome de imunodeficiência adquirida (AIDS), a dosagem desse mineral tem sido empregada para avaliar a sobrevida, já que se trata de um bom indicador do estado nutricional referente à massa magra.[37]

REFERÊNCIAS BIBLIOGRÁFICAS

1. Kruse HD, Orent ER, McCollum EV. Studies on magnesium deficiency in animals. I. Symptomatology resulting from magnesium deprivation. J Biol Chem. 1932;96:519-36.
2. Vormann J. Magnesium: nutrition and homoeostasis. AIMS Public Health. 2016; 3(2):329-40.
3. Schwalfenberg GK, Genuis SJ. The importance of magnesium in clinical healthcare. Scientifica (Cairo). 2017;2017:4179326.
4. Veronese N, Zanforlini BM, Manzato E, Sergi G. Magnesium and healthy aging. Magnes Res. 2015;28(3):112-5.
5. Dibaba DT, Xun P, He K. Dietary magnesium intake is inversely associated with serum C-reactive protein levels: meta-analysis and systematic review. Eur J Clin Nutr. 2014; 68(8):971.
6. Volpe SL. Magnesium in disease prevention and overall health. Adv Nutr. 2013;4(3):378S-83S.
7. Institute of Medicine. Dietary reference intakes for calcium, phosphorus, magnesium, vitamin D, and fluoride. Washington (DC): National Academies Press; 2005.
8. Louzada ML, Martins AP, Canella DS, Baraldi LG, Levy RB, Claro RM, et al. Impact of ultra-processed foods on micronutrient content in the Brazilian diet. Rev Saude Publica. 2015;49:45.
9. Brasil. Ministério da Saúde. Secretaria de Atenção à Saúde. Departamento de Atenção Básica. Guia alimentar para a população brasileira. Brasília: 2014. 156 p.
10. Nepa-Unicamp. Tabela de composição de alimentos. Campinas: NEPA-UNICAMP; 2004.
11. Rosique-Esteban N, Guasch-Ferré M, Hernández-Alonso P, Salas-Salvadó J. Dietary magnesium and cardiovascular disease: a review with emphasis in epidemiological studies. Nutrients. 2018;10(2).
12. Alghobashy AA, Alkholy UM, Talat MA, Abdalmonem N, Zaki A, Ahmed IA, et al. Trace elements and oxidative stress in children with type 1 diabetes mellitus. Diabetes Metab Syndr Obes. 2018;11:85-92.
13. Lin CC, Tsweng GJ, Lee CF, Chen BH, Huang YL. Magnesium, zinc, and chromium levels in children, adolescents, and young adults with type 1 diabetes. Clin Nutr. 2016;35(4):880-4.
14. Gommers LM, Hoenderop JG, Bindels RJ, de Baaij JH. Hypomagnesemia in type 2 diabetes: a vicious circle? Diabetes. 2016;65(1):3-13.
15. Lennon SL, DellaValle DM, Rodder SG, Prest M, Sinley RC, Hoy MK, et al. 2015 evidence analysis library evidence-based nutrition practice guideline for the management of hypertension in adults. J Acad Nutr Diet. 2017;117(9):1445-58.
16. Basso LE, Ubbink JB, Delport R, Spies J, Vermaak WJ. Effect of magnesium supplementation on the fractional intestinal absorption of 45CaCl2 in women with a low erythrocyte magnesium concentration. Metabolism. 2000;49:1092-6.
17. Doyle L, Flynn A, Cashman K. The effect of magnesium supplementation on biochemical markers of bone metabolism or blood pressure in healthy young adult females. Eur J Clin Nutr. 1999;53:255-61.
18. Gupta N, Jani KK, Gupta N. Hypertension: salt restriction, sodium homeostasis, and other ions. Indian J Med Sci. 2011;65(3):121-32.
19. Braun MM, Mahowald M. Electrolytes: sodium disorders. FP Essent. 2017;459:11-20.
20. Campbell NRC, Train EJ. A systematic review of fatalities related to acute ingestion of salt. A need for warning labels? Nutrients. 2017;9(7).
21. Freedman LS, Commins JM, Moler JE, Willett W, Tinker LF, Subar AF, et al. Pooled results from 5 validation studies of dietary self-report instruments using recovery biomarkers for potassium and sodium intake. Am J Epidemiol. 2015;181(7):473-87.
22. Cogswell ME, Maalouf J, Elliott P, Loria CM, Patel S, Bowman BA. Use of urine biomarkers to assess sodium intake: challenges and opportunities. Annu Rev Nutr. 2015;35:349-87.

mEq/ℓ) é a paralisia do músculo cardíaco, podendo ser letal. Tanto na hiperpotassemia quanto na hipopotassemia, as células convertem-se a estruturas não funcionais, e os sinais e sintomas dessas duas situações são similares: debilidade, letargia, hipomotilidade gástrica, arritmias cardíacas e transtornos na condução de impulsos.

Hipopotassemia (concentração de potássio < 3,5 mEq/ℓ). Uma vez que nessa condição a concentração de potássio intracelular excederá a concentração extracelular, o deslocamento de potássio intracelular poderá causar hipopotassemia grave mesmo com pequenas alterações na concentração intracelular. Alcalose, insulina e antagonistas beta-2-adrenérgicos podem causar hipopotassemia pela estimulação da atividade da Na$^+$K$^+$ATPase. Vômitos e diarreia são causas comuns de hipopotassemia, como também baixa ingestão, perda renal excessiva (como ocorre no aldosteronismo) e uso excessivo de mineralocorticosteroides. Consequências: alterações cardíacas, necrose muscular (principalmente cardíaca).

Hiperpotassemia (concentração de potássio > 5,5 mEq/ℓ). Pode ser causada por um dos seguintes mecanismos:

- Deslocamento de potássio das células para o fluido extracelular
- Aumento da ingestão de potássio
- Redução da excreção renal de potássio.

É comum na cetoacidose diabética, na acidose láctica, na desidratação e na insuficiência renal. Uma vez que a capacidade renal para excretar potássio é grande, a hiperpotassemia raramente ocorre isolada com o aumento da ingestão de potássio. Por isso, a causa mais comum de hiperpotassemia é a redução da excreção renal. Consequências: paralisia do músculo esquelético, confusão mental e anormalidade do ritmo cardíaco.

Avaliação nutricional

Em condições de funcionamento renal normal e quando não houver perdas gastrintestinais concomitantes, a excreção urinária de potássio oferece boa estimativa da ingestão diária do íon.

Necessidades e recomendações nutricionais

Em adultos saudáveis, o balanço de potássio pode ser mantido mesmo com consumo abaixo do recomendado. A ingestão de potássio no mundo oscila entre 50 e 200 mmol/dia. As recomendações dietéticas (RDA, 1989) de potássio variam de 1.000 a 1.600 mg/dia para crianças de 1 a 9 anos de idade e são de 2.000 mg/dia para maiores de 10 anos e adultos. Níveis de ingestão de 500 a 700 mg/dia são recomendados para bebês de 7 a 12 meses de idade; para menores de 7 meses, o teor de potássio do leite materno em aleitamento exclusivo atende às necessidades dessa faixa etária. Em geral, a OMS propõe limite inferior de 1.755 mg de potássio por 1.000 kcal como valor médio recomendado. O valor dessa recomendação considera uma dieta de 2.000 kcal/dia.[23]

Fontes alimentares

O potássio é encontrado em uma grande variedade de alimentos, como carnes, frutas, verduras e legumes, leite e oleaginosas. Batatas e suco de frutas naturais são excelentes fontes de potássio. Entre as frutas, as que apresentam menores teores de potássio são banana-maçã, laranja-lima, pera, maçã e morango, e aquelas com maiores teores são bananas nanica e prata, laranjas pera e baía, uva, kiwi, melão e maracujá. Vegetais e frutas cozidos perdem grande quantidade de potássio, sendo, portanto, o cozimento uma preparação alternativa nos casos em que se faz necessária a restrição do seu consumo. No Brasil, a alimentação no geral apresenta teores insuficientes de potássio e, quando se compara a fração da dieta do brasileiro relativa a alimentos naturais ou minimamente processados com a fração da dieta referente a alimentos ultraprocessados, observa-se que esta última apresenta 2,5 vezes menos teor de potássio, corroborando a importância de uma alimentação baseada em alimentos *in natura* e minimamente processados.[9,25]

Potássio e doenças crônicas

A ingestão adequada de potássio é de suma importância para a saúde do coração e dos ossos, e reduz o risco de acidente vascular

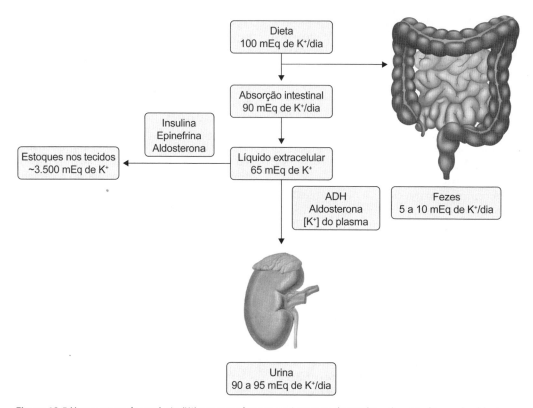

Figura 12.5 Homeostase do potássio (K⁺) em seres humanos. Aumento da insulina, da epinefrina e da aldosterona do plasma estimula a entrada de K⁺ na célula e diminui a concentração de potássio ([K⁺]) do plasma, ao passo que a queda na concentração desses hormônios no plasma aumenta a [K⁺] no plasma. A excreção de K⁺ pelos rins é regulada pela [K⁺] no plasma, pela aldosterona e pelo hormônio antidiurético (ADH). Adaptada de Cheng et al. (2013).[34]

Reservas orgânicas

Principal cátion do meio intracelular, 98% do potássio encontrado no organismo concentra-se nesse meio. Sua concentração sérica normal é em torno de 14 a 21,6 mg/dℓ (3,5 a 5,5 mEq/ℓ), e, nos eritrócitos, por volta de 420 mg/dℓ (107,7 mEq/ℓ).

Funções

As principais funções do potássio estão associadas a manutenção da integridade celular e balanço hídrico, contração muscular, síntese de glicogênio, catabolismo da glicose, metabolismo proteico e de carboidratos, atuando também na manutenção da diferença de potencial pelas membranas celulares (função especialmente importante em todas as células neuromusculares e endócrinas).

Deficiência e toxicidade

As principais consequências da depleção de potássio estão associadas a fadiga, fraqueza muscular, cãibras e paralisia intestinal. A deficiência grave desse mineral pode resultar em paralisia muscular e alteração no ritmo cardíaco. O excesso de potássio no organismo, conhecido como hiperpotassemia, poderá decorrer de consumo elevado (> 18 g), excedendo a capacidade de excreção, como observado em situações de insuficiência renal aguda ou crônica, hipoaldosteronismo, ruptura de células vermelhas, trauma e queimadura. A toxicidade de potássio pode resultar em arritmia cardíaca, confusão mental e fraqueza muscular. A alteração mais grave causada pela hiperpotassemia (quando os níveis séricos de potássio estão acima de 5,5

dações recentes sobre as melhores estratégias dietéticas para a saúde cardiovascular e esquelética a longo prazo incluem:

- O cálcio é mais bem obtido a partir de fontes alimentares, em vez de suplementos
- Assegurar que a ingestão adequada de proteína animal seja associada à ingestão de cálcio de 1.000 mg/dia
- Manter os níveis de vitamina D na faixa normal
- Aumentar a ingestão de frutas e vegetais para alcalinizar o sistema e promover a saúde óssea
- Aumentar concomitantemente o consumo de potássio, reduzindo a ingestão de sódio.[31]

POTÁSSIO

Histórico

O potássio foi descoberto por Humphry Davy, em 1807, a partir da eletrólise do hidróxido de potássio (KOH). Seu papel na homeostase celular foi descrito por Claude Bernard desde meados de 1860, que o caracterizou como o principal cátion do meio intracelular, exercendo importantes papéis necessários para a manutenção da fisiologia celular.

Características químicas

O elemento químico potássio (K) é um metal alcalino, de coloração branco-prateada, bastante abundante na natureza. É um elemento essencial para os seres humanos e para o crescimento das plantas em geral, oxida-se rapidamente com o oxigênio do ar e, assim como os demais metais alcalinos, reage fortemente com a água desprendendo hidrogênio (H_2), em cuja presença pode se inflamar espontaneamente. Da mesma maneira que o sódio, quando dissociado em meio líquido, o potássio é um cátion, forma em que se encontra nos organismos vivos.

Absorção, transporte, armazenamento e excreção

O potássio é crítico para a manutenção da função celular. Todas as células apresentam a proteína transmembrana $Na^+K^+ATPase$, cuja atividade enzimática utiliza a energia proveniente da degradação do ATP em ADP e fosfato inorgânico para bombear íons de potássio para dentro e íons de sódio para fora da célula – isto é, contra os respectivos gradientes de concentração. Essa atividade é parcialmente responsável pela manutenção do potencial de membrana, da qual dependem os tecidos excitáveis, como nervo e músculo, para a execução de suas funções normais.[32] Cerca de 90% do potássio consumido por meio dos alimentos é absorvido no intestino delgado. A homeostase é regulada pela função renal, sob influência da aldosterona, que mantém os níveis de potássio constantes na corrente sanguínea. Muitos hormônios promovem a captação de potássio pelas células, após a elevação de sua concentração no plasma, evitando, assim, hiperpotassemia perigosa. Como ilustrado na Figura 12.5, esses hormônios incluem a epinefrina, a insulina e a aldosterona, que aumentam a captação de potássio para o músculo esquelético, o fígado, os ossos e os glóbulos vermelhos pela estimulação da bomba $Na^+K^+ATPase$. O aumento na concentração de potássio do plasma, subsequente à sua absorção pelo trato digestório, estimula a secreção de insulina pelo pâncreas, a liberação de aldosterona pelo córtex adrenal e a secreção de epinefrina pela medula adrenal. Em contrapartida, a redução da concentração de potássio do plasma inibe a liberação desses hormônios. Enquanto a insulina* e a epinefrina agem em poucos minutos, a aldosterona necessita de cerca de 1 h para estimular a captação de potássio pelas células.[33]

---

* A importância da insulina na estimulação do potássio é ilustrada por duas observações: primeira, a elevação da concentração de potássio do plasma, após refeição rica em potássio, é maior em indivíduos diabéticos (i. e., em situação de deficiência de insulina) que em pessoas normais; segunda, a infusão de insulina (e glicose, para evitar hipoglicemia induzida por insulina) pode ser usada para corrigir a hiperpotassemia. A insulina é o hormônio mais importante que desloca o potássio para dentro da célula, depois de sua ingestão em uma refeição.

Tabela 12.4 Teor de sódio em alguns alimentos (mg/100 g do alimento).

Alimento	Sódio
Caldo de carne, tablete	22.180
Bacalhau salgado cru	13.585
Macarrão instantâneo	1.516
Biscoito salgado, *cream-cracker*	854
Cereal matinal, milho	655
Pão francês	648
Extrato de tomate	498
Mistura para bolo	463
Leite de vaca, desnatado em pó	432
Cereais, mingau, milho, infantil	399
Ervilha enlatada, drenada	372
Biscoito doce, maisena	352
Leite de vaca, integral em pó	323
Milho verde enlatado, drenado	260
Biscoito recheado com chocolate	239
Gelatina em pó	235
Farinha láctea de cereais	125

Fonte: Nepa-Unicamp (2004).[10]

excede o recomendado no grupo de produtos ultraprocessados, processados, e mesmo no grupo de alimentos *in natura*, minimamente processados e suas preparações culinárias, indicando que o problema do consumo excessivo de sódio no país demanda medidas voltadas tanto para a redução no teor de sódio adicionado pela indústria a alimentos processados ou ultraprocessados quanto para a redução na adição de sal a preparações culinárias.[25]

Sódio e doenças crônicas

Os distúrbios de sódio (*i. e.*, hiponatremia e hipernatremia) são distúrbios eletrolíticos comuns na prática clínica, estando associados a maiores taxas de morbidade e mortalidade. A hipernatremia ocorre mais frequentemente por causa da perda de água ou da ingestão inadequada de água. Dependendo da gravidade, o manejo envolve fluidos hipotônicos orais ou intravenosos e aborda a causa subjacente.[19]

Evidências sustentam que, quanto maior o consumo de sódio, maior o risco de desenvolver pressão arterial elevada e edema; por isso, enfatiza-se a recomendação de um consumo moderado a baixo de sódio para todos os indivíduos.[26] A relação entre o consumo habitual de sódio e a pressão arterial há muito vem sendo discutida. Evidências demonstram que uma alimentação pobre em sódio e rica em potássio reduz a pressão arterial em indivíduos "sal-sensíveis".[27,28]

Diferentes enfermidades renais diminuem a capacidade do organismo de eliminar sódio, assim como cloro e água, causando retenção destes e o consequente desenvolvimento de edema, hipertensão e, em casos graves, edema pulmonar. O consumo elevado de sódio é associado a importantes fatores de risco de progressão da doença renal crônica predominantemente em estágio inicial, o que confirma que a restrição dietética de sódio é importante na doença renal crônica precoce ou leve, e reforça a necessidade de aconselhamento dietético para essa população.[29] O contrário, a perda excessiva de sódio, cloro e água, ocorre na doença de Addison, na qual não são produzidos hormônios mineralocorticosteroides por insuficiência do córtex suprarrenal; a resultante contração do volume do líquido extracelular pode provocar hipotensão, choque e morte.

Alguns estudos também demonstram uma relação positiva entre consumo habitual elevado em sódio e maior risco de litíase renal, em virtude da maior excreção de cálcio e do favorecimento na formação de cálculos. Embora a calciúria induzida por sódio tenha sido bem documentada, fornecendo base fisiológica para o papel do sódio como um fator de risco para a osteoporose, as evidências se baseiam primariamente em estudos com carga aguda de sal com dados insuficientes sobre os efeitos da alta ingestão de sal na retenção de cálcio ósseo. A investigação da relação entre ingestão de sal e saúde óssea requer ênfase maior na alimentação como um todo (incluindo componentes como potássio, magnésio, fósforo e proteína), medidas confiáveis da ingestão de sal e melhor caracterização dos indivíduos, considerando a sensibilidade individual ao sal.[30] Nesse contexto, recomen-

Avaliação nutricional

A avaliação do consumo habitual de sódio não é uma tarefa simples, pois os indivíduos encontram dificuldades em relatar a quantidade de cloreto de sódio adicionado aos alimentos.

Dados de cinco grandes estudos realizados de 1999 a 2009, que objetivaram a validação de instrumentos de autorrelato de dieta [questionários de frequência alimentar (QFA) e recordatórios de 24 h (R24 h)] usando biomarcadores (níveis de potássio e sódio na urina de 24 h) como padrão-ouro mostram que esses instrumentos de coleta são suficientes para avaliar ingestão de potássio, mas não de sódio, que é subestimada – a relação sódio:potássio é muito mais bem estimada que o sódio em ambos QFA e R24 h.[21]

Uma revisão da literatura sobre as abordagens atuais para estimar a ingestão de sódio em indivíduos e populações sustenta o uso contínuo de coletas de urina de 24 h para esse fim. O estudo ressalta que, desde 2000, 13 pesquisas de coorte prospectivas investigaram associações entre consumo individual de sódio e desfechos de saúde, porém apenas três incluíram um indicador de longo prazo da ingestão individual de sódio, ou seja, múltiplas amostras de urina de 24 h coletadas com vários dias de intervalo. Desafios logísticos da coleta de urina de 24 h permanecem uma barreira para as pesquisas, mas abordagens mais recentes, incluindo o uso de coletas menores, prometem estimar a ingestão de sódio de alguns grupos da população.[22]

Necessidades e recomendações nutricionais

A necessidade fisiológica de sódio é inferior ao consumo observado em diversas populações. Um consumo de 500 mg/dia seria o suficiente para manter as funções orgânicas dependentes desse mineral, entretanto um consumo médio de 6 g/dia ou superior é bastante comum. Não há RDA para o sódio. A Organização Mundial da Saúde (OMS) considera que a recomendação de consumo moderado de sal e sódio dependerá do fato de a hipertensão arterial poder ser considerada um problema de saúde pública em cada região/país. O teor de sódio naturalmente presente nos alimentos seria suficiente para cobrir as necessidades e, por essa razão, não há níveis de ingestão mínimos, com exceção para os lactentes (recomendação de níveis de ingestão de 120 a 200 mg/dia para bebês de 7 a 12 meses de idade; para menores de 7 meses, o teor de sódio do leite materno em aleitamento exclusivo atende às necessidades). Para indivíduos sem patologias, a OMS propõe um limite superior de ingestão de 6 g de sal (2,4 g de sódio) por dia ou 2,5 g de sal (1 g de sódio) por 1.000 kcal como valor médio recomendado. O valor dessa recomendação considera uma dieta de 2.000 kcal/dia.[23]

Fontes alimentares

A principal fonte de sódio na alimentação humana é o cloreto de sódio (sal marinho), utilizado como um ingrediente nas preparações culinárias e, sendo uma substância largamente utilizada pela indústria na formulação de produtos processados e ultraprocessados, também é encontrado em grandes quantidades em embutidos, enlatados, sopas e molhos prontos, azeitona, picles, chucrute, oleaginosas salgadas, alimentos conservados com sal como o bacalhau e a carne seca, bicarbonato de sódio e shoyu. A Tabela 12.4 apresenta a quantidade de sódio em alguns alimentos.

O consumo de sódio é fortemente influenciado pelo hábito alimentar, que vem se modificando nos últimos anos na maioria dos países: no Reino Unido, por exemplo, mais da metade da população não se encontra dentro das faixas de valores de nutrientes recomendados pela OMS para a prevenção de DCNT, e essas proporções aumentam fortemente com a participação de alimentos ultraprocessados na dieta. No quintil superior do consumo de alimentos ultraprocessados, cerca de 80% da população desse país excede os limites superiores recomendados pela OMS para açúcares livres, gorduras saturadas e sódio e mais de 90% não atende à recomendação de fibra alimentar e potássio.[24] No Brasil, a alimentação também excede as recomendações de consumo para densidade energética, proteína, açúcar livre, gordura trans e sódio, além de apresentar teores insuficientes de fibras e potássio. O teor de sódio

por outros cátions ou ânions, o que evidencia a sua importância na regulação do líquido extracelular.

Os cátions de sódio são importantes ainda para a manutenção do potencial de membrana, a condução de impulsos nervosos, a contração muscular e o controle da absorção e do transporte da água e de alguns nutrientes, como cloro, aminoácidos e glicose. Como já mencionado, o sódio é o principal cátion do líquido extracelular, onde está em uma concentração muito maior que no compartimento intracelular. Essa diferença de concentração se deve principalmente à atividade da bomba de sódio e potássio, os dois principais eletrólitos responsáveis pelo potencial de ação celular em animais.

Deficiência e toxicidade

Em situações de restrição de Na^+, o corpo tenta manter a homeostase o máximo possível. A deficiência de sódio é uma condição rara em seres humanos, mas a hiponatremia pode ocorrer em certas situações, como durante o exercício intenso com suor excessivo, ingestão de drogas e/ou diuréticos, diarreias, vômitos e em distúrbios que causam síndrome da secreção inapropriada do ADH, associados a moderada ou grave restrição dietética de sal, como ocorre na anorexia nervosa. As etiologias de hiponatremia são classificadas em quatro categorias:

- Pseudo-hiponatremia, na qual o nível de sódio é baixo em razão da hiperproteinemia, hiperlipidemia ou hiperglicemia
- Hipovolemia, comumente pela perda de fluidos. É controlada pela reidratação com solução salina isotônica
- Hipervolemia, comumente pela retenção de fluidos por insuficiência cardíaca, cirrose ou insuficiência renal. É gerenciada pela abordagem da causa envolvida
- Euvolemia, na maioria das vezes por causa de síndrome da secreção inapropriada do ADH. É administrada pela restrição da ingestão de água, abordando a causa envolvida e, ocasionalmente, com medicamentos, como os antagonistas dos receptores da vasopressina.

Pacientes com hiponatremia grave ou agudamente sintomática (p. ex., estado mental alterado, convulsões), incluindo aqueles com hiponatremia induzida por exercício sintomático agudo, necessitam de tratamento urgente, o qual deve consistir em administração de solução salina hipertônica, com o monitoramento dos níveis de sódio para evitar uma correção excessivamente rápida.[19]

Por serem os íons Na^+ necessários nas contrações musculares, a sua depleção afetará todos os músculos do corpo, incluindo a contração dos vasos sanguíneos, evento que contribui para reduzir a pressão sanguínea.[18] Contudo, como o sódio exerce uma função crucial na manutenção do fluido celular, em caso de perda isolada do íon com manutenção da água corporal normal, podem ocorrer migração do líquido para o meio intracelular e, consequentemente, apatia mental, anorexia e redução do volume sanguíneo.[19] Na depleção moderada de Na^+, pode haver desidratação e redução do volume urinário, enquanto a hiponatremia propriamente dita é a expressão final no espectro de distúrbios causados pela depleção grave de Na^+. Vale ressaltar que a sensibilidade ao sal varia em diversas populações, levando a respostas diferentes em relação à ingestão dietética de Na^+.[18]

Existem casos esporádicos de fatalidades por superdosagem de sal, resultando em hipernatremia. Uma revisão sistemática recentemente publicada sobre as fatalidades da ingestão excessiva aguda de sal aponta que, em 27 relatórios analisados, houve 35 mortes documentadas (19 em adultos e 16 em crianças). A dose letal foi estimada em menos de 10 g de sódio (< 5 colheres de chá de sal) em duas crianças e menos de 25 g de sódio em quatro adultos (< 4 colheres de sopa de sal). Os autores alertam que, se a investigação das causas de hipernatremia nos registros hospitalares de determinada região indicar que a superdosagem de sal é relativamente comum, pode-se considerar a possibilidade de colocar etiquetas de advertência em recipientes de sal dos estabelecimentos de alimentação, o que poderia ter a vantagem adicional de reduzir o consumo de sal de maneira geral.[20]

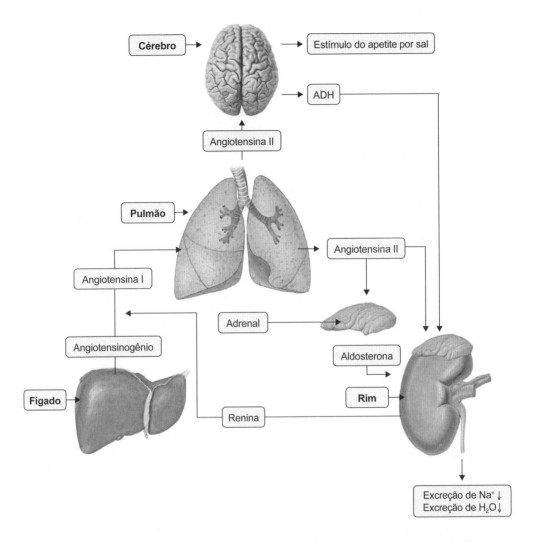

Figura 12.4 Sistema renina-angiotensina-aldosterona. A ativação desse sistema resulta em redução da excreção de sódio e água pelos rins. A angiotensina I é convertida em angiotensina II pela enzima conversora de angiotensina (ECA), que está presente em todas as células endoteliais vasculares. As células endoteliais dos pulmões representam papel significativo nesse processo de conversão. ADH: hormônio antidiurético.

Reservas orgânicas

Principal cátion do fluido extracelular, o sódio representa 0,15% do peso corporal total, ou seja, 1,8 g de sódio/kg de peso livre de gordura. É encontrado em todas as células do organismo, e o nível sérico normal em adultos é de 135 a 145 mEq/ℓ. Altas concentrações do mineral são encontradas nos ossos, assim como nas secreções intestinais, como bile e suco pancreático.

Funções

A função mais conhecida dos cátions de sódio é seu papel na manutenção da osmolaridade e do volume do fluido corporal, influenciando a pressão sanguínea, diretamente influenciada pelo sistema renina-angiotensina-aldosterona e pela secreção do ADH.

Em condições normais, nem o sódio nem o cloro, que são os íons predominantes no líquido extracelular, podem ser substituídos

Tal como outros eletrólitos, o sódio é um elemento que na água do corpo se encontra ionizado, apresentando carga positiva. Sob a forma do cátion Na⁺, esse eletrólito essencial está presente em todos os tecidos orgânicos e fluidos extracelulares.

Absorção, transporte, armazenamento e excreção

A regulação fisiológica da ingestão e da produção de sódio e água é necessária para a manutenção da homeostase. Absorvido por transporte ativo e passivo praticamente em toda a sua totalidade na parte superior do intestino delgado (Figura 12.3), sua concentração plasmática depende da quantidade de cloreto de sódio consumido e da regulação exercida pelo sistema renal por meio da concentração de aldosterona circulante – um mineralocorticosteroide secretado pelo córtex adrenal.

A Figura 12.4 resume os componentes essenciais do sistema renina-angiotensina-aldosterona. A renina funciona unicamente como uma enzima proteolítica, e seu substrato é a proteína circulante angiotensinogênio, produzida pelo fígado. O angiotensinogênio é clivado pela renina para produzir um peptídio com 10 aminoácidos (a angiotensina I), que, por sua vez, é clivado para formar um peptídio com oito aminoácidos (a angiotensina II) pela enzima conversora de angiotensina (ECA), encontrada na superfície das células endoteliais vasculares. As células endoteliais renais e pulmonares são sítios importantes para a conversão da angiotensina I em angiotensina II, a qual apresenta várias funções fisiológicas importantes, como:

1. Estimulação da secreção de aldosterona pelo córtex adrenal.
2. Vasoconstrição, que aumenta a pressão arterial.
3. Estimulação da secreção de hormônio antidiurético (ADH) e da sede.

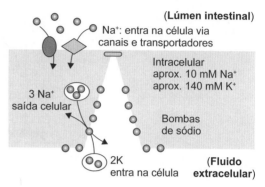

Figura 12.3 Vias de absorção do sódio.

4. Intensificação da reabsorção de NaCl pelo túbulo proximal.

Os íons Na⁺ também retêm água no líquido extracelular, e sua homeostase no organismo é mantida pela sede (ingestão de água), pelos rins (excreção urinária) e pela pele (sudorese). Características físicas, fenótipos fisiológicos, influências genéticas e de desenvolvimento, e fatores culturais e ambientais combinam-se para resultar em uma ampla gama de variabilidade individual que, em humanos, é compensada por alterações na excreção.[18] A principal forma de excreção de sódio é por meio da urina (cerca de 90%), ocorrendo também pelas fezes (cerca de 100 mℓ/dia) e pelo suor (em torno de 1 g de sódio/ℓ). Em condições fisiológicas normais, ou seja, se a sudorese não é excessiva e não há diarreia, mais de 98% do sódio ingerido aparece na urina.

A excreção urinária de sódio é influenciada por sua concentração plasmática e é dependente principalmente da ingestão. Os receptores de sede ("centro da sede"), localizados no hipotálamo, são estimulados quando a concentração plasmática do mineral está elevada.* Em caso de baixas concentrações, sua excreção urinária é reduzida.

---

* A sensação da sede é influenciada por mudanças na osmolalidade, no volume sanguíneo ou na pressão arterial. Quando a osmolalidade dos líquidos corporais aumenta, ou a pressão e o volume sanguíneo se reduzem, o indivíduo sente sede. Desses estímulos, a hiperosmolalidade é o mais potente. Aumento de apenas 2 a 3% na osmolalidade do plasma produzirá sede, enquanto são necessárias reduções de 10 a 15% do volume sanguíneo e da pressão arterial para que se produza a mesma resposta.

Tabela 12.3 Teor de magnésio em alguns alimentos.

Alimento	Magnésio (mg/100 g)
Alface crespa crua	11
Tomate com semente cru	16
Queijo muçarela	25
Banana-prata	26
Maracujá	28
Arroz tipo 1 cru	31
Couve-manteiga crua	35
Fubá de milho cru	41
Leite de vaca integral em pó	77
Espinafre cru	82
Pão integral	86
Arroz integral cru	89
Leite de vaca desnatado em pó	109
Feijão-preto cru	188
Feijão-carioca cru	210
Cebola crua	404

Fonte: Nepa-Unicamp (2004).[10]

arritmias, exercendo um papel protetor contra as doenças cardiovasculares. Sua deficiência está associada a maior risco para infarto agudo do miocárdio.[11] Crianças portadoras de diabetes tipo 1 apresentam baixos níveis séricos de magnésio quando comparadas a crianças sem a doença.[12,13] Durante as últimas décadas, a hipomagnesemia também esteve fortemente associada ao DM2 com controle metabólico precário, especialmente naqueles indivíduos com neuropatia ou doença coronariana. Pessoas com DM2 associado a hipomagnesemia mostram uma progressão mais rápida da doença, com aumento do risco de complicações do DM2. Dessa maneira, o uso prolongado de magnésio em doses maiores que as usuais pode ser necessário em pacientes com DM2 visando a melhorar o controle ou a prevenir complicações crônicas.[14]

Uma diretriz recentemente publicada pela Biblioteca de Análise de Evidência (EAL, do inglês *Evidence Analysis Library*) da Academy of Nutrition and Dietetics dos EUA, com o objetivo de fornecer um resumo da terapia nutricional para o manejo da hipertensão em adultos, preconiza a suplementação com magnésio e potássio para diminuir a pressão arterial como uma de suas nove recomendações baseadas em evidências.[15]

Concentrações séricas menores de magnésio têm sido observadas em mulheres idosas portadoras de osteoporose. No entanto, parece que a suplementação do mineral em mulheres adultas não é eficaz na prevenção da osteoporose, uma vez que não há alteração significativa na taxa de renovação da massa óssea.[16,17]

SÓDIO

Histórico

O sódio foi isolado em 1807 por *Sir* Humphry Davy por meio da eletrólise da soda cáustica fundida. O cátion sódio (do italiano *soda*, "sem sabor") é conhecido em diversos compostos, a exemplo do assim denominado *sodanum*, um composto empregado como remédio para cefaleias na Europa medieval.

Os compartimentos orgânicos e a influência do meio extracelular no meio intracelular foram inicialmente descritos por Claude Bernard, pesquisador que, em meados de 1860, ressaltou a importância dos componentes solúveis e de sua concentração na sobrevivência e na manutenção dos papéis fisiológicos celulares. Desde então, o sódio tem sido reconhecido como principal cátion do fluido extracelular, e o potássio, como o principal componente mineral do meio intracelular.

Características químicas

O elemento químico sódio (Na) é um metal alcalino de coloração branca, levemente prateada, e sólido em temperatura ambiente, sendo muito abundante na natureza, porém não na sua forma livre, pois decompõe a água produzindo um hidróxido com desprendimento de hidrogênio. Trata-se de um elemento químico essencial que, na sua forma metálica, é muito reativo: oxida-se com o ar, reage com a água e é altamente corrosivo ao toque com a pele. É componente do sal marinho, o cloreto de sódio (NaCl), composto necessário para a vida em pequenas quantidades.

magnésio dependem do estágio do ciclo vital e do estado fisiopatológico dos indivíduos, assim como da biodisponibilidade do mineral consumido. Em indivíduos saudáveis, um consumo de 120 mg/1.000 kcal é suficiente para a prevenção de deficiência clínica, mas esse aporte não é adequado para portadores de doenças renais ou síndromes de má absorção. A ingestão média recomendada por faixa etária, sexo e estado fisiológico e a ingestão máxima permitida por fontes não alimentares segundo a faixa etária estão apresentadas nas Tabelas 12.1 e 12.2, respectivamente.

Fontes alimentares

O magnésio é um mineral amplamente encontrado, em concentrações diversas, nos alimentos de origem animal e vegetal, e sua deficiência raramente é notificada. A Tabela 12.3 apresenta teores de magnésio em alguns alimentos. As principais fontes de magnésio são sementes, oleaginosas, leguminosas, cereais integrais, frutos-do-mar, vegetais verde-escuros, hortaliças e tubérculos. O leite e derivados, assim como as bananas, são alimentos moderadamente ricos desse mineral, representando importantes fontes de magnésio na alimentação brasileira.

Um estudo transversal com dados da Pesquisa de Orçamentos Familiares 2008-2009, analisando uma amostra representativa da população brasileira com 10 anos ou mais de idade, evidenciou que o conteúdo de magnésio encontrado na fração da dieta referente aos produtos ultraprocessados foi 13 vezes menor que o nível encontrado na fração referente aos alimentos *in natura* ou minimamente processados.[8]

Durante a obtenção das farinhas de trigo e de arroz, há perda importante do seu teor de magnésio (cerca de dois terços), ressaltando-se a importância de considerar o nível de processamento na escolha dos alimentos: de maneira genérica, quanto mais próximo de sua forma natural, mais rico em nutrientes é o alimento – além de contemplar uma das recomendações para uma alimentação saudável.[9]

Magnésio e doenças crônicas

Alguns estudos sugerem que o magnésio pode melhorar o perfil de lipídios séricos, reduzir a resistência vascular e prevenir trombose e

Tabela 12.1 Necessidade média estimada (EAR) de magnésio.

Grupo (anos)	Magnésio (mg/dia)
Crianças	
1 a 3	65
4 a 8	110
Homens	
9 a 13	200
14 a 18	340
19 a 30	330
31 a 50	350
51 a 70	350
> 70	350
Mulheres	
9 a 13	200
14 a 18	300
19 a 30	255
31 a 50	265
51 a 70	265
> 70	265
Gestação	
≤ 18	335
19 a 30	290
31 a 50	300
Lactação	
≤ 18	300
19 a 30	255
31 a 50	265

Fonte: IOM (2005).[7]

Tabela 12.2 Ingestão máxima permitida de magnésio por fontes não alimentares conforme faixa etária.

Faixa etária	Ingestão máxima
1 a 3 anos	65 mg (2,7 mmol)
4 a 8 anos	110 mg (4,5 mmol)
> 8 anos	350 mg (14,5 mmol)

Fonte: IOM (2005).[7]

Deficiência e toxicidade

Embora rara, a deficiência de magnésio manifesta-se clinicamente por formigamento, parestesias (em face, mãos e pés), tremor, espasmo muscular, mudanças de personalidade, hipopotassemia associada à hipocalcemia sem outra causa óbvia, anorexia, náuseas e vômitos. A hipomagnesemia surge em todos os casos de deficiência. Condições de deficiência grave podem afetar os tecidos cardiovasculares, renais e neuromuscular. Os testes laboratoriais são necessários para estabelecer o diagnóstico correto.

Uma depleção exacerbada poderá ser observada em casos de: síndromes de má absorção (doença inflamatória intestinal, fístulas, infecções gastrintestinais etc.); alterações funcionais do sistema renal (incluindo os efeitos do uso de fármacos nefrotóxicos e diuréticos); distúrbios endócrinos (como diabetes melito, hipertireoidismo, hiperaldosteronismo), distúrbios pediátricos genéticos e familiares (p. ex., lactentes filhos de mães diabéticas ou com hiperparatireoidismo); ingestão, absorção e retenção inadequadas de magnésio (como nos casos de alcoolismo e de desnutrição proteico-calórica).

Vale ressaltar que a deficiência de um ou mais nutrientes essenciais pode influenciar a utilização ou a retenção de outros nutrientes. No caso do magnésio, sua carência pode levar a uma depleção de potássio sérico e celular que, como consequência, possivelmente determinará uma redução do conteúdo celular de magnésio.

A interação desse cátion com outros íons, os mecanismos hormonais e neuro-hormonais compensadores e possivelmente a duração da deficiência são alguns dos fatores descritos como responsáveis pelas variações na regulação glicêmica observadas durante a deficiência de magnésio. Talvez por esse motivo, a DCNT mais estudada em relação ao magnésio seja o diabetes melito tipo 2 (DM2). Há evidências sobre o papel do magnésio no metabolismo da glicose e da insulina, principalmente em razão de seu impacto na atividade da tirosinoquinase, atuando na transferência do fosfato do ATP para essa enzima. Além disso, o magnésio pode ajudar a regular a translocação da glicose para a célula por meio de sua ação direta na atividade da proteína transportadora de glicose 4 (GLUT4).[6]

A toxicidade por magnésio pode acometer indivíduos portadores de insuficiência renal após o uso de medicamentos ricos no mineral, como laxantes ou antiácidos. Os efeitos tóxicos dependem da dose, e as consequências vão desde náuseas e vômitos, hipotensão e retenção urinária até depressão respiratória e parada cardíaca.

Avaliação nutricional

Métodos objetivos para a avaliação do *status* de magnésio incluem análises laboratoriais (soro/plasma, urina e células sanguíneas) e teste de carga/retenção de magnésio.

O magnésio sérico reflete ingestão alimentar recente; a deficiência leva a um decréscimo da concentração mais lento e em menor extensão nos eritrócitos em comparação ao magnésio sérico total, embora o magnésio celular possa estar reduzido na presença de algumas doenças sem, no entanto, estar alterado no soro/plasma. Em indivíduos com função renal normal, a deficiência de magnésio reduz significantemente a excreção urinária, antes mesmo que as concentrações séricas diminuam.

O teste de carga/retenção de magnésio oferece uma estimativa da proporção do magnésio infundido que é retida ao longo de um dado período. Aqueles que retêm mais que 25% são considerados indivíduos com depleção corporal. Trata-se de um teste invasivo, demorado e caro.

A determinação do magnésio em amostras biológicas pode ser realizada por meio de espectrometria de absorção atômica ou métodos colorimétricos. Além disso, o magnésio ionizado pode ser determinado por ressonância magnética nuclear. As concentrações séricas normais dependem do método analítico empregado, oscilando entre 0,7 e 0,9 mmol (1,4 e 1,8 mEq/ℓ) em recém-nascidos, crianças e adultos.

Necessidades e recomendações nutricionais

O estabelecimento conclusivo das necessidades de magnésio é complexo por sua inter-relação com calorias, cálcio, proteína, fosfato, lactose e potássio da alimentação. As necessidades de

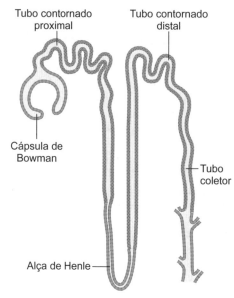

Figura 12.2 Estrutura do néfron.

cálcio e diminui sua excreção renal, além de aumentar a excreção renal de fósforo e magnésio. A diminuição sérica de magnésio resulta em perda renal de potássio.

Reservas orgânicas

O organismo humano adulto (considerando-se o indivíduo com peso médio igual a 70 kg) contém cerca de 25 g de magnésio (aproximadamente 2.100 mEq), dos quais cerca de 53% encontram-se no tecido ósseo, 27% no tecido muscular, 19% nos tecidos moles e menos de 1% no soro. Em condições de deficiência, as maiores perdas orgânicas de magnésio ocorrem nos ossos. Embora sua concentração sérica seja rigorosamente controlada com um valor sérico normal de 75 a 95 mmol/ℓ, algumas pesquisas indicam que níveis séricos menores que 85 mmol/ℓ devem ser considerados deficientes.[3]

O magnésio é relativamente estável no compartimento intracelular, mas diminui linearmente com o avanço da idade.[4]

Funções

O magnésio atua em pelo menos 300 reações enzimáticas do metabolismo intermediário. Constituinte importante de ossos e dentes, membrana celular e cromossomos, sua principal função está relacionada com a produção de energia no organismo, uma vez que o trifosfato de adenosina (ATP), necessário em praticamente todos os processos metabólicos, existe em todas as células predominantemente sob a forma de ATP (MgATP). Também é essencial na síntese de DNA e RNA, no metabolismo de carboidratos, lipídios, proteínas e algumas vitaminas, e participa das formações de monofosfato de adenosina cíclico (AMP cíclico), com um importante papel na resposta celular a hormônios.

A título de exemplos, três das quatro enzimas mais importantes para a via da gliconeogênese exigem magnésio. Somente no ciclo glicolítico, que converte a glicose em piruvato, sete enzimas necessitam do magnésio sozinho ou associado a ATP ou AMP. Na betaoxidação dos ácidos graxos, a carboxilação da acetil-coenzima A (CoA) a malonil-CoA pela carboxilase necessita de magnésio, além de ATP e bicarbonato. Na síntese de proteínas, esse mineral intervém inclusive na agregação de partículas de ribossomos e na interação destes com o RNA mensageiro e a transferência de acil aminoácido para a molécula de RNA. Com relação ao metabolismo das vitaminas, o magnésio é necessário na reação de transcetolase que envolve a tiamina e na transferência de CO_2 para a biotina em reações de carboxilação. A síntese da glutationa peroxidase, um importante antioxidante intracelular, também requer esse mineral. Um estudo de metanálise realizado com dados de sete estudos transversais incluindo quase 33 mil participantes observou que a ingestão dietética de magnésio está significativa e inversamente associada aos níveis séricos de proteína C reativa, sugerindo um potencial efeito benéfico do consumo de magnésio em doenças crônicas não transmissíveis (DCNT), relacionado, em parte, com o seu papel na inibição da inflamação.[5]

Além da função de cofator enzimático, o magnésio (assim como o cálcio e outros cátions) reage com componentes da membrana plasmática, afetando a sua fluidez e permeabilidade, contribuindo, dessa maneira, para a estabilidade da membrana. Atua também no transporte ativo de íons pelas membranas, como cálcio e potássio, o que favorece o impulso nervoso, a contração muscular e o ritmo cardíaco.

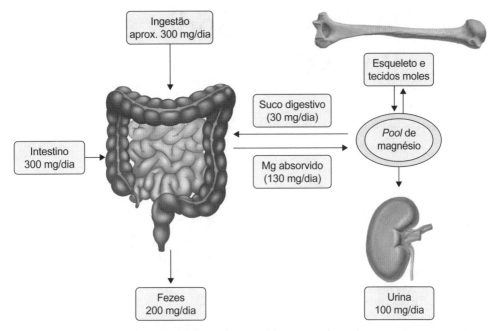

Figura 12.1 Balanço do magnésio em seres humanos.

de água consumida. O aumento da ingestão calórica promove o aumento da absorção do mineral no intestino, já que o mecanismo pelo qual o magnésio é absorvido dependente de energia. A velocidade de absorção não é ajustada em resposta às cargas dietéticas; em vez disso, o aumento da concentração luminal de magnésio diminui sua absorção. O paratormônio (PTH) pode ou não favorecer a absorção, dependendo da quantidade de íons cálcio e de fósforo presentes no organismo. Sua absorção poderá ser prejudicada na presença de lipídios, fósforo, fitatos e oxalato. Alimentação pobre em proteína (< 30 g/dia) retarda a absorção do magnésio.

Sua concentração sérica é influenciada pelo PTH e pelo pH. Aproximadamente 55% do magnésio é encontrado na forma ionizada, 30% ligado a proteínas e 14% complexado com citrato, fosfato ou outros íons. No interior das células, cerca de 60% do magnésio é encontrado na mitocôndria.

O sistema renal exerce um importante papel na manutenção dos níveis séricos normais de magnésio, sendo sua reabsorção controlada por sua concentração sanguínea. Em condições normais, a excreção renal diária de magnésio é de cerca de 12 mEq/ℓ.

Diariamente, 10% do magnésio corporal (2,4 mg) no adulto saudável é filtrado pelo glomérulo. Destes, apenas 5% é excretado na urina, ou seja, cerca de 95% do magnésio filtrado será reabsorvido, dos quais 40% no túbulo proximal, 50 a 60% na alça de Henle e o restante no túbulo distal (Figura 12.2). Sua reabsorção pode ser inibida pela expansão de volume extracelular e hipercalcemia e estimulada por baixos teores de fósforo.

Em pessoas com função renal normal, quando de uma limitação brusca e intensa da ingestão de magnésio, a excreção renal desse mineral cai rapidamente, antes mesmo que as concentrações séricas/plasmáticas fiquem abaixo da faixa considerada normal. Ao contrário, o consumo de suplementos por tais indivíduos aumenta a excreção urinária, sem alterar de maneira significativa a concentração sérica desse mineral, salvo quando as quantidades administradas excedem a capacidade de filtração e excreção máximas. Uma diminuição na ingestão de cálcio aumenta a absorção intestinal de magnésio e também altera a relação cálcio/fósforo no organismo, fazendo a secreção de PTH aumentar. Esse hormônio favorece a absorção intestinal de

12 Magnésio, Sódio e Potássio

Lana Carneiro Almeida • Marly Augusto Cardoso

MAGNÉSIO

Histórico

O nome "magnésio" deriva de "magnésia", palavra que designava uma região da Tessália, localizada na Grécia. Foi reconhecido como um elemento químico em 1755 pelo escocês Joseph Black e obtido como metal puro em 1808, por Humphry Davy, mediante a eletrólise de uma mistura de magnésia e óxido de mercúrio.

O magnésio é um mineral abundante em muitos alimentos, e sua deficiência em seres humanos é rara. Entretanto, a depleção desse mineral associada a distúrbios clínicos há muito vem sendo descrita. A partir de 1930, Kruse et al. pioneiramente observaram de forma sistemática a deficiência do magnésio em animais.[1] Haury et al., em 1934, publicaram a primeira descrição de depleção clínica no ser humano, com base em um estudo com um número reduzido de pacientes. Os estudos com alcoolistas só tiveram início em 1950, quando Flink documentou a deficiência do magnésio também em pacientes em nutrição parenteral total isenta de magnésio.

Características químicas

O íon magnésio, quarto cátion mais prevalente nos vertebrados, é um cofator em múltiplas reações enzimáticas, incluindo aquelas envolvendo metabolismo energético, síntese de DNA e proteínas, e participa da regulação dos canais iônicos. Como um cátion divalente, o magnésio consegue cruzar componentes carregados negativamente da membrana celular, e a fixação de íons de magnésio resulta em proteção de carga da superfície da célula.[2] O mineral forma complexos com uma ampla variedade de moléculas orgânicas que têm atividades biológicas e dois tipos de interação geral:

- Liga-se ao substrato, formando um complexo com o qual a enzima interage
- Liga-se diretamente à enzima e altera sua estrutura e/ou exerce papel catalítico.

As enzimas ativadas não são necessariamente isoladas na forma ligada ao metal, pela fraca ligação do magnésio a proteínas.

Absorção, transporte, armazenamento e excreção

A homeostase do magnésio é fundamental para a existência da vida e depende da quantidade ingerida, da absorção intestinal e da excreção intestinal e renal. A Figura 12.1 mostra o balanço do magnésio em seres humanos, indicando sua absorção relativamente pobre (cerca de um terço do total ingerido) pelo trato digestório, sua distribuição tecidual e sua dependência dos rins para excreção.

O magnésio é absorvido por difusão simples ou via carreador, principalmente no jejuno, mas também ao longo do intestino delgado e do cólon. A eficiência de absorção do magnésio é da ordem de 35 a 40% em indivíduos saudáveis, sendo influenciada, entre outros fatores, pelo estado de magnésio do indivíduo, a quantidade de magnésio da alimentação, a composição da alimentação como um todo (absorção variada, de 35 a 70%), o tempo de trânsito intestinal e a quantidade

O uso de suplementos de vitamina D e cálcio para suprimento de necessidades nutricionais pode ser considerado controverso. Esquemas de suplementação com doses de ataque durante períodos definidos são comumente indicados para tratamento de quadros de deficiência, a exemplo do documento da Endocrine Society dos EUA, mas a qualidade de evidências que embasa tais recomendações pode ser questionável e a efetividade dessas intervenções ainda não se mostra sólida em nível populacional para os desfechos pretendidos.[6,10,11] Deve-se ponderar que tais apresentações têm potencial para desencadear situações de toxicidade pelo excesso de vitamina D e cálcio e que alguns estudos já associaram o uso de suplementos a condições adversas, como o desenvolvimento de cálculos renais e a ocorrência de ataques cardíacos.

É preciso apontar, por fim, o papel relevante desempenhado pela prática de atividade física para a otimização das ações de vitamina D, cálcio e fósforo voltadas à saúde óssea. O estresse mecânico provocado por diversos tipos de atividade física, por impacto ou compressão intermitente e por tensão ou tração, promove uma percepção nos osteócitos quanto a mudanças nas forças gravitacionais sobre o esqueleto e constitui, assim, componente crítico para a liberação de fatores de crescimento, a remodelação óssea e a adequada mineralização.[4]

CONSIDERAÇÕES FINAIS

Em suma, fontes alimentares selecionadas a partir de uma grande variedade de alimentos *in natura* e minimamente processados, com preferência àqueles de origem vegetal e em detrimento de produtos ultraprocessados, em conjunto com a adequada prática de atividades físicas e a exposição solar consciente fundamentam a promoção e a manutenção de estados nutricionais adequados de vitamina D, cálcio e fósforo, em sintonia com desfechos positivos para a saúde óssea e a homeostase sistêmica.

REFERÊNCIAS BIBLIOGRÁFICAS

1. Castro LCG. O sistema endocrinológico vitamina D. Arq Bras Endocrinol Metab. 2011;55:566-75.
2. DeLuca HF. History of the discovery of vitamin D and its active metabolites. Bonekey Rep. 2014;3:479.
3. World Health Organization and Food and Agriculture Organization of the United Nations. Vitamin and mineral requirements in human nutrition. 2. ed. Geneva; 2005.
4. Institute of Medicine. Dietary reference intakes for calcium and vitamin D. Washington (DC): National Academies Press; 2011.
5. Institute of Medicine. Dietary reference intakes for calcium, phosphorus, magnesium, vitamin D, and fluoride. Washington (DC): National Academies Press; 2005.
6. Holick MF, Binkley NC, Bischoff-Ferrari HA, Gordon CM, Hanley DA, Heaney R, et al. Evaluation, treatment and prevention of vitamin D deficiency: an Endocrine Society Clinical Practice Guideline. J Clin Endocrinol Metab. 2011;96:1911-30.
7. Hilger J, Friedel A, Herr R, Rausch T, Roos F, Wahl D, et al. A systematic review of vitamin D status in populations worldwide. Br J Nutr. 2014;111:23-45.
8. Saraf R, Morton SMB, Camargo Jr CA, Grant CC. Global summary of maternal and newborn vitamin D status: a systematic review. Matern Child Nutr. 2016;12:647-68.
9. Brasil. Ministério da Saúde. Secretaria de Atenção à Saúde. Departamento de Atenção Básica. Guia alimentar para a população brasileira. 2. ed. Brasília: Ministério da Saúde; 2014.
10. Maeda SS, Borba VZC, Camargo MBR, Silva DMW, Borges JLC, Bandeira F, et al. Recomendações da Sociedade Brasileira de Endocrinologia e Metabologia (SBEM) para o diagnóstico e tratamento da hipovitaminose D. Arq Bras Endocrinol Metab. 2014;58:411-33.
11. Sociedade Brasileira de Pediatria. Documentos Científicos. Deficiência de vitamina D em crianças e adolescentes. Departamento de Nutrologia; 2014.

minimamente processados e preparações culinárias devem compreender as fontes alimentares primordiais desses micronutrientes, com uso limitado de alimentos processados.[9] Alimentos ultraprocessados devem ser evitados como fontes de vitamina D, cálcio e fósforo, pelos impactos negativos de sua formulação e apresentação à saúde humana, à cultura alimentar, à vida social e ao meio ambiente.

A exposição à radiação UVB por cerca de 30 min é considerada suficiente para prover as quantidades necessárias de vitamina D por meio da biossíntese a partir do 7-deidrocolesterol, embora admita-se que esse processo é altamente variável de indivíduo para indivíduo, tendo em vista, por exemplo, pigmentação da pele, características ambientais e de estilo de vida, incluindo horários e duração da exposição solar, uso de protetores ou bloqueadores solares, padrão de vestimenta, níveis de poluição atmosférica, estação do ano e localização geográfica. Poucos alimentos, por sua vez, contêm vitamina D naturalmente em quantidades apreciáveis, como peixes de águas profundas com maior teor de gordura, óleo de fígado de peixe, gema de ovo e manteiga. Atualmente, devem-se se apreciar repercussões derivadas do sistema de criação e produção de peixes, bem como ponderar sobre variadas opções de produtos fortificados com vitamina D em relação ao tipo e ao nível de processamento a que tais alimentos são submetidos. Esse conjunto de variáveis relacionadas com as necessidades nutricionais de vitamina D, sob a perspectiva da magnitude de condições de deficiência atestadas entre diversas populações, pode ser considerado ímpar em reunir determinantes de saúde desde níveis mais contextuais, denotar a pluralidade de elementos que permeiam a alimentação e apontar para a necessidade de ações de caráter intersetorial para a promoção de um estado adequado da vitamina para o exercício pleno de suas ações no organismo humano.

Enquanto o fósforo dispõe de muitas fontes alimentares (p. ex., leguminosas, frutas e hortaliças, leite e derivados, carnes e peixes), para o cálcio, leites e iogurtes naturais, feijões e outras leguminosas, algumas hortaliças de tonalidade verde escura (como espinafre, brócolis e couve) e alguns peixes (como sardinha) destacam-se como fontes alimentares *in natura* ou minimamente processadas muito importantes. Queijos em geral também apresentam quantidades consideráveis do mineral, mas devem ser consumidos em menores porções ou compondo algumas preparações culinárias em razão do conteúdo concomitantemente elevado em gorduras saturadas e sódio resultante do processamento.

Além da interação com a vitamina D, já exposta ao longo deste capítulo, a biodisponibilidade de cálcio é afetada por uma gama de fatores, como:[3,4]

- Ácido oxálico e ácido fítico: encontrados sobretudo em alimentos de origem vegetal, podem se ligar ao cálcio e prejudicar sua absorção intestinal
- Ingestão de proteína: apesar de estimular a secreção de ácidos no estômago e, com isso, favorecer a absorção de cálcio, quantidades mais elevadas de proteína de origem animal na alimentação aumentam consideravelmente a excreção urinária do mineral
- Quantidades de sódio e potássio: ao passo que o sódio (presente em alimentos processados e ultraprocessados) aumenta a excreção urinária de cálcio, o potássio (amplamente distribuído em alimentos frescos, *in natura*) diminui a excreção urinária de cálcio e favorece sua retenção
- Álcool e cafeína: em quantidades elevadas, podem diminuir a absorção intestinal de cálcio.

Especialmente com vistas aos impactos sobre o incremento de perdas urinárias de cálcio exercidos pela proteína de origem animal e pelo sódio (fatores que comumente compõem padrões alimentares caracterizados por um processamento industrial dos alimentos mais intenso), a OMS simulou recomendações teóricas para ingestão de cálcio em menores níveis em relação a tais fatores.[3] Em um cenário com participação de 20 a 40 g de proteína animal por dia, as necessidades de cálcio seriam reduzidas a 1.000 mg/dia entre adolescentes, particularmente no estirão de crescimento, e a 750 mg/dia para adultos – ajustados para 800 mg/dia após a menopausa e na faixa etária acima de 65 anos de idade.

Tabela 11.2 Recomendações diárias de ingestão de cálcio e vitamina D por etapas do ciclo vital, segundo a Organização Mundial da Saúde (2005).

Grupo	Vitamina D (mg/dia)	Cálcio (mg/dia)
0 a 6 meses	5	300[a]
6 a 12 meses	5	400
1 a 3 anos	5	500
4 a 6 anos	5	600
7 a 9 anos	5	700
10 a 18 anos	5	1.300
19 a 50 anos	5	–
19 a 65 anos	–	1.000 | 1.300[b]
51 a 65 anos	10	–
> 65 anos	15	1.300
Gestação	5	1.000 | 1.200[c]
Lactação	5	1.000

[a] Recomendação de cálcio para crianças amamentadas com leite humano. Caso a amamentação seja baseada em outro tipo de leite, considera-se recomendação de 400 mg/dia.
[b] Para mulheres, a recomendação de cálcio é ajustada de 1.000 mg/dia para 1.300 mg/dia a partir do início da menopausa.
[c] Recomendação de cálcio é ajustada de 1.000 mg/dia para 1.200 mg/dia no último trimestre gestacional.
Fonte: WHO (2005).[3]

Tabela 11.3 Recomendações e limites máximos diários de ingestão de vitamina D, cálcio e fósforo por etapas do ciclo vital, segundo o Institute of Medicine.[a]

Grupo	Vitamina D (mg/dia) RDA/AI[b]	Vitamina D (mg/dia) UL[c]	Cálcio (mg/dia) RDA/AI[b,d]	Cálcio (mg/dia) UL[c]	Fósforo (mg/dia) RDA/AI[b]	Fósforo (mg/dia) UL[c,e]
0 a 6 meses	10*	25	200*	1.000	100*	–
6 a 12 meses	10*	38	260*	1.500	275*	–
1 a 3 anos	15	63	700	2.500	460	3.000
4 a 8 anos	15	75	1.000	2.500	500	3.000
9 a 13 anos	15	100	1.300	3.000	1.250	4.000
14 a 18 anos	15	100	1.300	3.000	1.250	4.000
19 a 30 anos	15	100	1.000	2.500	700	4.000
31 a 50 anos	15	100	1.000	2.500	700	4.000
51 a 70 anos	15	100	1.000 H / 1.200 M	2.000	700	4.000
> 70 anos	20	100	1.200	2.000	700	3.000

[a] Recomendações para fósforo conforme publicação de 2005; recomendações para vitamina D e cálcio conforme publicação revisada de 2011.
[b] Quando acompanhados de asterisco (*), os valores representam ingestão adequada (AI); nas demais casetas, indica-se a ingestão diária recomendada (RDA). Na gestação ou na lactação, a RDA para vitamina D, cálcio e fósforo é equivalente à faixa etária em que tais fases venham a ocorrer.
[c] Limite máximo tolerável de ingestão diária (UL). Na gestação ou na lactação, a UL para vitamina D, cálcio e fósforo é equivalente à faixa etária em que tais fases venham a ocorrer.
[d] Ingestão diária recomendada de cálcio equivalente a 1.000 mg/dia para homens (H) e 1.200 mg/dia para mulheres (M).
[e] Limite máximo tolerável de ingestão diária de fósforo na gestação, entre 14 e 50 anos, é ajustado para 3.500 mg/dia.
Fonte: IOM (2011, 2005).[4,5]

lores médios de 25(OH)D < 20 ng/mℓ em 37% dos inquéritos. Em populações maternoinfantis, mais especificamente, uma metanálise verificou concentrações médias de 25(OH)D < 20 ng/mℓ para 54% das gestantes e 75% dos recém-nascidos, mas tais estimativas foram avaliadas como ainda mal caracterizadas para as regiões da África, do Sudeste Asiático e do Mediterrâneo Oriental, e nenhum estudo proveniente da América Latina foi incluído nas análises em questão.[7,8] Indica-se maior risco para deficiência de vitamina D também entre indivíduos com cor de pele mais pigmentada e aqueles com obesidade. Apesar da escassez de informações, tem-se que a deficiência de vitamina D consiste em um problema de saúde largamente distribuído entre populações ao redor do mundo atualmente, com potenciais implicações metabólicas difusas, necessitando de abordagens que não se restrinjam apenas a fatores alimentares e nutricionais.

No tocante ao cálcio e ao fósforo, ao passo que as quantidades circulantes são úteis para a regulação do balanço para desempenho desejável das funções fisiológicas, a avaliação do estado nutricional de ambos os minerais não é adequadamente retratada por suas concentrações séricas, mantidas por mecanismos de controle da homeostase e pouco influenciadas pela ingestão dos nutrientes. Pelo mesmo raciocínio, as quantidades excretadas pela urina não consistem em bons biomarcadores de ingestão. Como principal localização de cálcio e fósforo no organismo humano, a avaliação da estrutura esquelética por densitometria óssea constitui um indicativo da reserva de ambos os minerais. Em virtude das altas demandas fisiológicas, especial atenção ao estado nutricional de cálcio deve ser dedicada durante a fase de crescimento, principalmente nos dois primeiros anos de vida, na puberdade e na adolescência, marcada pelo estirão, bem como durante as fases de gestação e lactação, e, posteriormente, durante a menopausa e o envelhecimento. Não obstante, reduções em tais reservas podem ser desencadeadas por situações patológicas, não representando apenas o padrão de ingestão dos minerais ao longo do tempo. Paralelamente, deve-se lembrar que o monitoramento de níveis de PTH pode complementar o entendimento do estado de vitamina D, cálcio e fósforo.

Necessidades e recomendações nutricionais

Com relação à vitamina D, as quantidades recomendadas refletem correções necessárias ao suprimento da vitamina quando não há síntese suficiente a partir da exposição à luz solar (Tabela 11.2). Em 1950, a OMS definiu a Unidade Internacional (UI) de vitamina D correspondendo a 0,025 µg da preparação de referência internacional de vitamina D_3 cristalizada. Assim, as recomendações podem também ser expressas em UI, considerando-se que 1 µg equivale a 40 UI de vitamina D. Para o cálcio, foram considerados basicamente níveis em que equilíbrio entre a quantidade excretada e a quantidade líquida absorvida de cálcio foi observado.

Na Tabela 11.3 constam as recomendações nutricionais mais atuais para vitamina D, cálcio e fósforo, de acordo com o IOM (também apresentadas nos Apêndices 2 e 3). Ao longo do primeiro ano de vida, as recomendações foram baseadas em quantidades disponíveis dos nutrientes pelo leite materno. Em fases seguintes, as evidências revisadas para apoiar as recomendações para vitamina D e cálcio foram relacionadas a desfechos de saúde óssea. Outras potenciais funções extraósseas não reuniram, segundo o IOM, achados consistentes ou conclusivos para serem considerados. Para o fósforo, finalmente, as concentrações séricas foram o principal indicador para definição das recomendações.

FONTES ALIMENTARES E BIODISPONIBILIDADE

A escolha adequada de alimentos que componham uma alimentação balanceada, saborosa e culturalmente apropriada, provenientes de sistemas alimentares social e ambientalmente sustentáveis, é a chave para garantir o suprimento de recomendações nutricionais para cálcio e fósforo, e também vitamina D, ao longo das diferentes fases do ciclo vital. Em consonância com o *Guia alimentar para a população brasileira*, alimentos *in natura* e

Contudo, foram relatados efeitos em decorrência da toxicidade ou do excesso de vitamina D, cálcio e fósforo.[3-5] No caso da vitamina D, deve-se esclarecer que a exposição solar prolongada não acarreta estado de hipervitaminose, visto que a isomerização induzida pelo calor da pré-vitamina D$_3$ origina vitamina D$_3$ em conjunto com outros componentes esteroides biologicamente inertes, como o taquisterol e o lumisterol, o que regula adequadamente a formação da substância passível de hidroxilações para ativação. Contudo, a ingestão excessiva de vitamina D por meio de suplementos pode ocasionar hipercalcemia e hipercalciúria, além de hiperfosfatemia. Considerando a regulação fina do balanço de cálcio no organismo humano, a hipercalcemia também ocorre com uso de suplementos alimentares contendo o mineral (e não por sua ingestão excessiva a partir de fontes alimentares tradicionais). Como resultado, pode-se observar calcificação de tecidos moles, com danos renais e cardiovasculares subsequentes.[4] Níveis graves de toxicidade podem se caracterizar em confusão mental, delírio, coma e morte. A calcificação de tecidos moles também é reconhecida como o efeito mais deletério da hiperfosfatemia.

AVALIAÇÃO DO ESTADO NUTRICIONAL

A avaliação do estado nutricional de vitamina D, cálcio e fósforo pode ter caráter relevante na interpretação integrada do consumo alimentar e do desempenho de funções fisiológicas esperadas nas várias etapas do ciclo vital, com vistas ao atendimento de necessidades nutricionais para promoção e manutenção do bom estado de saúde e prevenção de agravos relacionados com a inadequação desses nutrientes.

Para a vitamina D, as concentrações séricas de 25(OH)D, sua principal forma circulante, são reconhecidas como bom marcador de exposição, contabilizando as contribuições tanto da síntese na pele a partir da exposição solar quanto da ingestão da vitamina. Não está claramente estabelecido, todavia, se os níveis de 25(OH)D servem como marcador de efeito, como parte da cadeia causal, das ações desempenhadas pela vitamina D.[4] A forma ativa 1,25(OH)$_2$D não é empregada em geral como biomarcador porque suas concentrações não dependem isoladamente da síntese ou da ingestão de vitamina D, com regulação exercida por outros fatores e meia-vida relativamente curta. Os valores de 25(OH)D são mensurados por meio de métodos baseados em anticorpos específicos ou cromatografia líquida e podem ser expressos em ng/mℓ ou nmol/ℓ, de modo que 1 ng/mℓ corresponde a 2,5 nmol/ℓ. O intervalo de normalidade de 25(OH)D, em geral analisado em relação a níveis estáveis de PTH, ainda é objeto de controvérsia na literatura, especialmente com vistas às potenciais ações extraósseas da vitamina D que têm sido exploradas mais recentemente. Em 2004, a Organização Mundial da Saúde (OMS) adotou como limite inferior de tal intervalo concentrações de cerca de 12 ng/mℓ (ou 30 nmol/ℓ), geralmente associadas à maior probabilidade para ocorrência de raquitismo em crianças e osteomalacia em adultos.[3] Em revisão de suas recomendações datada de 2011, o Institute of Medicine dos EUA (IOM)[4] indicou que concentrações < 20 ng/mℓ (< 50 nmol/ℓ) geralmente são consideradas inadequadas para a saúde óssea e global entre indivíduos aparentemente saudáveis, e 25(OH)D < 12 ng/mℓ (< 30 nmol/ℓ) pode levar ao desenvolvimento de raquitismo e osteomalacia. Concentrações suficientes para saúde óssea e global foram sinalizadas pelo IOM quando 25(OH)D ≥ 20 ng/mℓ (≥ 50 nmol/ℓ), com sugestão de efeitos adversos quando 25(OH)D > 50 ng/mℓ (> 125 nmol/ℓ). No mesmo ano, a Endocrine Society dos EUA orientou utilização de pontos de corte mais amplos, a saber: deficiência < 20 ng/mℓ (< 50 nmol/ℓ); insuficiência 21 a 29 ng/mℓ (51 a 74 nmol/ℓ); e suficiência 30 a 100 ng/mℓ (75 a 250 nmol/ℓ).[6]

É interessante destacar que algumas revisões sistemáticas foram conduzidas nos últimos anos para sumarizar o estado de vitamina D. Dados compilados de quase 170 mil participantes de todos os grupos etários, oriundos de 195 estudos predominantemente de países da América do Norte, da Europa e da Ásia-Pacífico, indicaram va-

Tabela 11.1 Principais ações extraósseas da vitamina D.

Localização	Ações propostas da 1,25(OH)$_2$D
Sistema imunológico	Participação na diferenciação celular; funções autócrinas para regulação de células tipo CD4+, CD8+, linfócitos T e apresentadoras de antígenos; modulação da autoimunidade por meio do equilíbrio entre respostas celulares e humorais. Baixos níveis de vitamina D podem estar associados a maior risco para desenvolvimento de doenças autoimunes
Sistema reprodutor	Participação na regulação da esteroidogênese em ovários e testículos, além de controle da foliculogênese e da espermatogênese, impactando processos de fertilidade
Sistema cardiovascular	Regulação do crescimento de células musculares lisas e da contratilidade do miocárdio; papel sobre inibição da produção de renina; consequentes impactos sobre o controle da pressão arterial e da função cardíaca
Músculos esqueléticos	Regulação do crescimento de miócitos e consequente volume e tônus da massa muscular por meio de ações incluindo modulação do influxo de cálcio em sua forma ionizada
Sistema nervoso central	Estímulo e modulação do crescimento neural e do desenvolvimento cerebral; potenciais ações autócrinas e parácrinas sugeridas para regulação de processos em nível central
Metabolismo glicêmico	Controle de síntese e secreção de insulina por meio de ações sobre células pancreáticas, incluindo modulação do influxo de cálcio
Proliferação celular	Modulação de etapas do ciclo celular, diferenciação, multiplicação e apoptose. Baixos níveis de vitamina D podem estar associados à desregulação de tais processos e a maior risco para desenvolvimento de neoplasias (particularmente de mama, colorretal e de próstata)

Fonte: Castro (2011); DeLuca (2014).[1,2]

resultam em hiperparatireoidismo, hipocalcemia e hipofosfatemia. Sob tais circunstâncias, observa-se deposição mineral subótima na matriz óssea, levando a diversas malformações potencialmente irreversíveis na estrutura esquelética, a exemplo de pernas arqueadas, deformidades cranianas e torácicas, espessamento e compressão de punhos e tornozelos, e déficit no crescimento linear. De maneira análoga, na idade adulta a principal repercussão da deficiência de vitamina D é a osteomalacia, que leva ao enfraquecimento e ao amolecimento dos ossos, com dor generalizada e deformações especialmente em coluna, tórax, membros e pelve, pela redução de conteúdo mineral na matriz óssea.

Além de estar envolvida em estágios dos quadros de raquitismo e osteomalacia, a condição de hipocalcemia associa-se à fraqueza muscular e à ocorrência de espasmos neuromusculares ou tetania. Quantidades deficientes de cálcio sérico também comprometem a densidade mineral óssea e podem exacerbar o desenvolvimento de osteoporose. Essa condição é favorecida com o envelhecimento e especialmente após a menopausa, aumentando a fragilidade óssea e o risco para fraturas, notadamente na região de vértebras, quadril e antebraços.

Em relação à hipofosfatemia, por sua vez, além das implicações à estrutura esquelética, são relatados sintomas pouco específicos, como falta de apetite, fraqueza muscular, maior suscetibilidade para infecções, parestesia ou dormência nas extremidades, dificuldade em andar e confusão mental. Quadros graves podem levar à morte, mas tais situações são raramente observadas pela variedade de fontes de fósforo e pelo seu controle homeostático.

detecção de menores concentrações de fosfato inorgânico que o intervalo normal entre 2,5 e 4,5 mg/dℓ, a 1,25(OH)$_2$D favorece o processo ativo de absorção intestinal do mineral. Níveis elevados de fosfato inorgânico levam à supressão da ativação renal da vitamina D e à secreção de PTH, que impacta em maior excreção urinária do mineral.

Funções

A vitamina D tem por ação clássica a manutenção da homeostase de cálcio e fósforo. Para tanto, sua forma ativa 1,25(OH)$_2$D influi de maneira endócrina sobre a absorção intestinal de ambos os minerais em processos independentes, por meio de transporte ativo especialmente na porção duodenal em virtude da expressão mais abundante de VDR. Nos rins, a 1,25(OH)$_2$D promove especialmente a reabsorção de cálcio em túbulos renais distais, para maior retenção do mineral. Em conjunto com o PTH, há ainda o papel de mobilizar cálcio dos ossos por meio da indução e da ativação de osteoclastos, disponibilizando o cátion ao fluido extracelular. Em mecanismo de retroalimentação para que os níveis de cálcio não superem limites máximos da normalidade fisiológica, a vitamina D simultaneamente suprime a expressão de genes e a proliferação celular na paratireoide.

Com isso, concentrações suficientes de cálcio e fósforo são garantidas para o desejável funcionamento do metabolismo osteomineral, assegurando adequada mineralização em fases de crescimento e desenvolvimento, bem como manutenção de boa saúde óssea global em todas as etapas do ciclo vital, com equilíbrio entre estágios dinâmicos de remodelação do tecido. De forma autócrina, a própria vitamina D atua também sobre condrócitos nas placas de crescimento, regulando a diferenciação dessas células, bem como a angiogênese em tais regiões. A deposição de cristais de hidroxiapatita formados por cálcio e fósforo na matriz orgânica do esqueleto confere rigidez, integridade, força e elasticidade necessárias à sustentação, locomoção e proteção do corpo humano. Complementarmente, constitui-se reserva importante de minerais essenciais a outras funções fisiológicas e abriga o compartimento da medula óssea, crucial para o sistema imune e para o desenvolvimento de células hematopoéticas.

Além do papel estrutural em ossos e dentes, cálcio e fósforo em níveis satisfatórios são fundamentais para o desempenho de outras funções no organismo humano. Para o cálcio, destacam-se os processos de vasoconstrição e vasodilatação, transmissão de impulsos nervosos, contração muscular e secreção hormonal, em que o mineral atua como mensageiro intracelular em sua forma ionizada. Ademais, o cátion participa na cascata de coagulação sanguínea por meio da ligação a proteínas dependentes de vitamina K, ativando-as.

Ao fósforo, estão associados diversos papéis estruturais e bioquímicos, como a composição de fosfolipídios, presentes na maioria das membranas celulares, além de nucleotídios e ácidos nucleicos (DNA e RNA), e a geração, o estoque temporário e a transferência de energia por meio de compostos como ATP e fosfocreatina. O fósforo participa no balanço ácido-base, tamponando excessos ácidos ou alcalinos para manutenção no pH normal, e está implicado na ativação de diversas proteínas, abrangendo enzimas, hormônios e moléculas de sinalização celular, por meio do processo de fosforilação.

Ações extraósseas da vitamina D

Em virtude da distribuição bastante ampla do VDR em membranas nucleares na maioria das células do organismo humano e da presença da enzima CYP27B1 em outras localizações além dos rins, há um crescente interesse em ações consideradas não clássicas da vitamina D. Apesar de ainda não completamente elucidadas, a Tabela 11.1 apresenta algumas das proposições extraósseas mais estudadas até o momento na literatura científica.[1,2]

Deficiência e toxicidade

Tendo em vista os papéis descritos para esses micronutrientes, as principais implicações derivadas de condições de deficiência envolvem primariamente o metabolismo osteomineral. A deficiência de vitamina D está associada ao quadro de raquitismo na infância, o qual é condicionado por alterações fisiológicas que

nos túbulos proximais, responsáveis por mais de dois terços de tal montante, compondo resposta altamente sensível a mudanças nas concentrações de cálcio no filtrado glomerular. No entanto, de forma análoga às perdas fecais, mesmo sob ingestão reduzida do mineral não é possível eliminar totalmente o cálcio na urina. Devem ser consideradas, ainda, perdas de cálcio pela pele, o cabelo e as unhas, apesar de não estarem relacionadas com as quantidades ingeridas do nutriente.

Na homeostase do cálcio no organismo humano, um papel central é ocupado pela quantidade de cálcio ionizado no fluido extracelular, a ser mantida dentro de um intervalo fisiológico estreito correspondente a uma concentração sérica total de cálcio entre 8,5 e 10,5 mg/dℓ. Reduções em tais níveis são percebidas por receptores específicos na paratireoide, levando à secreção de PTH. O PTH estimula a atividade da enzima 1-alfa-hidroxilase na conversão de 25(OH)D circulante para 1,25(OH)$_2$D e também ativa o processo de reabsorção óssea, para disponibilizar cálcio ao fluido extracelular. A forma ativa da vitamina D, por sua vez, tem atuação igualmente hipercalcêmica por efeitos endócrinos exercidos sobre o intestino, otimizando o transporte transcelular de cálcio; os ossos, reforçando a reabsorção óssea; e os rins, diminuindo perdas urinárias de cálcio ao elevar a reabsorção do mineral por processos ativos especialmente na alça ascendente de Henle e no túbulo renal distal. Com a normalização das concentrações séricas de cálcio, o estímulo à paratireoide é suspenso em um mecanismo de retroalimentação. A secreção de PTH também é suprimida com o aumento das concentrações de 1,25(OH)$_2$D. Contudo, no caso de elevação dos níveis de cálcio, células parafoliculares da tireoide são responsáveis por secretar calcitonina, que exibe função hipocalcêmica principalmente por meio da inibição do processo de reabsorção óssea.

Fósforo

O fósforo apresenta-se mais comumente em combinação com oxigênio, sob a forma de fosfato (PO$_4^{3-}$), compreendendo um constituinte celular essencial. No corpo humano, 85% do fósforo encontra-se alocado junto ao sistema ósseo e os 15% restantes distribuem-se entre tecidos moles. Destaca-se que uma proporção bastante diminuta do mineral (< 0,1%) mantém-se em sua forma inorgânica, principalmente no sangue e no fluido extracelular. Essa pequena fração é importante para o intercâmbio de fósforo entre compartimentos no organismo, disponibilizando-o para suas principais funções fisiológicas. Os totais provenientes da absorção a partir de fontes alimentares e da reabsorção óssea incorporam-se primariamente ao fosfato inorgânico circulante. Essa parcela, em contrapartida, também é responsável por ceder o mineral para processos estruturais de formação de cristais de hidroxiapatita, de fosfolipídios nas membranas celulares, de nucleotídios e ácidos nucleicos, para reações no metabolismo energético, e para a filtração renal.

Formas orgânicas e inorgânicas de fósforo provêm da alimentação. No intestino, as formas orgânicas são hidrolisadas por fosfatases, de modo que a absorção do mineral se dá predominantemente a partir de fosfato inorgânico. Uma vez que as quantidades ingeridas de fósforo não parecem impactar seu aproveitamento para absorção, não há mecanismos documentados sobre o aprimoramento de sua captação sob baixos níveis de ingestão. De maneira semelhante ao cálcio, a absorção pode ocorrer por meio de transporte ativo e saturável, mas a maior proporção advém de difusão passiva segundo o gradiente de concentração entre lúmen e camada serosa.

A principal via de excreção de fósforo é a urinária, além de pequenas perdas que ocorrem pela pele e pela mucosa intestinal. Na filtração glomerular, o fosfato é reabsorvido nos túbulos proximais de acordo com um limite máximo tubular, inversamente relacionado com os níveis de PTH. Quando a carga filtrada apresenta concentrações de fosfato inferiores a esse limite, a reabsorção é favorecida; do contrário, em concentrações superiores ao limite, eleva-se o fósforo eliminado na urina.

O balanço de fósforo é, portanto, regulado de maneira menos rígida e conta com desdobramentos fisiológicos de impacto mais modesto, quando comparado ao cálcio. Na

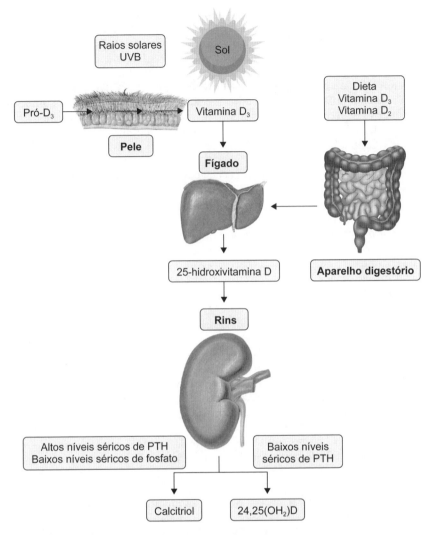

Figura 11.2 Principais vias metabólicas da vitamina D. Em seres humanos, há duas fontes de vitamina D: produção pela pele de pré-vitamina D_3 sob ação de raios UVB e ingestão alimentar de vitamina D_2 e/ou D_3. A vitamina D passa por hidroxilação no fígado para 25(OH)D (calcidiol) e no rim para $1,25(OH)_2D$ (calcitriol), forma ativa da vitamina com ações no intestino delgado, nos ossos e nos rins. A síntese de calcitriol é regulada por PTH e calcitonina, conforme concentrações séricas de cálcio.

com cerca de 1.000 mg de cálcio ingeridos por dia. Tal flexibilidade de aproveitamento na absorção evidencia uma característica marcante de regulação em prol do balanço de cálcio no organismo, com relevância prática ao se considerar as grandes variações notadas no padrão de ingestão desse nutriente entre diferentes populações ao redor do mundo.[3]

Além das fezes, as perdas urinárias de cálcio representam uma via de excreção bastante relevante. O cálcio urinário compreende a parcela da carga filtrada pelos rins e não reabsorvida por transporte passivo ou ativo nos túbulos proximais, alça de Henle, túbulos distais e ducto coletor. Aproximadamente 98% de todo cálcio filtrado é reabsorvido, com destaque para o processo passivo que ocorre

biliares e hidrólise pela lipase pancreática para incorporação em micelas que difundem aos enterócitos, compondo quilomícrons. Em conjunto a triacilgliceróis, colesterol, lipoproteínas e outros lipídios, a vitamina D contida nos quilomícrons atinge a circulação sistêmica a partir do sistema linfático. Tecidos adiposo e muscular esquelético que expressam a enzima lipase lipoproteica podem captar uma fração da vitamina D por meio da lipólise dos quilomícrons.

Independentemente de sua origem, seja pela biossíntese na pele, seja pela ingestão alimentar, a vitamina D passa por processos enzimáticos para ativar a sua forma hormonal. Primeiro, é metabolizada no fígado a 25-hidroxivitamina D (25(OH)D ou calcidiol) por meio da enzima CYP2R1. Ligada à DBP, a 25(OH)D transfere-se aos rins pela circulação sanguínea para uma segunda reação de hidroxilação, catalisada pela enzima 1-alfa-hidroxilase (ou CYP27B1), que resulta na forma biologicamente ativa 1,25-di-hidroxivitamina D (1,25(OH)$_2$D ou calcitriol). Essa última conversão é regulada pelo paratormônio (PTH), de acordo com a homeostase de cálcio, principalmente. As ações da 1,25(OH)$_2$D são mediadas por seu receptor nuclear (VDR, do inglês *vitamin D receptor*), presente na maioria das células humanas. Com o acoplamento da 1,25(OH)$_2$D, o VDR sofre uma mudança de conformação, com heterodimerização ao receptor retinoide X e ligação à sequência específica de DNA, influenciando consequentemente o processo de transcrição gênica e levando aos efeitos metabólicos da vitamina D.

A inativação de 25(OH)D e 1,25(OH)$_2$D depende da enzima 24-hidroxilase (ou CYP24A1), que é regulada justamente pela interação da 1,25(OH)$_2$D com o VDR, além do PTH. Os metabólitos derivados são eliminados pela bile com posterior excreção fecal. A eliminação urinária de vitamina D é mínima (Figura 11.2).

Cálcio

Cátion que corresponde ao quinto elemento mais comum na composição do corpo humano (após oxigênio, carbono, hidrogênio e nitrogênio), perfaz aproximadamente 2% do peso corporal. Quase a totalidade do cálcio (99%) localiza-se no sistema ósseo sob a forma de cristais de hidroxiapatita [Ca$_{10}$(PO$_4$)$_6$(OH)$_2$], com a fração remanescente distribuída entre músculos e outros tecidos moles (< 1%), além do fluido extracelular (0,1%). Dessa maneira, pode-se assumir que ossos e dentes constituem um reservatório muito importante do mineral, a ser acionado conforme necessidades metabólicas em conjunto com a regulação dos processos de absorção e excreção.

O cálcio é absorvido pelo organismo no intestino delgado por transporte ativo ou difusão passiva, dependendo dos níveis de ingestão do nutriente. Sob condições de baixa ou moderada ingestão, a forma ativa e saturável de absorção promove a entrada transcelular de cálcio notadamente no duodeno, em processo estimulado pela 1,25(OH) D e apoiado pela ação de calbindinas na passagem intracelular do mineral e de canais de membrana dependentes de ATP para sua extrusão ao fluido extracelular. Com níveis mais elevados de ingestão, passa a operar o componente passivo e não saturável de absorção, por simples difusão paracelular por meio de canais formados por proteínas conhecidas como paracelinas. Tal fluxo é definido de acordo com o gradiente eletroquímico entre lúmen e camada serosa, com maior permeabilidade nas porções de duodeno, jejuno e íleo.

A quantidade líquida absorvida de cálcio se dá pela diferença entre o total ingerido e o total excretado nas fezes. No lúmen intestinal, o conteúdo total do mineral resulta do cálcio proveniente da alimentação em adição àquele secretado em fluidos digestivos, por meio de saliva, suco gástrico, suco pancreático e bile. Assim, na ausência de cálcio na alimentação, a quantidade líquida absorvida de cálcio é negativa, visto que o total excretado nas fezes tem origem endógena, isto é, a partir de secreções digestivas não reabsorvidas. Com o incremento das quantidades ingeridas, a quantidade líquida absorvida de cálcio aumenta – estima-se cerca de 70% de absorção em níveis de ingestão muito baixos, mas proporções mais modestas de aproveitamento, entre apenas 30 e 40% de absorção,

lesterol (Figura 11.1). As diferenças estruturais entre as formas D_2 e D_3 não afetam seu metabolismo ou aproveitamento no corpo humano, podendo ser consideradas equivalentes.

Em virtude da produção a partir de biossíntese na pele, a vitamina D é comumente reconhecida não apenas como uma vitamina, mas também como um pró-hormônio. Nesse processo, fótons UVB (em comprimento de onda de 290 a 320 nanômetros) penetram a epiderme exposta à luz solar e são absorvidos pelo 7-deidrocolesterol presente na membrana plasmática, o qual se transforma em pré-vitamina D_3 em conformação cis-cis, com isomerização induzida pelo calor para vitamina D_3. Após o direcionamento ao fluido extracelular e subsequentemente a vasos capilares, seu transporte é viabilizado por meio da ligação à proteína carreadora de vitamina D (DBP, do inglês *vitamin D-binding protein*). O pico máximo de produção diária de vitamina D a partir dessa cadeia de reações fotolíticas na pele acontece, em geral, depois de cerca de 30 min de exposição à radiação UVB. É importante assinalar que fatores que afetam a disponibilidade de fótons UVB para penetração na pele humana têm grande influência sobre a biossíntese de vitamina D. Diferentes localizações geográficas recebem distintas quantidades de fótons UVB a conforme a inclinação do ângulo zênite e o consequente comprimento da camada de ozônio a ser percorrida pela radiação solar até a superfície terrestre, o que é representado de forma sumária pela variação de latitudes a partir do Equador. Assim, a luz solar em estações mais frias do ano, bem como ao amanhecer e ao entardecer a cada dia, notadamente em latitudes a partir de 35°, consiste em um estímulo limitado à produção de vitamina D na pele. A melanina, por sua vez, absorve fótons UVB de forma bastante eficiente, reduzindo a produção de vitamina D conforme a pigmentação da pele aumenta. Filtros solares com fatores de proteção equivalentes e acima de 8 absorvem mais de 95% dos fótons UVB e têm, portanto, impacto análogo para a redução da síntese da vitamina. Fatores ambientais (p. ex., poluição atmosférica), culturais e de estilo de vida, incluindo padrões de vestimenta, além do envelhecimento, também podem comprometer esse processo.

A partir da dieta, ambas as formas D_2 ou D_3 são absorvidas no intestino delgado com outras gorduras, com emulsificação por ácidos

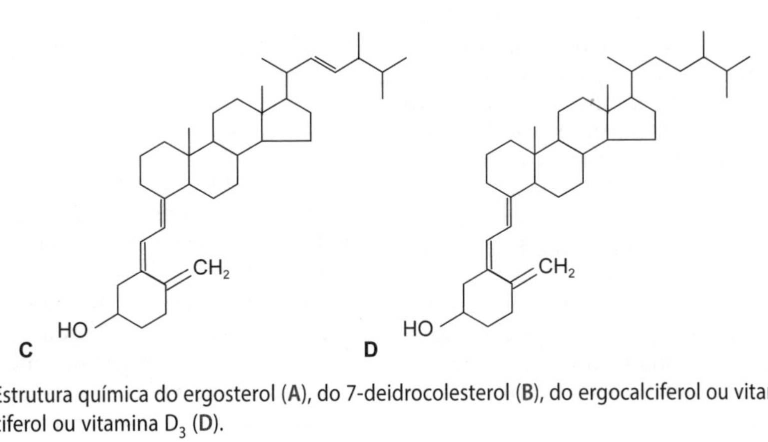

Figura 11.1 Estrutura química do ergosterol (A), do 7-deidrocolesterol (B), do ergocalciferol ou vitamina D_2 (C) e do colecalciferol ou vitamina D_3 (D).

11 Vitamina D, Cálcio e Fósforo

Bárbara Hatzlhoffer Lourenço • Marly Augusto Cardoso

INTRODUÇÃO

Vitamina D, cálcio e fósforo são micronutrientes essenciais aos seres humanos, com evidências satisfatoriamente consolidadas quanto à sua atuação sinérgica em prol da saúde óssea. A manutenção de concentrações sanguíneas normais de cálcio e fosfato depende diretamente da atuação da vitamina D, com consequente impacto para o processo de mineralização dos ossos. Nesse sentido, experimentos envolvendo casos de raquitismo, condição clínica cujos registros iniciais datam de meados do século 17, foram importantes para a descoberta da vitamina D e de sua interação com ambos os minerais. No início do século 20 e motivado pelo recém-estabelecido conceito de vitaminas, *Sir* Edward Mallanby observou no Reino Unido que a oferta de óleo de fígado de bacalhau a cães raquíticos mantidos em ambientes fechados promovia a recuperação do quadro. Em adição às vitaminas A, B e C, já identificadas à época, trabalhos adicionais conduzidos pelo Professor Elmer McCollum na Universidade Johns Hopkins, nos EUA, fomentaram o potencial para um novo fator alimentar essencial à saúde, visto que as propriedades do óleo de fígado de bacalhau para a cura do raquitismo, mas não para a prevenção de xeroftalmia, foram mantidas após a destruição do conteúdo de vitamina A nesse alimento. Paralelamente, uma interessante dicotomia em abordagens propostas para o problema emergiu na Europa, ao passo que outras investigações apontaram que a exposição de crianças com raquitismo à luz solar ou à radiação ultravioleta artificial também resultava em cura.

Pesquisas adicionais ainda seriam necessárias nas décadas seguintes para isolar e identificar a estrutura química da vitamina D, prover entendimento quanto à síntese endógena a partir do precursor 7-deidrocolesterol na presença de luz solar e discernir a conexão com o balanço de cálcio e fósforo. Em adição à saúde óssea, estabeleceu-se firmemente que esses três micronutrientes atuam sobre processos de contração muscular, condução de impulsos nervosos e funcionamento celular geral em todo o organismo. Mais recentemente, as funções desses micronutrientes, sobretudo da vitamina D, junto à resposta imune, à diferenciação celular e a outros efeitos potenciais associados a condições crônicas como câncer, doenças respiratórias e eventos cardiovasculares, têm sido crescentemente discutidas na literatura científica, atestando a importância singular desses componentes ao longo de diferentes fases do ciclo vital.[1,2]

CARACTERÍSTICAS GERAIS E METABOLISMO

Vitamina D

Refere-se a um grupo de compostos esteroides lipossolúveis com duas principais formas moleculares, conhecidas como vitamina D_2 ou ergocalciferol, derivada majoritariamente de fontes vegetais, e vitamina D_3 ou colecalciferol, encontrada em alguns alimentos de origem animal e principalmente sintetizada na pele humana a partir da radiação ultravioleta B (UVB) sobre o precursor 7-deidroco-

Organization; 2017. 83 p. Disponível em: http://apps.who.int/iris/bitstream/handle/10665/259425/9789241513067-eng.pdf?sequence=1.
14. Monteiro CA, Szarfac SC, Mondini L. Tendência secular da anemia na infância na cidade de São Paulo (1984-1996). Rev Saúde Pública. 2000;34:62-72.
15. Cardoso MA, Ferreira MU, Camargo LMA, Szarfarc SC. Anaemia, iron deficiency and malaria in a rural community in Brazilian Amazon. Eur J Clin Nutr. 1994;48:326-32.
16. Thurnham DI, McCabe LD, Haldar S, Wieringa FT, Northrop-Clewes CA, McCabe GP. Adjusting plasma ferritin concentrations to remove the effects of subclinical inflammation in the assessment of iron deficiency: a meta-analysis. Am J Clin Nutr. 2010;92:546-55.
17. Gillespie S, Kevany J, Mason J. Controlling iron deficiency. Geneva: United Nations/Administrative Committee on Coordinations/Subcommittee on Nutrition; 1991.
18. Davidsson L. Approaches to improve iron bioavailability from complementary foods. J Nutr. 2003;133:1560S-1562S.
19. Cardoso MA, Ferreira MU, Camargo LMA, Szarfarc SC. Anemia em população de área endêmica de malária, Rondônia (Brasil). Rev Saúde Pública. 1992;26:161-6.
20. WHO. The global prevalence of anaemia in 2011. Geneva: World Health Organization; 2015. Disponível em: http://www.who.int/nutrition/publications/micronutrients/global_prevalence_anaemia_2011/en/.
21. Ministério da Saúde. Pesquisa Nacional de Demografia e Saúde da Criança e da Mulher – PNDS 2006: dimensões do processo reprodutivo e da saúde da criança. Ministério da Saúde, Centro Brasileiro de Análise e Planejamento. Brasília: Ministério da Saúde; 2009. p. 249-663.
22. Gillespie S. Major issues in the control of iron deficiency. New York: The Micronutrient Initiative/United Nations Children's Fund; 1998.
23. Mafra D, Cozzolino SMF. Importância do zinco na nutrição humana. Revista de Nutrição. 2004;17:79-87.
24. Organização Mundial da Saúde. Elementos-traço na nutrição e saúde humanas. São Paulo: Roca; 1998.
25. King JC, Keen CL. Zinc. In: Shils ME, Olson JA, Shike M, Ross AC. Modern nutrition in health and disease. 9. ed. Baltimore: Lippincott Williams & Wilkins; 1999. p. 223-39.
26. Dardenne M. Zinc and immune function. Eur J Clin Nutr. 2002;56(Suppl 3):S20-S23.
27. Cousins RJ. Zinc. In: OPAS. Conocimientos actuales sobre nutrición. 7. ed. Washington: OPAS/OMS; 1997. p. 312-27.
28. WHO. Vitamin and mineral requirements in human nutrition. 2. ed. Geneva: World Health Organization; 2005. Disponível em: http://www.who.int/iris/handle/10665/42716.
29. Linder MC. Cobre. In: OPAS. Conocimientos actuales sobre nutrición. 7. ed. Washington: OPAS/OMS; 1997. p. 328-41.
30. Pedrosa LFC, Cozzolino SMF. Alterações metabólicas e funcionais do cobre em diabetes mellitus. Rev Nutrição. 1999;12:213-24.
31. Rosado GP, Rosado LEFPL. Minerais. In: Neto FT. Nutrição clínica. Rio de Janeiro: Guanabara Koogan; 2003. p. 58-9.
32. Turnlund JR. Copper. In: Shils ME, Olson JA, Shike M, Ross AC. Modern nutrition in health and disease. 9. ed. Baltimore: Lippincott Williams & Wilkins; 1999. p. 241-52.

Tabela 10.7 Enzimas que contêm cobre de interesse na nutrição humana.

Enzima/proteína	Função
Citocromo c oxidase	Componente da cadeia de transporte de elétrons para fosforilação oxidativa; redução de O_2
Cu/Zn superóxido dismutase	Proteção frente aos radicais livres de oxigênio
Ferroxidase I (ceruloplasmina) e ferroxidase II	Remove radicais livres e participa da mobilização do ferro de depósito; oxidação de Fe^{2+} para Fe^{3+}
Dopa-beta-hidroxilase	Atua no sistema adrenérgico, no cérebro, nas terminações nervosas e na medula adrenal
Tirosinase	Essencial nos processos de pigmentação; formação de melanina
Amina oxidase	Desaminação oxidativa

O limite superior seguro de ingestão de cobre estabelecido pelo IOM é apresentado na Tabela 2 do Apêndice 3.

Avaliação nutricional

As concentrações séricas de cobre e de ceruloplasmina são úteis na avaliação do estado nutricional de cobre. No entanto, quando de infecção/inflamação, há elevação de seus valores usuais, mascarando uma provável deficiência. Por isso, esses indicadores são pouco sensíveis em situações de deficiência marginal ou leve, quando se recomendam a determinação da superóxido-dismutase eritrocitária e a atividade da enzima citocromo c.[31]

Necessidades e recomendações nutricionais

Os níveis de ingestão de 2 a 3 mg de cobre têm sido considerados inócuos e adequados para os adultos, com ingestões menores para bebês de 6 meses a 1 ano (0,7 a 1) e crianças de 1 a 6 anos de idade (1 a 2).[27] Quase todo o cobre da dieta provém mais dos alimentos sólidos que dos líquidos. As fontes alimentares são muito variáveis, encontrando-se de 0,3 µg/g em verduras a 37 µg/g em nozes e mariscos, 3 a 8 µg/g em cereais e leguminosas e 2 a 3 µg/g em pescados.[29]

REFERÊNCIAS BIBLIOGRÁFICAS

1. Dallman PR. Progress in the prevention of iron deficiency in infants. Acta Paediatr Scand. 1990;365:28-37.
2. Girotto HZW. Metabolismo do ferro: uma revisão sobre os principais mecanismos envolvidos em sua homeostase. Rev Bras Hematol Hemoter. 2008;30:390-7.
3. Cook JD. Adaptation in iron metabolism. Am J Clin Nutr. 1990;51:301-8.
4. Andrews NC. Disorders of iron metabolism. New Engl J Med. 1999;341:1986-95.
5. Dallman PR. Biochemical basis for the manifestations of iron deficiency. Annu Rev Nutr. 1986;6:13-40.
6. Massey AC. Microcytic anemia. Differential diagnosis and management of iron deficiency anemia. Med Clin North Am. 1992;76:549-66.
7. De Maeyer EM, Dallman PR, Gurney JM, Hallberg L, Sood SK, Srikantia SG. Preventing and controlling iron deficiency anaemia through primary health care. Geneva: World Health Organization; 1989.
8. WHO. Iron deficiency anaemia. Assessment, prevention and control. Geneva: World Health Organization; 2001.
9. Paiva AA, Rondó PHC, Guerra-Shinohara EM. Parâmetros para avaliação do estado nutricional de ferro. Rev Saúde Pública. 2000;34:421-6.
10. Fidanza F. Nutritional status assessment: a manual for population studies. New York: Chapman & Hall; 1991. p. 355-90.
11. Cook J. Diagnosis and management of iron-deficiency anaemia. Best Practice Res Clin Haematol. 2005;18:319-32.
12. Garby L, Irnell L, Werner I. Iron deficiency in women of fertile age in a Swedish community. III. Estimation of prevalence based on response to iron supplementation. Acta Med Scand. 1969;185:113-7.
13. WHO. Nutritional anaemias: tools for effective prevention and control. Geneva: World Health

compostos redutores e podem converter o cobre em seu estado cuproso, de menor absorção.[30,31]

Após a absorção, o cobre é transportado para o fígado, ligado à albumina, à transcupreína e a ligantes de baixo peso molecular, representados principalmente pela histidina, a glutamina, a treonina e a cistina. A maior parte é captada pelo fígado e quase todo o cobre é incorporado à ceruloplasmina e a várias metaloenzimas. A regulação homeostática se faz pelo fígado e pela regulação entre a absorção e a excreção no trato digestório. A metalotioneína hepática participa ativamente dos processos reguladores da homeostase de cobre e zinco. A principal via de excreção é a eliminação pelas fezes, decorrente principalmente da excreção pela bile (0,5 a 1,3 mg/dia), pelo cobre da dieta não absorvido, pela descamação intestinal e pelas secreções pancreáticas e intestinais. A secreção intestinal e da mucosa é de 10 a 15 µg/dia, as perdas pelo suor são de 0,3 mg/dia e pela urina, de 30 a 60 µg/dia (Figura 10.7).[32]

Função

A Tabela 10.7 relaciona algumas enzimas que contêm cobre e suas principais funções. Algumas dessas enzimas são fundamentais para a vida. As ações do cobre no organismo associam-se ao papel das cuproenzimas como agentes catalisadores de várias reações. O cobre é indispensável, com o ferro, para a eritropoese normal.[10]

Deficiência e toxicidade

A principal consequência da deficiência de cobre consiste na anemia que decorre da deficiência de várias enzimas dependentes de cobre necessárias ao metabolismo normal do ferro. Deficiência grave pode provocar cardiopatia, transtornos neurológicos e do sistema nervoso central, com alterações ósseas mais pronunciadas em crianças que em adultos, pela deficiência de colágeno ósseo, que é dependente de cobre.[3]

Em seres humanos, o envenenamento por cobre tem sido considerado raro, decorrente de contaminação de alimentos ou bebidas (por acondicionamento em recipientes contendo cobre) ou mesmo por ingestão acidental ou deliberada. Os efeitos atribuídos à toxicidade do cobre incluem salivação, dor epigástrica, náuseas, vômitos, diarreia e anemia hemolítica.[31]

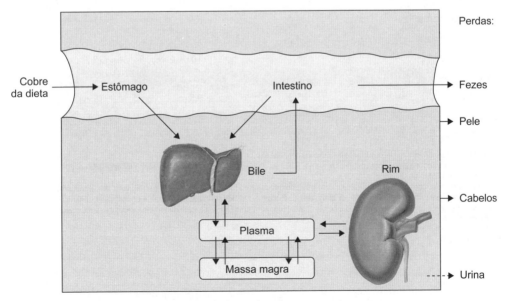

Figura 10.7 Metabolismo do cobre em seres humanos.

Tabela 10.6 Recomendações para ingestão de zinco (mg/dia) para cobrir reservas corporais conforme biodisponibilidade do zinco dietético.[a]

Grupo etário	Peso corporal estimado (kg)	Biodisponibilidade elevada	Biodisponibilidade moderada	Biodisponibilidade baixa
Bebês e crianças				
0 a 6 meses	6	1,1[b]	2,8[c]	6,6[d]
7 a 12 meses	9	0,8[b], 2,5[e]	4,1	8,4
1 a 3 anos	12	2,4	4,1	8,3
4 a 6 anos	17	2,9	4,8	9,6
7 a 9 anos	25	3,3	5,6	11,2
Adolescentes				
Meninas, 10 a 18 anos	47	4,3	7,2	14,4
Meninos, 10 a 18 anos	49	5,1	8,6	17,1
Adultos				
Mulheres, 19 a 65 anos	55	3	4,9	9,8
Homens, 19 a 65 anos	65	4,2	7	14
Mulheres, 65 anos ou mais	55	3	4,9	9,8
Homens, 65 anos ou mais	65	4,2	7	14
Gestantes				
Primeiro trimestre	–	3,4	5,5	11
Segundo trimestre	–	4,2	7	14
Terceiro trimestre	–	6	10	20,2
Lactantes				
0 a 3 meses	–	5,8	9,5	19
3 a 6 meses	–	5,3	8,8	17,5
6 a 12 meses	–	4,3	7,2	14,4

[a] A variação interindividual de necessidades de zinco foi considerada 25%.
[b] Bebês exclusivamente alimentados com leite materno. A biodisponibilidade do zinco do leite humano foi estimada em 80%, coeficiente de variação de 12,5%.
[c] Bebês alimentados com fórmulas. Aplica-se a lactentes alimentados com fórmulas e a lactentes parcialmente alimentados com leite materno ou alimentados com suplementos de baixo teor de fitato e outros leites líquidos; coeficiente de variação estimado em 12,5%.
[d] Bebês alimentados com fórmula. Aplicável a bebês alimentados com uma fórmula à base de proteína vegetal rica em fitatos, com ou sem cereais integrais; coeficiente de variação estimado em 12,5%.
[e] Não aplicável a bebês em aleitamento materno exclusivo.
Fonte: WHO (2005).[28]

intestinal são modulados por ligantes específicos, de natureza aminoacídica, e pela metalotioneína. Estima-se a taxa de absorção de cobre de 15 a 97%, sendo regulada pela necessidade do organismo e dependente dos níveis de metalotioneína nas células da mucosa intestinal.[24]

O cobre da dieta não é efetivo indutor da síntese de metalotioneína intestinal. Já o aumento da concentração de zinco no lúmen intestinal induz sua síntese, produzindo aumento da captação de cobre e tornando-o indisponível para transferência serosal. Fatores endógenos e alguns componentes da dieta influenciam a captação de cobre para sua absorção. Proteínas (100 a 150 g/dia), aminoácidos, citrato e fosfatos aumentam sua biodisponibilidade; a fibra da dieta, fitatos, ácido ascórbico, frutose, tiomolibdato e zinco comprometem sua biodisponibilidade por processos de complexação que impedem a absorção do cobre e também por mecanismos antagônicos, como no caso da interação zinco-cobre. O ácido ascórbico e a frutose são

Tabela 10.5 Recomendações para ingestão individual média de zinco (µg/kg peso corpóreo/dia) conforme biodisponibilidade do zinco dietético.

Grupo etário	Biodisponibilidade elevada[a]	Biodisponibilidade moderada[b]	Biodisponibilidade baixa[c]
Bebês e crianças			
Meninas, 0 a 3 meses	175[d]	457[e]	1.067[f]
Meninos, 0 a 3 meses	200[d]	514[e]	1.200[f]
3 a 6 meses	79[d]	204[e]	477[f]
6 a 12 meses	66[d],186	311	621
1 a 3 anos	138	230	459
3 a 6 anos	114	190	380
6 a 10 anos	90	149	299
Adolescentes			
Meninas, 10 a 12 anos	68	113	227
Meninos, 10 a 12 anos	80	133	267
Meninas, 12 a 15 anos	64	107	215
Meninos, 12 a 15 anos	76	126	253
Meninas, 15 a 18 anos	56	93	187
Meninos, 15 a 18 anos	61	102	205
Adultos			
Mulheres, 18 a 60 anos ou mais	36	59	119
Homens, 18 a 60 anos ou mais	43	72	144

[a] Biodisponibilidade de zinco de 50%.
[b] Biodisponibilidade de zinco de 30%.
[c] Biodisponibilidade de zinco de 15%.
[d] Aplicável para crianças exclusivamente alimentadas com leite materno, no qual a biodisponibilidade de zinco é estimada em 80% e as perdas endógenas infantis em 20 mg/kg (0,31 mmol/kg). Valor suficiente para suprir as necessidades basais sem formação de estoque.
[e] Aplicável para crianças parcialmente alimentadas com leite materno ou alimentadas com fórmula infantil de leite de vaca adaptada em proteínas ou leite com baixo teor de fitato. Valor suficiente para suprir as necessidades basais sem formação de estoque.
[f] Aplicável a crianças que recebem fórmulas infantis à base de proteína vegetal, ricas em fitatos, com ou sem cereais integrais. Valor suficiente para suprir as necessidades basais sem formação de estoque.
Fonte: WHO (2005).[28]

De acordo com a OMS (2005), o limite máximo seguro para consumo de zinco em um homem adulto é de 45 mg/dia. Esse valor extrapolado para outras faixas etárias mostra que, em crianças, o valor máximo de consumo seria de 23 a 28 mg/dia. Os valores de limite superior máximo tolerável (UL) estabelecidos pelo IOM estão apresentados no Apêndice 3 deste livro.

Avaliação nutricional

A avaliação do estado nutricional do Zn é difícil dada sua localização predominantemente intracelular. Normalmente, o Zn plasmático mantém-se entre 12 e 18 µmol/ℓ. Esse tipo vem sendo considerado um péssimo indicador do estado nutricional do mineral. O nível de Zn nos eritrócitos não reflete mudanças recentes no Zn orgânico e vem sendo utilizado como parâmetro para avaliação de deficiência grave.

Necessidades e recomendações nutricionais

A OMS recomenda 6 mg e 10 mg de Zn por 1.000 kcal para dietas com alta (20%) e baixa (10%) biodisponibilidade, respectivamente. Retardo de crescimento, sobretudo em meninos, pode ser prevenido com suplementos de Zn. Apesar da baixa concentração de Zn no leite materno humano, sua biodisponibilidade é excelente, o que não ocorre com o leite de vaca. As proteínas de origem animal (com exceção do leite de vaca) são excelentes fontes de Zn biodisponível, reforçando a recomendação mínima de 10 a 25% de proteínas de origem animal da dieta.[28]

Carnes vermelhas magras, grãos integrais e leguminosas apresentam em média alto teor de zinco (25 a 50 mg/kg); cereais com baixo grau de processamento, arroz polido e carne de frango, porco e bovina (com elevada quantidade de gordura) tem teor moderado (10 a 25 mg/kg); peixes, raízes, tubérculos, vegetais folhosos verdes e frutas conteúdo regular (< 10 mg/kg); e óleos e gorduras saturadas, açúcar e álcool teor muito baixo.

As Tabelas 10.5 e 10.6 apresentam as recomendações da OMS para ingestão individual de zinco, segundo diferentes padrões de biodisponibilidade do mineral, faixa etária, sexo e estado fisiológico.

COBRE

Histórico

A essencialidade do cobre foi inicialmente reconhecida em 1928 em experimento com ratos, observando-se seu papel importante com o ferro na prevenção da anemia.[29] Com base em vários estudos da década de 1930, considerou-se estabelecida a essencialidade do cobre na nutrição humana. Em seres humanos, a importância fisiológica do cobre relaciona-se com as funções metabólicas de enzimas dependentes desse elemento (cuproenzimas).

Características químicas

O cobre é um metal de transição amplamente distribuído na natureza. A água de superfície dos oceanos contém aproximadamente 1 parte por milhão, com concentrações maiores à medida que aumenta a profundidade. As concentrações em água doce são menores e variáveis (de 0,1 a 1 ng/g). Em solução, o cobre encontra-se quase exclusivamente no estado de valências +2 (predominantemente) e +1. Em meio aquoso e pH neutro (como se observa na maioria das células e organismos), os íons cobre formam hidróxidos que se precipitam, exceto quando estão ligados a moléculas orgânicas.

O cobre participa facilmente de reações redox para liberar e aceitar elétrons, especialmente para a transferência direta de elétrons para o oxigênio molecular. Por essa razão, muitas reações de transferência de elétrons e de oxirredução são catalisadas em sistemas orgânicos por enzimas que contêm cobre.[29]

Absorção, transporte, armazenamento e excreção

O cobre é absorvido no estômago e no intestino delgado, sendo o duodeno o maior sítio de absorção. A absorção ocorre por transporte ativo, saturável e importante para níveis baixos de ingestão de cobre; em condições de altos níveis de ingestão, a absorção acontece também por difusão passiva. Os mecanismos de regulação da absorção na mucosa

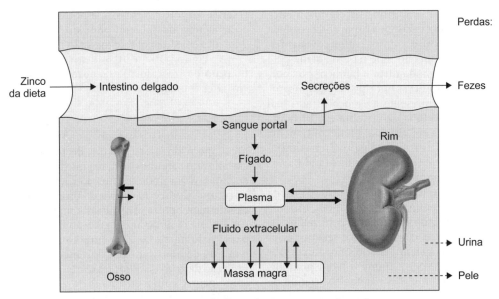

Figura 10.5 Metabolismo do zinco em seres humanos.

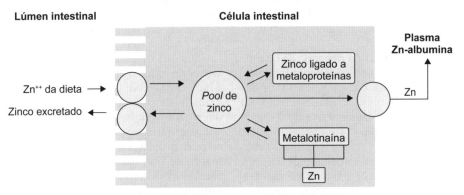

Figura 10.6 Modelo para absorção de zinco (Zn).

estar associada à baixa ingestão e/ou biodisponibilidade do Zn da dieta, ao aumento das necessidades ou a ambos. Sua ocorrência é mais provável em situações de aumento das necessidades, como na infância, adolescência e gestação, podendo estar associada ao déficit calórico-proteico da dieta ou à prática de dietas vegetarianas restritas.

O Zn tem sido considerado um micronutriente relativamente atóxico quando se utilizam suplementos dietéticos em quantidades moderadas. O desequilíbrio nutricional e as interações causadas pelo suplemento isolado de Zn podem produzir uma toxicidade que não seria observada com dietas balanceadas com elevada biodisponibilidade de Zn. A administração de 150 mg de Zn/dia pode induzir deficiência de cobre. É provável que a metalotioneína intestinal induzida pela grande quantidade de Zn sequestre o cobre de maneira preferencial, com sua perda nas fezes decorrente da descamação dos enterócitos. Os sintomas de toxicidade de Zn incluem anemia (induzida pela deficiência de cobre), vômitos, diarreia, depleção da função imune e lesão renal.[27]

Zn liga-se à metalotioneína citoplasmática (proteína rica em cisteína), que pode também se ligar ao cobre e a outros cátions divalentes. A síntese de metalotioneína é regulada pelo conteúdo de Zn da dieta e também por hormônios esteroides. Outra proteína transportadora de Zn presente na mucosa intestinal com sete resíduos de cisteína é a proteína intestinal rica em cisteína ou metalotioneína intestinal (CRIP), que se liga ao Zn na função de carreador intracelular, aumentando a velocidade de absorção.

Entre os inibidores da absorção de Zn da dieta, estão taninos, fitatos, fibras, fosfatos (fosfoproteínas do leite de vaca e ovo), polifenóis (taninos), ferro, cobre, cálcio e selênio (esses minerais competem pelo mesmo sítio de absorção). A OMS[24] estimou a biodisponibilidade do Zn em dietas habituais variando de 10 a 50%, conforme a relação molar entre fitato e Zn na dieta. Os facilitadores da absorção são proteínas (leite humano) e aminoácidos (histidina, glutationa), atividade de fitase e ácidos orgânicos (ácido picolínico presente no leite humano e na bile).

A homeostase do Zn depende da quantidade ingerida e das necessidades individuais. O organismo humano contém 2 a 3 g de Zn, distribuídos pelo músculo esquelético (57%) e o osso (29%). A maior parte do Zn está ligada a metaloenzimas (anidrase carbônica, fosfatase alcalina e carboxipeptidase). Em situações de maior necessidade de Zn, um mecanismo eficiente de adaptação aumenta a biodisponibilidade do Zn exógeno e conserva o endógeno. Na gestação e na lactação, por exemplo, observa-se aumento da eficiência de absorção por meio do aumento do número de sítios receptores.[25]

O Zn, após absorção, é transportado ligado à albumina (predominantemente) via circulação portal para o fígado para ser redistribuído aos diversos tecidos. No sangue, o Zn é encontrado nos eritrócitos (80%) e nos leucócitos. As principais vias de excreção são fezes, urina, descamação da pele, cabelo, sêmen e menstruação. As perdas fecais (aproximadamente 1 mg/dia) decorrem da descamação do epitélio da mucosa intestinal e de secreções do tubo digestório (principalmente pancreática). Parece que o Zn disponível na forma de reserva corpórea é escasso, e por essa razão a deficiência do mineral pode ocorrer rapidamente em situações de ingestão deficiente.

As Figuras 10.5 e 10.6 ilustram o metabolismo e o mecanismo de absorção do Zn em seres humanos.

Função

Diversas enzimas e proteínas contendo Zn participam do metabolismo de proteínas, carboidratos, lipídios e ácidos nucleicos. Nas enzimas, o Zn pode ter função catalítica ou estrutural. O Zn está envolvido na estabilização de membranas estruturais e na proteção celular, prevenindo a peroxidação lipídica. O papel fisiológico do Zn como antioxidante tem sido demonstrado por dois mecanismos: proteção de grupos sulfidrilas contra oxidação, como ocorre com a enzima delta-ácido aminolevulínico desidratases; inibição da produção de espécies reativas de oxigênio por metais de transição, como o ferro e o cobre. O Zn é indispensável para a atividade de enzimas envolvidas diretamente na síntese de DNA e RNA, como a RNA polimerase.[23]

O papel do Zn no crescimento e no desenvolvimento/integridade do sistema imune é bem conhecido. O Zn atua em uma variedade de funções celulares, incluindo transdução, transcrição e replicação. Influencia o sistema imune por afetar tanto a imunidade adquirida quanto a específica, o desenvolvimento de linfócitos T-citotóxicos, a hipersensibilidade retardada, a proliferação de linfócitos T, a produção de interleucina-2 e a morte programada de células de origem mieloide e linfoide.[23,26]

O Zn é também importante na síntese, na liberação e na ligação de vários hormônios, incluindo insulina, testosterona, corticosterona e hormônio de crescimento etc. A deficiência de Zn pode explicar o retardo de crescimento, o hipogonadismo masculino e a redução da espermatogênese e da esteroidogênese.

Deficiência e toxicidade

A deficiência de Zn manifesta-se por retardo de crescimento, perda de apetite, lesões de pele, retardo na maturação sexual e resposta imunológica alterada. A causa da deficiência pode

Tabela 10.4 Recomendações para teor de ferro conforme biodisponibilidade da dieta por grupo etário, sexo e estado fisiológico.

Grupos	Idade (anos)	Necessidade de ferro absorvido (mg/dia)[a]		Ingestão de ferro recomendada (mg/dia) segundo a biodisponibilidade da dieta[b]			
		Mediana	Percentil 95	Alta (15%)	Intermediária (12%)	Baixa (10%)	Muito baixa (5%)
Crianças	0,5 a 1	0,72	0,93	6,2[c]	7,7[c]	9,3[c]	18,6[c]
	1 a 3	0,46	0,58	3,9	4,8	5,8	11,6
	4 a 6	0,50	0,63	4,2	5,3	6,3	12,6
	7 a 10	0,71	0,89	5,9	7,4	8,9	17,8
Homens	11 a 14	1,17	1,46	9,7	12,2	14,6	29,2
	15 a 17	1,50	1,88	12,5	15,7	18,8	37,6
	Acima de 18	1,05	1,37	9,1	11,4	13,7	27,4
Mulheres	11 a 14*	1,20	1,40	9,3	11,7	14,0	28
	11 a 14	1,68	3,27	21,8	27,7	32,7	65,4
	15 a 17	1,62	3,10	20,7	25,8	31,0	62
	Acima de 18	1,46	2,94	19,6	24,5	29,4	58,8
	Mulheres pós-menopausa	0,87	1,13	7,5	9,4	11,3	22,6
	Nutriz	1,15	1,50	10	12,5	15	30

*Meninas de 11 a 14 anos antes da menarca.
[a] Necessidades totais para crescimento, perdas basais e, em mulheres, perdas menstruais.
[b] Nível de biodisponibilidade de ferro da dieta em porcentagem de ferro absorvido.
[c] Biodisponibilidade de ferro da dieta varia muito nesse período.
Fonte: WHO (2001, 2017).[8,13]

ZINCO

Histórico

Em 1869, Raulin descobriu a essencialidade do zinco para *Aspergillus niger*. Em 1934, Todd, Evehjem e Hart descobriram sua essencialidade para ratos, e mais tarde, em 1955, Tucker e Salmon observaram lesões cutâneas associadas à deficiência de zinco em seres humanos.[23]

Características químicas

O zinco (Zn) é um íon pequeno (0,065 nm) com carga +2 (Zn^{2+}). Ocorre também naturalmente como cinco isótopos estáveis: ^{64}Zn, ^{66}Zn, ^{67}Zn, ^{68}Zn e ^{70}Zn. O Zn é um ácido Lewis forte (aceita elétrons). O Cu^{2+} e o Fe^{3+} são ácidos Lewis mais forte e mais fraco que o Zn^{2+}, respectivamente. O Zn^{2+} difere de outros metais de transição, pois não participa de reações redox. O Zn desempenha importantes papéis estruturais e mais de 95% do Zn do organismo humano é encontrado no meio intracelular.

Absorção, transporte, armazenamento e excreção

O Zn é absorvido no intestino delgado (jejuno, principalmente) por meio de transporte ativo (dependente de transportador saturável em condições de alta concentração) e passivo (não se altera em situações de baixa ingestão e sua eficiência é proporcional à concentração do lúmen intestinal). O Zn da dieta (exógeno) e o proveniente de secreção intestinal (endógeno) formam complexos com aminoácidos (cisteína e histidina, principalmente), fosfatos e ácido cítrico. No interior do enterócito, o

ascórbico forma um quelato com cloreto férrico que permanece estável em pH alcalino. A suplementação com ácido ascórbico tem sido sugerida para melhorar a biodisponibilidade de Fe da dieta e aumentar as reservas orgânicas de Fe em mulheres em idade reprodutiva.[8] Métodos de processamento como imersão, fermentação, germinação ou processos mecânicos ou térmicos podem também favorecer a biodisponibilidade do ferro.[21]

Entre os inibidores da absorção, estão os polifenóis, fitatos, fosfatos e oxalatos. Os polifenóis são metabólitos secundários de origem vegetal ricos em grupos hidroxila fenólicos que formam complexos insolúveis com Fe. Polifenóis de alto peso molecular – os taninos – presentes no chá e no café são os maiores inibidores da absorção de Fe dos alimentos. O cálcio, em pequenas quantidades, parece aumentar a absorção de Fe, mas grandes quantidades inibem a absorção. Os fosfatos ligados ou não a proteínas formam complexos insolúveis com Fe e são os principais responsáveis pela baixa biodisponibilidade de Fe de ovos, leite e derivados. Os fitatos, presentes em muitos cereais, inibem a absorção do Fe não heme da dieta por meio da formação de complexo insolúvel de fitato di e tetraférrico.

O leite humano e o leite de vaca contêm cerca de 0,5 a 1 mg de Fe/ℓ, mas com biodisponibilidades diferentes. A absorção do Fe do leite humano (cerca de 50%) é exclusivamente alta, o que compensa sua baixa concentração. Por sua vez, somente cerca de 10% do Fe do leite de vaca é absorvido. Acredita-se que a baixa biodisponibilidade do Fe do leite de vaca esteja relacionada com a alta concentração de cálcio e fosfoproteínas com a baixa concentração de vitamina C em relação à composição química do leite humano.[22]

Dietas ocidentais contêm cerca de 6 mg de Fe/1.000 kcal, estimando-se um consumo diário de 12 a 18 mg de Fe por muitos indivíduos. Em relação às modificações da dieta para melhorar a biodisponibilidade do Fe, a OMS recomenda as seguintes estratégias para aumentar as reservas orgânicas de Fe por meio da dieta:[8]

1. Aumentar o consumo de Fe heme.
2. Aumentar o consumo de vitamina C e outros estimuladores da absorção de Fe nas refeições.
3. Separar o consumo dos inibidores da absorção de Fe (chá, café, alguns cereais, leite e derivados) em 1 a 2 h após as principais refeições ricas em Fe (almoço e jantar).
4. Consumir leite e derivados entre as refeições principais (desjejum e lanche da tarde).

Recomendações nutricionais

A Tabela 10.4 descreve as recomendações da OMS para ingestão de Fe em razão da biodisponibilidade da dieta.[8] Em geral, as dietas de baixa biodisponibilidade (10%) são compostas à base de cereais com pouco teor de vitamina C; nas dietas de biodisponibilidade intermediária (12%), predominam alimentos vegetais com alguma quantidade de proteínas de origem animal e vitamina C, e as dietas de alta (15%) biodisponibilidade caracterizam-se por predomínio de proteínas de origem animal e alto consumo de frutas frescas (fontes de vitamina C).

A fortificação de alimentos não substitui necessariamente a suplementação com Fe nem as modificações da dieta, mas, se efetiva a longo prazo, pode aumentar as reservas de Fe de uma população. Os programas de fortificação devem identificar uma fonte de Fe biodisponível não reativo e veículos (alimentos) adequados à fortificação. Em alguns casos, a fortificação pode ser dirigida a grupos vulneráveis, por exemplo alimentos de desmame. A fortificação com Fe é tecnicamente mais difícil, uma vez que as formas biodisponíveis de Fe são quimicamente reativas e produzem muitas vezes efeitos indesejáveis quando adicionadas aos alimentos.

No Brasil, a partir de 18 de junho de 2004, as farinhas de trigo e milho utilizadas em alimentos industrializados (massas, pães, salgadinhos e bolachas) passaram a ser enriquecidas com 4,2 mg de Fe para cada 100 g do produto, de acordo com determinação da Agência Nacional de Vigilância Sanitária (Anvisa).

de 15 a 45 anos. A causa da ADF no homem adulto e na mulher após a menopausa relaciona-se com perdas sanguíneas gastrintestinais crônicas por lesões ulcerativas secundárias a úlcera péptica, ingestão de ácido acetilsalicílico, infecções parasitárias, processos inflamatórios e neoplasias. Perdas respiratórias e do trato geniturinário são muito pouco frequentes.[6,8] Sabe-se que a anemia associada a corredores fundistas resulta de perdas sanguíneas, provavelmente relacionadas com isquemia gastrintestinal e rompimento de hemácias por ação mecânica da contração muscular.

O tratamento com Fe medicamentoso deve ser utilizado em todos os pacientes com diagnóstico clínico-laboratorial de anemia, uma vez que as modificações da dieta por si sós não podem corrigir a anemia ferropriva. O tratamento de escolha é a administração oral de Fe. A administração parenteral deve ser indicada em pacientes com intolerância ao Fe oral. A dose de tratamento depende da gravidade da anemia. A correção ocorre geralmente em 4 a 6 meses, em razão, principalmente, da diminuição da absorção de Fe após aumento da concentração sanguínea de Hb.[8]

Estimativa da OMS para prevalência de anemia em crianças com idade entre 6 e 59 meses para o ano de 2011 foi de 42,6% [intervalo de confiança (IC) 95%: 37,7 a 47,4%].[20] No Brasil, em 2006, a Pesquisa Nacional de Demografia e Saúde da Criança e da Mulher (PNDS) estimou a prevalência de anemia de 21% em crianças menores de 5 anos.[21] Em locais com estimativas de prevalência de anemia superior a 40%, programas de saúde pública com a suplementação diária de ferro ou fortificação caseira de alimentos com micronutrientes em pó são recomendados pela OMS. Os grupos populacionais alvos para essas estratégias são crianças de 6 a 23 meses, pré-escolares (24 a 59 meses) e escolares (5 a 12 anos), adolescentes e mulheres em idade fértil. Gestantes devem receber a suplementação com ferro de acordo com a rotina do cuidado pré-natal.

Toxicidade

O Fe na forma solúvel, tal como o sulfato ferroso utilizado na suplementação medicamentosa, pode ser tóxico quando ingerido em grande quantidade. A ingestão acidental em crianças exige intervenção imediata em pronto atendimento médico. Já as quantidades de Fe utilizadas em fórmulas/alimentos infantis são bem toleradas (com base nas recomendações nutricionais). Um dos efeitos adversos de toxicidade crônica de Fe tem sido relacionado com a geração de radicais livres produzidos pela reação de Fenton, que é catalisada pelo Fe iônico livre. Anormalidades genéticas podem estar envolvidas em situações de sobrecarga grave de Fe (hemocromatose).

A Tabela 2 do Apêndice 3 apresenta os valores estabelecidos pelo Institute of Medicine (IOM) para níveis seguros de ingestão de ferro e outros nutrientes, segundo faixa etária e sexo. O consumo de ferro dietético acima desse valor pode trazer riscos adversos à saúde.

Biodisponibilidade do Fe da dieta

Há dois tipos de Fe da dieta. Cerca de 90% do Fe dos alimentos estão na forma de sais de Fe, denominados Fe não heme. O grau de absorção desse tipo de Fe é altamente variável e depende das reservas de Fe do indivíduo e de outros componentes da dieta. Os outros 10% do Fe da dieta estão na forma de Fe heme provenientes principalmente da Hb e da mioglobina. O Fe heme é bem absorvido, e seu nível de absorção é pouco influenciado pelas reservas orgânicas de Fe ou por outros constituintes da dieta.

Os constituintes da dieta que interferem na biodisponibilidade do Fe não heme do *pool* de Fe intraluminal podem ser classificados em estimuladores e inibidores da absorção de Fe.

Entre os fatores estimuladores da dieta, estão as carnes e os ácidos orgânicos, como o cítrico, o málico, o tartárico, o láctico e, principalmente, o ácido ascórbico. O efeito da carne como estimulador relaciona-se especificamente com a liberação de cisteína e de peptídios com cisteína durante o processo de digestão, formando quelatos peptídio-Fe de fácil absorção. O ácido ascórbico converte o Fe férrico em ferroso, tornando-o solúvel no meio alcalino do intestino delgado. Além disso, no pH ácido do estômago, o ácido

a diferenciação celular das hemácias e a mobilização de ferro do SRE).

Mais de 2 bilhões de pessoas no mundo são deficientes em ferro, com uma prevalência total estimada de 40% da população mundial.[8]

Entre as populações de risco para a anemia ferropriva, as crianças em idade pré-escolar constituem um grupo altamente vulnerável à deficiência de ferro, o que suscita grande preocupação em saúde pública pelos prejuízos que acarreta no desenvolvimento dessas crianças. Os sintomas comuns da deficiência de ferro nesse grupo incluem comprometimento do desenvolvimento mental, dificuldades no crescimento e no desenvolvimento físico, menor capacidade para atividades físicas e aumento na frequência de morbidades, entre outros.[8]

Na infância, a deficiência de ferro é mais prevalente em crianças de 6 a 12 meses de idade, quando há aumento da ordem de 50 a 70% das necessidades de ferro para prover o crescimento de tecidos. No 1º ano de vida, a necessidade de ferro a ser absorvido é comparável à estimada para um homem adulto, sugerindo um risco de deficiência maior, dado que a ingestão de ferro tende a ser proporcional à ingestão de energia, que, por sua vez, é proporcional ao tamanho corporal.[17]

Outros determinantes da deficiência de ferro e da anemia ferropriva na população infantil são a duração da amamentação e a dieta de desmame inadequadas. O leite materno contém ferro com biodisponibilidade excepcionalmente alta. Ainda assim, durante os primeiros meses de vida, o leite materno não prové quantidade de ferro suficiente para atingir as demandas de eritropoese rápida, quando se mobilizam as reservas orgânicas do bebê para atingir suas necessidades, sendo necessária a introdução de alimentos que atendam às demandas de ferro a partir dos 6 meses de vida. A transição da amamentação exclusiva para os alimentos da família representa um período no qual as crianças estão muito vulneráveis, pois nessa fase o bebê necessita de alimentos complementares apropriados com alta densidade energética e de nutrientes de alta biodisponibilidade.[18] Além disso, a curta duração da amamentação exclusiva, com oferta precoce de alimentos pobres em ferro, aumenta o risco de deficiência de ferro na infância. A introdução precoce do leite de vaca, por exemplo, tem sido apontada como fator de risco para a deficiência de ferro, pois, além de seu baixo conteúdo em ferro, pode causar sangramento gastrintestinal.[8]

As infestações parasitárias podem desempenhar também importante papel na etiologia da anemia ferropriva em áreas tropicais. Outras infecções, crônicas ou recorrentes, podem interferir na ingestão ou utilização do ferro. Essas infecções incluem a diarreia crônica e a malária.[17] Estudos realizados na Amazônia Ocidental brasileira nos últimos 10 anos sugerem a malária e a deficiência de ferro alimentar como as principais causas subjacentes à maior parte dos casos de anemia, de elevada prevalência em várias faixas etárias.[19] A malária ocasiona ruptura dos eritrócitos parasitados, lise autoimune dos eritrócitos parasitados e normais, hiperfunção reticuloendotelial e comprometimento da eritropoese, podendo a infecção malárica agravar uma deficiência de ferro preexistente.[15]

Na gestação, a deficiência de ferro está associada a efeitos adversos múltiplos para a mãe e para o bebê, incluindo risco para hemorragias e mortalidade materna e infantil perinatal. A OMS estima que mulheres em idade fértil apresentam algum grau de deficiência de ferro e que mais da metade das gestantes nos países em desenvolvimento sofrem de anemia. Uma redução de 30% da capacidade de trabalho tem sido observada em homens e mulheres com deficiência de ferro. Implicações econômicas da deficiência de ferro e as várias estratégias de intervenção para seu controle e prevenção sugerem que a fortificação de alimentos e a suplementação dirigida a grupos-alvo são particularmente efetivas.[8]

Distúrbios de absorção de Fe raramente causam deficiência de Fe, exceto em pacientes com gastrectomia parcial ou síndromes de má absorção. Aproximadamente 50% dos pacientes parcialmente gastrectomizados desenvolvem anemia ferropriva; entretanto, esses indivíduos respondem ao tratamento oral com sais de Fe.[6] Perdas sanguíneas de várias fontes são causas frequentes de deficiência de Fe. A menstruação é a mais provável em mulheres

de valores entre indivíduos "normais" e anêmicos. Essa limitação da determinação de Hb foi primeiro reconhecida por Garby et al.[12], que classificaram como anêmicas as mulheres que apresentassem aumento significante de Hb após a administração oral de Fe. Eles observaram que, com um simples critério, 20% das mulheres "normais" eram incorretamente classificadas como anêmicas de acordo com seu hematócrito inicial, enquanto um número igual de mulheres anêmicas tinha sido incorretamente classificado como "normais".

A maior vantagem da Hb é o seu uso na avaliação da resposta a programas de intervenção com Fe em uma população com prevalência relativamente alta de anemia.[8] A medida de Hb é utilizada extensamente com esse propósito, uma vez que o principal objetivo de muitos programas de intervenção consiste em reduzir a prevalência de anemia.

Estimativas de reserva corporal de ferro pela FS são influenciadas pela ocorrência de inflamação ou infecção. Concentrações plasmáticas de proteínas de resposta da fase aguda, como proteína C reativa e alfa-1-glicoproteína ácida (AGP), podem auxiliar a interpretação da FS quando há infecção.[14] A Tabela 10.3 apresenta os pontos de corte para indicadores de reservas orgânicas de ferro para concentração de FS, proteína C reativa e AGP.

Causas e consequências da deficiência de Fe

A deficiência de ferro é um estado no qual há redução da quantidade total de ferro corporal até a exaustão das suas reservas e o fornecimento de ferro é insuficiente para atingir as necessidades de diferentes tecidos, incluindo aquelas para formação de Hb dos eritrócitos. A ADF é conceitualmente uma parte da deficiência de ferro e refere-se à condição de fornecimento insuficiente de ferro à medula óssea, com consequente redução da concentração sanguínea de Hb.[8]

O estado anêmico pode apresentar origens diversas, como hereditária (hemoglobinopatias, enzimopatias), síndromes hemolíticas ou de origem nutricional etc. A OMS definiu anemia nutricional como um "estado em que a concentração de Hb sanguínea é anormalmente baixa em consequência da carência de um ou mais nutrientes essenciais, qualquer que seja a origem dessa carência".[8] As anemias nutricionais compreendem as carências de nutrientes como ferro, ácido fólico, vitamina B_{12} e cobre (com função eritropoética), vitaminas C e E (relacionadas com estados hemorrágicos) e vitamina A (relacionada com

Tabela 10.3 Avaliação das reservas orgânicas de ferro segundo concentração de ferritina sérica, proteína C reativa e alfa-1-glicoproteína ácida.

Reservas de ferro	Faixa etária	Concentração de ferritina sérica (μg/ℓ)	Concentração de proteína C reativa sérica (mg/ℓ)	Concentração de AGP sérica (g/ℓ)
Depletadas	Menores de 5 anos	< 12	–	–
	Maiores de 5 anos	< 15	–	–
Depleção na presença de infecção ou inflamação	Menores de 5 anos	< 30	> 5	> 1
	Maiores de 5 anos	< 30	> 5	> 1
Risco de sobrecarga	Maiores de 5 anos	> 200 homens > 150 mulheres	–	–

AGP: alfa-1-glicoproteína ácida.

Fonte: WHO (1994)[15]; Thurnham et al. (2010).[16]

Tabela 10.2 Valores de hemoglobina sanguínea (g/ℓ) para diagnosticar anemia no nível do mar.

Grupo segundo sexo e idade	Ausência de anemia	Anemia* Leve**	Moderada	Grave
Crianças de 6 a 59 meses	≥ 110	100 a 109	70 a 99	< 70
Crianças de 5 a 11 anos	≥ 115	110 a 114	80 a 109	< 80
Crianças de 12 a 14 anos	≥ 120	110 a 119	80 a 109	< 80
Mulheres (acima de 15 anos)	≥ 120	110 a 119	80 a 109	< 80
Gestantes	≥ 110	100 a 109	70 a 99	< 70
Homens (acima de 15 anos)	≥ 130	110 a 129	80 a 109	< 80

* Anemia em g/ℓ.
** O termo "leve" é um equívoco: a deficiência de ferro já está avançada quando a anemia é detectada, tendo consequências mesmo quando a anemia não é clinicamente detectável.
Adaptada de FAO/WHO (1992); WHO/UNICEF/UNU (2001)[8]; WHO (2017).[13]

são volume corpuscular médio (VCM = concentração de Hb/hematócrito) e hemoglobina corpuscular média (HCM = concentração de Hb/número de hemácias). Em adultos, valores de VCM menores que 85 fℓ e HCM menores que 27 pg indicam deficiência de hemácias microcíticas-hipocrômicas. A medida da distribuição do tamanho das hemácias, utilizada para detectar diferentes graus de anisocitose, tem sido considerada um sensível indicador no diagnóstico diferencial de anemias microcíticas.[11]

A Hb é um composto de Fe essencial, e um aumento em sua concentração após ensaio terapêutico com Fe pode ser considerado evidência de deficiência de Fe. Um aumento de Hb acima de 1 g/dℓ em resposta ao tratamento oral ou parenteral com Fe é às vezes considerado significativo, mas um aumento acima de 2 g/dℓ é muito mais confiável.[7]

Escolha de indicadores para avaliação das reservas orgânicas de Fe em uma população

A utilização dos indicadores depende da participação da população, do custo e da complexidade dos testes. Certas técnicas, como biopsia de medula óssea ou fígado, flebotomia e estudos isotópicos, são obviamente impraticáveis em inquéritos populacionais pelos procedimentos traumáticos ou invasivos. Os ensaios terapêuticos com Fe são viáveis, mas difíceis na prática em estudos populacionais, especialmente por longos períodos.

As principais qualidades dos indicadores de deficiência de Fe podem ser estabelecidas a partir da sensibilidade, da especificidade e da variabilidade dos testes (analítica e biológica). A sensibilidade de um indicador de deficiência de Fe pode ser definida como probabilidade de um indivíduo deficiente em Fe ser identificado como tal por esse indicador. A Hb e/ou sinais clínicos de anemia correspondem a um estágio mais avançado da deficiência e podem ser considerados, do ponto de vista do diagnóstico da deficiência de Fe, de baixa sensibilidade. Esses testes são menos sensíveis que os indicadores de fornecimento do Fe para a medula óssea (Fe sérico, CTLF e PEL). Esses últimos são, por sua vez, menos sensíveis que os indicadores de tamanho das reservas de Fe (como FS). Por isso, a FS tem sido indicada como teste mais sensível para avaliar as reservas de Fe de uma população.

Interpretação das medidas de reservas orgânicas de Fe

A forma mais comum de definir prevalência de deficiência de Fe consiste no uso de critérios para classificação de determinada medida de reservas de Fe. Quando utilizado como critério único, Hb define a ADF; saturação de transferrina ou PEL definem eritropoese deficiente em Fe; e FS define depleção dos estoques de Fe.[10] Uma das limitações do uso isolado de Hb relaciona-se com a sobreposição

pois diminui a liberação indesejada de Fe "livre", envolvido em reações de radicais livres em tecidos ricos em Fe.

Métodos de avaliação da deficiência de Fe

A deficiência de Fe aparece gradualmente. Os vários indicadores das reservas do elemento refletem alterações dos compartimentos de Fe do organismo e são afetados por diferentes níveis de deficiência. Parâmetros hematológicos e bioquímicos podem ser utilizados isoladamente ou associados no diagnóstico do estado nutricional de ferro em indivíduos ou populações. No entanto, quando utilizados de forma isolada, nenhum deles é suficientemente sensível ou específico.[9]

Avaliação das reservas de Fe

Para finalidades clínicas, as reservas de Fe podem ser avaliadas qualitativamente pelo exame histológico do teor de hemossiderina de esfregaços de medula óssea. Os esfregaços são examinados antes e depois da coloração com ferrocianeto de potássio. Os resultados são geralmente classificados como níveis de Fe ausentes, reduzidos, normais ou aumentados.[10]

Técnicas isotópicas podem também ser utilizadas. Uma quantidade-traço de Fe[55] é introduzida no plasma para marcar a Hb de hemácias circulantes. Durante a fagocitose dessas células pelo SRE, o Fe marcado mistura-se com o Fe dos tecidos, diminuindo a atividade específica do Fe da Hb. Após completa mistura, é possível calcular o Fe tecidual total miscível.[9]

Todos esses métodos têm sido superados em estudos populacionais pela medida da FS e pela dosagem de receptor solúvel de transferrina sérica (RsT). A medida de RsT, baseada no mesmo princípio imunoenzimático utilizado na determinação da FS, não sofre alterações importantes quando de processos inflamatórios ou na doença hepática e tem sido indicada como índice confiável de avaliação da deficiência de Fe tecidual.[11] Valores de RsT podem variar entre 5 e 8 mg/ℓ em indivíduos normais, todavia esses resultados dependem da padronização dos testes comerciais disponíveis para sua interpretação.[12]

Avaliação do fornecimento de Fe para medula óssea

A concentração de Fe sérico refere-se ao Fe no plasma ligado à transferrina, a qual é frequentemente avaliada pela sua capacidade de se ligar ao Fe – capacidade total de ligação com Fe (CTLF). Geralmente, os parâmetros de transporte de Fe não se alteram até que as reservas de Fe sejam completamente exauridas. A CTLF pode sofrer aumento com a depleção de Fe, mas é menos sensível que as alterações de FS.[10]

A protoporfirina é o complexo que se combina com Fe para formar Hb. A falta de Fe para o desenvolvimento das hemácias reduz a síntese de heme e resulta na acumulação de protoporfirina IX nas hemácias circulantes. A protoporfirina eritrocitária livre (PEL) aumenta após várias semanas de eritropoese deficiente em Fe.

Indicadores de anemia

O estágio avançado da deficiência de Fe está associado à diminuição significativa da concentração de Hb no sangue. Geralmente, somente quando o nível de Hb (ou hematócrito) diminui abaixo dos pontos de corte preestabelecidos segundo sexo, idade ou estado fisiológico (gravidez), pode-se considerar um indivíduo anêmico. Há evidências de que, em média, a concentração de Hb entre indivíduos negros seja aproximadamente 0,5 g/dℓ menor em todas as faixas etárias, exceto talvez no período perinatal. O hábito de fumar constitui outra variável de confusão na distribuição dos valores de Hb, sugerindo-se na prática clínica um aumento de 0,4 g/dℓ nos pontos de corte para classificação de Hb para fumantes. Além das adaptações necessárias para avaliar a concentração de Hb entre indivíduos que fumam com regularidade e que residem em diferentes níveis de altitude, a Organização Mundial da Saúde (OMS) refere a necessidade de ajustes para diferentes grupos étnicos, mas poucos foram avaliados até o momento.[8] Na Tabela 10.2, são apresentados os valores de Hb indicativos de anemia preconizados pela OMS.[8]

Características morfológicas das hemácias fornecem informações da gravidade da anemia. Os índices hematimétricos mais utilizados

responde a 1,5 a 3 g. O Fe de estoque varia de 0,3 a 1,5 g.[6] A quantidade de ferro absorvido equivale teoricamente à quantidade perdida, chegando, em um adulto saudável, a 1 mg/dia. Na deficiência grave de Fe, a quantidade de Fe absorvido da dieta aumenta até 4 mg/dia. As perdas obrigatórias de Fe decorrem da descamação epitelial, de perdas urinárias e fecais. As perdas de Fe da secreção de suor e bile são muito pequenas. A menstruação e a gravidez produzem um desequilíbrio desse sistema com depleção das reservas de Fe em mulheres em idade reprodutiva. Cerca de 20 mg de Fe são perdidos a cada ciclo menstrual e de 500 a 1.000 mg em cada gravidez.[7] A Tabela 10.1 apresenta uma estimativa das necessidades diárias de ferro absorvido segundo idade, sexo e estado fisiológico.[8]

O Fe iônico é extremamente tóxico e por isso apresenta-se ligado a proteínas de transporte (transferrina) ou de armazenamento (ferritina, hemossiderina). A maior proteína transportadora de Fe, transferrina, é uma beta-1-globulina com peso molecular de 79.500. Trata-se de um polipeptídio simples com dois sítios de ligação para Fe férrico e, por isso, pode apresentar-se como uma molécula diférrica, monoférrica ou como apotransferrina sem Fe. O maior sítio de síntese é o fígado, mas pequenas quantidades são sintetizadas por vários tecidos extra-hepáticos, incluindo cérebro, coração, baço, rim, músculo, testículos, glândula mamária e timo.[4]

Aproximadamente um terço da transferrina plasmática está saturada com Fe férrico. Sabe-se que a liberação do Fe intracelular envolve endocitose do complexo receptor de transferrina-transferrina com fusão lisossomal contribuindo com pH ácido para a liberação do Fe da transferrina. Na superfície da membrana mitocondrial, o Fe é catalisado pela enzima ferroquelatase e incorporado ao anel porfirínico para formar o grupo heme.[6]

O armazenamento do Fe como ferritina ou hemossiderina fornece uma fonte prontamente disponível de Fe para as células reticuloendoteliais da medula óssea, do baço e do fígado, principalmente. Uma quantidade significativa de Fe é também encontrada nos hepatócitos e nas células do músculo esquelético. A ferritina sérica (FS) é uma proteína esférica, apoferritina, com peso molecular de 450.000. O Fe é depositado na ferritina como hidróxido de fosfato férrico insolúvel. A hemossiderina é formada por degradação parcial da ferritina ligada ao Fe, consistindo em óxido férrico com alguns grupos de peptídios e fosfatos. O Fe da hemossiderina é mais lentamente mobilizado que o da ferritina e é considerado uma forma não reativa de armazenamento do Fe. Acredita-se que a formação de hemossiderina é vantajosa biologicamente,

Tabela 10.1 Necessidades de ferro absorvido conforme sexo, idade e estado fisiológico.

Idade e sexo	µg/kg/dia	mg/dia
4 a 12 meses	120	0,96
13 a 24 meses	56	0,61
2 a 5 anos	44	0,70
6 a 11 anos	40	1,17
12 a 16 anos (meninas)	40	2,02
12 a 16 anos (meninos)	34	1,82
Homens	18	1,14
Mulheres em idade fértil	43	2,38
Gestantes e lactantes*	24	1,31
Mulheres pós-menopausa	18	0,96

*A necessidade de ferro em gestantes dependerá das reservas de ferro e do período gestacional. Estima-se que cerca de 1.000 mg de ferro absorvido sejam necessários durante toda a gravidez.
Fonte: De Maeyer et al. (1989)[7]

pensável para o balanço normal de Fe em seres humanos (Figura 10.4).

A concentração de Hb fornece uma boa referência da gravidade da deficiência de Fe tanto em animais quanto em seres humanos. Em ratos, alguns compostos que apresentam Fe, como o citocromo *c* e a mioglobina do músculo esquelético, tornam-se depletados em grau semelhante à Hb não somente na anemia por deficiência de ferro (ADF) grave, mas também quando a anemia é mais leve. Com relação à sequência do desenvolvimento da deficiência de Fe nos tecidos, a concentração de citocromo *c* da mucosa intestinal é reduzida mais precocemente que a de Hb. A explicação para esse fato está provavelmente relacionada com a maior velocidade de renovação das células da mucosa intestinal em relação às hemácias (em seres humanos, 2 e 120 dias, respectivamente).[5]

O balanço de Fe é alcançado no organismo pela regulação da absorção de Fe e pela reciclagem eficiente das suas reservas corporais. O homem adulto dispõe de 3 a 5 g de Fe corporal total distribuídos em dois compartimentos: o Fe funcional e de estoque. A Hb, a mioglobina e certas enzimas constituem compartimentos funcionais. O Fe da Hb cor-

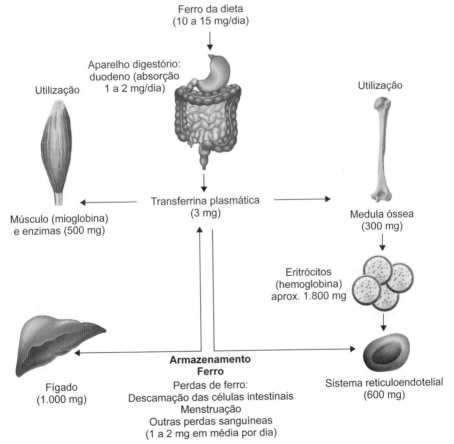

Figura 10.4 Distribuição do ferro em adultos. Em condições de equilíbrio, 1 a 2 mg de ferro são absorvidos e excretados diariamente. O ferro da dieta é absorvido pelos enterócitos no duodeno. Na circulação, o ferro é transportado ligado à transferrina. A maior parte do ferro corpóreo é incorporada à hemoglobina. Cerca de 10 a 15% é encontrado nas fibras musculares (mioglobina) e em outros tecidos (enzimas e citocromos). O ferro é armazenado no sistema reticuloendotelial no fígado, principalmente no baço e na medula óssea.

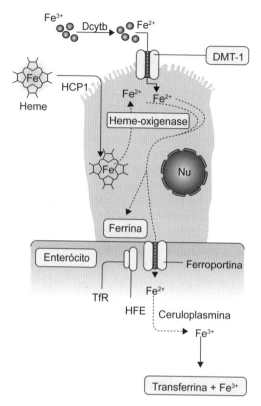

Figura 10.3 Esquema para mecanismo de absorção intestinal do ferro e seu transporte do interior do enterócito para o plasma. Para absorção do ferro iônico, o ferro férrico (Fe^{3+}) precisa ser convertido para ferro ferroso (Fe^{2+}), ação mediada pela redutase citocromo *b* duodenal (Dcytb), para, então, ser transportado para o interior do enterócito pela proteína transportadora de metal divalente (DMT-1). Já a internalização do ferro heme ocorre pela proteína transportadora do heme-1 (HCP1). No citosol, o ferro iônico (Fe^{2+}) liga-se à mobilferrina, sendo então transferido para a paraferritina – proteína transportadora de ferro no citoplasma. O ferro na forma heme captado pelo enterócito deve ser liberado da protoporfirina pela heme oxigenase antes de se ligar à paraferritina para constituir o mesmo *pool* de ferro não heme, podendo ser armazenado como ferritina ou ser liberado do enterócito para o sangue. A ferroportina transporta o Fe^{2+} para o plasma que, após oxidação pela ceruloplasmina para Fe^{3+}, será captado pela transferrina e então transportado para todos os tecidos. Adaptada de Girotto (2008).[2]

A absorção do *pool* comum de Fe não é determinada somente pelo tipo de Fe ingerido, mas também pelos fatores estimuladores da absorção, que mantêm o Fe em uma forma reduzida solúvel, e pelos inibidores, que se ligam ao Fe formando um complexo insolúvel, impedindo sua captação pelas células intestinais da borda em escova. Como o Fe heme permanece protegido dentro do complexo porfirínico antes de sua captação pela mucosa, ele não interage com fatores da dieta, e, por isso, sua absorção não é afetada pela composição da refeição.

Em uma dieta com cerca de 10 mg de ferro, somente 1 a 2 mg serão absorvidos na forma inorgânica ou na forma heme. Em condições normais, a quantidade de ferro absorvida é regulada pela necessidade do organismo. Em situações de deficiência ou maior necessidade (p. ex., na gravidez ou durante o crescimento), há maior taxa de absorção do ferro. A regulação da absorção de Fe envolve comunicação entre o estado das reservas de Fe corporal e a atividade eritropoética.[3] Aceitando-se que há excreção mínima de Fe, os níveis de Fe corporais podem ser regulados pela absorção intestinal. Sob condições fisiológicas apropriadas, há um bloqueio da absorção de Fe pelas proteínas transportadoras de Fe da mucosa intestinal.

Distribuição e armazenamento

Homens adultos têm cerca de 35 a 45 mg de Fe por kg de peso corpóreo. Mulheres em idade fértil apresentam reservas orgânicas menores de Fe em razão das perdas sanguíneas habituais com a menstruação. Mais de 60% do teor de Fe no organismo humano é incorporado à Hb durante o desenvolvimento de precursores eritroides até a formação dos eritrócitos maduros. A captação do ferro do eritrócito é altamente dependente de endocitose mediada por receptores da transferrina.[4] O restante do Fe corpóreo é encontrado nos hepatócitos e macrófagos do sistema reticuloendotelial (SRE), que servem de reservatório de Fe. Os macrófagos do SRE ingerem eritrócitos senescentes e degradam a Hb para liberação do Fe, incorporando-o à transferrina para ser reutilizado. Esse processo é indis-

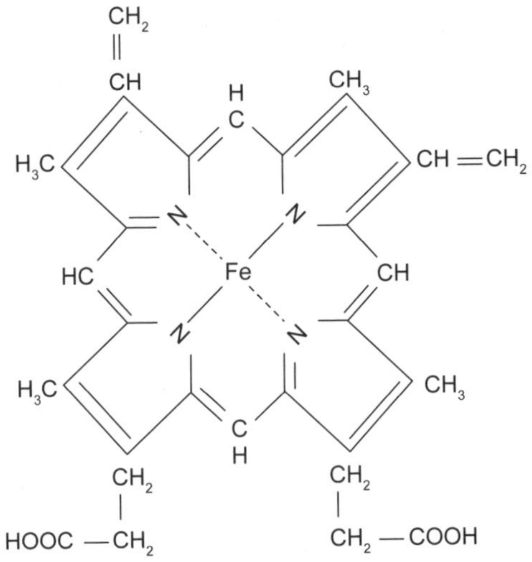

Figura 10.1 Estrutura química do grupo heme com o ferro no centro do anel porfirínico, encontrado na hemoglobina, na mioglobina, nos citocromos, nas peroxidases e no citocromo oxidase.

devem ser fornecidas pela dieta. A maior parte do ferro inorgânico está presente na forma Fe^{3+} em alimentos de origem vegetal. O ferro da dieta na forma heme é proveniente da quebra da Hb e da mioglobina presentes em alimentos de origem animal, sobretudo as carnes (principalmente carne vermelha).

Inúmeras evidências indicam que a absorção de Fe ferroso ocorre preferencialmente em relação ao Fe férrico. O ambiente intraluminal favorece a disponibilidade de Fe ferroso, uma vez que, em pH acima de 2, Fe férrico sofre hidrólise, precipitando-se. Apenas o Fe solúvel, em moléculas de heme ou ligado a quelatos de baixo peso molecular, pode ser absorvido. A absorção se dá principalmente no duodeno e no jejuno proximal. A Figura 10.2 apresenta os carreadores envolvidos nesse processo de absorção de Fe iônico, Fe heme e lactoferrina (presente no leite materno) pela membrana da borda em escova.

Estudos clássicos demonstram que o Fe ligado à Hb e o Fe iônico são absorvidos por vias distintas, uma vez que fatores como acidez e agentes quelantes não afetam a absorção intestinal do Fe heme. O grupo heme é liberado da Hb durante a digestão intraluminal, e, após captação do grupo heme pela mucosa intestinal, o Fe heme é liberado do anel porfirínico pela enzima heme-oxigenase (Figura 10.3).

dos alimentos da dieta. A maior diferença no balanço de Fe entre crianças e adultos reside no grau de sua dependência do Fe da dieta. No homem adulto, aproximadamente 95% do Fe necessário para a produção de hemácias é reciclado da degradação de hemácias senescentes e somente 5% provém da dieta. Contudo, estima-se que crianças de 1 ano de idade, por sua velocidade de crescimento, utilizam menos de 70% do Fe das hemácias senescentes, e cerca de 30% de suas necessidades de Fe

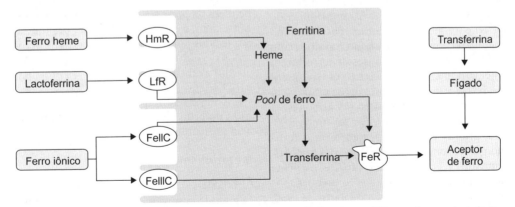

Figura 10.2 Mecanismos para absorção do ferro. HmR: receptor de ferro heme; LfR: receptor para lactoferrina; FeIIC: carreador da membrana da microvilosidade intestinal para Fe^{2+}; FeIIIC: carreador da membrana para Fe^{3+}; FeR: carreador da membrana basolateral.

# 10 Ferro, Zinco e Cobre

Lalucha Mazzucchetti • Marly Augusto Cardoso

FERRO

Histórico

A anemia era conhecida clinicamente no século 17 como clorose. Em 1832, o médico francês Pierre Blaud publicou um trabalho relatando seu sucesso no tratamento da clorose, uma condição observada na época em mulheres jovens com fraqueza e palidez. Nesse estudo, Blaud avaliou 30 pacientes com "descoloração sanguínea" que responderam a uma dose de até 12 comprimidos por dia de sulfato ferroso somado a carbonato de potássio (320:320 mg/comprimido). Atualmente, sabe-se que essa combinação é pouco absorvida em virtude da formação de um precipitado insolúvel de carbonato ferroso. O tratamento prescrito por Blaud obteve sucesso graças à quantidade excessiva de ferro. Isso suscitou inúmeros estudos clínicos e experimentais posteriores sobre a importância do ferro no tratamento da clorose, descrita como anemia ferropriva somente no fim do século 19. A partir de 1880, análises de ferro foram sistematicamente realizadas em vários alimentos, fezes, urina e diferentes órgãos. No início do século 20, vários pesquisadores acreditavam que a hemoglobina (Hb), por ser uma molécula grande e complexa, não teria o ferro inorgânico como precursor. Por várias gerações, alimentos vegetais (p. ex., espinafre) e a gema do ovo foram recomendados como boas fontes de ferro da dieta. Somente a partir de 1930, estudos isotópicos de balanço de ferro comprovaram que o ferro desses alimentos é relativamente insolúvel no intestino delgado e pouco absorvido pelo ser humano. A utilização do ferro inorgânico na síntese de Hb foi comprovada em 1932, e, desde então, o sulfato ferroso constitui o tratamento oral de escolha na deficiência de ferro.[1]

Características químicas

O elemento ferro (Fe) existe na natureza em duas formas estáveis e reversíveis: ferro ferroso (Fe^{2+}) e ferro férrico (Fe^{3+}). Essa característica química básica explica a essencialidade e a toxicidade do Fe. Como esses dois estados diferem somente na mudança de um simples elétron, o ferro é muito utilizado em reações de transferência de elétrons. A transferência de elétrons na cadeia respiratória mitocondrial ocorre por meio da oxidação e da redução do Fe contido nos citocromos. Muitas oxidases, peroxidases, deidrogenases e moléculas ligadas ao oxigênio (como a Hb e a mioglobina) dependem da presença de Fe em seu sítio ativo. Entretanto, o Fe pode também ser prejudicial aos tecidos por catalisar a conversão de peróxidos de hidrogênio em radicais livres, que atacam as membranas celulares, as proteínas e o DNA.

A Figura 10.1 apresenta a estrutura química do grupo heme com o Fe no centro do anel porfirínico.

Metabolismo

Absorção

O grau de absorção de Fe pode variar consideravelmente, dependendo da abundância das reservas corporais de Fe, da forma e da quantidade de Fe nos alimentos e da combinação

no município do Rio de Janeiro. Cad Saúde Pública. 2004;20:121-9.
5. Cheung E, Mutahar R, Assefa F, Ververs MT, Nasiri SM, Borrel A, et al. An epidemic of scurvy in Afghanistan: assessment and response. Food Nutr Bull. 2003;24:247-55.
6. Lykkesfeldt J, Christen S, Wallock LM, Chang HH, Jacob RA, Ames BN. Ascorbate is depleted by smoking and repleted by moderate supplementation: a study in male smokers and nonsmokers with matched dietary antioxidant intakes. Am J Clin Nutr. 2000;71:530-6.
7. Institute of Medicine. Dietary Reference Intakes: the essential guide to nutrient requirements. Washington (DC): The National Academies Press; 2006. 543 p.
8. Justi KC, Visentainer JV, de Souza NE, Matsushita M. Nutritional composition and vitamin C stability in stored camu-camu (Myrciaria dubia) pulp. Arch Latinoamer Nutr. 2000;50:405-8.
9. Pupunha e camu-camu: espécies amazônicas com grande potencial para o agronegócio. Disponível em: http://www.inpa.gov.br/em_evidencia/03-08-20 pupunhacamucamu.html.
10. Visenter JV, Vieira OA, Matsushita M, de Souza NE. Caracterização físico-química da acerola Malpighia glabra L. produzida na região de Maringá, estado do Paraná, Brasil. Arch Latinoamer Nutr. 1997;47:70-2.
11. Nepa-Unicamp. Tabela de composição de alimentos. Campinas: NEPA-UNICAMP; 2004.
12. Roncada MJ, Wilson D, Suguimoto L. Concentração de ácido ascórbico em sucos de diversas frutas brasileiras e sua relação com preço e necessidades diárias recomendadas de vitamina C. Rev Saúde Pública. 1977;11:39-46.
13. Serafini M, Bugianese R, Salucci M, Azzini E, Raguzzini A, Maiani G. Effect of acute ingestion of fresh and stored lettuce (Lactuca sativa) on plasma total antioxidant capacity and antioxidant levels in human subjects. Brit J Nutr. 2002;88:615-23.
14. Pighín AF, Rossi AL. Fresh, frozen and canned spinach: vitamin C content before and after cooking. Rev Chil Nutr. 2010;34:201-7.
15. Pullar JM, Carr AC, Vissers MCM. The roles of vitamin C in skin health. Nutrients. 2017;9:866.
16. World Cancer Research Fund/American Institute for Cancer Research. Diet, nutrition, physical activity and cancer: a global perspective. Continuous Update Project Expert Report 2018. Disponível em: dietandcancerreport.org.

BIBLIOGRAFIA

Jacob R. Vitamina C. In: Shils ME, Olson JA, Shike M, Ross AC. Tratado de nutrição moderna na saúde e na doença. 9. ed. Barueri: Manole; 2003. p. 499-517.

Moser U, Bendich A. Vitamin C. In: Machlin L. Handbook of vitamins. 2. ed. New York: Marcel Dekker Inc; 1992. p. 195-232.

Tabela 9.3 Concentração de ácido ascórbico em alimentos nacionais.[8-12]

Alimento	Porção	Vitamina C por porção (mg)	Vitamina C em 100 g do alimento (mg)
Pimentão amarelo cru	1 colher de sopa cheia (13 g)	26	201
Pimentão vermelho cru	1 colher de sopa cheia (13 g)	20,5	158
Pimentão verde cru	1 colher de sopa cheia (13 g)	13	100
Tomate cru	4 fatias médias (60 g)	12,6	21
Nabo cru	2 colheres de sopa (45 g)	4,5	10
Extrato de tomate	1 colher de sobremesa (17 g)	3,1	18
Purê de tomate	1 colher de servir arroz (45 g)	2,3	5
Cenoura crua	1 colher de sopa cheia (25 g)	1,3	5
Pepino cru	1 colher de sopa cheia (18 g)	0,9	5
Beterraba crua	1 colher de sopa cheia (16 g)	0,5	3
Sorvete de camu-camu	1 bola média (80 g)	360	450
Suco de laranja-baía	1 copo pequeno (165 g)	155,1	94
Mamão formosa	1 fatia média (170 g)	134,3	79
Suco de laranja-pera	1 copo pequeno (165 g)	120,4	73
Polpa de acerola	Não disponível	–	179
Laranja-baía com bagaço	1 unidade média (180 g)	102,6	57
Laranja-pera com bagaço	1 unidade média (180 g)	97,2	54
Geleia de camu-camu	1 colher de sopa (10 g)	71	710
Suco de tangerina poncã	1 copo pequeno (165 g)	69,3	42
Tangerina poncã	1 unidade média (135 g)	66,2	49
Kiwi	1 unidade média (76 g)	54	71
Morango	5 unidades médias (60 g)	38,4	64
Abacate	1 copo pequeno cheio (130 g)	11,7	9
Maracujá	1 unidade média (45 g)	9	20
Banana-da-terra	½ unidade grande (50 g)	8	16
Banana-maçã	1 unidade média (65 g)	6,5	6
Banana-ouro	1 unidade média (40 g)	3,2	8

REFERÊNCIAS BIBLIOGRÁFICAS

1. WHO. Vitamin and mineral requirements in human nutrition. 2. ed. Geneva: World Health Organization; 2005. Disponível em: http://www.who.int/iris/handle/10665/42716.
2. Aranha FQ, Moura KSA, Simões MOS, Barros ZF, Quirino IVL, Metri JC, et al. Normalização dos níveis séricos de ácido ascórbico por suplementação com suco de acerola (Malpighia glabra L.) ou farmacológica em idosos institucionalizados. Rev Nutr. 2004;17:309-17.
3. da Cunha DF, da Cunha SFC, Unamuno MR, Vannucchi H. Serum levels assessment of vitamin A, E, C, B2 and carotenoids in malnourished and non-malnourished hospitalized elderly patients. Clin Nutr. 2001;167-70.
4. Barros DC, Pereira RA, Gama SGN, Leal MC. O consumo alimentar de gestantes adolescentes

Tabela 9.2 Limites máximos diários de ingestão de vitamina C nos ciclos da vida, segundo o Institute of Medicine (EUA).

Grupo populacional	Limite máximo de ingestão de vitamina C (mg/dia)
Crianças 1 a 3 anos	400
Crianças 4 a 8 anos	650
Crianças 9 a 13 anos	1.200
Adolescentes 14 a 18 anos	1.800
Adultos	2.000
Gestante e lactante (14 a 18 anos)	1.800
Gestante e lactante (acima de 18 anos)	2.000

Fonte: IOM (2006).[7]

FONTES ALIMENTARES

Não há diferenças quanto à biodisponibilidade de vitamina C encontrada tanto nos alimentos quanto em suplementos comerciais. O teor de vitamina C em alimentos depende de fatores como época do ano, transporte, tempo de prateleira, meio de conservação, estocagem e forma de cocção. Cerca de 90% da vitamina C provém de frutas e vegetais, principalmente frutas ácidas, como tomate e seus derivados (suco e molho). Outras fontes são couve, pimenta e brócolis. Entre as frutas com elevado teor de vitamina C, destacam-se, além das cítricas (laranja, limão, tangerina etc.), o camu-camu ou caçari ou araçá d'água (fruta nativa da região Amazônica que pode ser consumida em fruta, sorvete ou geleia), acerola, araçá e goiaba (Tabela 9.3).[8-12]

O estudo de Serafini et al.[13], na Itália, avaliou a concentração da vitamina C da alface (após higienização) sob conservação convencional (conservação doméstica) ou em embalagens especiais de ambiente modificado, como é vendido em mercados. Essa embalagem mantém o balanço do gás no seu interior e com atividade respiratória baixa, cuja concentração de oxigênio e gás carbônico é mínima para evitar a deterioração do produto. A mudança da concentração da vitamina C foi avaliada logo após a higienização, 3 e 7 dias sob refrigeração, em ambas as formas de conservação. Tanto na conservação convencional quanto nas embalagens especiais, houve perda de ácido ascórbico com o tempo de estocagem; no entanto, a perda maior ocorreu na embalagem com controle de gás, decorrente da situação de hipoxia e redução de atividade antioxidante. Portanto, para melhor aproveitamento da vitamina C, deve-se incentivar o consumo de folhas frescas.

Um estudo chileno avaliou a concentração da vitamina no espinafre segundo modos de preparo: a maior oferta foi observada nas folhas cruas, seguida do preparado em micro-ondas, vapor e na cocção em água em abundância, na qual houve menor concentração.[14]

CURIOSIDADES

Há alguns anos, cosméticos para retardar o envelhecimento da pele continham vitaminas C e E, importantes vitaminas antioxidantes, que poderiam neutralizar o dano oxidativo celular. No entanto, em revisão da literatura recente, pesquisadores atribuíram a saúde da pele à alimentação rica em verduras, legumes e frutas e estilo de vida saudável livre de cigarro.[15]

A suplementação da vitamina C tem sido recomendada para auxiliar na cicatrização de feridas em situações pós-cirúrgicas, deiscência de anastomose ou em úlcera de decúbito, por seu papel na síntese de colágeno.

Em idosos, a suplementação dessa vitamina tem sido associada à melhora do processo de cicatrização.

Artigos de revisão de vários estudos mostram que a megadose de vitamina C não tem nenhum efeito na diminuição da incidência de resfriados. Apenas pode diminuir a duração do resfriado ou a gravidade do episódio.

Segundo evidências a partir de estudos internacionais, manter uma dieta rica em vitamina C pode reduzir o risco para câncer de pulmão, principalmente entre os fumantes.[16]

A Organização Mundial da Saúde (OMS) considera um problema de saúde pública a ocorrência de um caso de escorbuto.[1]

TOXICIDADE

Dificilmente encontra-se toxicidade por vitamina C, pois sua homeostase é regulada pelo rim. Além disso, não há evidências de que ela seja carcinogênica ou teratogênica para a reprodução.

No entanto, dados mostram que um consumo acima de 200 mg/dia pode elevar ligeiramente os níveis plasmáticos. Possíveis efeitos colaterais incluem diarreia e outras complicações gastrintestinais, como náuseas, cãibra abdominal, formação de pedras no rim (cálculo renal ou nefrolitíase), aumento da absorção de ferro, redução de vitamina B_{12} e cobre, aumento da demanda de oxigênio e erosão do esmalte do dente.

Outra preocupação quanto ao consumo elevado de vitamina C é a sua provável atividade pró-oxidante, atuando como sequestrador de elétrons, podendo formar radicais livres ou elementos altamente reativos.

Avaliação nutricional

Para determinação da vitamina C no organismo humano, o método mais utilizado com alta especificidade e sensibilidade é a cromatografia líquida de alta eficiência (HPLC, do inglês *high performance liquid chromatography*). Podem ser avaliados sangue total (leucócitos), soro e plasma. O soro e o plasma refletem a ingestão recente de vitamina C, enquanto os níveis nos leucócitos representam a reserva orgânica dessa vitamina.

A concentração normal plasmática é de 0,8 a 1,4 mg/100 mℓ, enquanto nos leucócitos é de 20 a 40 µg/10^8 células e células vermelhas.

A excreção urinária de ácido ascórbico pode também ser utilizada, embora indicada apenas em casos de escorbuto ou tratamento de escorbuto, controlando-se a excreção após a administração de vitamina C oral, utilizada apenas em avaliação individual.

Recomendações nutricionais

A FAO/OMS recomenda níveis de ingestão de vitamina C de 25 a 30 mg/1.000 kcal – níveis superiores às necessidades reais de ácido ascórbico para a maior parte dos indivíduos. Entretanto, essa recomendação considera o efeito potencial da vitamina C na estimulação da absorção do ferro iônico, melhorando a biodisponibilidade do ferro da dieta, especialmente em países em desenvolvimento. Essa recomendação se refere ao teor de vitamina C proveniente de frutas e vegetais frescos, uma vez que a cocção desses alimentos pode representar cerca de 50% de perda no teor de vitamina C.[1]

Vários estudos apontam que a concentração plasmática ou sérica de A•- é maior entre as mulheres que entre os homens, independentemente da ingestão oral. A provável diferença segundo o sexo tem sido atribuída à diferença na composição corporal – os homens têm uma quantidade menor de massa gorda em comparação às mulheres.

Entre os fumantes, valores menores de concentração de ascorbato no plasma e nos leucócitos têm sido descritos quando comparados aos não fumantes. Isso pode ser explicado pelo baixo consumo de vegetais e frutas e/ou aumento da oxidação sofrida pelos fumantes, como foi observado em estudo de Lykkesfeldt *et al.*[6], que encontraram concentração plasmática maior de ADHA que de A•- em fumantes quando comparados com os não fumantes.

Com o aumento do estresse oxidativo, os fumantes são mais suscetíveis à oxidação lipídica, de lipoproteínas e DNA, com maior risco para disfunção endotelial e hemostática. Observou-se também aumento no estresse oxidativo entre fumantes passivos. Portanto, entre os fumantes, estima-se um aumento da necessidade de 35 mg/dia de vitamina C.

Para os recém-nascidos e as crianças menores de 1 ano, a ingestão adequada foi estimada com base na composição do leite materno, que seria o alimento exclusivo até os 6 meses de idade, como recomenda a OMS, e para crianças entre 7 e 12 anos, como alimentação complementar.[5] Os limites máximos seguros para ingestão de vitamina C estabelecidos pelo Institute of Medicine dos EUA (IOM) são apresentados na Tabela 9.2.[7]

ingestão de vitamina C em inquérito alimentar com pesagem de alimentos e bebidas em todas as refeições oferecidas durante 7 dias. A média de consumo dessa vitamina entre os homens foi de 38,8 mg/dia (desvio padrão de 14,1 mg/dia) e entre as mulheres, de 32,6 mg/dia (desvio padrão de 11,7 mg/dia). Em outro estudo, Da Cunha et al.[3] avaliaram o nível sérico de vitamina C em idosos internados no hospital universitário de Ribeirão Preto. A maioria dos participantes do estudo era aposentada, de baixa ou média renda, e dois terços da amostra foram compostos de pessoas da cor de pele branca. Os níveis séricos de vitamina C em 21 idosos desnutridos foram estatisticamente menores (média de 0,20 mg/100 mℓ) quando comparados com o grupo de 106 idosos em estado nutricional normal (média de 0,26 mg/100 mℓ). Utilizando o mesmo tipo de população, Aranha et al.[2] realizaram um estudo de intervenção com suco de acerola, rico em vitamina C, e suplemento vitamínico. Um grupo de 11 idosos recebeu durante 1 mês suco de acerola com teor de 500 mg de vitamina C e outros 11 idosos 500 mg de vitamina C em comprimido. Os pesquisadores avaliaram o nível sérico a cada 10 dias após o início da intervenção e verificaram valores maiores estatisticamente significantes nos participantes que receberam suco de acerola, que variaram de 0,5 mg/100 mℓ antes da intervenção para aproximadamente 1,4 mg/100 mℓ em 10 dias, chegando ao ápice de 1,67 mg/100 mℓ no 20º dia. O grupo que recebeu o suplemento também apresentou aumento significativo, variando de 0,5 mg/100 mℓ antes da intervenção para aproximadamente 1 mg/100 mℓ após 10 dias e 1,71 mg/100 mℓ no 20º dia. Após o pico máximo no 20º dia de intervenção, a concentração sérica apresentou ligeira queda e estabilização até o término da suplementação, tanto nos que receberam suco quanto comprimido. A oferta de suco de acerola para os idosos institucionalizados seria um meio saudável e barato para prevenir a hipovitaminose C.

Em gestantes, outro estudo brasileiro avaliou o consumo alimentar de 1.228 gestantes adolescentes com idade entre 12 e 19 anos no período de julho de 1999 a março de 2001 do município do Rio de Janeiro. Foi aplicado um questionário de frequência de consumo alimentar, no qual a participante referia a frequência de consumo de mais de 3 vezes/dia, de 2 a 3 vezes/dia, 2 vezes/dia, 5 a 6 vezes/semana, 2 a 4 vezes/semana, 1 vez/semana, 1 a 3 vezes/mês e nunca ou quase nunca, e com as porções padronizadas para cada alimento. A prevalência de consumo diário de laranja foi de 50,8% e semanal de 79,6%, enquanto o consumo de legumes foi 53,8% diariamente e 88,4% semanalmente. Contudo, a diferença da média de consumo entre as meninas que consumiam mais vitamina C (quartil superior = 441 mg) quando comparada àquelas com menor consumo dessa vitamina (quartil inferior = 38 mg) foi de 11 vezes. Apenas o grupo de menor consumo de vitamina C não atingiu a ingestão diária recomendada para a população norte-americana gestante de 80 mg/dia.[4]

Atualmente, a ocorrência de escorbuto no Brasil é rara por ser um país tropical com grande abundância de vegetais e frutas ricas em vitamina C.

O escorbuto ainda representa um grave problema de saúde pública entre os povos refugiados e entre aqueles sem acesso a legumes e frutas frescas. Houve uma estimativa de prevalência de 6,3% dessa doença em 2002 no Afeganistão, com pico de ocorrência nos meses de janeiro e fevereiro, após 6 meses de inverno rigoroso nesse país. A dieta dos afegãos é composta por pães e chás e eventualmente acompanhada de laticínios e folhas verdes. Outros povos que recebem ração alimentar ou carecem de alimentos frescos, como nos países africanos (Etiópia, Quênia, Somália, Sudão), e butaneses, no Nepal, também sofreram escorbuto. Após esses incidentes, o Programa de Alimentação Mundial e Comissão para refugiados da Secretaria das Nações Unidas providenciaram alimentos fortificados e aumentaram a oferta de alimentos frescos, além de oferecerem suplemento vitamínico para curar o escorbuto.[5]

Na atividade extracelular, a vitamina C está associada à retenção da oxidação do LDL (lipoproteína de baixa densidade). O ácido ascórbico atua transferindo elétrons para radicais de tocoferol em membranas ou lipídios, evitando a oxidação da lipoproteína, sequestrando os radicais peroxil na fase aquosa antes de iniciar a peroxidação e por regenerar a forma ativa da vitamina E, um importante antioxidante lipossolúvel.

O ascorbato pode reduzir superóxidos ($O_2^{\bullet-}$), radical hidróxido ($HO^\bullet$) e oxidantes reativos, evitando possíveis danos ao DNA (o que pode levar à mutação e iniciar o processo de carcinogênese), ou afetar a transcrição do DNA, da proteína e das estruturas de membranas. A catarata é um exemplo da distorção ou inativação da proteína pelo estresse oxidativo.

Além dessas atividades, o ácido ascórbico sequestra radicais livres das espécies de oxigênio reativo, produzidas de modo endógeno, pela redução parcial do oxigênio para o radical superóxido, ou por interferências exógenas, como raios ultravioleta, camada de ozônio, fumaça de cigarro, quinona da dieta e substâncias quinoides. Sugere-se que essas espécies de oxigênio reativo têm oferecido danos à pele, sendo consideradas carcinógenas, pois o contato com a luz ultravioleta (UVB) pode induzir a mutação do gene supressor de tumor p53, levando à formação celular de carcinógenos por alterar os sítios de C→T e CC→TT e também ser um agente inflamatório, contribuindo para o envelhecimento da pele.

Facilitador da absorção de ferro iônico

O ácido ascórbico aumenta a absorção de ferro por mantê-lo na forma reduzida Fe^{2+} (ferroso, mais absorvível), sendo considerado estimulador da absorção intestinal de ferro iônico.

Outras funções antioxidantes do ácido ascórbico

A vitamina C tem sido associada a efeito protetor contra os radicais livres sob ação da luz em fluidos ou tecidos oculares, incluindo córnea, lentes, umidade vítrea e retina.

Altos níveis de ascorbato foram encontrados em neutrófilos, conferindo a proteção celular e tecidual durante a respiração celular – processo que produz normalmente radicais livres.

DEFICIÊNCIAS

O escorbuto representa a doença clássica da deficiência grave de vitamina C, caracterizada pelo defeito do tecido conjuntivo, pois a vitamina C é cofator para a síntese de hidroxiprolina e hidroxilisina (necessárias à hidroxilação da prolina para a síntese de colágeno). Assim, a sua deficiência causa hiperqueratose folicular, petéquias, alteração da cicatrização e degradação oxidativa de alguns fatores da coagulação sanguínea, contribuindo para inflamação e sangramento das gengivas, hemorragias perifoliculares e artralgia.

Os sintomas de escorbuto parecem surgir quando da concentração plasmática menor que 11 $\mu mol/\ell$ (0,2 mg/100 mℓ) e leucócito menor que 2 $\mu g/10^8$ células. Esses sintomas aparecem em menos de 10 semanas na ausência de alimentos ricos em vitamina C.

Em crianças, o escorbuto poderá promover anormalidade óssea, comprometimento de crescimento ósseo, hemorragia e anemia.

A deficiência de ácido ascórbico entre os adultos tem sido associada ao alcoolismo ou à restrição alimentar na presença de enfermidades. Um exemplo é o paciente em tratamento de hemodiálise. Como a vitamina C é hidrossolúvel, há uma perda nesse processo, tornando-se necessário aumentar a sua oferta ou suplementação.

Em idosos, é comum a deficiência de vitamina C pela dificuldade em mastigar verduras e frutas frescas, dieta restrita, dificuldade de mobilidade, questões sociais por morar sozinho ou problemas financeiros. Entre os idosos, as necessidades nutricionais são maiores em relação ao adulto jovem, e a concentração de vitamina C no plasma e nos leucócitos em homens é em geral menor em relação às mulheres. No Brasil, um estudo conduzido por Aranha et al.[2] entre 112 idosos (idade entre 60 e 93 anos) institucionalizados em João Pessoa (Paraíba) verificou baixa

na hidroxilase, necessita de molécula de oxigênio, ácido ascórbico, ferro (estado ferroso – Fe^{2+}) e alfacetoglutamato (Figura 9.4).

Durante a hidroxilação, a molécula de ferro é oxidada a Fe^{3+} (férrico). O ácido ascórbico reativa a enzima reduzindo o Fe^{3+} para Fe^{2+} (ferroso).

Ação semelhante ocorre com a enzima lisina hidroxilase, que requer o cobre como cofator para a sua hidroxilação.

Síntese de carnitina

As enzimas que sintetizam carnitina necessitam do A•- da mesma maneira que essa vitamina é necessária com o ferro para a hidroxilação da prolina e a biossíntese do colágeno. A carnitina é utilizada pela mitocôndria para transferir elétron pela membrana e sintetizar ATP.

Síntese de neurotransmissor e sistema nervoso

O ácido ascórbico é necessário como cofator para a enzima dopamina beta-hidroxilase e peptidil-glicina alfa-mono-oxigenase, que necessitam de cobre para a biossíntese do hormônio. A primeira enzima catalisa a hidroxilação da cadeia de dopamina para norepinefrina (Figura 9.5). A segunda está envolvida na biossíntese do neuropeptídio, adicionando o grupo amido ao terminal carboxílico do hormônio, conferindo estabilidade para o hormônio adrenocorticotrófico, a vasopressina, a ocitocina e a colecistocinina.

Outros componentes modulados pela concentração do ácido ascórbico são o receptor de neurotransmissor, a função dos neurônios dopaminérgicos e glutaminérgicos e a síntese de células da glia e da bainha de mielina dos neurônios.

Metabolismo da tirosina

O ácido ascórbico também é cofator da enzima 4-hidroxifenilpiruvato dioxigenase, na hidroxilação e na descarboxilação no metabolismo da tirosina.

Doação de elétrons

O ácido ascórbico é conhecido como o antioxidante dietético hidrossolúvel mais versátil e efetivo. Compreende um doador de elétrons ou agente redutor para reações químicas tanto intra quanto extracelulares. Dentro das células, o ascorbato pode ser um doador de elétron para transformar ferro férrico em ferroso.

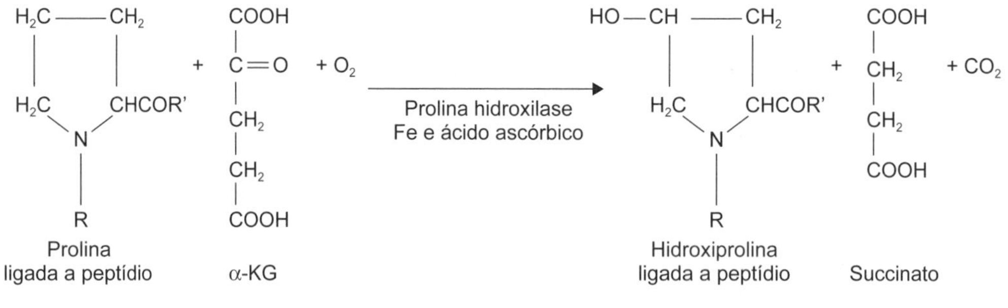

Figura 9.4 Hidroxilação da prolina, necessitando do A•- para transformar o Fe^{3+} em Fe^{2+}, com o oxigênio e o alfacetoglutamato.

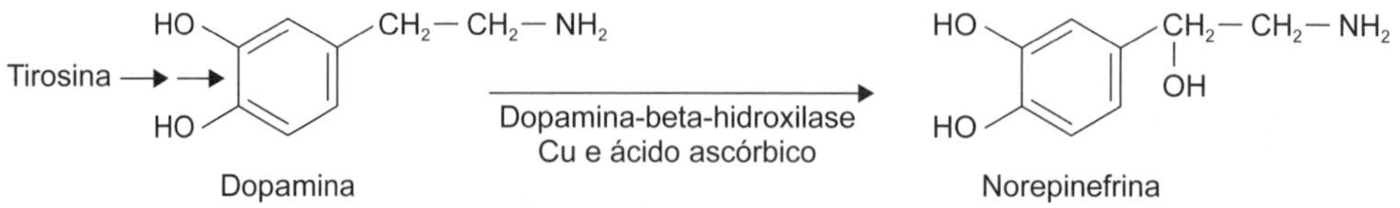

Figura 9.5 Síntese da norepinefrina, a partir da dopamina, e a importância do A•- para recuperar o cobre (Cu).

com quantidade total de 1 g durante o dia, em vez de uma dose única elevada.

A absorção do ADHA é mais rápida (cerca de 10 vezes mais) nas células intestinais e no sangue que a do ácido ascórbico, por ser realizada pelo transportador de glicose. Após a sua absorção, é rapidamente reduzido ao ácido ascórbico no interior das células intestinais, razão pela qual raramente se encontra ADHA intracelular. A forma presente no interior das células e no plasma é o A•-.

Transporte

A vitamina C é hidrossolúvel, portanto não necessita de transportador para circular no meio extracelular. Já o transporte intracelular de ácido ascórbico e ADHA é mediado por transportadores que variam de célula para célula. Isso explica a diferença de concentração nos vários tecidos e células.

Reservas orgânicas

Como se observa na Tabela 9.1, a reserva orgânica do ácido ascórbico no organismo é muito baixa, mas concentrações maiores poderão ser encontradas na pituitária, na adrenal e nos leucócitos.

Excreção

A excreção do A•- é realizada pelo rim, mas ocorre apenas em concentrações elevadas dessa vitamina. Nesse caso, o oxalato, um dos seus metabólitos, é eliminado na urina, e estudos recentes mostram que a excreção ocorre com consumo diário acima de 80 mg/dia e que a quantidade eliminada aumenta proporcionalmente ao seu consumo.

Dessa maneira, o rim mantém a homeostase do ácido ascórbico, que reabsorve a vitamina em casos de baixa concentração plasmática de A•- ou excreta-o conforme aumenta a concentração dessa vitamina não metabolizada.

FUNÇÕES

A forma mais ativa da vitamina C é o A•-, apesar de o ADHA também ser bioquimicamente ativo.

O A•- é importante pelo seu papel como cofator ou cossubstrato para várias reações do organismo, conforme abordado a seguir.

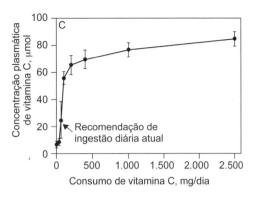

Figura 9.3 Relação entre consumo diário e concentração plasmática de vitamina C. Adaptada de WHO (2005).[1]

Tabela 9.1 Concentração do ácido ascórbico (mg/100 g do tecido ou fluido) no organismo humano.

Tecido/fluido	Ácido ascórbico (mg/100 g)
Pituitária	40 a 50
Adrenal	30 a 40
Leucócitos	7 a 140
Olho (cristalino)	25 a 31
Cérebro	13 a 15
Fígado	10 a 16
Baço e pâncreas	10 a 15
Rins	5 a 15
Coração	5 a 15
Sêmen	3 a 10
Pulmões	7
Músculo esquelético	3
Testículos	3
Líquido cerebrospinal	2 a 4
Tireoide	2
Plasma	0,3 a 1
Saliva	0,09

Síntese do colágeno

O A•- é importante para a hidroxilação da prolina e da lisina para a síntese do colágeno. A enzima envolvida na hidroxilação, a proli-

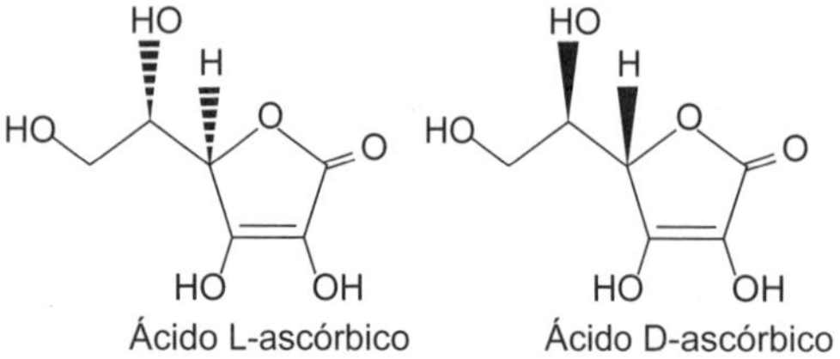

Figura 9.1 Formas L e D do ácido ascórbico.

de superóxido. Portanto, é conhecido como um excelente antioxidante ou redutor.

Estabilidade

O ácido ascórbico pode ser facilmente oxidado a radical A•- e ADHA, respectivamente na perda de um e dois elétrons. Ambos podem ser reduzidos a ácido ascórbico nos seres vivos, mas, quando o ADHA for oxidado a 2-3 dicetogulônico, não é mais reversível, sendo metabolizado a oxalato, treonato, xilose ou ácido xilônico. O catabolismo, além do ADHA, é aumentado pelo pH alcalino e por metais, principalmente cobre e ferro.

Assim que se forma o ácido dicetogulônico, há perda da atividade antiescorbútica.

Essa oxidação acontece com maior facilidade em soluções aquosas.

METABOLISMO

Absorção

O ácido ascórbico é absorvido no intestino pelo transporte ativo dependente de sódio, sendo saturável conforme aumenta a dose dessa vitamina no trato digestório. Quando a concentração da vitamina no lúmen intestinal é baixa, o transporte ativo predomina, mas, quando a oferta é alta, ocorre o processo de difusão.

Cerca de 70 a 90% do consumo habitual dietético de ácido ascórbico (aproximadamente 30 a 180 mg/dia) é absorvido, mas a absorção pode cair para 50% ou mais quando se aumenta a concentração para 1 g/dia, comum nos casos de suplementação dessa vitamina. Consumo de vitamina C acima de 500 mg não tem efeito algum sobre os depósitos de ácido ascórbico (Figura 9.3).[1]

A absorção máxima poderá ser alcançada quando a ingestão de ácido ascórbico é fracionada em doses pequenas do comprimido

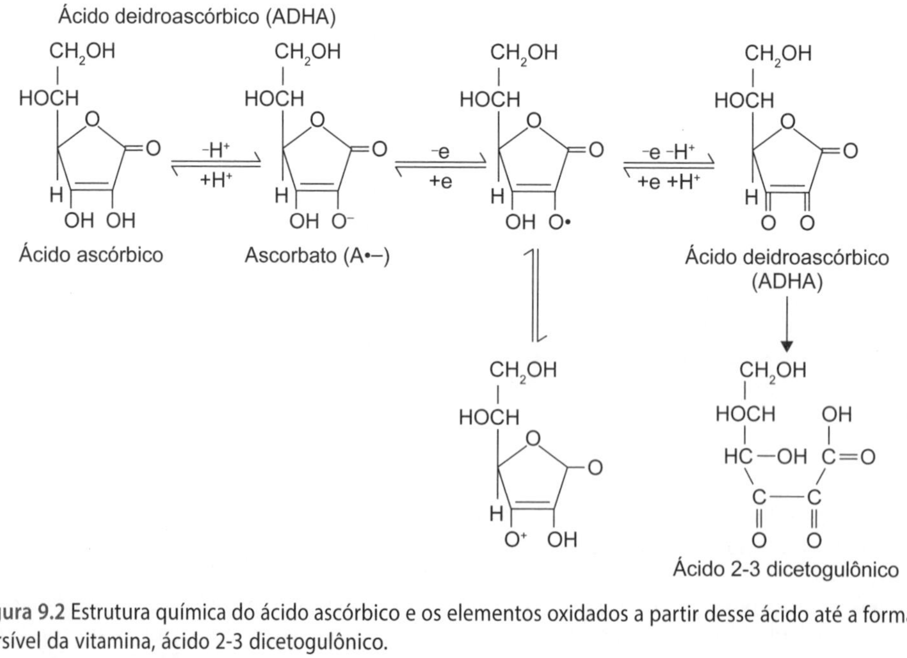

Figura 9.2 Estrutura química do ácido ascórbico e os elementos oxidados a partir desse ácido até a forma irreversível da vitamina, ácido 2-3 dicetogulônico.

res cheias de suco de limão toda manhã para os seus tripulantes, mas acredita-se que esses capitães não tivessem conhecimento do estudo de Lind.

Entre 1768 e 1775, o capitão James Cook ofereceu verduras locais à sua tripulação e obrigou a manutenção de hábitos de higiene pessoal e ambiental rigorosos, o que evitou, assim, o escorbuto.

Apenas em 1801, a marinha começou a se preocupar em enviar laranja e limão para as tripulações. Até aquela data, acreditava-se que a doença acometia apenas os marinheiros em contato com o ar do oceano, não sendo uma ameaça na terra. No entanto, relatos de 1843 apontavam que presidiários britânicos adoeceram de escorbuto com características semelhantes às dos marinheiros doentes. Nesse presídio, a única mudança realizada foi a falta de batata na dieta dos prisioneiros; após a sua oferta, o escorbuto desapareceu. Entre 1845 e 1849, houve a Grande Fome, causada por um fungo que prejudicou a colheita de batatas na Europa. Na Irlanda, muitas pessoas com fome também apresentavam escorbuto. Na Escócia, a ocorrência de escorbuto em presidiários foi explicada por Liebig como consequência da desnutrição proteica.

No entanto, o escorbuto continuou existindo na corrida do ouro na Califórnia, em soldados na guerra de Crimeia, em presidiários da guerra civil norte-americana e em civis no cerco em Paris em 1871.

A partir do século 19, o escorbuto tornou-se mais raro graças à velocidade dos novos navios e ao cuidado que a tripulação tinha em obter alimentos frescos toda vez que aportavam. Na guerra de Napoleão, quando os portos foram bloqueados, os marinheiros evitaram o escorbuto graças aos limões da Sicília.

Zilva *et al.*, em 1921, isolaram a atividade antiescorbútica com uma fração do limão, que, sendo facilmente destruída pela oxidação, foi protegida com o uso de agentes redutores. Como já haviam descoberto os fatores A e B, chamaram-no de fator C e, posteriormente, vitamina C.

No período de 1928 a 1933, Albert Szent-Györgyi (Hungria) isolou a vitamina C. Na mesma época, King e Waugh encontraram e identificaram componente idêntico no suco de limão, e, logo depois, Hirst e Haworth anunciaram a estrutura da vitamina C, sugerindo que o nome fosse mudado para ácido L-ascórbico pela atividade antiescorbútica. Em 1937, Haworth e Szent-Györgyi receberam o Prêmio Nobel de Química e Medicina, respectivamente.

CARACTERÍSTICAS QUÍMICAS

Estrutura química

A vitamina C compreende uma vitamina hidrossolúvel, sem odor, de fórmula $C_6H_8O_6$ (176,13 g/mol), que não pode ser sintetizada pelos e primatas. Os mamíferos sintetizam-na a partir da glicose, mas nos seres humanos houve uma mutação na enzima terminal da gulonolactone oxidase.

O ácido ascórbico pode ser chamado quimicamente de 2,3 dideidro-L-triexano-1, 4-lactona ou ácido hexurônico, ácido cevitamínico, ácido L-xiloascórbico. A denominação genérica "vitamina C" é empregada para todos os compostos com atividade biológica do ácido ascórbico e de seus produtos oxidados – monoânion de ascorbato (A•-) e ácido deidroascórbico (ADHA).

Sua estrutura molecular é constituída por átomos de carbono assimétricos que permitem duas formas enantioméricas: a forma L, mais encontrada na natureza, e a forma D, isoascórbica ou ácido eritróbico, com pouca ou nenhuma atividade antiescorbútica (Figura 9.1).

A forma funcional da vitamina é o ácido ascórbico, que tem uma forma enólica do alfacetolactone de seis carbonos (Figura 9.2). Esses dois átomos de hidrogênio enólicos conferem a sua característica ácida e são ionizáveis pela facilidade em perder um a dois elétrons.

A perda desses elétrons (um a dois) não é prejudicial para o organismo porque pode ser tanto oxidado quanto reduzido pela glutationa, nicotinamida adenina dinucleotídio (NADH) e nicotinamida adenina dinucleotídio fosfato (NADPH), antioxidantes naturais do organismo.

Além disso, o A•- reage pouco com o oxigênio, produzindo quantidades mínimas

9 Vitamina C

Luciana Yuki Tomita

HISTÓRICO

O escorbuto é uma das doenças mais antigas relatadas na história da nutrição humana, tendo acometido marinheiros, soldados em batalhas, presidiários, refugiados e idosos em asilos. Escorbuto significa boca inchada e ulcerada, caracterizada por sangramento das gengivas e necrose, articulações edemaciadas e inflamadas, manchas escuras na pele e fraqueza muscular. Patologistas encontraram distúrbios ósseos característicos de escorbuto em múmias egípcias da época de 2050 até 500 anos a.C. Além dos egípcios, romanos e gregos foram afetados por essa doença. Hipócrates e o naturalista Pliny já tinham o conhecimento do escorbuto; no entanto, não compreendiam sua etiologia.

Existem relatos de ocorrência de 114 epidemias de escorbuto no período de 1556 a 1857 em vários países, a maioria no inverno, em consequência da falta de verduras e frutas frescas na alimentação habitual.

O primeiro relato quanto à provável cura ou prevenção do escorbuto se deu em 1746 com a publicação do Tratado do Escorbuto, do médico-cirurgião da marinha britânica James Lind, referindo que as frutas cítricas promoviam a cura ou a prevenção dessa condição. Estudiosos apontam que até 1785 nenhum estudo tão importante sobre nutrição havia sido desenvolvido. Lind selecionou 12 marinheiros com escorbuto com gravidade semelhante, observando remissão da doença no grupo de 6 marinheiros que receberam limão e laranja, com melhora em 6 dias. O outro grupo de marinheiros recebeu ácido sulfúrico diluído ou vinagre durante 2 semanas sem nenhuma alteração no quadro clínico. Entretanto, pela dificuldade em levar laranja e limão em viagens de longa duração, pesquisadores britânicos substituíram as frutas ácidas por outras substâncias ácidas pensando que a acidez das frutas era importante para a prevenção do escorbuto, causado pela alcalinização do tecido putrefeito. Na verdade, apesar de o uso de laranja e limão ter curado o escorbuto, Lind e os estudiosos da época ainda estavam descrentes da descoberta, achando que se tratava de um distúrbio digestivo.

Assim, Lind resolveu enviar limão e laranja para os navios, apesar de não saber muito bem como isso poderia ser feito. Ele enviou o suco concentrado preparado em banho-maria, mas surtiu pouquíssimo efeito. Enviou também o suco com rum e conhaque, que foi mais eficaz. Lind tentou isolar o ácido cítrico do suco, mas, como os outros pesquisadores ofereciam o isolado de ácido cítrico com o suco de limão, concluiu que o ácido cítrico não era antiescorbútico. Ele supôs que as frutas cítricas tinham atividade de saponificação ou detergente, facilitando a respiração dos poros da pele entupidos com o ar marítimo, evitando o envenenamento e permitindo eliminar as toxinas marítimas.

Relatos mostram que, em 1535, Jacques Carter aportou no Canadá em um inverno rigoroso. Seu navio foi congelado durante 4 meses e uma doença estranha começou a acometer os indígenas e os tripulantes, inclusive o próprio Carter, na fase inicial da doença. Ele, então, examinou um cadáver de um marinheiro e descreveu a observação que mais tarde foi reconhecida como escorbuto. A tripulação foi curada após a oferta de um extrato de folhas frescas de um indígena. Capitão Lancaster, na rota leste da Índia, preveniu o escorbuto distribuindo três colhe-

2018. Disponível em: https://www.ncbi.nlm.nih.gov/books/NBK482360/.

Porter K, Hoey L, Hughes CF, Ward M, McNulty H. Causes, consequences and public health implications of low B-vitamin status in ageing. Nutrients. 2016;8(11):725.

Shane B. Folic acid, vitamin B_{12}, and vitamin B_6. In: Stipanuk MH. Biochemical and physiological aspects of human nutrition. W.B. Saunders Company; 2000. p. 483-518.

Weir DG, Scott JM. Vitamin B_{12} "cobalamin". In: Shils ME, Olson JA, Shike M, Ross AC. Modern nutrition in health and disease. 9. ed. Pennsylvania: Williams & Wilkins; 1999. p. 447-58.

Wolak N, Zawrotniak M, Gogol M, Kozik A, Rapala-Kozik M. Vitamins B1, B2, B3 and B9 – Occurrence, biosynthesis pathways and functions in human nutrition. Mini Rev Med Chem. 2017;17(12):1075-111.

45. Harthe C, Claustrat B. A sensitive and practical competitive radioassay for plasma biotin. Ann Clin Biochem. 2003;40:259-63.
46. Mock DM. Biotin status: which are valid indicators and how do we know? J Nutr. 1999;129:498S-503S.
47. Mock DM, Mock NI, Stratton SL. Concentrations of biotin metabolites in human milk. J Pediatr. 1997;131:456-8.
48. Krishnaswamy K, Madhavan Nair KM. Importance of folate in human nutrition. Br J Nutr. 2001;85:115S-124S.
49. Scholl TO, Johnson WG. Folic acid: influence on the outcome of pregnancy. Am J Clin Nutr. 2000;71:1295S-1303S.
50. Ubbink JB, van der Merwe A, Delport R, Allen RH, Stabler SP, Riezler R, et al. The effect of a subnormal vitamin B-6 status on homocysteine metabolism. J Clin Invest. 1996;98:177-84.
51. Robinson K, Arheart K, Refsum H, Brattström L, Boers G, Ueland P, et al. Low circulating folate and vitamim B_6 concentrations: risk factors for stroke, peripheral vascular disease, and coronary artery disease. Circulation. 1998;97:437-43.
52. Bree A, Verschuren VMM, Blom HJ, Kromhout D. Association between B vitamin intake and plasma homocysteine concentration in the general Dutch population aged 20-65 y. Am J Clin Nutr. 2001;73:1027-33.
53. Koebnick C, Heins UA, Holfmann I, Dagnelie PC, Leitzman C. Folate status during pregnancy in women is improved by long-term high vegetable intake compared with the average western diet. J Nutr. 2001;131:733-9.
54. Pérez-Escamilla R. Periconceptional folic acid and neural tubes defects: public health issues. Bull Pan Am Health Org. 1995;29:250-62.
55. Brent RL, Júnior O, Gedfrey P, Mattison DR. The unnecessary epidemic of folic acid preventable spina bifida and anencephaly. Pediatrics. 2000;106:825-7.
56. Bunduki, V, Martinelli S, Cabar FR, Dommergues S, Miyadahira M, Dumez Y, et al. Dosagens de folatos maternos e fetais, séricos e eritrocitários em malformações por defeito de fechamento do tubo neural no feto. Rev Bras Ginecol Obst. 1998;20:335-41.
57. Villareal LEM, Benavides CL, Valdez-Leal R, Sanchez-Peña MA, Villareal-Pérez JZ. Efecto de la administración semanal de ácido fólico sobre los valores sanguíneos. Salud Pública de México. 2001;43:103-7.
58. Olivares M, Hertrampf E, Llaguno S, Stekel A. Ingreso nutricional de ácido fólico en lactantes que reciben lactancia materna. Boletín de la Oficina Sanitaria Panamericana. 1989;106: 85-192.
59. Riddell LJ, Chisholm A, Williams S, Mann J. Dietary strategies for lowering homocysteine concentrations. Am J Clin Nutr. 2000;71:1448-54.
60. Brattström L, Wilcken DEL. Homocysteine and cardiovascular disease: cause or effect? Am J Clin Nutr. 2000;72:315-23.
61. Wang BA, Wahlin Å, Basun H, Fastbom J, Winblad B, Fratilioni L. Vitamin B12 and folate in relation to the development of Alzheimer's disease. Neurology. 2001;56:1188-94.
62. Guerra-Shinohara EM, Paiva AA, Rondo PH, Yamasaki K, Terzi CA, D'Almeida V. Relationship between total homocysteine and folate levels in pregnant women and their newborn babies according to maternal serum levels of vitamin B12. BJOG. 2002;109:784-91.
63. Guerra-Shinohara EM, Morita OE, Peres S, Pagliusi RA, Neto LFS, D'Almeida V, et al. Low ratio of S-adenosylmethionine to S-adenosylhomocysteine is associated with vitamin deficiency in Brazilian pregnant women and newborns. Am J Clin Nutr. 2004;80:1312-21.
64. Cobayashi F, Tomita LY, Augusto RA, D'Almeida V, Cardoso MA. Genetic and environmental factors associated with vitamin B12 status in Amazonian children. Public Health Nutr. 2015;18:2202-10.

BIBLIOGRAFIA

Carpenter KJ. A short history of nutritional science: Part 2 (1885-1912). American Society for Nutritional Sciences. J Nutr. 2003;133:975-84.

Carpenter KJ. A short history of nutritional science: Part 3 (1912-1944). American Society for Nutritional Sciences. J Nutr. 2003;133:3023-32.

Carpenter KJ. A short history of nutritional science: Part 4 (1945-1985). J Nutr. 2003;133:3331-42.

Herbert V. Folic acid. In: Shils ME, Olson JA, Shike M, Ross AC. Modern nutrition in health and disease. 9. ed. Pennsylvania: Williams & Wilkins; 1999. p. 433-45.

Kennedy DO. B vitamins and the brain: mechanisms, dose and efficacy – A review. Nutrients. 2016;8(2):68.

Leklem JE. Vitamin B_6. In: Shils ME, Olson JA, Shike M, Ross AC. Modern nutrition in health and disease. 9. ed. Pennsylvania: Williams & Wilkins; 1999. p. 413-21.

Martel JL, Franklin DS. Vitamin, B1 (thiamine) [Updated 2017 Dec 26]. In: StatPearls [Internet]. Treasure Island (FL): StatPearls Publishing;

patterns in alcoholic pellagra patients. Alcohol Alcohol. 1991;26:431-6.
14. Schandelmaier S, Briel M, Saccilotto R, Olu KK, Arpagaus A, Hemkens LG, et al. Niacin for primary and secondary prevention of cardiovascular events. Cochrane Database Syst Rev. 2017;6:CD009744.
15. NEPA. Tabela brasileira de composição de alimentos. Versão 1. Campinas: NEPA-UNICAMP; 2004.
16. Fundação Instituto Brasileiro de Geografia e Estatística (IBGE). Tabelas de composição de alimentos. 4. ed. Rio de Janeiro: IBGE; 1996.
17. Louzada ML, Martins AP, Canella DS, Baraldi LG, Levy RB, Claro RM, et al. Impact of ultra-processed foods on micronutrient content in the Brazilian diet. Rev Saude Publica. 2015;49:45.
18. Brasil. Ministério da Saúde. Secretaria de Atenção à Saúde. Departamento de Atenção Básica. Guia alimentar para a população brasileira. Brasília; 2014. 156 p.
19. Plesofsky-Vig N, Brambl R. Pantothenic acid and coenzyme A in cellular modification of protein. Ann Rev Nutr. 1988;8:461-82.
20. van den Berg H. Bioavailability of pantothenic acid. Eur J Clin Nutr. 1997;51(Suppl 1):62S-63S.
21. Daugherty M, Polanuyer B, Farrell M, Scholle M, Lykidis A, de Crecy-Lagard V, et al. Complete reconstitution of the human coenzyme A biosynthetic pathway via comparative genomics. J Biol Chem. 2002;277:21431-3.
22. Prasad PD, Ganapathy V. Structure and function of mammalian sodium-dependent multivitamin transporter. Curr Opin Clin Nutr Metab Care. 2000;3:263-6.
23. Slyshenkov VS, Dymkowska D, Wojtczak L. Pantothenic acid and pantothenol increase biosynthesis of glutathione by boosting cell energetics. FEBS Lett. 2004;569:169-72.
24. Bender DA. Optimum nutrition: thiamin, biotin and pantothenate. Proc Nutr Society. 1999;58:427-33.
25. Tahiliani AG, Beinlich CJ. Pantothenic acid in health and disease. Vitam Horm. 1991;46:165-228.
26. Ramakrishna T. Vitamins and brain development. Physiol Res. 1999;48:175-87.
27. Pereira AM, Hamani N, Nogueira PC, Carvalhaes JT. Oral vitamin intake in children receiving long-term dialysis. J Ren Nutr. 2000;10:24-9.
28. Alhadeff L, Gualtieri T, Lipton M. Toxic effects of water-soluble vitamins. Nutr Rev. 1984;42:33-40.
29. Richlik M. Quantification of free and bound pantothenic acid in foods and blood plasma by a stable isotope dilution assay. J Agric Food Chem. 2000;48:1175-81.
30. Shimizu T. Newly established regulations in Japan: foods with health claims. Asia Pacific J Clin Nutr. 2002;11:94S-96S.
31. Carpenter KJ. A short history of nutritional science: Part 4 (1945-1985). J Nutr. 2003;133:3331-42.
32. Food & Nutrition Board. Institute of Medicine. Dietary Reference Intakes – DRI for thiamin, riboflavin, niacin, vitamin B_6, folate, vitamin B_{12}, pantothenic acid, biotin, and choline. Washington (DC): National Academy Press; 2001.
33. World Health Organization and Food and Agriculture Organization of the United Nations. Vitamin and mineral requirements in human nutrition. 2. ed. Geneva; 2005.
34. Sweetman L, Nyhan WL. Inheritable biotin-treatable disorders and associated phenomena. Ann Rev Nutr. 1986;6:317-43.
35. van den Berg H. Bioavailability of biotin. Eur J Clin Nutr. 1997;51(Suppl 1):60S-61S.
36. McMahon RJ. Biotin in metabolism and molecular biology. Ann Rev Nutr. 2002;22:221-39.
37. Pacheco-Alvarez D, Solórzano-Vargas RS, Del Río AL. Biotin in metabolism and its relationship to human disease. Arch Med Res. 2002;33:439-47.
38. Zempleni J, Mock DM. Bioavailability of biotin given orally to humans in pharmacologic doses. Am J Clin Nutr. 1999;69:504-8.
39. Said HM, Redha R, Nylander W. Biotin transport in the human intestine: inhibition by anti-convulsivant drugs. Am J Clin Nutr. 1989;49:127-31.
40. Velázquez A. Biotin deficiency in protein-energy malnutrition: implications for nutritional homeostasis and individuality (Editorial comments). Nutr. 1997;13:991-2.
41. Wolf B, Heard GS. Screening for biotinidase deficiency in newborns: worldwide experience. Pediatrics. 1990;85:512-7.
42. Neto EC, Schulte J, Rubim R, Lewis E, DeMari J, Castilhos C, et al. Newborn screening for biotinidase deficiency in Brazil: biochemical and molecular characterizations. Braz J Med Biol Res. 2004;37:295-9.
43. Zempleni J, Mock DM. Marginal biotin deficiency is teratogenic. PSEBM. 2000;223:14-21.
44. Mock DM, Henrich CL, Carnell N, Mock NI. Indicators of marginal biotin deficiency and repletion in humans: validation of 3-hidro-xyisovaleric acid excretion and a leucine challenge. Am J Clin Nutr. 2002;76:1061-8.

Tabela 8.8 (Continuação) Ingestão diária recomendada (RDA) para folato, vitaminas B_{12} e B_6 conforme grupo etário e estado fisiológico.

Estágio de vida	Folato (µg/dia)	Vitamina B_{12} (µg/dia)	Vitamina B_6 (µg/dia)
Lactente			
< 19 anos	500	2,8	2
19 a 30 anos	500	2,8	2
31 a 50 anos	500	2,8	2

Valores para limites máximos seguros de ingestão estabelecidos: 1.000 µg/dia para folato e 100 µg/dia para vitamina B_6. H: homens; M: mulheres.
Fonte: IOM (2001).[30]

Tabela 8.9 Conteúdo de vitamina B_{12} em alguns alimentos.

Alimento	Porção	Peso (g)	B_{12} (µg)
Carne bovina/suína e fígado	1 bife médio	85	95,03
Molusco cozido	1 xícara	85	94,06
Molusco cru	1 xícara	85	42,02
Frango (cozido e frito)	1 copo	145	14,70
Sopa cremosa (à base de leite)	1 copo	248	10,24

REFERÊNCIAS BIBLIOGRÁFICAS

1. Elmadfa I, Majchrzak D, Rust P, Genser D. The thiamine status of adult humans depends on carbohydrate intake. Int J Vitamin Nutr Res. 2001;71:217-21.
2. Bettendorff L, Lakaye B, Kohn G, Wins P. Thiamine triphosphate: a ubiquitous molecule in search of a physiological role. Metab Brain Dis. 2014;29(4):1069-82.
3. Klein M, Weksler N, Gurman GM. Fatal metabolic acidosis caused by thiamine deficiency. J Emerg Med. 2004;26:301-3.
4. FAO/OMS. Informe de una Reunión Consultiva Conjunta. Preparación y uso de directrices nutricionales basadas em los alimentos. Ginebra: Organización Mundial de la Salud; 1998. p. 58-119. (Serie de Informes Técnicos n. 880.)
5. Institute of Medicine. Dietary reference intakes – DRI, for thiamin, riboflavin, niacin, vitamin B6, folate, vitamin B12, pantothenic acid, biotin, and choline. Washington (DC): National Academy of Sciences; 1998.
6. Ortega RM, Martinez RM, Andres P, Marin-Arias L, Lopez-Sobaler AM. Thiamin status during the third trimester of pregnancy and its influence on thiamin concentrations in transition and mature breast milk. Br J Nutr. 2003;92:129-35.
7. Lombardi-Boccia G, Lanzi S, Lucarini M, Di Lullo G. Meat and meat products consumption in Italy: contribution to trace elements, heme iron and selected B vitamins supply. Int J Vitam Nutr Res. 2004;74:247-51.
8. Saedisomeolia A, Ashoori M. Riboflavin in human health: a review of current evidences. Adv Food Nutr Res. 2018;83:57-81.
9. Powers HJ. Riboflavin (vitamin B-2) and health. Am J Clin Nutr. 2003;77:1352-60.
10. Manore MM. Effect of physical activity on thiamine, riboflavin, and vitamin B-6 requirements. Am J Clin Nutr. 2000;72(Suppl):598S-606S.
11. Galimberti F, Mesinkovska NA. Skin findings associated with nutritional deficiencies. Cleve Clin J Med. 2016;83(10):731-9.
12. Okamoto H, Ishikawa A, Yoshitake Y, Kodama N, Nishimuta M, Fukuwatari T, et al. Diurnal variations in human urinary excretion of nicotinamide catabolites: effects of stress on the metabolism of nicotinamide. Am J Clin Nutr. 2003;77:406-10.
13. Vannucci H, Moreno FS, Amarante AR, de Oliveira JE, Marchini JS. Plasma amino acid

B₆ e ácido fólico, erros inatos do metabolismo, hipotireoidismo).

Necessidades e recomendações nutricionais

A RDA (1998) recomenda ingestão de 2,4 μg/dia para indivíduos adultos de até 50 anos, com um adicional de 0,2 e 0,4 μg/dia para grávidas e lactantes, respectivamente. Para indivíduos com 51 anos ou mais, a recomendação é a mesma que para os indivíduos mais novos (2,4 μg/dia); no entanto, em virtude da má absorção da vitamina B_{12} presente nos alimentos, como decorrência do processo de envelhecimento, recomenda-se que essa vitamina seja preferencialmente oferecida na forma de suplementos ou alimentos fortificados. A Tabela 8.8 apresenta as recomendações para ingestão diária (RDA) para folato e as vitaminas B_{12} e B_6 segundo o grupo etário e o estado fisiológico estabelecidas pelo Institute of Medicine.[32]

Fontes alimentares

A biodisponibilidade da vitamina B_{12} depende de sua quantidade presente na dieta, mas de maneira geral é da ordem de 50%. As formas de vitamina B_{12} são sintetizadas por bactérias, encontradas em produtos animais e raramente em produtos vegetais (apenas quando estes são contaminados por microrganismos). Alguns nódulos radiculares de legumes podem conter pequenas quantidades da vitamina, produzida por microrganismos neles presentes. De maneira geral, frutas, cereais e verduras são pobres em vitamina B_{12}. As fontes mais ricas incluem fígado, rim, moluscos, leite, ovos, peixes, queijo e carnes de músculo. A pasteurização ou a evaporação do leite de vaca pode ocasionar perda de 40 a 90% da vitamina. Dessa maneira, o leite pasteurizado pode ser insuficiente como fonte única de vitamina B_{12} na dieta. A Tabela 8.9 apresenta o conteúdo de vitamina B_{12} em algumas fontes alimentares.

Tabela 8.8 Ingestão diária recomendada (RDA) para folato, vitaminas B_{12} e B_6 conforme grupo etário e estado fisiológico.

Estágio de vida	Folato (μg/dia)	Vitamina B_{12} (μg/dia)	Vitamina B_6 (μg/dia)	
Crianças				
0 a 6 meses	65	0,4	0,1	
7 a 12 meses	80	0,5	0,3	
1 a 3 anos	150	0,9	0,5	
4 a 8 anos	200	1,2	0,6	
9 a 70 anos			H	M
9 a 13 anos	300	1,8	1	1
14 a 18 anos	400	2,4	1,3	1,2
19 a 30 anos	400	2,4	1,3	1,3
31 a 50 anos	400	2,4	1,3	1,3
51 a 70 anos	400	2,4	1,7	1,5
> 70 anos	400	2,4	1,7	1,5
Gestantes				
< 19 anos	600	2,6	1,9	
19 a 30 anos	600	2,6	1,9	
31 a 50 anos	600	2,6	1,9	

(continua)

vitamínica, assim como alcoolistas, uma vez que, além da ingestão e da absorção diminuídas, apresentam aumento em sua excreção.

A deficiência de vitamina B_{12} resulta no bloqueio das atividades das enzimas dependentes de B_{12}. A baixa ou inexistente atividade da metionina sintase ocasiona o aumento nos níveis sanguíneos de homocisteína, enquanto a inatividade da metilmalonil-CoA resulta em aumento dos níveis de seu metabólito, o ácido metilmalônico (MMA).

Quanto às manifestações da deficiência, o sinal clássico é a anemia perniciosa ou megaloblástica, causada pela inibição da metionina sintase, ocasionando a inibição da regeneração do THF celular, tornando-o indisponível para o organismo e resultando em sintomas de deficiência de folato, mesmo quando essa vitamina está em níveis normais no organismo. Desse modo, quando há deficiência de vitamina B_{12}, ácido fólico ou ambos, estes não podem participar da síntese de DNA, o que acarreta uma rápida divisão das células eritrocitárias medulares comparada às outras células, formando-se células vermelhas grandes e imaturas. Portanto, na presença de anemia megaloblástica, é preciso identificar a causa, pois, se a deficiência de vitamina B_{12} for a causa da anemia, o estado anêmico continuará persistente se o indivíduo receber somente suplementação com o ácido fólico.

Outra consequência da deficiência de B_{12} são sintomas neurológicos que incluem dormência e formigamento de braços e pernas, dificuldade de caminhar, perda de memória, desorientação e demência. Apesar de esses efeitos neurológicos serem graduais, podem se tornar irreversíveis se persistirem a longo prazo. Sabe-se que a deficiência de vitamina B_{12} danifica a camada de mielina cranial e espinal e os nervos periféricos, mas ainda não se conhecem os processos bioquímicos envolvidos que ocasionam o dano neurológico.

Em dois estudos transversais brasileiros com mulheres gestantes e seus bebês, realizados em Sorocaba e em Jundiaí (SP), onde foram dosados os valores séricos da vitamina B_{12} nas mães e correlacionados com os valores dessa vitamina na veia placentária dos recém-nascidos, observou-se que mulheres com baixos níveis séricos de vitamina B_{12} são incapazes de prover quantidade necessária da vitamina para seus fetos.[62,63] As consequências clínicas da deficiência de cobalamina nos fetos incluem anormalidades neurológicas e a impossibilidade de utilização da homocisteína para transformação em metionina. Um estudo mais recente, com crianças residentes em um município da Amazônia Brasileira, observou prevalência geral de deficiência de vitamina B_{12} (concentração plasmática < 150 pmol/ℓ) de 4,2% (IC95%: 3 a 5,6%), com as maiores prevalências (13,6%) observadas entre os menores de 2 anos (IC95%: 8,8 a 19,7%). Nível socioeconômico e consumo de proteína de origem animal foram positivamente associados ao estado nutricional dessa vitamina.[64]

Quanto à dose inócua da vitamina B_{12}, não foi observado efeito tóxico a partir da ingestão de alimentos e suplementos em pessoas saudáveis, o que poderia ser explicado pela pequena porcentagem absorvida da vitamina em altas doses administradas oralmente. Por causa da baixa toxicidade da vitamina B_{12}, não há limite máximo tolerável de ingestão para a vitamina.

Avaliação do estado nutricional

A determinação da concentração sérica de cobalamina compreende um dos métodos mais utilizados para avaliação da existência de deficiência de vitamina B_{12}, considerando-se deficiente o indivíduo com valores de cobalamina inferiores a 150 mg/ℓ. Para avaliação precoce da deficiência, a dosagem de holotranscobalamina II (holo-TCII) é mais indicada. A análise de substratos das enzimas dependentes de cobalamina pode também ser realizada para avaliar a deficiência intracelular de cobalamina. Um desses metabólitos é o MMA, que pode ser dosado tanto no plasma quanto na urina, sendo considerado sensível à deficiência absoluta ou funcional de cobalamina (principalmente em idosos). Os níveis de MMA elevam-se apenas na deficiência de cobalamina, não se alterando na deficiência de folato. Outro metabólito dosado para avaliação do estado nutricional de vitamina B_{12} é a homocisteína plasmática. Entretanto, vários outros fatores podem ocasionar sua elevação (deficiência de vitamina

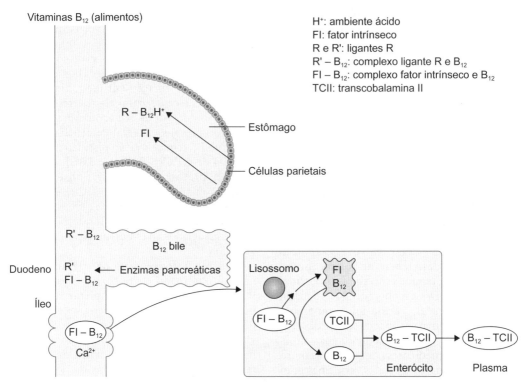

Figura 8.21 Metabolismo da vitamina B_{12}.

na (via S-adenosil-metionina sintetase). A metionina sintase é também responsável pela demetilação do THF plasmático quando atinge o ambiente intracelular (na reação de conversão da homocisteína em metionina), mantendo o folato nas células.

Já na forma adenosilcobalamina, a vitamina B_{12} se liga à enzima metilmalonil-CoA mutase, onde exerce função de cofator em reações que envolvem essa enzima, principalmente dentro das mitocôndrias. Vários compostos, entre eles aminoácidos como valina, isoleucina, metionina e treonina, assim como produtos de degradação do colesterol e cadeias de ácidos graxos, são metabolizados pela propionil-CoA ou metilmalonil semialdeído a metilmalonil-CoA. O metilmalonil-CoA, por sua vez, é convertido a succinil-CoA pela metilmalonil-CoA mutase. Essa reação química é importante para a produção de energia a partir de gorduras e proteínas dentro das mitocôndrias (reação denominada beta-oxidação). Além disso, o succinil-CoA é necessário para a síntese da Hb nos eritrócitos.

Deficiência e toxicidade

A causa mais comum de deficiência de vitamina B_{12} relaciona-se com defeitos em sua absorção, e menos com a ingestão dietética deficiente. Defeitos na absorção de B_{12} são mais comuns em indivíduos idosos em virtude da redução na produção do FI e da hipocloridria como consequência do envelhecimento.

Outras causas da deficiência de vitamina B_{12} incluem a ressecção cirúrgica de regiões do estômago (local de produção do FI) e intestino delgado (onde são encontrados os receptores FI-B_{12}). Condições como síndrome de má absorção e insuficiência pancreática também interferem na absorção da vitamina e podem ocasionar sua deficiência. Como a vitamina B_{12} é encontrada somente em produtos de origem animal, indivíduos vegetarianos restritos podem desenvolver a deficiência

Nos alimentos a vitamina B_{12} encontra-se ligada a proteínas haptocorrinas. No estômago, a vitamina B_{12} é liberada em razão do ambiente ácido sob ação proteolítica da pepsina. Após ser liberada das haptocorrinas, a B_{12} liga-se novamente às haptocorrinas da dieta ingerida. O complexo ligante R-B_{12} une-se ao FI. No intestino delgado, o complexo R-B_{12}-FI sofre ação das proteases pancreáticas, permanecendo ligado à vitamina B_{12} e ao FI. A absorção do complexo B_{12}-FI ocorre nos receptores localizados na porção distal do íleo, na presença de cálcio. Esses receptores reconhecem apenas o complexo B_{12}-FI, e não a vitamina B_{12} separadamente. Após reconhecimento pelos receptores ileais, o complexo B_{12}-FI é internalizado no enterócito por endocitose. Aos endossomos formados com o complexo B_{12}-FI, fundem-se os lisossomos, e a vitamina B_{12} é liberada para o citosol do enterócito. A vitamina B_{12} também pode ser absorvida por um processo de difusão pouco eficiente – menos de 1% da dose ingerida da vitamina é absorvida por esse processo.

Transporte

A vitamina B_{12} liberada no citosol dos enterócitos liga-se a uma glicoproteína denominada transcobalamina II (TCII), responsável pelo transporte da vitamina no organismo e em provê-la para os tecidos. A meia-vida do complexo TCII-B_{12} no plasma é de cerca de 6 min. O plasma contém outras duas glicoproteínas transportadoras da vitamina B_{12}: a transcobalamina I e III (TCI e TCIII), com taxas de renovação mais lentas. A vitamina B_{12} recém-absorvida encontra-se associada à TCII, enquanto 80% da vitamina B_{12} plasmática encontra-se associada à TCI.

Nos tecidos, há receptores que reconhecem o complexo TCII-B_{12}, que, após ser captado pelo processo de endocitose, é degradado por lisossomos, fornecendo vitamina B_{12} livre para utilização nos tecidos.

Reservas

Ao todo, o organismo armazena cerca de 2 a 3 mg de vitamina B_{12}. A maior parte encontra-se no fígado, principalmente na forma de deoxiadenosilcobalamina; uma parcela menor é encontrada no plasma, principalmente na forma metilcobalamina.

Excreção

A vitamina B_{12} é excretada via apoptose celular* no trato digestório, nos rins e na pele. A apoptose se dá lentamente, pois indivíduos que sofreram gastrectomia total levam cerca de 4 a 7 anos para desenvolver a deficiência de cobalamina. Aliada a essa taxa lenta de apoptose, há a produção de mais de 1 µg de vitamina B_{12} pelos receptores de B_{12}-FI localizados no íleo (circulação êntero-hepática), fatores que poderiam explicar a baixa frequência da deficiência da vitamina B_{12} em indivíduos sadios. Vegetarianos restritos que adotam uma dieta à base de frutas, cereais e vegetais, sem ingestão de alimentos de origem animal, apesar de apresentarem concentrações séricas reduzidas dessa vitamina, podem permanecer por décadas saudáveis, possivelmente graças à liberação de cobalamina pelos enterócitos após apoptose celular.[33]

A Figura 8.21 apresenta um esquema sobre o metabolismo da vitamina B_{12} no organismo.

Funções

As duas principais enzimas no organismo que necessitam da vitamina B_{12} como cofator são a metionina sintase e a metilmalonil-CoA mutase.

A vitamina B_{12} na sua forma metilcobalamina liga-se à enzima metionina sintase, onde exerce função de cofator em diversas reações. A metionina sintase participa da síntese de DNA e RNA da seguinte maneira: síntese do timidilato a partir de deoxiuridilato monofosfato, que produz uma das bases pirimídicas do DNA; formação do N^{10}-formiltetraidrofolato pentaglutamato, utilizado para inserção de carbonos no anel da purina ou produção de N^5-metiltetraidrofolato-glutamato necessário para a remetilação da homocisteína, produzindo homocisteína (via metionina sintase) e depois adenosilmetioni-

---

* Apoptose celular do grego *apoptosis*, de apo – "de, desde" – e *ptosis* – "queda" – significa morte celular.

Tabela 8.7 Conteúdo de folato (em equivalentes em folatos da dieta – EFD – em µg) em alguns alimentos.

Alimento	Medida caseira	Peso (g)	Conteúdo de EFD (µg)
Frango cozido	1 copo	145	545
Cereais fortificados	1 copo	30 a 35	200 a 400
Lentilha cozida	1 copo	198	358
Ervilha cozida	1 copo	172	358
Suco de laranja não diluído	6 unidades	213	330
Feijão cozido	1 copo	171	294
Grão-de-bico cozido	1 copo	164	282
Quiabo cozido	1 copo	184	269
Espinafre cozido	1 copo	180	263
Repolho cozido	1 copo	190	177
Fígado de frango	1 unidade	19,6	151
Brócolis cozido	1 copo	92	50
Alface	1 copo	30	40
Couve cozida	½ copo	65	5

A vitamina B_{12} (ou cobalamina) constitui parte de uma família de moléculas relacionadas denominadas corrinoides (termo usado para componentes que contêm um núcleo corrina em uma estrutura de anel tetrapirrólico). O centro do anel tetrapirrólico contém um íon de cobalto que pode estar ligado aos grupos metil, deoxiadenosil, hidróxi ou ciano (Figura 8.20). As formas hidróxi e ciano são encontradas naturalmente, enquanto as formas metil e deoxiadenosil o são nessa forma *in vivo*. A forma metil liga-se à metionina sintase, enquanto a forma adenosil liga-se à metilmalonil CoA mutase – as principais enzimas dependentes da vitamina B_{12} como cofator no organismo.

Metabolismo

As cobalaminas apresentam alta afinidade para proteínas denominadas glicoproteínas, que têm propriedades antigênicas similares e que ocorrem em todos os tecidos. Três dessas glicoproteínas são necessárias no metabolismo da vitamina B_{12}:

- O FI, produzido pelas células parietais do estômago, imprescindível para a absorção da vitamina B_{12}

- Os "ligantes R" (ou haptocorrinas)
- A transcobalamina II.

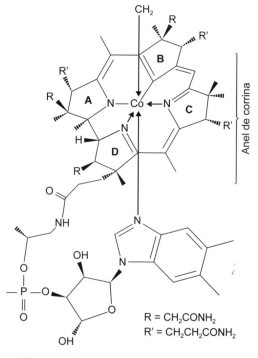

Figura 8.20 Estrutura química da vitamina B_{12}.

Parte 3 | Micronutrientes

Para aprender mais: proposta de exercício

O quadro a seguir apresenta a aquisição *per capita* de farinhas de trigo, milho e derivados, pela população brasileira, estimada pela Pesquisa de Orçamentos Familiares (POF) de 2008-2009. Supondo que a legislação brasileira está sendo cumprida no que concerne à adição de 150 µg de ácido fólico por 100 g de farinha, complete o quadro conforme o solicitado nos itens a, b e c, e responda aos itens d e e:

a) Quantidade estimada de ácido fólico, decorrente da fortificação, que um indivíduo médio ingeriria caso ele consumisse, por dia, todos esses itens fortificados.

b) Quantidade estimada de folato, naturalmente presente nos alimentos, que um indivíduo médio ingeriria caso ele consumisse, por dia, todos os itens listados.

c) Total estimado de folato supostamente ingerido.

d) Considerando-se que a biodisponibilidade do ácido fólico de suplementos/alimentos fortificados (85%) é 1,7 vez maior que a do folato dos alimentos (50%), calcule o Equivalente em Folatos da Dieta (EFD) para estimar a ingestão média recomendada (EAR).

e) Consulte a recomendação para mulheres em idade reprodutiva e responda: caso as mulheres brasileiras, de maneira geral, consumissem diariamente os itens listados no quadro, a fortificação estaria atingindo seu objetivo para esse público-alvo? Justifique sua resposta.

Respostas

Item alimentar	Aquisição diária (g) *per capita**	Conteúdo de ácido fólico/ folato (µg)/100 g	Consumo diário estimado de ácido fólico/folato (µg)
Fortificados			**a) 122,79**
Farinha de trigo (FT)	9,307	150	13,96
Creme de milho	0,559	150	0,84
Flocos de milho	1,677	150	2,52
Fubá de milho	6,310	150	9,47
Massas (70% FT)	12,973	105	13,62
Panificados (80% FT)	58,926	120	70,71
Bolos (50% FT)	2,438	75	1,83
Biscoitos (50% FT)	13,137	75	9,85
Fontes naturais			**b) 226,17**
Frango cozido	53,893	376	202,64
Fígado bovino cozido	1,063	253	2,69
Feijões cozidos	27,487	48	13,19
Beterraba crua	1,318	109	1,44
Brócolis cozido	1,215	108	1,31
Alface crespa	2,493	29	0,72
Couve-flor cozido	0,879	44	0,39
Laranja-pera	7,690	30	2,31
Couve cozida	1,495	93	1,39
Pepino com casca	1,304	7	0,09

*Para os alimentos cozidos, a quantidade adquirida *per capita* foi multiplicada pelo fator de cocção correspondente.

c) 122,79 µg (alimentos fortificados) + 226,17 µg (fontes naturais) = **348,96 µg**.

d) EFD = total folato + (1,7 × ácido fólico) = 226,17 + (1,7 × 122,79) = **434,92 µg EFD**.

e) Considerando-se os dados de aquisição média estimada de alimentos selecionados e a fortificação das farinhas de trigo e milho, a aquisição de EFD total alcançaria a recomendação para mulheres em idade reprodutiva (que é uma RDA de 400 µg/dia). É importante ressaltar que os cálculos deste exercício consideram aquisição alimentar diária estimada e, portanto, não devem ser generalizados.

principalmente para mulheres em idade reprodutiva.[33]

A RDA (1998) para adultos é de 400 µg de folato/dia.[5] Uma ingestão de 600 µg/dia é recomendada para gestantes (esse maior nível é necessário para minimizar os riscos de defeitos ao nascimento). A recomendação para mulheres em idade reprodutiva é de 400 µg de ácido fólico/dia, derivado de suplementos e/ou alimentos fortificados, além da sua ingestão normal de folato.[32,33] As ingestões de folato recomendadas para bebês se baseiam no conteúdo de folato do leite de mães bem nutridas.

A RDA de 1998 introduziu uma nova unidade de folato, o Equivalente em Folatos da Dieta (EFD): 1 µg de folato equivale a 1 µg de EFD. Em 2001, o Institute of Medicine dos EUA padronizou a estimativa de EFD considerando-se a biodisponibilidade do ácido fólico sintético consumido com alimentos (85%) e do folato natural presente nos alimentos (50%), gerando então o fator 1,7 (relação 85/50), a ser considerado para estimativa do EFD. Assim, em uma mistura de ácido fólico sintético com folato dos alimentos, a EFD pode ser calculada da seguinte maneira para estimar a ingestão média recomendada (EAR):[32]

µg de EFD = [µg de folato + (1,7 × µg de ácido fólico sintético)]

Sem a conversão para EFD, a ingestão pode parecer muito menor que a recomendação. Os rótulos de suplementos e alimentos enriquecidos informam apenas o folato em µg, não µg de EFD.

FONTES ALIMENTARES

O ácido fólico é amplamente distribuído na natureza, sendo encontrado praticamente em todos os alimentos naturais na forma de derivados reduzidos. Enzimas conjugases presentes em vegetais e tecidos dos mamíferos (incluindo o intestino) liberam pteroildiglutamatos e pteroilmonoglutamatos dos conjugados, tornando, assim, o folato disponível para ser absorvido.

As principais fontes de folato alimentar são vísceras, carnes, ovos, feijão e vegetais de folhas verdes, como espinafre, aspargo, repolho e brócolis. Bactérias intestinais também podem sintetizar o ácido fólico. A Tabela 8.7 traz alguns alimentos fontes de ácido fólico. No Brasil, a partir de 18 de junho de 2004, as farinhas de trigo e milho utilizadas em alimentos industrializados (massas, pães, salgadinhos e bolachas) passaram a ser enriquecidas com 150 µg de ácido fólico para cada 100 g do produto, de acordo com determinação da Agência Nacional de Vigilância Sanitária (Anvisa).

VITAMINA B$_{12}$

Histórico

No século 19, foi descrita uma anemia megaloblástica denominada "anemia perniciosa" em virtude de seu desfecho mortal. Minot e Murphy descreveram, em 1920, o primeiro tratamento efetivo da anemia, administrando fígado cru diariamente a portadores da doença, motivo pelo qual receberam o Prêmio Nobel de Medicina. Naquela época, sabia-se que o suco gástrico continha um fator [fator intrínseco (FI)] necessário para a utilização do componente dietético (fator extrínseco) necessário à prevenção da anemia perniciosa. Era necessário descobrir qual componente do fígado cru promovia a cura da anemia perniciosa. Por causa das similaridades da anemia provocada pela deficiência de vitamina B$_{12}$ e de ácido fólico, os pacientes foram tratados com ácido fólico até 1940. No entanto, a partir do isolamento da vitamina B$_{12}$ em 1948, foi possível identificar que a anemia perniciosa resultava da deficiência desse micronutriente (Prêmio Nobel de Química concedido a Hodgkin por sua participação na elucidação da estrutura química da B$_{12}$). Na identificação da estrutura química da vitamina B$_{12}$, constatou-se a presença do metal cobalto, conferindo a denominação "cobalamina".

Características químicas

A vitamina B$_{12}$ é uma substância cristalina de cor vermelha conferida pela ocorrência do cobalto em sua estrutura. Essa vitamina é destruída por ácido diluído, álcalis, luz e agentes redutores. Durante o cozimento, cerca de 70% da atividade da vitamina B$_{12}$ é retida.

Uso de fármacos

O metotrexato, um fármaco utilizado no tratamento da leucemia aguda e de alguns tumores sólidos, atua como um antifolato. É metabolizado intracelularmente a poliglutamato, e tanto o fármaco quanto seus metabólitos inibem a enzima di-hidrofolato redutase, responsável pela conversão do di-hidrofolato para THF, resultando em menor concentração de folato para as reações celulares. Fármacos anticonvulsivantes também podem causar a deficiência de folato. O mecanismo proposto inclui a absorção reduzida de folato, aumento no metabolismo de folato no fígado e atividades alteradas de algumas enzimas envolvidas na transferência de carbono.[48]

Toxicidade

Altas doses de ácido fólico (1 mg/dia) podem produzir resposta hematológica em pessoas com anemia megaloblástica causada por deficiência de vitamina B_{12}. Além de o folato não corrigir os sintomas neurológicos graves da deficiência de vitamina B_{12}, pode ocorrer uma exacerbação do desenvolvimento de defeitos neurológicos nesses indivíduos. Somente a vitamina B_{12} pode prevenir as complicações neurológicas com degeneração da medula espinal em pacientes com anemia perniciosa. Por esse motivo, megadoses com o ácido fólico devem ser evitadas.

Para prevenir os efeitos neurológicos irreversíveis da deficiência de vitamina B_{12}, o limite máximo de ingestão de ácido fólico (via suplementos e alimentos fortificados) deve ser de 1 mg/dia. Não há evidências de efeitos adversos no organismo com a ingestão de altas doses (acima de 1 mg/dia) do folato proveniente de fontes alimentares.[5]

Avaliação do estado nutricional

O método mais utilizado para avaliar o estado nutricional do folato é a determinação dos níveis sanguíneos. Na maioria das situações clínicas, essa avaliação é suficiente, uma vez que a redução sérica reflete a redução de folato no organismo.

A concentração sérica de folato correlaciona-se com a ingestão alimentar recente, e a eritrocitária está mais fortemente associada à concentração tissular. Portanto, quando esta última estiver baixa, pode ser indicativo de deficiência crônica desse nutriente e de depleção de suas reservas corporais. Após 28 dias de depleção alimentar, a concentração de folato eritrocitário pode ser reduzida em 15%, enquanto os níveis séricos em cerca de 60%.

Métodos menos comuns para avaliar o folato funcional são a excreção urinária de formiminoglutamato, um metabólito da histidina que se encontra aumentado em estados de deficiência, como também a supressão da incorporação de timidina no DNA pela deoxiuridina. No entanto, a deficiência de vitamina B_{12} pode dificultar esse teste, uma vez que ela interfere no metabolismo normal de folato.

A avaliação do aumento de reticulócitos em resposta à administração de folato também pode ser um indicador útil de avaliação do estado de folato. Suplementos de ácido fólico podem produzir aumento no pico de reticulócitos de 0 para 5 a 10% de circulação das células vermelhas na maioria dos pacientes com deficiência de folato, no período de 5 a 10 dias após o tratamento.

Pelo fato de o metabolismo da homocisteína estar intimamente ligado ao estado de folato e por sua deficiência estar associada à hiper-homocisteinemia, a homocisteinemia pode ser um indicador do estado funcional de folato. A concentração total de homocisteína plasmática é aproximadamente 10 µmol/ℓ. A hiper-homocisteinemia pode ser classificada em grave quando as concentrações plasmáticas estiverem acima de 100 µmol/ℓ, intermediária quando estiverem entre 30 e 100 µmol/ℓ, moderada entre 15 e 30 µmol/ℓ e os valores de referência entre 5 e 15 µmol/ℓ, com uma média de 10 µmol/ℓ.

Necessidades e recomendações nutricionais

As recomendações nutricionais de 1998 para folato se basearam na adequação das concentrações de folato nas células vermelhas do sangue em diferentes níveis de ingestão de folato. A OMS recomenda uma densidade de 150 a 200 µg de folato por 1.000 kcal como suficiente para a prevenção da carência do nutriente em todos os membros da família,

Sua necessidade aumenta em virtude do maior estímulo da eritropoese materna, da expansão do volume sanguíneo, do aumento da excreção de folato urinário e da menor ingestão naqueles casos em que a mãe tem problemas digestivos no início da gestação.

Estudos têm mostrado que a suplementação de ácido fólico dos 3 meses antes da concepção até a 12ª semana da gestação pode prevenir a DTN no feto. A razão para a administração antes da gestação reside no fato de o tubo neural se formar entre o 25º e o 27º dia de gravidez, período em que a maioria das mulheres não sabe que está grávida.[57]

Complicações no recém-nascido

As reservas de folato são reduzidas ao nascimento e rapidamente depletadas pelo fato de o recém-nascido estar em fase de rápido crescimento. Na criança prematura, as necessidades são ainda mais elevadas por causa de sua escassa reserva hepática, formada no 2º trimestre da gestação. No lactente, a deficiência de ácido fólico pode ocasionar retardo de crescimento, alterações funcionais e histológicas do intestino delgado, retardo na maturação cerebral e aumento de infecções.[58]

A concentração de ácido fólico do leite materno depende do estado de folato da mulher e da duração da lactação. Comparado com o colostro, o leite maduro tem maior concentração e há evidências de que o folato do leite humano se encontra em maior proporção como monoglutamato.

Hiper-homocisteinemia

Outra consequência da deficiência de folato é o aumento da concentração de homocisteína plasmática, uma vez que o folato é essencial para a metilação da homocisteína necessária à síntese de metionina. A hiper-homocisteinemia pode ter ação aterogênica e trombogênica e tem sido sugerida como importante fator na gênese da doença cardiovascular.[59] O mecanismo exato envolvido nos eventos cardiovasculares não foi ainda identificado, mas anormalidades plaquetárias, estímulo de coagulação ou inibição de fibrinólise, oxidação da LDL e disfunção endotelial têm sido demonstrados em modelos experimentais.

Existe um polimorfismo ou variação no gene da enzima metiltetraidrofolato redutase (MTHFR), conhecido como polimorfismo C677T MTHFR, que resulta em uma enzima menos estável distinguível da enzima normal por sua menor atividade específica e menor sensibilidade ao calor (termolabilidade). A transição C para T na posição 677 dentro do gene *MTHFR* leva à substituição de uma alanina por uma valina na proteína MTHFR e reduz a atividade da enzima. Na população em geral, há maior frequência do genótipo mutante homozigoto (genótipo *TT*), que se associa com a hiper-homocisteinemia.[60] Essa mutação, herdada de forma autossômica recessiva, afeta ao redor de 5% da população geral e cerca de 17% dos pacientes com cardiomiopatia isquêmica.

Câncer

Estudos epidemiológicos sugerem que a deficiência de folato está associada ao maior risco de certos tipos de câncer, incluindo o câncer de cólon. A relação do folato com a metilação e a reparação do DNA e a expressão de oncogenes têm proporcionado bases para a formulação de hipóteses que relacionam o metabolismo do folato com o risco e a prevenção do câncer. Modelos animais demonstraram que a deficiência do grupo metil induz lesões pré-neoplásicas ou neoplásicas no fígado, sugerindo que a metilação do DNA por doadores do grupo metil é importante na prevenção do câncer. Outros estudos relataram que a deficiência de folato potencializa o dano genético para carcinógenos, possivelmente pela limitação do reparo no DNA.

Doença de Alzheimer e defeitos cognitivos

Wang et al.[61] observaram que sujeitos idosos com baixos níveis de vitamina B_{12} ou folato apresentavam maior risco de desenvolver a doença de Alzheimer (risco relativo [RR]; intervalo de 95% de confiança [IC] = 2,1; 1,2-3,45). Baixos níveis séricos de folato (deficiência considerada para valores inferiores ou iguais a 12 nmol/ℓ) têm sido relatados na doença de Alzheimer e também em outros tipos de demência.

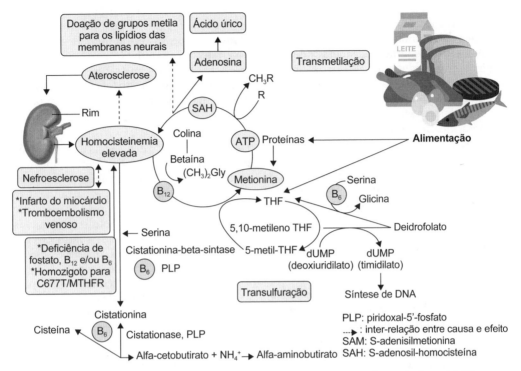

Figura 8.19 Causas e consequências da hiper-homocisteinemia e sua inter-relação metabólica.

definidos como malformações do sistema nervoso central causadas por desenvolvimento alterado em etapas precoces da embriogênese, durante a 3ª ou 4ª semana de gestação.[56]

Durante a gestação, os níveis sanguíneos maternos de folato (eritrocitário e plasmático) diminuem, talvez como consequência da expansão do volume sanguíneo e do aumento da excreção urinária de folato sem alteração compensatória na absorção de folato. A magnitude das reservas de folato fetais é totalmente independente das reservas maternas, com o feto servindo-se prioritariamente em detrimento do organismo materno ("efeito aspirador de folato"). A placenta é rica em proteínas captadoras de folato, que podem atuar como receptores da membrana nessa captação, entretanto o mecanismo placentário de transporte ainda é desconhecido. Como no início da gestação a placenta ainda não está formada, não existe mecanismo de proteção do embrião para as deficiências da circulação materna, portanto o estado nutricional e as reservas nutricionais da mãe são vitais nesse período.

A forma mais grave e letal de DTN é a anencefalia. Outro tipo é a espinha bífida, que se relaciona com casos moderados a graves, associando-se a paralisias dos membros inferiores, incontinência urinária e fecal, limitações físicas e retardo mental, que ocorrem em aproximadamente 30% dos casos.[54,56]

A incidência mundial de DTN varia de 1/1.000 até 8/1.000 nascidos vivos em regiões de altas prevalências.[56] Os DTN são um problema de saúde pública no México, onde ocupam o segundo lugar em incidência, com uma taxa de 36/10.000, precedido somente pela China.[57] Os defeitos de nascimentos ocorrem em 2,9% de todos os nascidos vivos e lideram a causa de morte entre crianças nos EUA. No Brasil, em 1998, que a incidência de DTN foi estimada em 1,6/1.000 nascidos vivos.[58]

A participação do ácido fólico no processo de DTN vem sendo discutida desde 1965.

formação da cistationina pela ação da piridoxal-5' fosfatase dependente da CBS em presença da vitamina B_6.

A metilação da homocisteína independente de folato e vitamina B_{12} ocorre no fígado e se faz pela conversão da betaína (derivado da colina), catalisada pela betaína-homocisteína metiltransferase. Dessa maneira, em estados de deficiência de folato e/ou vitamina B_{12}, a rota alternativa de metilação da homocisteína mantém as concentrações necessárias de metionina para a síntese de SAM, que, por sua vez, também regula a remetilação hepática da homocisteína pela inibição da betaína-homocisteína metiltransferase.

O folato também é necessário para a conversão de histidina em ácido glutâmico e para a formação de células sanguíneas.

A maior parte do metabolismo do folato se dá no citosol (síntese de metionina, timidilato e purina), porém uma parte indispensável ocorre na mitocôndria, o que tem um papel importante no metabolismo da glicina e no provimento de unidades de carbono para seu aproveitamento citosólico.

INTERAÇÕES DO FOLATO COM AS VITAMINAS DO COMPLEXO B

A vitamina B_6 atua como cofator na reação que converte irreversivelmente homocisteína (condensada com a serina) em cistationina catalisada pela enzima CBS. A cistationina, por sua vez, hidrolisa a cisteína a alfacetobutirato catalisada pela cistationase. A reação de hidrólise da cistationina também envolve o PLP, enzima dependente da cistationase, reconhecidamente sensível à depleção da vitamina B_6. A vitamina B_{12} atua como cofator convertendo a homocisteína a metionina pela ação da enzima metionina sintase. O folato, na forma de 5-metil-THF, doa o grupo metil nessa reação. A homocisteína é um aminoácido sulfurado e um subproduto do metabolismo da metionina, e sua concentração circulante depende dos níveis de folato e vitamina B_6.[49-51] A riboflavina (B_2) atua como cofator na reação de restauração do folato.[52]

Desse modo, a interação entre o folato e as vitaminas do complexo B está intimamente ligada ao metabolismo da homocisteína, que pode ser regulado pelo folato tecidual e pelos níveis de SAM (um inibidor da metilenotetraidrofolato redutase).

A Figura 8.19 ilustra as inter-relações metabólicas entre o ácido fólico, a homocisteína e as outras vitaminas do complexo B.

Deficiência

De maneira geral, a deficiência de folato pode decorrer de seis categorias básicas: ingestão inadequada (perda no cozimento excessivo dos alimentos, desnutrição e baixa ingestão de alimentos fontes); absorção inadequada (diarreias crônicas); utilização inadequada (antagonistas do ácido fólico e fármacos anticonvulsivantes); aumento das necessidades (alcoolismo, prematuridade, gravidez, lactação e períodos de intenso crescimento – infância e adolescência); aumento da destruição (anemias hemolíticas); e aumento da excreção.

Anemia megaloblástica

As células vermelhas da medula óssea estão mais vulneráveis à deficiência de folato em virtude da rápida divisão dessas células, que é maior em comparação aos demais compartimentos corporais. Quando o suprimento de folato é inadequado, a velocidade de multiplicação dos eritrócitos prejudica-se, resultando em divisão anormal e menor número de células, mas com tamanho aumentado (células imaturas) – daí a denominação anemia megaloblástica ou macrocítica.

Complicações na gravidez

A deficiência de folato na gravidez pode estar associada a um aumento na prevalência de uma variedade de condições obstétricas, como deslocamento de placenta, nascimento precoce, morte neonatal, baixo peso ao nascer, prematuridade, toxemia, hemorragia pós-parto, atraso de maturação do sistema nervoso, anemia megaloblástica e malformação fetal.[53] Complicações circulatórias envolvendo perda de 500 μg/dia de folato também são relatadas.

Os defeitos de tubo neural (DTN), como a anencefalia e a espinha bífida, estão entre os defeitos congênitos mais comuns.[54,55] São

Excreção

O folato é excretado na urina e na bile em formas metabolicamente ativas e inativas, e de 100 µg de folato biologicamente ativo são excretados na bile diariamente. Parte do folato secretado na bile pode ser reabsorvido no intestino pela circulação êntero-hepática.

A Figura 8.18 resume as etapas do metabolismo do folato no organismo humano.

Biodisponibilidade

Os folatos apresentam-se naturalmente na alimentação na forma de poliglutamatos, enquanto o ácido fólico é encontrado na forma de monoglutamato sintético e/ou ácido pteroilglutâmico.

A biodisponibilidade dos folatos monoglutamatos ingeridos é maior que a dos folatos poliglutamatos, uma vez que sua absorção é dependente de hidrólise prévia pelo organismo.

A forma sintética de ácido fólico (forma oxidada) é mais estável e com maior biodisponibilidade que os folatos naturais. A biodisponibilidade de suplementos de ácido fólico sob condições de jejum é próxima a 100%.[48]

A biodisponibilidade do folato da dieta é menor que 50% e pode ser significativamente ainda menor, uma vez que estudos recentes sugerem que os métodos comumente utilizados para análise do folato em alimentos podem subestimar o seu conteúdo real. Além disso, as formas reduzidas de folato são menos estáveis que o ácido fólico, o que pode refletir em maiores perdas do folato durante o preparo dos alimentos, principalmente no aquecimento e sob condições oxidativas.

Funções

As formas coenzimáticas de folato atuam como aceptoras e doadoras de unidades de carbono em reações críticas para o metabolismo de ácidos nucleicos e aminoácidos.

Na biossíntese dos ácidos nucleicos, as coenzimas ligadas ao folato atuam na transferência de unidades de carbono para metionina e serina, substâncias precursoras do DNA e RNA.[48,49] O THF transfere os grupos formila, hidroximetila ou metila entre substâncias diferentes, exercendo papel preponderante na síntese de purinas (guanina e adenina) e pirimidinas (timina, citosina e uridina). Além da síntese de substâncias precursoras do DNA e RNA, as coenzimas de folato são necessárias para a síntese de metionina, que, por sua vez, é necessária à síntese da S-adenosilmetionina (SAM, do inglês *S-adenosylmethionine*). O SAM é um grupo metil (de uma unidade de carbono) envolvido em reações biológicas de metilação, incluindo a metilação em locais específicos do DNA e RNA.

No metabolismo dos aminoácidos, as coenzimas de folato são necessárias para a síntese da metionina a partir da homocisteína, que é também dependente da vitamina B_{12} como cofator. Na reação de conversão da metionina em homocisteína, ocorre a dimetilação da SAM para S-adenosil-homocistena (SAH), resultante da ativação da metionina pelo ATP, com a metilação de um aceptor R (radical) a RCH_3. O SAH é hidrolisado a homocisteína e adenosina pela ação da enzima S-adenosil-homocisteína hidrolase. As demais reações envolvidas no metabolismo da homocisteína, inclusive a própria ativação da metionina, são ainda acompanhadas da metilação do DNA, do RNA, de numerosos neurotransmissores e de reações que permitem a síntese de creatina e fosfatidilcolina. A serina é condensada a homocisteína para

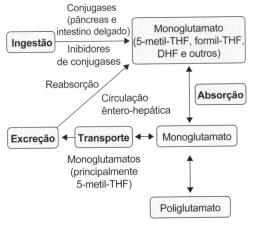

Figura 8.18 Resumo das etapas do metabolismo do ácido fólico no organismo humano.

nato de sódio. O ácido fólico é destruído a um pH abaixo de 4, sendo relativamente estável a um pH igual ou superior a 5 durante 1 h, a 100°C. A molécula normalmente se fragmenta em pteridina e para-aminobenzoil glutamato.

Metabolismo

As reservas normais de folato no organismo variam de 5 a 10 mg, dos quais aproximadamente metade está no fígado, principalmente na forma de poliglutamato. É provável que a circulação êntero-hepática, que transporta cerca de 0,1 mg de folato diariamente, contribua para a manutenção dos níveis séricos de folato. O fígado pode manter os níveis séricos próximos de 4 µg/ℓ durante 1 mês em caso de carência de oferta da vitamina.

No plasma, o folato está distribuído em três frações: o folato livre, o ligado aos transportadores de baixa afinidade e o ligado aos transportadores de alta afinidade.

Absorção

A absorção do folato da dieta em seres humanos ocorre no intestino delgado, principalmente no duodeno e no jejuno.[48] Antes de serem absorvidos, os poliglutamatos (forma presente nos alimentos) sofrem desconjugação para monoglutamatos pelas enzimas conjugases (do pâncreas e do intestino delgado), por meio de um processo ativo saturável dependente de pH e de sódio. Um pequeno percentual, mas relativamente fixo, do folato ingerido é absorvido por difusão passiva após a sua desconjugação.

Para a absorção do ácido fólico em concentrações fisiológicas, este deve ser convertido no lúmen intestinal e nos enterócitos a formas reduzidas, posteriormente metiladas.

Em altas concentrações, o ácido fólico pode atravessar diretamente a parede dos enterócitos sem tais modificações.

Transporte

Após a absorção do folato pela circulação portal, principalmente na forma de monoglutamatos, parte pode ser metabolizada a derivados de poliglutamato e armazenada no fígado, e parte ser lançada à circulação. No plasma, os folatos conseguem circular livremente ou ligados a proteínas tanto de baixa afinidade e especificidade (como a albumina) quanto de alta afinidade ao folato sérico. As proteínas de baixa afinidade têm um maior potencial de ligação que a quantidade de folato presente no plasma; no entanto, essa afinidade pelo folato é uma constante, independentemente de sua concentração no soro (apenas 50% de saturação). Em razão da baixa concentração das proteínas de alta afinidade pelo folato no plasma, esses carreadores trazem menos de 5% do folato sérico. Por meio das proteínas de alta e baixa afinidade, o folato é conduzido do local de absorção para as células da medula óssea, os reticulócitos, o fígado, o fluido cerebrospinal e as células tubulares renais contra um gradiente de concentração, sugerindo que esse transporte seja ativo.

Reservas

O principal órgão de reserva do folato é o fígado, na forma de derivados de poliglutamatos, que são polímeros de monoglutamatos. Assim, para que os folatos sejam usados pelas células, é necessária a hidrólise prévia da reserva de folato hepático por meio da ação das enzimas poliglutamato conjugase e poliglutamato sintetase, respectivamente.

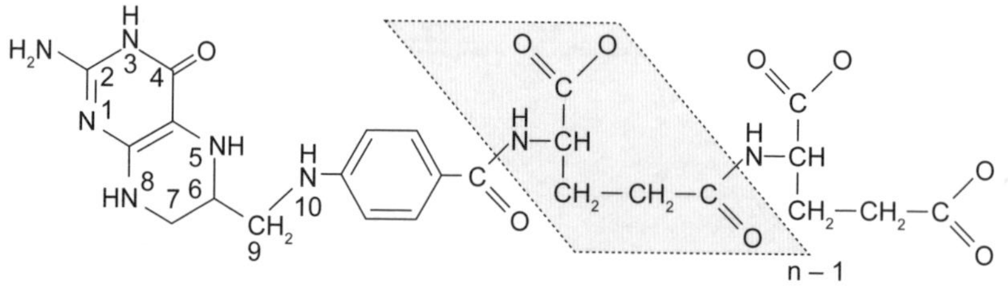

Figura 8.17 Estrutura química do tetraidrofolato (THF).

Há estimativas de consumo de biotina na dieta em torno de 50 a 100 µg/dia de biotina na população europeia adulta e de 30 a 100 µg/dia em adultos norte-americanos.[35,36]

Fontes alimentares

As principais fontes alimentares são gema de ovo, fígado, rim e soja. A couve-flor e o espinafre também representam boas fontes, enquanto as frutas e as carnes são fontes pobres. A maior parte da biotina nas carnes e nos cereais está ligada ao aminoácido lisina, formando o complexo biocitina.

A biodisponibilidade da biotina nos alimentos varia bastante, mas, em geral, está em torno de 50%; no milho, a biodisponibilidade é próxima de 100%, enquanto no trigo é de apenas 5%.[36]

ÁCIDO FÓLICO (B$_9$)

Histórico

O ácido fólico foi descrito inicialmente como o "fator hidrossolúvel de Wills" ou vitamina B$_9$, encontrado em um preparado de leveduras em 1931. Em 1937, Wills *et al.* descreveram uma anemia macrocítica em mulheres hindus, associada à gravidez, que respondeu à terapia com uma preparação comercial de leveduras. Essa substância foi também observada em extrato de fígado cru não purificado utilizado no tratamento da anemia macrocítica previamente induzida em macacos. A síntese e a identificação da estrutura química do ácido fólico foram realizadas em 1946. O termo "fólico", que deriva do latim *folium* (folha), foi inicialmente utilizado por Mitchell *et al.* em 1941 pelo fato de os pesquisadores terem encontrado esse material em folhas de espinafre.

Características químicas

Os termos "folato" e "ácido fólico" são sinônimos utilizados para pteroilglutamato e ácido pteroilglutâmico, respectivamente. O nome folato pode também ser utilizado genericamente para designar algum membro da família dos pteroilglutamatos. O ácido fólico, a forma mais estável da vitamina, é encontrado em suplementos vitamínicos e alimentos fortificados. Os folatos, por sua vez, são encontrados naturalmente nos alimentos e em formas metabolicamente ativas no organismo.

O ácido pteroilglutâmico (ácido fólico) ou PteGlu é um composto heterocíclico no qual o ácido pteroico (por meio de seu núcleo pteridina) se apresenta conjugado a resíduos de ácido L-glutâmico e uma molécula de ácido para-aminobenzoico (Figura 8.16).

O ácido pteroilglutâmico é um composto oxidado, mas nos alimentos e no organismo humano apresenta-se na forma reduzida. Com exceção do 7,8-di-hidrofolato, todos os folatos reduzidos estão na forma de 5,6,7,8-THF ou H$_4$PteGlu$_n$ (Figura 8.17). O número de resíduos do glutamato na molécula do THF pode variar de 1 a 7, chegando até a 11, no qual cada resíduo de glutamato se liga a outro resíduo por meio de uma ligação peptídica.

O ácido fólico cristalino é amarelo e apresenta um peso molecular de 441,4 g/mol. Essa vitamina livre é insolúvel em água fria, mas solúvel em soluções de sal dissódicas (1,5 g/100 mℓ). Soluções injetáveis da vitamina são preparadas em solução isotônica de bicarbo-

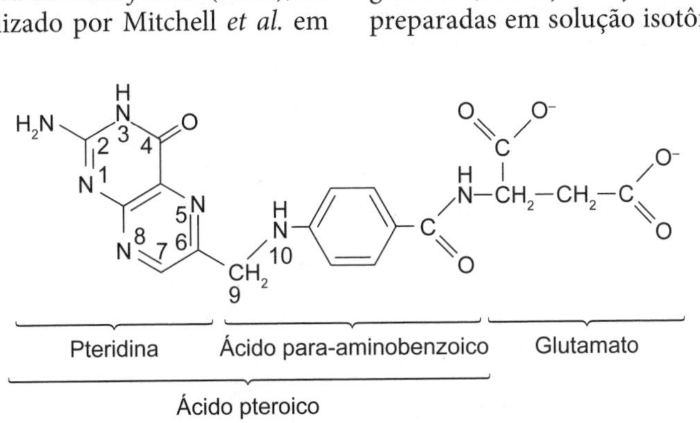

Figura 8.16 Estrutura química do ácido fólico.

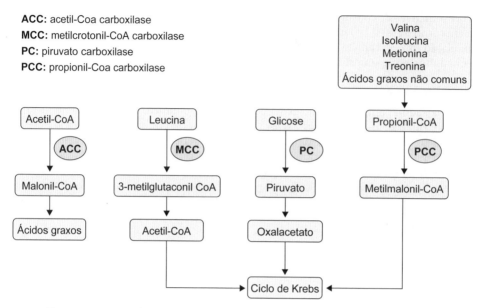

Figura 8.15 Função das carboxilases dependentes de biotina no metabolismo humano.

te no 1º trimestre, possivelmente em virtude do catabolismo acelerado pelos esteroides. A deficiência da vitamina nessa fase causa aumento da concentração de ácidos graxos com 15 e 17 carbonos, resultando em uma anormalidade na composição dos ácidos graxos, que pode ser teratogênica. Verificam-se alta mortalidade dos embriões de galinhas e perus e malformações fetais em camundongos submetidos a dieta deficiente em biotina.[43]

Toxicidade

Não são conhecidos casos de toxicidade em seres humanos e não estão estabelecidas as quantidades máximas toleráveis de ingestão.

Avaliação nutricional

A concentração de biotina no sangue total, no plasma e na urina pode ser utilizada como indicador do estado nutricional; a excreção urinária parece ser um indicador melhor, pois reflete a ingestão da vitamina.

A excreção urinária no período de 24 h para indivíduos saudáveis varia de 20 a 65 nmol; abaixo disso, considera-se que o indivíduo se encontra deficiente em biotina.[44] A concentração plasmática em indivíduos sadios varia de 0,49 a 1,33 nmol/ℓ, mas não há uma boa relação entre esse indicador e o estado nutricional.[45,46] No entanto, a administração de glicocorticosteroides eleva a excreção urinária de biotina em ratos, podendo levar a erros de interpretação dos resultados em seres humanos.[36]

A quantidade de biotina excretada na urina e nas fezes é maior que a da ingestão alimentar, sugerindo que há uma síntese importante de biotina pela flora intestinal. No entanto, não há aproveitamento dessa produção pelo organismo.[35]

A concentração de biotina no leite humano é de cerca de 10 nmol/ℓ até os primeiros 10 dias pós-parto e chega a 30 nmol/ℓ após esse período.[47]

Todas essas medidas são de difícil interpretação, por conta da presença de biotina ligada às proteínas e de seus metabólitos.[35]

Necessidades e recomendações nutricionais

Apesar de se conhecer a importância da biotina para o organismo humano, apenas estão estabelecidas as quantidades sugeridas como adequadas.

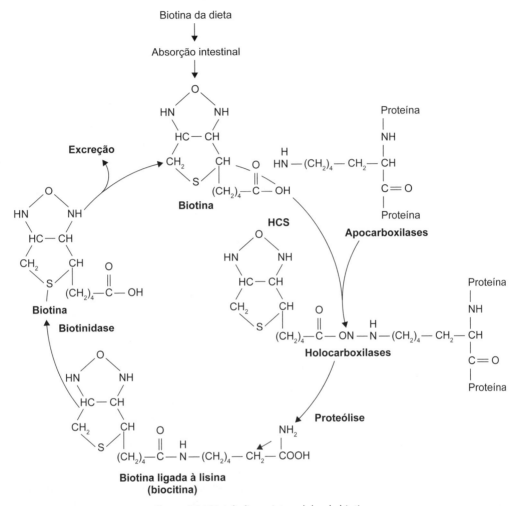

Figura 8.14 Metabolismo intracelular da biotina.

de doses farmacológicas de biotina de 5 a 20 mg/dia.[37] A atividade da biotinidase nessas crianças varia de 0 a 30% da atividade média normal. O tratamento deve ser iniciado imediatamente, caso contrário, a criança pode entrar em coma e falecer.

Estima-se que a incidência da deficiência de biotinidase no mundo seja de 1:60.000.[41] No Brasil, foi realizado um estudo entre os anos de 1995 e 1999 que acompanhou 225.136 recém-nascidos (de 2 a 30 dias de vida). No total, 21 recém-nascidos apresentaram baixa atividade sérica da enzima; destes, três tinham deficiência grave (menos de 10% da atividade normal), 10 apresentavam deficiência parcial (de 10 a 30%), um era homozigoto, quatro eram heterozigotos e três eram normais. Com base nesses resultados, estima-se que a incidência no Brasil seja de 1:9.000, justificando a adoção da triagem neonatal como rotina dos serviços de saúde nacionais, da mesma maneira como realizada em países como Austrália, Áustria, Canadá, Itália, Japão, México, Nova Zelândia, Escócia, Espanha, Suíça, EUA, Alemanha, entre outros.[41,42]

Uma questão que tem causado preocupação refere-se à diminuição da concentração de biotina durante a gestação, principalmen-

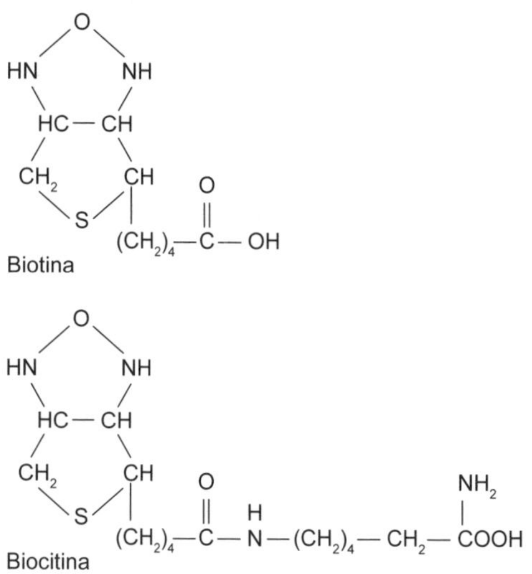

Figura 8.13 Estrutura química da biotina e da biocitina.

absorção da biocitina é ineficiente. A absorção da biotina livre é maior no jejuno, diminui à medida que avança para o íleo e ocorre de forma ativa, dependente de sódio.[36,37] Há síntese de biotina pela flora intestinal, mas essa biotina endógena não está disponível para absorção, pois permanece ligada dentro das bactérias, e a síntese acontece longe do local de absorção da vitamina.[35]

No interior das células, a biotina liga-se às apocarboxilases por ação da holocarboxilase sintetase (HCS) formando um *pool* intracelular de holocarboxilase, que é bem maior que aquele de biotina livre.[36,37] A quantidade de biotina livre na célula é regulada por um balanço entre a captação e a liberação celular, bem como pela reciclagem da biotina ligada às proteínas.[36] A holocarboxilase sofre proteólise e a biocitina é degradada pela biotinidase citoplasmática; a biotina livre é então liberada para novas reações de carboxilação.[37]

Aproximadamente 50% da biotina ingerida é excretada na urina; quando administrada via intravenosa, 41% é excretada na urina.[38] A Figura 8.14 mostra o metabolismo intracelular da biotina.

Funções

A biotina funciona como cofator no metabolismo intermediário das reações de carboxilação.

Já foram identificadas pelo menos quatro enzimas nas quais a biotina atua como cofator – acetil-CoA carboxilase, piruvato carboxilase, propionil-CoA carboxilase e metilcrotonil-CoA carboxilase –, envolvidas no alongamento dos ácidos graxos, na gliconeogênese e no catabolismo de diversos aminoácidos e de ácidos graxos não comuns, isto é, que contêm 15 ou 17 átomos de carbono.[35]

A Figura 8.15 mostra a função das enzimas dependentes de biotina no metabolismo humano.

Deficiência

A deficiência de biotina é muito rara, mas pode ocorrer em casos de consumo prolongado e excessivo de clara de ovo crua, em indivíduos submetidos à nutrição parenteral total por longo tempo, em pacientes epilépticos tratados com fármacos anticonvulsivantes, no alcoolismo crônico e por desnutrição energético-proteica grave.[35,36,39,40] Na placenta humana, há competição no processo de absorção mediada pelo sódio entre a biotina e o ácido pantotênico, o que pode resultar na deficiência dessas vitaminas.

Um dos mais importantes resultados da deficiência de biotina é a síntese diminuída de piruvato carboxilase, enzima-chave no processo de gliconeogênese e no suprimento de quantidades adequadas de acetoacetato para o ciclo de Krebs, gerando hipoglicemia em jejum e cetose. Há algumas evidências de que a deficiência de biotina pode ser um fator importante na síndrome da morte súbita na infância, pois um estudo mostrou que a concentração da vitamina no fígado dessas crianças foi 25% mais baixa do que nas demais crianças.[22]

A diminuição da atividade da biotinidase impede a liberação da biotina contida nos alimentos e nas carboxilases, resultando na deficiência secundária da vitamina. A deficiência da biotinidase é uma alteração hereditária autossômica recessiva. Crianças com deficiência de biotinidase podem apresentar danos neurológicos, alopecia, retardo de desenvolvimento, acidúria, convulsão, erupções na pele e problemas respiratórios, sinais que aparecem geralmente a partir da 2ª semana de vida e possivelmente revertidos com o uso

dia. Para adultos acima de 50 anos, a recomendação é de 1,5 mg/dia para as mulheres e de 1,7 mg/dia para os homens. A ingestão adequada para crianças de até 1 ano de idade baseou-se no conteúdo de vitamina B_6 no leite de mães bem nutridas. Uma vez que a vitamina B_6 é cofator para várias reações do metabolismo dos aminoácidos, é provável que as necessidades dessa vitamina aumentem quando da alta ingestão proteica. No entanto, até o presente momento, os estudos sobre a relação entre ingestão proteica e necessidade de vitamina B_6 não são consistentes para fundamentar recomendações nutricionais baseadas nos níveis de ingestão proteica.[32]

A recomendação de vitamina B_6 para a população geral preconizada pela OMS é de 0,6 a 1 mg por 1.000 kcal ingeridas.[33]

Fontes alimentares

O fato de não se encontrar a vitamina B_6 ligada a glicosídios em produtos animais sugere que não tenha função biológica. Nas plantas, vitamina B_6 ligada a glicosídios pode ser uma forma de armazenamento. Batatas, espinafres, feijões e outras leguminosas são ricos em vitamina B_6 na forma ligada a glicosídios. Em geral, alimentos de origem vegetal contêm principalmente PN, enquanto produtos animais têm maior conteúdo de PL e PM (principalmente nas formas fosforiladas).

Boas fontes de vitamina B_6 incluem levedo, gérmen de trigo, carne de porco, fígado, cereais integrais, leguminosas, batatas, banana e aveia. A Tabela 8.6 aponta o conteúdo de vitamina B_6 em algumas fontes alimentares.

BIOTINA (B_7)

Entre 1920 e 1930, verificou-se que ratos alimentados com uma dieta rica em clara de ovo crua apresentavam dermatite, alopecia e anormalidades neurológicas, mas que esses sinais poderiam ser evitados por um "fator protetor X" encontrado na batata, no levedo, na gema de ovo, no leite e no fígado. A esse "fator protetor X" foi dado o nome de vitamina H, posteriormente chamada de biotina.[34]

A substância encontrada na clara do ovo responsável pelos sintomas mencionados é a avidina, uma glicoproteína que se liga fortemente à biotina, impedindo sua absorção.[34] A estrutura química da biotina foi determinada em 1942 e sintetizada após 1 ano.

Características químicas

A biotina é uma vitamina hidrossolúvel, com três carbonos assimétricos e oito isômeros. Apenas a forma d-biotina ocorre na natureza e é enzimaticamente ativa (Figura 8.13).[35]

Metabolismo

A biotina é sintetizada apenas pelos microrganismos e pelos vegetais. É largamente encontrada nos alimentos, mas em baixas concentrações, na forma livre ou ligada a proteínas – especificamente ao aminoácido lisina. As proteases do suco pancreático quebram a ligação da biotina com a proteína, liberando o complexo biotina-lisina, chamado de biocitina.[36]

A biotinidase, enzima liberada pelo pâncreas e pela mucosa intestinal, quebra a ligação da biotina com a lisina, uma vez que a

Tabela 8.6 Conteúdo de vitamina B_6 em alguns alimentos.

Alimento	Porção	Peso (g)	B_6 (mg)
Carnes e derivados	1 bife médio	85	1,216
Grão-de-bico	1 copo	240	1,135
Extrato de tomate	1 copo	262	0,996
Atum (fresco, cozido, seco)	1 filé médio	85	0,882
Banana (crua)	1 unidade	150	0,867
Nozes, castanhas	1 copo	143	0,711
Batata	1 unidade	202	0,628

O PLP liga-se covalentemente a enzimas e proteínas a partir de sua base "Schiff" com o grupo alfa-amino da lisina. O PLP serve como coenzima de cerca de 100 reações enzimáticas no organismo, incluindo enzimas envolvidas no metabolismo dos aminoácidos, como transaminases, decarboxilases, aldolases e deidratases.

Para a produção da glicose via gliconeogênese, são importantes a atuação do PLP em reações de transaminação e a ação na enzima glicogênio fosforilase. No metabolismo dos lipídios, o PLP atua como cofator para a enzima serina palmitoil transferase envolvida na síntese dos esfingolipídios. A ação desta e de outras enzimas dependentes de PLP na síntese de fosfolipídios poderiam explicar as alterações nos níveis de ácidos linoleico e araquidônico nos fosfolipídios de animais deficientes em vitamina B_6.

O PLP atua também como coenzima para as transaminases nos eritrócitos. Tanto o PLP quanto o PL ligam-se à Hb: o PL liga-se à cadeia alfa da Hb e aumenta sua afinidade pelo oxigênio; o PLP liga-se à cadeia beta, reduzindo a afinidade da Hb pelo oxigênio.

No sistema nervoso, o PLP participa de numerosas reações enzimáticas que resultam na formação de neurotransmissores: serotonina, taurina, dopamina, norepinefrina, histamina e ácido gama-aminobutírico. Lactantes e adultos alimentados com dietas com baixo conteúdo de vitamina B_6 têm apresentado registros eletrencefalográficos anormais e convulsões.

Deficiência e toxicidade

Na deficiência de vitamina B_6, os sinais clínicos surgem em estágios mais avançados e incluem: anemia microcítica, estomatite, queilose, glossite, irritabilidade, depressão, confusão, registro eletrencefalográfico anormal e convulsões. A deficiência da vitamina pode também levar à hiper-homocisteinemia, uma vez que a enzima cistationina betassintase (CBS), que catalisa a transulfuração e a remoção da homocisteína, é PLP-dependente. Alguns medicamentos, como a isoniazida, a cicloserina e a penicilamina, podem formar complexos com o PLP e provocar deficiência de vitamina B_6. Indivíduos alcoolistas apresentam menores níveis plasmáticos de vitamina B_6 que independem da dieta e dos defeitos no metabolismo causados pelo dano hepático. O acetaldeído, um produto de oxidação do etanol, diminui os níveis celulares de PLP e o separa das proteínas, tornando-o mais suscetível à hidrólise pelas fosfatases.

Neuropatia sensorial e fotossensibilidade têm sido observadas em indivíduos em uso de altas doses de piridoxina (1 a 6 g/dia) para tratamento de condições como síndrome pré-menstrual e asma. Um limite máximo de ingestão diária para adultos foi estabelecido para a piridoxina: 100 mg/dia, valor que corresponde aproximadamente à quantidade total de vitamina B_6 estocada no organismo de indivíduos saudáveis.[32]

Avaliação do estado nutricional

Para a avaliação do estado nutricional de vitamina B_6 nos indivíduos, podem ser utilizados os métodos de determinação diretos e os indiretos. Além disso, é importante que se conduza uma avaliação dietética para investigar a ingestão de proteínas e de vitamina B_6, uma vez que o aumento da ingestão proteica reduz os níveis plasmáticos de PLP e a excreção urinária de 4-PA.

Nas avaliações diretas, os metabólitos da vitamina são medidos diretamente. O método mais utilizado é a dosagem plasmática de PLP, que deve ser interpretado com cautela, uma vez que vários fatores podem afetar sua concentração, como aumento no consumo proteico, tabagismo e idade. Outra medida direta utilizada, para avaliações a curto prazo, é a dosagem de 4-PA urinário.

Nas avaliações indiretas, utilizam-se medidas indicativas das vias metabólicas ou enzimas que necessitam de PLP, admitindo-se que essas determinações são estimativas dos níveis de PLP nos tecidos. As dosagens dos metabólitos urinários do triptofano e da metionina e a atividade e a estimulação da transaminase eritrocitária são as mais comuns. A avaliação dos padrões eletrocardiográficos e a medição da homocisteína plasmática são medidas indiretas também utilizadas.

Necessidades e recomendações nutricionais

A RDA de vitamina B_6 para adultos de 19 a 50 anos e também para gestantes é de 1,9 mg/

desse total encontra-se nos músculos ligados às fosforilases. A quantidade circulante de vitamina B_6 é menor que 1 μmol. Em geral, a meia-vida média da vitamina B_6 é de cerca de 25 dias, com uma taxa de renovação diária inferior a 3%.

Excreção

No fígado, por meio da desidrogenase flavoproteína aldeído, o PL é oxidado a 4-PA – metabólito de excreção inativo. Em dietas normais, a excreção urinária de 4-PA representa mais da metade dos componentes de vitamina B_6 excretados. A proporção da vitamina excretada aumenta em altas doses de sua ingestão (p. ex., grande ingestão da PN em sua forma sintética). A Figura 8.12 apresenta um esquema sobre o metabolismo da vitamina B_6 no organismo.

Biodisponibilidade

A biodisponibilidade de suplementos de vitamina B_6 é maior que 90%. No entanto, apesar de doses farmacológicas da vitamina serem bem absorvidas, altas doses são eliminadas na urina. As formas encontradas nos alimentos não ligadas a glicosídios têm biodisponibilidade superior a 75%. Já as ligadas têm biodisponibilidade ao redor de 58%. Em uma dieta mista, contendo cerca de 15% de piridoxina ligada a glicosídios, cerca de 75% da vitamina B_6 é biodisponível.

Funções

No organismo, as formas coenzimáticas da vitamina B_6 (PLP e PMP) reagem com grupos amino livres para formação da base "Schiff".*

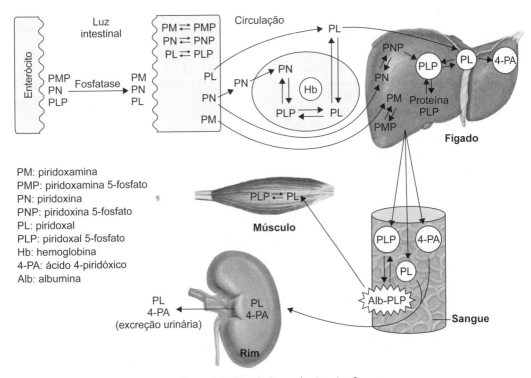

Figura 8.12 Metabolismo da vitamina B_6.

---

*Todas as transaminases apresentam o piridoxal fosfato (PLP) como grupo prostético. O PLP atua como transportador intermediário de grupos amino para o centro ativo das transaminases. Dessa maneira, o aminoácido que chega se liga ao centro ativo, doa seu grupo amino ao PLP e se afasta na forma de alfacetoácido. Para formação da base de Schiff, o grupo carbonila do PLP ligado à transaminase se condensa para formar o composto intermediário covalente ligado (base de Schiff).

fosfato (PMP), respectivamente. Entre as formas fosforiladas, o PLP e a PMP são as formas coenzimáticas ativas, sendo o PLP o de maior interesse biológico. Muitos vegetais contêm quantidades variáveis de piridoxina ligada a glicosídios. No entanto, não está elucidado o papel dessa forma nas plantas, embora acredita-se tratar-se de uma forma de armazenamento da vitamina. A vitamina B_6, na forma de cloridrato de piridoxina, é adicionada a suplementos e alimentos fortificados.

As várias formas de vitamina B_6 são sensíveis à luz quando em solução, sendo relativamente termoestáveis em meio ácido e termolábeis em meio alcalino. Grandes perdas de vitamina B_6 podem ocorrer durante o cozimento em água, no preparo dos alimentos.

Metabolismo

As formas de vitamina B_6 são absorvidas no intestino delgado (principalmente jejuno) por um processo passivo não saturável. As formas fosfatadas são desconjugadas pela ação de fosfatases inespecíficas do trato digestório, e a piridoxina ligada a glicosídios é normalmente desconjugada por glicosidases da mucosa antes da absorção intestinal. No entanto, em seres humanos, parte da piridoxina ligada a glicosídios ingerida na dieta pode ser absorvida intacta e, posteriormente, hidrolisada em vários tecidos. Após captação das formas de vitamina B_6 pelos enterócitos, parte pode ser fosforilada e retida na mucosa dos enterócitos ou liberada nessa forma e parte permanece livre (não fosforilada) quando abandona a membrana basolateral do intestino.

As formas de vitamina B_6 (PL, PN, PM, PLP, PNP e PMP) são transportadas no sangue ligadas à albumina ou às hemácias. No entanto, não se conhece o mecanismo de envolvimento das hemácias no transporte das formas da vitamina. Mais de 90% do total de vitamina B_6 encontrada no plasma está nas formas de PL e PLP.

O fígado é o principal órgão responsável pelo metabolismo das formas de vitamina B_6. Após a absorção, elas são conduzidas ao fígado, onde vários processos ocorrem:

- Pela atuação da enzima piridoxina quinase, as formas não fosforiladas de vitamina B_6 que chegam ao fígado são convertidas em suas formas fosforiladas para atuarem como cofatores nas reações
- Por meio da oxidase FMN, as formas fosforiladas são transformadas em PLP, que se une a apoenzimas ou é lançado ao plasma ligado à albumina para atuar nos tecidos (onde, antes de ser utilizado, o grupo fosfato do PLP deve sofrer hidrólise por fosfatases alcalinas)
- O PLP e outras formas fosfatadas de vitamina B_6 sofrem ação das fosfatases alcalinas e são transformados em suas formas livres
- Por meio de reação de oxidação irreversível, o PL é degradado a ácido 4-piridóxico (4-PA), um dos principais metabólitos da vitamina B_6.

Reservas corporais

Estimativas do total de vitamina B_6 armazenado no organismo humano variam de 400 a 1.000 µmol (60 a 170 mg); cerca de 80 a 90%

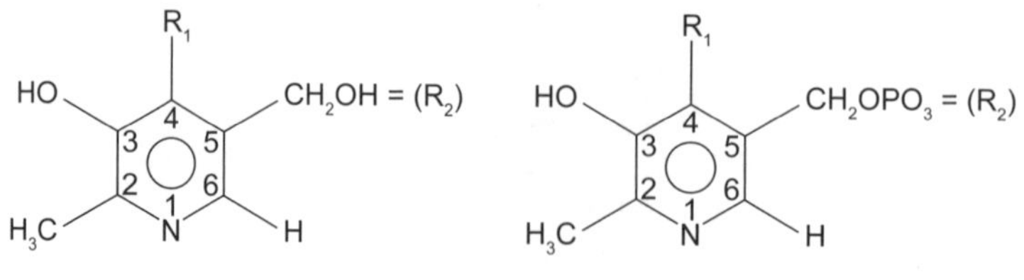

PN: R_1 = CH_2OH
PM: R_1 = CH_2NH_2
PL: R_1 = CHO

PNP: R_1 = CH_2OH
PMP: R_1 = CH_2NH_2
PLP: R_1 = CHO

Figura 8.11 Estrutura química dos compostos do grupo da vitamina B_6. PN: piridoxina; PM: piridoxamina; PL: piridoxal; PNP: piridoxina-5-fosfato; PMP: piridoxamina-5-fosfato; PLP: piridoxal-5-fosfato.

Toxicidade

O ácido pantotênico tem uma toxicidade mínima. Estudos relatam diarreia e retenção de água com doses de 10 a 20 g/dia.[28]

Avaliação nutricional

A excreção urinária e a concentração sérica do ácido pantotênico têm sido utilizadas como indicadores do estado nutricional. Entretanto, a taxa da excreção apresenta melhor correlação com a ingestão alimentar.[20]

Em indivíduos saudáveis, as concentrações sanguíneas de ácido pantotênico livre e total são da ordem de 1,52 e 160 ng/mℓ, respectivamente.[29]

Recomendações nutricionais

Recentemente, o Ministério da Saúde e do Bem-Estar do Japão estabeleceu uma categoria de alimentos – alimentos com nutrientes funcionais – na qual o ácido pantotênico é encontrado como um nutriente que contribui para a manutenção da saúde da pele e da mucosa.[30]

Não são ainda conhecidos efeitos adversos associados ao consumo de suplementos contendo ácido pantotênico e não estão estabelecidas as quantidades máximas permitidas para ingestão.

Na Tabela 8.4, são apresentadas as quantidades recomendadas de ácido pantotêncio estabelecidas em 2001.

Fontes alimentares

O ácido pantotênico encontra-se largamente distribuído na natureza. A Tabela 8.5 apresenta a concentração de ácido pantotênico em alguns alimentos. No entanto, a cocção pode causar perda de até 50% nos alimentos de origem animal e de até 78% nos de origem vegetal.

VITAMINA B$_6$

Histórico

A vitamina B$_6$ foi inicialmente isolada em sua forma cristalina por Gyorgy e Lepkovsky em 1934; na década seguinte, Snell et al. foram os responsáveis pela elucidação das diferentes formas de vitamina B$_6$ e pelo desenvolvimento de técnicas microbiológicas analíticas para a medição dessa vitamina nos compartimentos biológicos.[31]

Características químicas

A vitamina B$_6$ compreende um grupo de compostos derivados da 2-metil-5-hidroximetil piridinas (Figura 8.11). Quando esses compostos sofrem substituição na posição 4, podem apresentar-se na forma hidroximetil ou piridoxal (PL), formil ou piridoxina (PN) e aminometil ou piridoxamina (PM). Cada uma dessas formas pode ser fosforilada na posição 5 para piridoxal-5-fosfato (PLP), piridoxina-5-fosfato (PNP) e piridoxamina-5-

Tabela 8.4 Ingestão adequada de ácido pantotênico conforme grupo etário.

Grupo etário	Quantidade (mg/dia)
0 a 6 meses	1,7
7 a 12 meses	1,8
1 a 3 anos	2,0
4 a 8 anos	3,0
9 a 13 anos	4,0
> 13 anos	5,0
Gestante	6,0
Nutriz	7,0

Fonte: IOM (2001).[30]

Tabela 8.5 Concentração de ácido pantotênico em alguns alimentos.

Alimento	Ácido pantotênico (µg/g)
Ovas (atum e bacalhau)	2.320
Geleia real de abelha	511
Leite materno	245 µg/100 mℓ
Fígado, rins, gema de ovo, brócolis	> 50
Leite em pó desnatado	31
Arroz não polido	20
Arroz polido	4
Suco de maçã	0,23

Capítulo 8 | Vitaminas do Complexo B 121

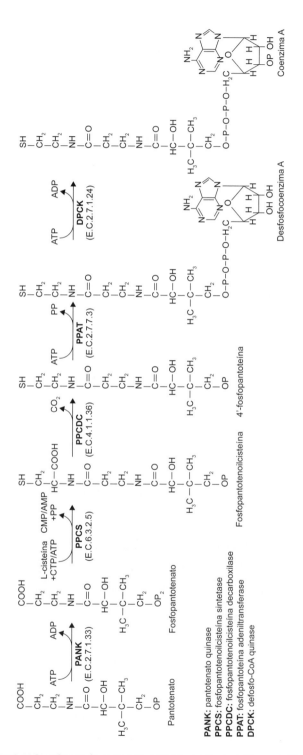

Figura 8.10 Biossíntese da coenzima A (CoA) a partir do ácido pantotênico.

temente, nenhum outro nutriente interfere na biodisponibilidade do ácido pantotênico, mas estudos realizados em placenta humana mostram que há competição entre o ácido pantotênico e a biotina pela absorção e que esse sistema de transporte dependente de sódio é, portanto, utilizado por ambas as vitaminas.[20,22]

A síntese da CoA ocorre no citoplasma, porém o local final da síntese é a mitocôndria, onde se encontram 95% da CoA. Não são ainda conhecidos produtos de degradação do ácido pantotênico, o qual é excretado intacto na urina e apresenta boa correlação com a ingestão alimentar.[20]

Funções

O ácido pantotênico faz parte da CoA. Estima-se que 4% de todas as enzimas utilizem a CoA como cofator, sendo indispensável para todos os organismos vivos.

A CoA funciona como um carreador do grupo acil em diversas reações bioquímicas, como ciclo de Krebs, betaoxidação dos ácidos graxos, degradação do aminoácido durante o catabolismo, síntese de esfingolipídios, aminoácidos, colesterol e hormônios esteroides, Hb, anel corrina da vitamina B_{12}, neurotransmissor e vitaminas A e D. Participa também da alteração da estrutura de proteínas para a enzima cumprir funções ou metabolismo diferentes. Além disso, o ácido pantotênico protege as células contra os processos de oxidação em razão do aumento da concentração intracelular de glutationa.[23]

A biossíntese da CoA a partir do ácido pantotênico acontece em cinco etapas e está apresentada na Figura 8.10.

Deficiência

De acordo com os primeiros estudos, ratos submetidos a dieta pobre em ácido pantotênico apresentavam perda de coloração dos pelos e diminuição da concentração da vitamina nos tecidos.[24]

A deficiência nutricional em seres humanos é rara, pois o ácido pantotênico está largamente distribuído nos alimentos. Há um relato sobre soldados de guerra com desnutrição grave que apresentavam queimação nos pés, atribuído à deficiência de ácido pantotênico, que regrediu após a suplementação de vitaminas do complexo B.[22]

A concentração tissular de CoA não se altera mesmo quando há deficiência de ácido pantotênico, sugerindo a existência de mecanismos de aproveitamento da vitamina proveniente do metabolismo de moléculas que a contenham.[25]

Em condições experimentais, a deficiência de biotina pode ser agravada por uma deficiência simultânea de ácido pantotênico, e a adição da primeira à dieta reduz a gravidade dos sintomas da deficiência do ácido pantotênico, como dificuldades motoras, alteração do crescimento e da maturação dos enterócitos durante o período neonatal e aumento da mortalidade pré-natal.[21,26]

Em um estudo realizado no Brasil, 80% das crianças que estavam com doença renal em estágio final em tratamento de hemodiálise consumiam ácido pantotênico em quantidades inferiores às recomendações nutricionais.[27]

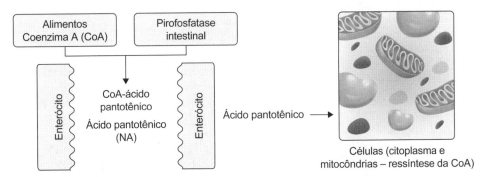

Figura 8.9 Esquema do metabolismo do ácido pantotênico em seres humanos.

cina ligada. No Brasil, um estudo transversal com dados da Pesquisa de Orçamentos Familiares 2008-2009, considerando uma amostra representativa da população brasileira com 10 anos ou mais de idade, evidenciou tendência de redução da niacina conforme quintis de consumo de produtos ultraprocessados, assim como menor conteúdo médio de niacina em produtos ultraprocessados em comparação aos alimentos *in natura*, minimamente processados e processados.[17] Ainda que os produtos ultraprocessados fossem fortificados com niacina, como ocorre em alguns países, é importante ressaltar que a definição ampliada de alimentação saudável não leva em conta apenas o seu teor em nutrientes, mas também, entre outros aspectos, o nível de processamento do alimento, devendo ser os alimentos *in natura* e minimamente processados a base de uma alimentação equilibrada.[18]

ÁCIDO PANTOTÊNICO (B$_5$)

O ácido pantotênico foi descorberto a partir de pesquisas realizadas com leveduras; a vitamina também foi isolada a partir do fígado e considerada essencial para algumas bactérias e para o crescimento e a prevenção de dermatite em aves. Em 1947, Lipmann *et al.* demostraram que a CoA contém ácido pantotênico na sua estrutura.[19]

Características químicas

Os microrganismos sintetizam o ácido pantotênico a partir do ácido pantoico, ligando-o ao aminoácido beta-alanina.

O ácido pantotênico, também conhecido como vitamina B$_5$, é relativamente estável em pH neutro, mas o processamento dos alimentos pode causar perdas de até 75% da vitamina.[20] A Figura 8.8 mostra a estrutura química do ácido pantotênico e da CoA.

Metabolismo

O ácido pantotênico encontra-se largamente distribuído nos alimentos na forma livre e também na forma conjugada, como CoA ou fosfopanteteína. As formas conjugadas são hidrolisadas no intestino delgado a panteteína, que, sob a ação da pantoteinase, libera o ácido pantotênico.[20]

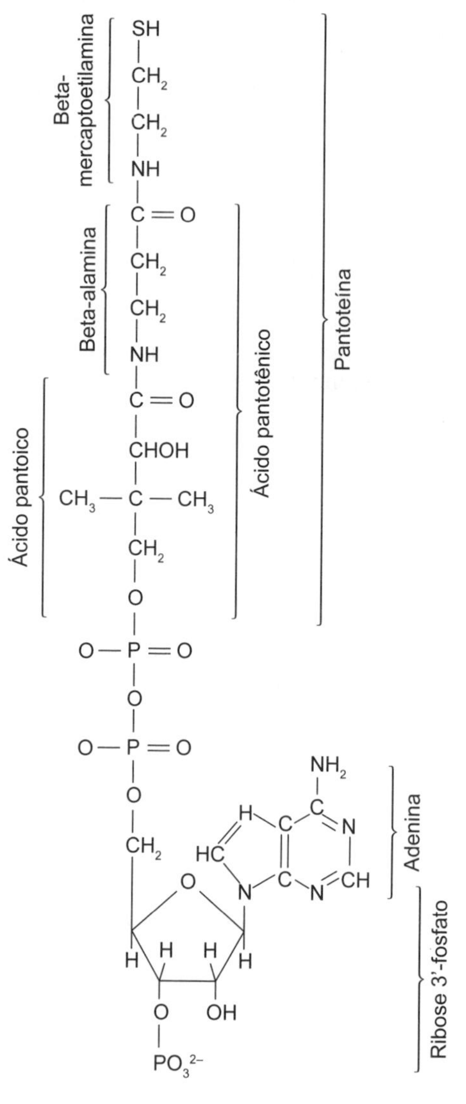

Figura 8.8 Estrutura do ácido pantotênico e da coenzima A.

Muitas bactérias, bem como os vegetais e as leveduras, são capazes de realizar a biossíntese *de novo* da CoA a partir do ácido pantotênico. No entanto, os animais dependem totalmente da alimentação como fonte da vitamina.[21]

A absorção ocorre no jejuno, por transporte dependente de sódio (Figura 8.9). A flora intestinal pode sintetizar a vitamina, mas não se sabe se há absorção no cólon. Aparen-

Fontes alimentares

A niacina está amplamente distribuída nos reinos animal e vegetal. São boas fontes dessa vitamina leveduras, carnes, fígado, cereais, legumes e sementes. Leite, vegetais de folhas verdes e chá contêm quantidades apreciáveis de niacina (Tabela 8.3). O café tem um alcaloide – a trigonelina – que, na presença de calor e ácido (processo de tostagem), pode formar ácido nicotínico, aumentando em até 30 vezes o conteúdo de niacina.

Durante o preparo do alimento, certa quantidade da vitamina pode ser perdida por hidrólise e dissolução na água de cocção. Nos vegetais, como o trigo e o milho, a niacina pode estar ligada a macromoléculas, o que impede sua disponibilidade como fonte alimentar para os mamíferos. Na América Central e no México, o pré-tratamento do milho em solução alcalina e calor, que fazem parte do processo tradicional na preparação das *tortillas*,* aumenta a disponibilidade da nia-

Tabela 8.3 Conteúdo de tiamina (mg), riboflavina (mg) e niacina (mg) de alguns alimentos por 100 g de parte comestível.

Alimentos	Tiamina (mg)	Riboflavina (mg)	Niacina (mg)
Achocolatado, pó[a]	1,38	1,02	5
Arroz, integral, cru[a]	0,24	< 0,02	4
Biscoito doce, maisena[a]	1,01	0,42	3,9
Carne, bovina, acém, moída, cozida[a]	< 0,03	0,32	1,8
Carne, bovina, acém, moída, crua[a]	0,15	0,21	4,3
Carne, bovina, contrafilé, sem gordura, grelhada[a]	< 0,03	0,17	4,9
Cereais, mingau, milho, infantil[a]	3,72	0,47	24,2
Cereal matinal, milho[a]	0,76	1,02	11
Ervilha, enlatada, drenada[a]	0,07	0,03	8,6
Farinha, láctea, de cereais[a]	1,43	1,13	9,5
Fígado de qualquer animal[b]	0,24	3,01	13
Leite, desnatado, UHT[a]	0,04	0,26	1,5
Leite fluido, integral[a]	0,04	0,24	1,5
Leite em pó desengordurado[b]	0,35	1,80	0,9
Leite em pó integral[b]	0,29	1,46	0,7
Lentilha, crua[a]	0,11	< 0,01	5,1
Levedura[b]	0,71	1,65	11,2
Ovo, galinha, inteiro, cru[a]	0,07	0,58	0,8
Porco, carne magra[a]	0,95	0,23	5,1
Queijo tipo minas fresco[b]	0,03	0,20	0,1

[a]Fonte: Tabela NEPA-UNICAMP (2004).[15]
[b]Fonte: Tabela IBGE (1996).[16]

---

* Tradicional panqueca mexicana redonda, chata, grande e seca. É preparada com farinha de milho moída e assada em chapa.

intestinal, hiperuricemia, anomalias da função hepática e ocular e, em pacientes com células betapancreáticas disfuncionais, pode causar hiperglicemia. Nesse sentido, é importante salientar que evidências de moderada a alta qualidade sugerem que a niacina não reduz a mortalidade cardiovascular nem a não cardiovascular, o número de infartos fatais ou não fatais, nem o número de derrames fatais ou não fatais, de maneira que são improváveis os benefícios da terapia com niacina na prevenção de eventos cardiovasculares.[14]

Avaliação do estado nutricional

Para estabelecer o estado de niacina no organismo, pode-se determinar a excreção urinária de 24 h dos principais metabólitos metilados (NMN e 2-piridona). Níveis urinários de NMN inferiores a 0,8 mg/dia indicam deficiência de niacina. O estado nutricional relativo à niacina pode também ser avaliado por meio da determinação de suas formas fisiologicamente ativas, o NADH e o NADPH.

Necessidades e recomendações nutricionais

Acredita-se que 6 mg de niacina por 1.000 kcal sejam suficientes para suprir as necessidades diárias dessa vitamina.[4] Como a maior parte das proteínas contém ao redor de 1% de triptofano, teoricamente é possível manter um estado adequado de niacina com uma dieta pobre em niacina, desde que ela contenha pelo menos 100 g de proteínas por dia.

A definição de EN da dieta considera a quantidade de niacina existente no alimento e a quantidade de niacina que, teoricamente, pode ser produzida pela biossíntese em seres humanos a partir do precursor triptofano, considerando-se que cada 60 mg de triptofano da dieta equivalem a 1 mg de niacina. Assim:

$$\text{EN (mg)} = \text{mg de niacina} + \text{mg de triptofano}/60$$

Nesse sentido, recomendam-se 6,6 EN por 1.000 kcal da dieta por dia para suprir as necessidades diárias dessa vitamina, com adicional para gestantes e nutrizes de 2 EN e 5 EN, respectivamente, por 1.000 kcal/dia.

A Tabela 8.2 apresenta a RDA estabelecida pela OMS para tiamina, riboflavina e niacina.

Para aprender mais | Proposta de exercício

Eduardo tem 25 anos, pesa 79 kg e sua alimentação fornece diariamente uma média de 2.000 kcal e 110 g de proteínas. Considere que a quantidade referente à recomendação diária de ingestão de proteínas (0,8 g/kg) será utilizada primariamente para a síntese e a reposição de proteínas do corpo. Responda:

a) Qual a quantidade de proteína disponível para a produção de niacina? Assuma que a quantidade de triptofano para cada 100 g de proteína corresponde a 1 g, ou seja, 1%.
b) Se Eduardo não ingerir outras fontes de niacina na dieta, a produção endógena dessa vitamina seria suficiente para suprir as necessidades nutricionais desse nutriente? Se necessário, indique outros meios para atingir as recomendações.

Resposta

Recomendação: 0,8 g de proteínas × 79 kg = 63,2 g para síntese e reposição proteicas
Quantidade de proteína disponível para produção de niacina: 110 g − 63,2 g = 46,8 g
Quantidade de triptofano disponível (1% da proteína): 0,468 g
Conversão de tritofano em niacina:

60 mg (triptofano) − 1 mg (niacina)

468 mg (triptofano) − x

x = 468/60 = 7,8 mg de niacina

Considerando que a recomendação de ingestão de niacina para homens é de 16 mg EN por dia (ver Tabela 8.2), caso Eduardo não esteja ingerindo fontes alimentares de niacina, a quantidade produzida no organismo a partir de triptofano não será suficiente para suprir as necessidades nutricionais da vitamina. Para tanto, será importante que a alimentação de Eduardo contemple quantidades suficientes de fontes alimentares de niacina, como fígado, levedura, carne de porco, lentilha, carne bovina, entre outros.

ferro retardam a conversão, já que compreendem cofatores essenciais para as enzimas que intervêm nessa via. A eficiência da conversão aumenta quando a ingestão de proteína, triptofano, energia ou niacina é limitada, além de variar de indivíduo para indivíduo. Para calcular a ingestão nutricional ou os equivalentes de niacina (EN) a partir do triptofano, a Food and Nutrition Board do National Research Council dos EUA recomendou adotar uma proporção média de conversão de 60 mg de triptofano a 1 mg de niacina. Essa relação 60:1 não pode ser aplicada no caso de gestantes, pois a eficiência da conversão é maior nesse grupo durante o 3º trimestre, provavelmente em decorrência de uma estimulação do estrógeno a triptofano oxigenase, que parece ser a enzima limitante da via metabólica.

Quando existe desequilíbrio dos aminoácidos, em especial uma quantidade excessiva de leucina na dieta, pode haver um antagonismo na conversão triptofano-niacina.

Provavelmente as concentrações teciduais de NAD estão reguladas pela concentração extracelular de nicotinamida, que, por sua vez, encontra-se sob controle hepático e influência hormonal. No fígado, o excesso de nicotinamida do plasma é convertido em NAD, que se armazena, e em metabólitos de niacina, que se excretam. O triptofano e o ácido nicotínico também contribuem para os depósitos de NAD. Apesar do baixo conteúdo de nicotinamida desaminase nas células teciduais humanas, a microflora intestinal pode realizar a desaminação no tubo digestivo. A hidrólise do NAD hepático permite a liberação de nicotinamida, que é transportada aos tecidos incapazes de sintetizar coenzimas NADP a partir do triptofano.

Funções, deficiência e toxicidade

Conforme descrito, a niacina é essencial para formar as coenzimas NAD e NADP. O NAD funciona como transportador de elétrons para a respiração intracelular e participa como uma codesidrogenase com as enzimas que intervêm na oxidação das moléculas energéticas. O NADP funciona como doador de hidrogênio nas biossínteses redutoras, como as dos ácidos graxos e esteroides, e, da mesma maneira que o NAD, como codesidrogenase na oxidação da glicose-6-fosfato a ribose-5-fosfato da via da pentose-fosfato (ver Figura 8.4). O cofator NAD é também necessário em reações importantes que não são de oxirredução.

A deficiência de niacina causa pelagra, cujos sintomas consistem em alterações digestivas, neurológicas e cutâneas, sendo as últimas as mais características: aparece uma erupção pigmentada nas partes expostas à luz, similar às queimaduras solares, de modo que nos casos crônicos a cor pode ser mais escura. Lesões em formato de "colar" ao redor do pescoço, descritas por Casal, indicam doença avançada. As alterações digestivas associam-se a vômitos e diarreia, e a língua fica roxa. Os sintomas neurológicos consistem em depressão, apatia, cefaleia, fadiga e perda de memória. É possível que na etiologia da pelagra estejam envolvidas deficiências de outros micronutrientes necessários à via da conversão de triptofano a niacina, como o cobre, além dos já citados riboflavina, vitamina B_6 e ferro.

Atualmente, em países como a Índia e em algumas regiões da China e da África, a doença continua existindo. Em países desenvolvidos, a pelagra só é encontrada em pessoas alcoolistas. No Brasil, Vannucci et al.[13] observaram que pacientes alcoolistas com pelagra apresentaram valores significativamente menores no índice de massa corpórea (peso/kg^2) e na albumina sérica, indicando que certo grau de desnutrição nesses pacientes.

A síndrome de Hartnup, um distúrbio autossômico recessivo, caracteriza-se por alteração na síntese de niacina a partir do triptofano, absorção alterada do triptofano no intestino e/ou aumento da excreção renal, o que se manifesta por sintomas semelhantes aos da pelagra. Os sintomas neurológicos e a dermatite são sensivelmente melhorados com tratamento de nicotinamida em doses elevadas (40 a 250 mg/dia).

O ácido nicotínico, em grandes doses (usado como fármaco), pode reduzir as concentrações séricas de colesterol e triacilgliceróis, além de aumentar as frações de HDL. Entretanto, tem vários efeitos colaterais, como enrijecimento e rubor da pele, prurido, urticária, vômitos, diarreia, timpanismo, constipação

Em 1935, o bioquímico alemão Otto Warburg conseguiu isolar e identificar a estrutura química da coenzima atualmente chamada de nicotinamida adenina dinucleotídio fosfato. Finalmente, em 1937, após identificação do ácido nicotínico como um fator de crescimento de bactérias, tanto o ácido nicotínico quanto a nicotinamida mostraram-se extremamente potentes na cura da "língua negra" em Wisconsin e de pacientes pelagrosos no Alabama, sendo demonstrado que a deficiência do aminoácido triptofano também levava ao desenvolvimento da pelagra.

Características químicas

As estruturas do ácido nicotínico e da nicotinamida são mostradas na Figura 8.7.

Ambos os compostos são sólidos, brancos, cristalinos e estáveis. A nicotinamida é mais solúvel que o ácido nicotínico em água, álcool e éter e lipossolúvel apenas na forma neutra – isto é, com um nitrogênio sem carga no anel piridina. Suas formas coenzimáticas ativas são o dinucleotídio de nicotinamida adenina (NAD) e o NAD fosfato (NADP), as quais ocorrem nas formas oxidadas (NAD$^+$ e NADP$^+$) e reduzidas (NADH e NADPH). O componente de nicotinamida dessas coenzimas serve como transportador temporário de um íon hidreto removido enzimaticamente da molécula do substrato pela ação de certas desidrogenases.

Adições sequenciais de frações ADP-ribose do NAD produzem um longo polímero com ramificações, em média, a cada 40 ou 50 resíduos, o que pode representar um papel no reparo do DNA e na estrutura da cromatina.

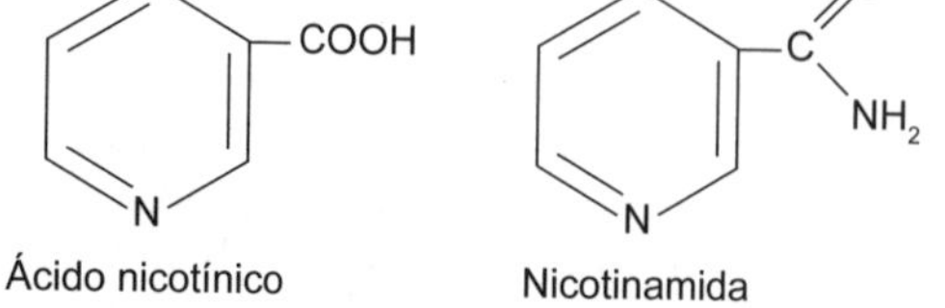

Figura 8.7 Estruturas do ácido nicotínico e da nicotinamida.

Metabolismo

Tanto o ácido nicotínico quanto a nicotinamida são absorvidos com rapidez no estômago e no intestino. Quando as concentrações são baixas, a absorção se faz por difusão facilitada dependente de Na$^+$; quando mais altas, predomina a difusão passiva. De 3 a 4 g de niacina ingeridos são absorvidos quase por completo. O NAD e o NADP, principais formas alimentares da niacina, são hidrolisados pelas enzimas da mucosa intestinal e fígado; a nicotinamida, principal forma da niacina que aparece na corrente sanguínea, é transportada aos tecidos que não podem sintetizar as coenzimas a partir do triptofano.

Uma vasta gama de processos e enzimas envolvidos em todos os aspectos da função das células periféricas e cerebrais é dependente de NAD e NADP. Além da produção de energia, esses processos incluem reações oxidativas, proteção antioxidante, metabolismo e reparo de DNA, eventos de sinalização celular (via cálcio intracelular) e a conversão de folato em seu derivado de tetraidrofolato (THF). Os receptores de niacina estão distribuídos tanto perifericamente nas células imunes e no tecido adiposo quanto em todo o cérebro. Os papéis atualmente estabelecidos incluem modulação de cascatas inflamatórias e lipólise antiaterogênica no tecido adiposo.

Após a absorção, o excesso de niacina é metilado no fígado a N^1-metilnicotinamida (NMN), a qual é posteriormente excretada na urina com seus produtos de oxidação (2- e 4-piridona); pode-se também eliminar quantidades menores de niacina e/ou de óxido de niacina como formas hidroxiladas. Okamoto et al.[12] observaram que as variações diárias dos dois principais metabólitos (2- e 4-piridona) da niacina foram afetadas apenas pelo estresse físico da exposição ao frio, já que nessa condição há maior gasto de energia, resultando em biossíntese ativada de nicotinamida a partir do triptofano e aumento do metabolismo da nicotinamida.

Em seres humanos, uma importante fonte para satisfazer as necessidades orgânicas de niacina é a sua biossíntese a partir do triptofano, cuja eficiência depende de diversos fatores nutricionais e hormonais. As deficiências de vitamina B$_6$, de riboflavina ou de

da perda gastrintestinal do mineral. A deficiência de riboflavina tem sido sugerida ainda como um fator de risco para doenças cardiovasculares e câncer.[8,9]

Como a absorção de riboflavina se limita a um máximo de 25 mg de cada vez, não é de esperar que o consumo de megadoses dessa vitamina provoque um aumento da taxa de absorção. Assim, ingestão alimentar de riboflavina várias vezes superior à recomendação diária não ocasionou toxicidade evidente.

Avaliação do estado nutricional

O estado nutricional da riboflavina é mais comumente avaliado pela prova funcional *in vitro* do coeficiente de atividade da glutationa redutase eritrocitária, uma enzima FAD-dependente e com maior atividade em situações de deficiência, refletindo menor saturação da apoenzima com seu cofator nos indivíduos afetados em comparação aos níveis normais.

Necessidades e recomendações nutricionais

A FAO/OMS recomenda uma ingestão de 0,6 mg de riboflavina por 1.000 kcal para a manutenção das reservas teciduais dessa vitamina em adultos e crianças.[4] Em virtude das demandas extras da gestação e da lactação, a ingestão diária de referência preconiza um adicional de 0,3 mg/dia na gravidez, 0,5 mg/dia extra nos 6 primeiros meses de lactação e 0,4 mg/dia a partir do 6º mês de lactação.[5] A Tabela 8.2 apresenta a RDA estabelecida pela OMS para tiamina, riboflavina e niacina.

Fontes alimentares

A riboflavina é encontrada em uma ampla variedade de alimentos de origem animal e vegetal, mas carnes, ovos, leite e produtos lácteos são os principais contribuintes da ingestão dietética dessa vitamina. Em razão do enriquecimento de grãos e cereais, houve um grande aumento da ingestão de riboflavina a partir dessas fontes. No leite tanto de vaca quanto de ser humano, a flavina em mais alta concentração é a forma livre, seguida pela FAD, que corresponde a mais de um terço da flavina total. Durante a pasteurização, a maioria dessa FAD é hidrolisada em FMN.

NIACINA (B$_3$)

Histórico

A doença hoje conhecida como pelagra foi originalmente descrita pelo médico do rei Felipe V da Espanha, Gaspar Casal, em 1735 como "mal de rosa", um agravo com os sintomas clássicos de demência, dermatite, diarreia (nomeada como a doença dos três "D") e, eventualmente, morte.

A enfermidade foi observada em meados do século 19 na Espanha e descrita de forma mais completa alguns anos depois por médicos do norte da Itália, que utilizaram pela primeira vez o termo "pelagra", que em italiano significa "pele grossa". A enfermidade afetava as classes sociais mais baixas, cuja dieta tradicional se baseava em algum tipo de cereal como milho ou sorgo.

A partir de 1905, os casos de pelagra no Sudeste dos EUA tornaram-se comuns, espalhando-se por muitas áreas do Sul a partir de 1909. Nesse mesmo ano, realizou-se na Carolina do Sul a primeira conferência nacional sobre o tema, reunindo cerca de 350 médicos, na qual muitas ideias foram discutidas sobre a causa da doença, entre as quais a de que se tratava de uma infecção.

Em 1914, Joseph Goldberger iniciou investigações sistemáticas dentro do programa de pelagra do Serviço Público de Saúde dos EUA. Como as enfermeiras ou médicos nunca desenvolviam a doença, ele acreditava que a pelagra não era infecciosa e usou o seu próprio corpo em experiências para comprovar sua hipótese. Goldberger imaginou então que uma dieta desbalanceada seria a responsável pela pelagra e persuadiu as autoridades do Mississippi a convocar 12 prisioneiros voluntários para seguir por 6 meses uma dieta experimental (abundante em milho e outros cereais e pobre em produtos cárneos e lácteos) que poderia induzir a pelagra. Após 5 meses, seis homens desenvolveram dermatite; entretanto, a classe médica duvidou que a alimentação tivesse conduzido àquele resultado. Mais tarde, experiências com cães comprovaram, enfim, a influência do fator dietético na etiologia da pelagra.

Funções, deficiência e toxicidade

As duas coenzimas flavoproteicas derivadas da riboflavina, FMN e FAD, são fatores limitantes cruciais na maioria dos processos enzimáticos celulares. Elas são imprescindíveis, por exemplo, para a síntese, a conversão e a reciclagem de niacina, folato, vitamina K e vitamina B_6, e para a síntese de todas as proteínas heme, incluindo hemoglobina (Hb), óxido nítrico sintase e proteínas envolvidas na transferência de elétrons, no transporte e armazenamento de oxigênio, em numerosas reações de oxidação-redução: desidrogenação, hidroxilação, descarboxilação oxidativa, dioxigenação e redução de oxigênio a peróxido de hidrogênio. Como a FAD participa da cadeia respiratória, a riboflavina ocupa uma posição central no metabolismo energético.

A riboflavina atua também no metabolismo dos lipídios, agindo como um nutriente antioxidante capaz de prevenir a lesão oxidativa proveniente da peroxidação lipídica, já que a glutationa redutase, importante enzima na proteção contra a peroxidação, requer a presença de FAD.

As evidências acumuladas sugerem que a riboflavina também pode exercer efeitos neuroprotetores em alguns distúrbios neurológicos, como doença de Parkinson, esclerose múltipla e enxaqueca, por meio de seu papel em algumas vias que se acredita estarem prejudicadas nessas condições, como formação de mielina, função mitocondrial e metabolismo do ferro.[8]

A ampla distribuição das coenzimas derivadas da riboflavina no metabolismo intermediário, incluindo participação na regulação dos hormônios da tireoide, na absorção e na utilização do ferro, explica por que a desregulação de qualquer um desses processos pela deficiência grave de riboflavina estaria associada a amplas consequências negativas para várias funções no organismo. As manifestações clínicas da deficiência em seres humanos não têm a especificidade característica de déficits de outras vitaminas. É raro encontrar uma deficiência isolada de riboflavina.

Ingestão alimentar inadequada permanece constituindo a principal causa da deficiência de riboflavina, que é, portanto, comum em indivíduos anoréticos; distúrbios da digestão e absorção intestinal são outras causas dessa deficiência, como ocorre nos casos de intolerância à lactose (incompatível com o consumo de leite, boa fonte de riboflavina), espru tropical, doença celíaca, malignidade ou ressecção do intestino delgado, bem como obstruções gastrintestinais e biliar. Distúrbios que aumentam a mobilidade intestinal, como a diarreia, a enterite infecciosa e a síndrome do cólon irritável, também podem ocasionar absorção deficiente pela menor permanência do alimento em contato com as células absortivas intestinais. Além disso, a deficiência pode decorrer de enfermidades, medicamentos e anomalias endócrinas capazes de interferir na utilização da vitamina. As insuficiências tireoidiana e suprarrenal, os fármacos psicotrópicos, os agentes quimioterápicos e alguns antimaláricos inibem a conversão da riboflavina em seus derivados coenzimáticos ativos.

Estados fisiológicos e idade também podem contribuir para uma deficiência de riboflavina. Como exemplos bem documentados, destacam-se as gestantes, crianças em idade escolar e idosos.[9] Indivíduos ativos que restringem sua ingestão energética ou fazem escolhas dietéticas pobres correm grande risco de desenvolver deficiência de riboflavina, associada à deficiência de vitamina B_6 e tiamina.[10]

A deficiência de vitamina B_2 inclui sinais como queilose, estomatite angular, glossite, dermatite nasolabial e, raramente, vascularização da córnea. Em muitos casos, lesões dermáticas pelo corpo e pelos lábios representam as manifestações iniciais da deficiência de riboflavina. Em adultos, a deficiência dessa vitamina está associada a anemia, diminuição da absorção de ferro, neurodegeneração e neuropatia periférica. Essa deficiência geralmente coexiste com outras deficiências, com apresentação clínica semelhante à da deficiência das vitaminas B_3 e B_6, tendo sido descrita como "pelagra sem pelagra". A correção da deficiência de riboflavina resulta em elevação dos níveis das vitaminas B_3 e B_6.[11]

O mecanismo pelo qual o estado nutricional limítrofe em riboflavina interfere no metabolismo do ferro é descrito como uma redução de sua mobilização a partir da proteína transportadora ferritina e pelo aumento

particularmente do intestino delgado, do fígado, do coração e dos rins. A riboflavina e suas coenzimas são sensíveis aos álcalis e aos ácidos, sobretudo quando há luz;* a prática de adicionar bicarbonato de sódio às verduras para que adquiram um aspecto mais fresco acelera a fotodegradação da riboflavina.

A FMN forma-se primeiro a partir da riboflavina mediante a adição de um grupo fosfato com a intervenção catalítica da enzima flavoquinase; segue-se a combinação da FMN com uma molécula de ATP para formar FAD, reação catalisada pela FAD sintetase ou pirofosforilase (Figura 8.6). Muitas das mais importantes enzimas dos mamíferos contêm FAD em ligação covalente, como a desidrogenase succínica, que catalisa a seguinte reação integrante do ciclo de Krebs:

Succinato + E-FAD → Fumarato + E-FADH$_2$

Em que: "E" representa a molécula de desidrogenase succínica.

Metabolismo

Um pré-requisito para a absorção da riboflavina dietética é a hidrólise de FAD e FMN a riboflavina, catalisada por fosfatases não específicas das membranas da borda em escova dos enterócitos. O processo absortivo ocorre na parte superior do aparelho digestório e se faz mediante um transporte especializado que envolve um mecanismo de fosforilação-desfosforilação dependente de sódio, ligado a um sistema de transporte ativo de ATPase saturável. As flavinas unidas por ligações covalentes são quase inacessíveis como fontes nutricionais da vitamina.

Os antiácidos de hidróxido de alumínio e hidróxido de magnésio retardam a absorção da riboflavina. A ingestão de álcool interfere tanto na digestão quanto na absorção direta das flavinas dos alimentos, o que sugere que a reabilitação inicial dos pacientes alcoólicos desnutridos poderia ser mais eficaz se fossem administrados suplementos vitamínicos com riboflavina em complemento às fontes alimentares ricas em derivados flavínicos.

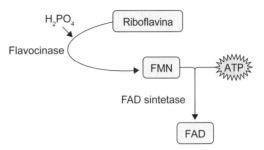

Figura 8.6 Formação de FMN e FAD.

Dois fatores que aumentam a absorção de riboflavina no intestino são os sais biliares, que elevam também a absorção de FMN, e a própria presença do alimento, que diminui a velocidade de esvaziamento gástrico e do trânsito intestinal, possibilitando um maior contato da riboflavina com a superfície absortiva.

Vários metais (como o zinco, o ferro e o cobre), fármacos (como a cafeína, a teofilina e a sacarina), as vitaminas C e a niacina, o triptofano e a ureia formam quelatos ou complexos insolúveis com a riboflavina e a FMN, podendo alterar a biodisponibilidade de ambos.

No sangue humano, o transporte de flavinas implica união mais frouxa à albumina e mais forte a diversas globulinas. A principal união da riboflavina e de seus compostos fosforilados no soro é aquela estabelecida com diversas classes de imunoglobulinas (IgA, IgG e IgM). A gestação eleva também o nível de uma proteína transportadora de riboflavina em seres humanos, havendo taxas diferenciadas de captação para a vitamina nas superfícies materna e fetal da placenta.

A excreção urinária de flavinas se produz sobretudo em forma de riboflavina (60 a 70%); a FMN e a FAD não aparecem na urina. Como pouca ou nenhuma riboflavina é armazenada, a excreção urinária reflete a ingestão alimentar e os eventos catabólicos e fotodegradativos. Excreção elevada ocorre em pacientes em estado catabólico com perda de nitrogênio ou em uso de fármacos fenotiazínicos ou de certos antibióticos.

---

* A exposição à luz, sobretudo durante as manobras culinárias, e a conservação do leite em garrafas transparentes podem ser responsáveis pela perda de quantidades apreciáveis de riboflavina e por mudanças no aroma decorrentes da oxidação dos lipídios do leite.

mas as fontes alimentares mais ricas nessa vitamina são grãos integrais, arroz integral, carne de porco, frango, soja, nozes, feijões secos, ervilhas e leveduras. Nos cereais, a vitamina está concentrada principalmente no gérmen, cobrindo cerca de 40% das necessidades de tiamina em seres humanos. Em alguns países, a farinha de trigo é enriquecida com tiamina, já que esta se perde durante o processamento. Outros alimentos que contribuem de maneira significativa para a ingestão diária de tiamina são as carnes em geral e seus derivados, verduras, leite e derivados, frutas e ovos. Um estudo realizado na Itália constatou que as carnes e seus produtos são responsáveis por um suprimento de 24% das necessidades diárias de tiamina.[7]

RIBOFLAVINA (B$_2$)

Histórico

A riboflavina ou vitamina B$_2$ foi isolada pela primeira vez em 1879 pelo químico inglês Wynter Blyth a partir de seus estudos sobre a composição do leite de vaca, que identificaram um pigmento amarelo brilhante no soro do leite inicialmente nomeado "lactocromo". Vários nomes foram propostos para o composto, como lactoflavina e ovoflavina, com vistas a referenciar o alimento do qual havia sido isolado. Por causa da cadeia ribitil característica da molécula, o prefixo ribo- acabou sendo consagrado no nome pelo qual se conhece a vitamina atualmente. Identificada e sintetizada em 1935, a riboflavina teve sua estrutura coenzimática mais simples, o 5'-fosfato de riboflavina (mononucleotídio de flavina ou FMN), descrita em 1937 pelo médico sueco Hugo Theorell. Em 1938, Warburg e Christian isolaram e caracterizaram o grupamento prostético mais abundante, a flavina-adenina dinucleotídio (FAD).

Características químicas

A riboflavina é definida quimicamente como 7,8-dimetil-10-ribitil-isoaloxazina e tem uma estrutura planar, apresentada na Figura 8.5. A vitamina livre consiste em uma base fraca e é pouco solúvel em soluções aquosas.

A riboflavina é precursora de duas coenzimas firmemente ligadas às moléculas de desidrogenases conhecidas como flavoproteínas ou flavina-desidrogenases: a riboflavina-5'-fosfato (FMN) e a FAD. A riboflavina é convertida em coenzimas no interior do citoplasma das células da maioria dos tecidos, mais

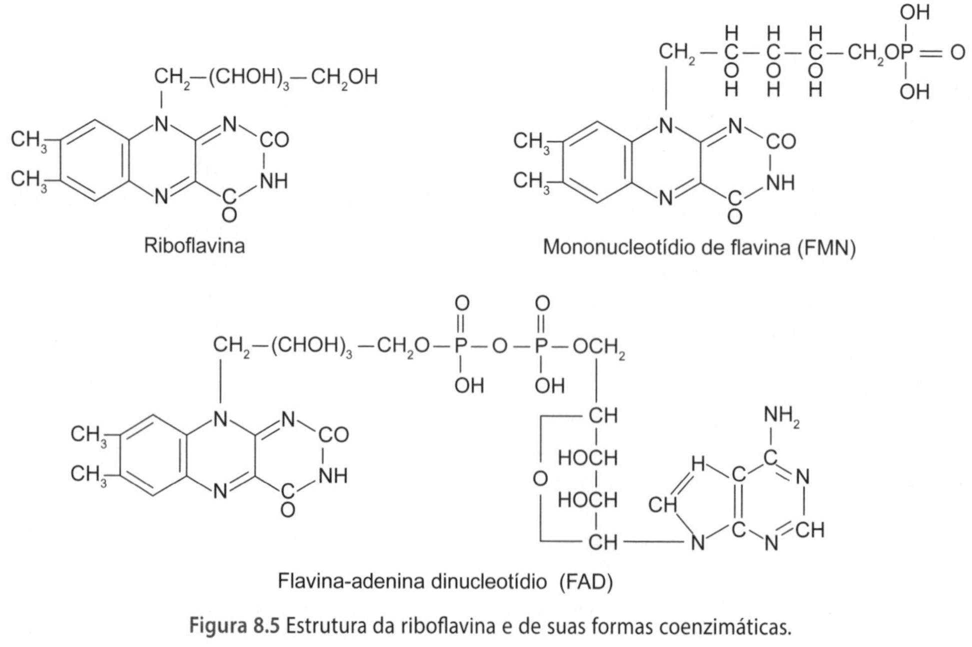

Figura 8.5 Estrutura da riboflavina e de suas formas coenzimáticas.

de tratamento da encefalopatia de Wernicke pode evoluir e incluir a psicose de Korsakoff, quando os indivíduos podem apresentar delírios, confabulações, confusão mental e perda de memória permanente. A administração de tiamina produz melhora nesses quadros, devendo ser a mais precoce possível, visando a prevenir danos cerebrais irreversíveis.

Enquanto a deficiência grave de tiamina pode ser mortal pelo desenvolvimento simultâneo de sintomas cardiovasculares e neurológicos, a deficiência subclínica consiste em sintomas menos evidentes, como cansaço, cefaleia e diminuição da produtividade. Por isso, é importante observar o impacto da deficiência limítrofe na saúde de uma população, já que indivíduos com deficiência subclínica de tiamina apresentam maior risco de beribéri em situações de estresse por condições fisiológicas ou patológicas extremas.

Tratando-se de uma vitamina hidrossolúvel, cujos excessos são rapidamente excretados pelos rins, não se conhecem efeitos tóxicos da tiamina em seres humanos, a não ser com doses orais muito altas e em alguns casos de doenças gástricas. Reações alérgicas foram descritas após injeções com doses que superaram em mais de 100 a 200 vezes a ingestão diária recomendada (RDA).

Avaliação do estado nutricional

A avaliação do estado nutricional relativo à tiamina pode ser realizada pela história individual (inquérito alimentar, dados demográficos, história clínica, entre outros aspectos), pelo exame físico e pelos exames laboratoriais. Para a avaliação laboratorial, podem ser utilizadas três provas bioquímicas e funcionais: a determinação da atividade da enzima transcetolase eritrocitária (sua atividade diminui nas primeiras fases da deficiência de tiamina); a excreção urinária de tiamina antes e depois de sobrecarga (portanto, um índice de ingestão recente); e os níveis sanguíneos da vitamina (quantificação da tiamina livre e seus fosfoésteres no sangue total e nos eritrócitos).

Necessidades e recomendações nutricionais

Em 1998, a Organização das Nações Unidas para Alimentação e Agricultura preconizou que 0,5 mg de tiamina por 1.000 quilocalorias (kcal) seria suficiente para suprir as necessidades diárias dessa vitamina em seres humanos de qualquer idade.[4] Na gravidez, entretanto, uma ingestão adicional de 0,4 mg/dia é recomendada para uma adaptação ao crescimento materno e fetal e ao aumento da ingestão calórica materna, além de ser importante pela influência da ingestão de tiamina na concentração dessa vitamina no leite materno.[5,6] A Tabela 8.2 apresenta a RDA estabelecida pela Organização Mundial da Saúde (OMS) para tiamina, riboflavina e niacina.

Fontes alimentares

Quantidades moderadas de tiamina podem ser encontradas na maioria dos alimentos,

Tabela 8.2 Ingestão diária recomendada (RDA) para tiamina, riboflavina e niacina conforme grupo etário e estado fisiológico.

Grupos	Tiamina (mg/dia)	Riboflavina (mg/dia)	Niacina (mg EN*/dia)
Lactentes	0,2 a 0,3	0,3 a 0,4	2,4
Crianças de 1 a 9 anos	0,5 a 0,9	0,5 a 0,9	6 a 12
Adolescentes e mulheres	1,1	1,0 a 1,1	14
Adolescentes e homens	1,2	1,3	16
Gestantes	1,4	1,4	18
Nutrizes	1,5	1,6	17

*EN = equivalente de niacina: considera a quantidade de niacina existente no alimento e a quantidade de niacina que, teoricamente, pode ser produzida pela biossíntese em seres humanos a partir do precursor triptofano, levando-se em conta que cada 60 mg de triptofano da dieta equivalem a 1 mg de niacina.

Fonte: FAO/OMS (1998).[4]

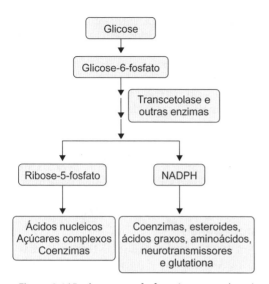

Figura 8.4 Via da pentose-fosfato. A transcetolase é uma enzima dependente de tiamina importante na quebra da glicose na via bioquímica chamada via da pentose-fosfato. A glicose é inicialmente convertida em glicose-6-fosfato, que entra na via da pentose-fosfato, na qual é modificada pela enzima transcetolase. Durante a reação, dois produtos são formados: o açúcar ribose-5-fosfato e a molécula de nicotinamida adenina dinucleotídio fosfato reduzida (NADPH). A ribose-5-fosfato é necessária para a síntese de ácidos nucleicos, moléculas de açúcares complexos e coenzimas. O NADPH fornece átomos de hidrogênio para reações químicas que resultam na produção de coenzimas, esteroides, ácidos graxos, aminoácidos e neurotransmissores, além de exercer importante papel na síntese de glutationa, componente essencial para a defesa do organismo contra o estresse oxidativo.

a causa mais frequente é o alcoolismo. Um aumento das necessidades de tiamina decorrente de exercício físico excessivo, febre, gravidez, lactação ou fase de crescimento no adolescente pode precipitar manifestações clínicas em indivíduos com estado marginal de tiamina. A deficiência de tiamina em alcoólicos crônicos é causada por múltiplos fatores, incluindo ingestão reduzida de tiamina, absorção intestinal alterada (na qual também influencia a deficiência concomitante de folato e/ou de proteínas), fosforilação defeituosa e deficiência de apotranscetolase.

Os baixos níveis de tiamina no organismo podem resultar em redução da atividade enzimática, alteração da atividade mitocondrial, metabolismo oxidativo prejudicado e diminuição da produção de energia. Como a tiamina é necessária como coenzima para a piruvato descarboxilase, por exemplo, sua carência leva ao acúmulo de piruvato e à consequente respiração anaeróbica, que ocasiona acidose láctica – principal causa dos sintomas decorrentes da deficiência.[3] Muitas células e órgãos podem ser afetados, com possibilidade de morte celular. Os neurônios, que apresentam altas exigências de energia, são especialmente vulneráveis a um déficit de tiamina.

O beribéri e a síndrome de Wernicke-Korsakoff (SWK) compreendem as duas complicações mais comuns em decorrência de uma deficiência de tiamina, embora a ocorrência simultânea dessas duas síndromes em um indivíduo seja rara.

Os primeiros sintomas do beribéri são inespecíficos e incluem supressão do apetite, constipação intestinal, náuseas, abatimento, fadiga, neuropatia periférica e perda de peso. Com a progressão da deficiência, os sintomas crônicos podem começar a se apresentar como beribéri úmido ou beribéri seco. As manifestações mais importantes do beribéri úmido comprometem o sistema cardiovascular, consistindo em aumento do tamanho do coração (especialmente o ventrículo direito), vasodilatação periférica, edema em membros inferiores, taquicardia e mal-estar respiratório (em virtude de edema pulmonar), constituindo um quadro clássico de insuficiência cardíaca congestiva. Já as complicações do beribéri seco incluem perda de massa muscular e são predominantemente neurológicas, com envolvimento do sistema nervoso periférico, observando-se comprometimento simétrico sensitivo, motor e reflexo.

A SWK é outro distúrbio causado pela deficiência de tiamina, tipicamente observado em alcoolistas. Afeta o sistema nervoso central e consiste em duas síndromes distintas que podem frequentemente se apresentar juntas. A encefalopatia de Wernicke ocorre precocemente no curso da doença e se caracteriza por lesões cerebrais não inflamatórias. Pode se apresentar com ataxia, oftalmoplegia, nistagmo, hemorragias pontuadas no cérebro, confusão, anormalidades no equilíbrio, vômitos, febre e deterioração mental progressiva. A ausência

- Descarboxilação oxidativa do piruvato – via formação da acetil-coenzima A (CoA), composto imprescindível da via metabólica do ciclo de Krebs (Figura 8.3)
- Descarboxilação oxidativa do alfacetoglutarato
- Transcetolação, importante reação da via das pentoses-fosfato* (Figura 8.4).

Com base no seu papel nessas reações, mostra-se que a tiamina, na forma de TP, é essencial para o metabolismo dos carboidratos e dos lipídios, a produção de energia, a viabilidade celular e o bom funcionamento neuronal. O aumento da ingestão de carboidratos, mantendo-se condições isocalóricas na dieta, reduz os níveis plasmáticos e urinários de tiamina.[1]

A presença da TT na maioria dos tipos de células, de bactérias a mamíferos, sugere um papel mais geral no organismo, mas essa questão permanece indefinida.[2] É provável que essa molécula desempenhe uma função não coenzimática no tecido nervoso, observando-se maior concentração nas células neuronais e em outros tecidos excitáveis, como o músculo esquelético. *In vitro*, a TT ativa os maxicanais de Cl⁻ das células do neuroblastoma e controla o número de canais funcionais, possivelmente mediante fosforilação, efeito que representa a primeira ação demonstrada da TT sobre os canais iônicos.

Como a tiamina pode ser armazenada no organismo somente por um curto período antes de ser excretada, sua ingestão dietética regular torna-se necessária para manter os níveis sanguíneos adequados. Deficiências de vitamina B_1 podem ocorrer caso a recomendação de ingestão diária não seja atendida e mantida, o que pode ser observado em casos de má nutrição, uso abusivo de álcool, jejuns frequentes, vômitos persistentes e em casos de má absorção de tiamina. Ainda, em razão de sua participação no metabolismo dos carboidratos, o consumo excessivo desse macronutriente pode resultar em deficiência caso não haja aumento da ingestão de tiamina para compensar. Nos países em desenvolvimento, a causa fundamental da deficiência

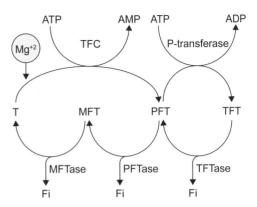

Figura 8.2 Interconversão dos produtos da tiamina. T: tiamina livre; TM: tiamina-monofosfato; TT: tiamina-trifosfato; TP: tiamina-pirofosfato; Fi: fósforo inorgânico; TFC: tiamina pirofosfoquinase; P-transferase: tiamina pirofosfato quinase; TMase: tiamina monofosfatase; TPase: tiamina pirofosfatase; TTase: tiamina trifosfatase; Mg^{+2}: íon magnésio.

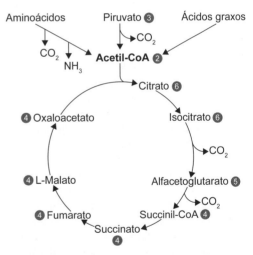

Figura 8.3 Ciclo de Krebs. Os números circulados indicam o número de átomos de carbono em cada um dos intermediários do ciclo.

de tiamina refere-se à ingestão deficiente: crianças em fase de amamentação cujas mães estejam deficientes e adultos com elevada ingestão de carboidratos derivados sobretudo do arroz polido. Já em países desenvolvidos,

---

* A transcetolação não é uma via direta do ciclo glicolítico principal para o metabolismo dos carboidratos, mas uma fonte importante de pentoses para a síntese de ácidos nucleicos e de NADPH para a produção de ácidos graxos.

utilizada e desprezada, tempo e temperatura. O congelamento tem pouco ou nenhum efeito no conteúdo de tiamina do alimento. A tiamina é estável na forma seca e em solução ácida, porém é destruída rapidamente em temperaturas elevadas e em solução alcalina. Por essa razão, deve-se evitar a adição de bicarbonato de sódio à água de cocção. A tiamina também pode ser perdida pela incidência de raios X e gama, pela radiação ultravioleta e por sulfetos que se formam no tratamento de frutas desidratadas com dióxido de enxofre (SO_2).

Metabolismo

Nos tecidos animais, há quantidades variáveis de tiamina livre e de suas formas fosforiladas – destas, a mais abundante é a TP (ao redor de 80% da tiamina total), seguida da TT (5 a 10% da tiamina total), e o restante encontra-se na forma de TM. As maiores concentrações são encontradas em músculos esqueléticos (cerca de 50% do total de tiamina), fígado, coração, rins e cérebro.

Após uma refeição, a tiamina aparece na luz intestinal em sua forma livre, uma vez que os fosfoésteres são completamente hidrolisados por diferentes fosfatases intestinais. Em concentrações muito baixas (< 2 μmol/ℓ), o intestino delgado absorve a tiamina por mecanismo de transporte ativo. Acima de 2 μmol/ℓ, a absorção se dá por difusão passiva. A absorção ocorre preferencialmente no jejuno.

São conhecidos dois tipos de antagonistas da tiamina: análogos estruturais sintéticos e compostos antitiamina naturais. Os análogos estruturais sintéticos, como a piritiamina e a oxitiamina, competem com a tiamina inibindo sua absorção. Os compostos antitiamina encontrados naturalmente em tecidos vegetais e animais atuam modificando a estrutura da vitamina. Duas enzimas que destroem a tiamina são conhecidas: a tiaminase I, encontrada em alguns pescados e crustáceos; e a tiaminase II, produzida por bactérias intestinais. Ambas são termolábeis e podem, portanto, ser inativadas por meio da cocção.

Os chás e alguns outros vegetais (como a couve-de-bruxelas e o repolho roxo) contêm poli-idroxifenóis (ácido cafeico, ácido clorogênico e taninos), que inativam a tiamina mediante o processo de oxirredução e são termoestáveis. O ácido ascórbico e outros agentes redutores previnem essa inativação da tiamina.

Uma vez absorvida pelo sistema circulatório, a tiamina pode circular sem moléculas carreadoras no plasma (tiamina livre e TM) e nos eritrócitos (tiamina livre, TM, TP e TT), até que seja finalmente transportada até o fígado, onde pode ficar estocada por até 18 dias, ou atravesse a barreira hematencefálica. As formas de tiamina são interconversíveis mediante a intervenção de diversos sistemas enzimáticos (Figura 8.2): a enzima tiamina pirofosfoquinase (TFC) converte a tiamina de sua forma pró-vitamina em sua forma ativa (TP), em uma reação que requer magnésio como cofator. A TP é uma coenzima que pode então ser usada para o metabolismo energético e como componente essencial de outras reações discutidas no próximo tópico.

A excreção urinária normal de tiamina nos adultos é de aproximadamente 66 μg/g de creatinina, e valores inferiores a 27 μg/g de creatinina indicam um estado de deficiência. Pela urina, são excretadas tiamina livre (inclusive as quantidades excedentes em relação às necessidades teciduais e à capacidade de armazenamento), TM e pequenas quantidades de TP, além de alguns catabólitos e produtos de degradação da tiamina. Uma quantidade pequena de tiamina é excretada na bile.

Calcula-se que o conteúdo total de tiamina nos adultos seja ao redor de 30 mg e sua meia-vida biológica de 9,5 a 18,5 dias. Os níveis de tiamina dos tecidos variam de uma espécie para outra e, em geral, são menores no ser humano que em outros mamíferos.

Funções, deficiência e toxicidade

A tiamina apresenta funções coenzimáticas e não coenzimáticas. Sua principal forma coenzimática é a TP, cuja síntese requer adenosinatrifosfato (ATP), Mg^{+2} e TFC, conforme observado na Figura 8.2. Como coenzima, a TP catalisa reações de:

- Descarboxilação oxidativa e não oxidativa dos alfacetoácidos

carnes, peixes, verduras e pão à ração diária de arroz descascado da tropa, o número de doentes reduziu-se enormemente.

Em 1897, o médico Eijkman demonstrou em seus experimentos que a adição de farelo de arroz na ração de frangos prevenia o beribéri nesses animais. Mais tarde, em 1911, Funk demonstrou que apenas 50 mg daquele composto cristalino isolado de arroz polido eram suficientes para curar a deficiência em pombos. Foi comprovado posteriormente, porém, que em seres humanos essa substância cristalina apresentava pouca atividade antineurítica. O fator antiberibéri foi isolado somente em 1926, pelos químicos holandeses Jansen e Donath, a partir de extratos de farelo de arroz.

Atualmente, o beribéri ocorre em regiões da Ásia, da África, da América do Sul e comumente nos países onde uma parcela da população é insuficientemente nutrida. No Brasil, dados do Ministério da Saúde evidenciam que, depois de mais de 80 anos sem registros, casos de beribéri têm sido notificados no Maranhão e no Tocantins desde 2006, e casos suspeitos em indígenas foram identificados em Roraima no ano de 2008. Por sua relevância epidemiológica, com alta propensão a causar surtos e epidemias com rápidos adoecimento e morte, ações do Ministério em parceria com esses estados vêm sendo empreendidas na investigação, no acompanhamento, na prevenção e no controle do beribéri. Em 2012, foi lançado no Brasil o *Guia de Consulta para Vigilância Epidemiológica, Assistência e Atenção Nutricional dos Casos de Beribéri*.

Características químicas

A tiamina (vitamina B_1) consiste em um anel pirimidina e outro tiazol unidos por uma ponte de metileno. A vitamina livre constitui uma base. As formas fosforiladas da tiamina são tiamina-monofosfato (TM), tiamina-pirofosfato (TP) e tiamina-trifosfato (TT) (Figura 8.1).

A perda da tiamina durante a cocção dos alimentos é extremamente variável, dependendo de fatores como pH, quantidades de água

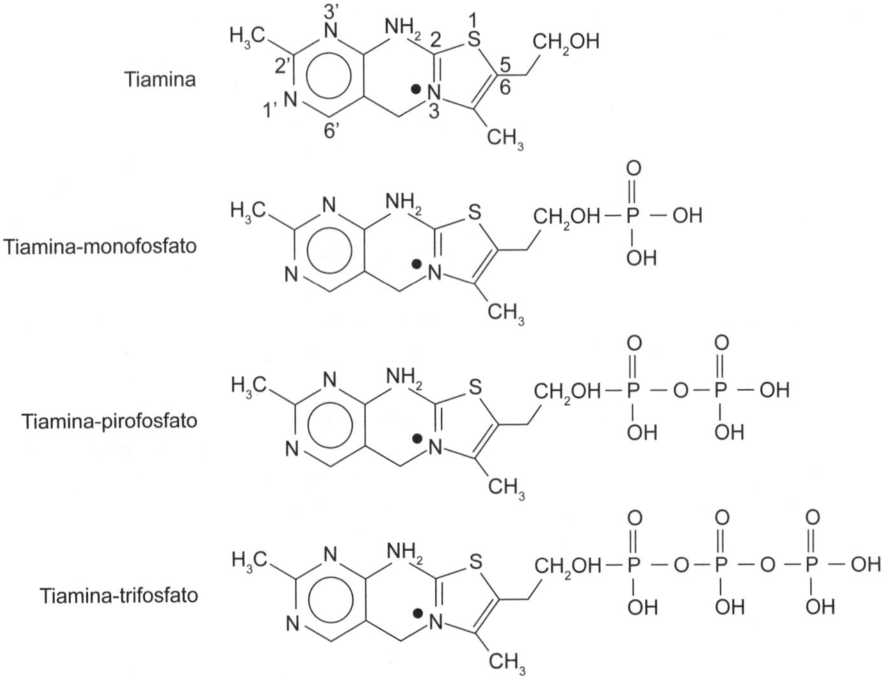

Figura 8.1 Estrutura da tiamina e de suas formas fosforiladas.

Deficiência (sintomas)	Fatores de risco para deficiência	Fontes alimentares
Deficiência leve: fraqueza, sintomas gastrintestinais Deficiência: beribéri – dano do nervo periférico e disfunção cardiovascular resultando em dor, percepção sensorial prejudicada, inchaço, fraqueza e dor nos membros, falta de ar, frequência cardíaca irregular, insuficiência cardíaca	Consumo alimentar insuficiente, alcoolismo, obesidade	Cereais integrais, vegetais verdes, frutas, leite, batatas, fígado, porco, ovos
Fraqueza, dor ou sensibilidade oral, ardor e/ou prurido nos olhos, dermatite, anemia	Má absorção e/ou má utilização hereditária de riboflavina (prevalência de 10 a 15%)	Produtos lácteos, vegetais folhosos, legumes, fígado, rins, levedura, cogumelos
Pelagra: dermatite, fotodermatite, alopecia, fraqueza muscular, espasmos, queimação nas extremidades, marcha alterada, diarreia	Alcoolismo	Cereais integrais, carnes, peixes, nozes, leguminosas, cogumelos
Dermatite, dormência e/ou sensação de queimação nas extremidades, diarreia	–	Cereais integrais, carnes, brócolis
Anemia	Alcoolismo, má absorção relacionada com a idade, anticoncepcionais	Carnes, peixes, bananas, nozes, legumes
Erupção eczematosa seborreica, formigamento e/ou queimação de extremidades	Diabetes tipo 2, pobre regulação da glicose	Ovos, fígado, carne de porco, vegetais folhosos
Anemia megaloblástica, neuropatia periférica, lesões na medula espinal, anormalidades metabólicas	Polimorfismos genéticos comuns, baixos níveis de riboflavina e vitamina B_{12}	Vegetais folhosos verdes, leguminosas, frutas cítricas
	Má absorção relacionada com a idade, vegetarianismo, veganismo, polimorfismos genéticos	Carnes, peixes, aves, vísceras, ovos, leite e derivados

Tabela 8.1 Vitaminas do complexo B: nomenclatura, formas e ações coenzimáticas, sintomas da deficiência e seus fatores de risco, fontes alimentares e recomendações diárias para adultos.

Vitamina	Nomenclatura	Principais coenzimas bioativas	Principal ação coenzimática
B_1	Tiamina	Tiamina-pirofosfato	Liberação de grupamento funcional
B_2	Riboflavina	Flavina adenina dinucleotídio (FAD) ou flavina mononucleotídio (FMN)	Reações redox
B_3	Niacina	Nicotinamida adenina dinucleotídio (NAD) e seu fosfato (NADP)	Reações redox
B_5	Ácido pantotênico	Coenzima A (CoA)	Transferência e ativação de grupo acil
B_6	Piridoxina	Piridoxal-5'-fosfato (PLP) e piridoxamina-5'-fosfato (PMP)	Liberação de grupamento funcional
B_7	Biotina	Biotina	Reações de carboxilação
B_9	Ácido fólico	Tetraidrofolatos, metiltetraidrofolato	Transferência de unidades de carbono
B_{12}	Cobalamina	Metilcobalamina, adenosilcobalamina	

8 Vitaminas do Complexo B

Lana Carneiro Almeida • Leiko Asakura • Teresa Gontijo de Castro • Marly Augusto Cardoso

INTRODUÇÃO

O complexo B é composto por um grupo de oito vitaminas hidrossolúveis – vitaminas B_1, B_2, B_3, B_5, B_6, B_7, B_9 e B_{12} – que desempenham importantes funções no metabolismo celular. Os efeitos desses nutrientes essenciais, que atuam como coenzimas em uma ampla gama de reações enzimáticas catabólicas e anabólicas, são particularmente prevalentes em muitos aspectos da função cerebral, por exemplo, incluindo síntese e reparo de DNA e RNA, produção de energia, metilação e síntese de numerosos compostos neuroquímicos. Em outras palavras, as vitaminas do complexo B participam de inúmeras reações do metabolismo energético e proteico e são responsáveis pela manutenção da saúde mental e emocional dos seres humanos, participando também da manutenção da saúde do fígado, dos intestinos, da pele, dos cabelos, dos olhos e da boca (Tabela 8.1).

Este capítulo aborda as vitaminas de grande relevância em saúde pública. Ainda que muitas dessas vitaminas exerçam suas funções em conjunto, cada uma delas tem suas particularidades quanto a aspectos como características químicas, metabolismo, funções, deficiência, toxicidade, fontes alimentares e necessidades diárias.

TIAMINA (B_1)

Histórico

O termo "vitamina" foi cunhado por Funk, que, com Suzuki *et al.*, isolou do arroz em 1911 um composto cristalino com atividade biológica. Duas décadas mais tarde, em 1934, Williams publicou a estrutura exata da vitamina, que adquiriu vários nomes desde a sua descoberta e foi sintetizada apenas em 1936. Incluindo "aneurina" entre as suas denominações, somente a partir do ano 2000 a denominação tiamina foi difundida. No entanto, a enfermidade causada pela deficiência dessa vitamina, o beribéri, já era conhecida desde o século 19, quando sua incidência aumentou expressivamente, sobretudo em países da Ásia quando do início da produção do arroz polido.

Era início de 1880: uma proporção alarmante de marinheiros japoneses vinha sucumbindo pelo que veio depois a ser reconhecido como beribéri, palavra que significa "fraqueza extrema", nomeada na época como "polineurite" – uma doença caracterizada por debilidade inicial e perda de sensibilidade nas pernas, com desenvolvimento de insuficiência cardíaca, falta de ar e edema em alguns casos. Nessa época, uma constatação foi crucial para comprovar que a causa do beribéri era alimentar: o almirante da Agência Naval Japonesa, Kanehiro Takaki, observou que a única diferença entre as condições dos marinheiros japoneses comparados com os europeus (nos quais o problema não existia) era que a dieta dos primeiros apresentava menor teor proteico. Takaki então persuadiu as autoridades a repetir a viagem com uma alimentação modificada e comprovou que a qualidade dos alimentos desempenhava um papel importante na enfermidade: por meio da adição de

Cancer Prevention. Cancer Prev Res. 2017; 10(1):45-54.
39. Collaborative Group of the Primary Prevention Project. Low-dose aspirin and vitamin E in people at cardiovascular risk: a randomised trial in general practice. Lancet. 2001;357:89-95.
40. Rumbold A, Ota E, Hori H, Miyazaki C, Crowther CA. Vitamin E supplementation in pregnancy (Review). Cochrane Database Syst Rev. 2015;(9):CD004069.
41. Collins GG, Rossi BV. The impact of lifestyle modifications, diet, and vitamin supplementation on natural fertility. Fertil Res Pract. 2015;1:11.
42. Ruder EH, Hartman TJ, Reindollar RH, Goldman MB. Female dietary antioxidant intake and time to pregnancy among couples treated for unexplained infertility. Fertil Steril. 2014;101(3):759-66.
43. Guthrie G, Premkumar M, Burrin DG. Emerging clinical benefits of new-generation fat emulsions in preterm neonates. Nutr Clin Pract. 2017;32(3):326-36.
44. Cunha DF, Cunha SF, Unamuno MR, Vannucchi H. Serum levels assessment of vitamin A, E, C, B_2 and carotenoids in malnourished and non-malnourished hospitalized elderly patients. Clin Nutr. 2001;20:167-70.
45. Barros MF, Leger CL, Lira PI, Lima MC, Carbonneau MA, Descomps B, et al. Cord blood essential fatty acid and alpha-tocopherol in full-term newborns in a Northeast Brazil area. Int J Vitam Nutr Res. 2002;72:155-60.
46. Tureck C, Locateli G, Corrêa VG, Koehnlein EA. Avaliação da ingestão de nutrientes antioxidantes pela população brasileira e sua relação com o estado nutricional. Rev Bras Epidemiol. 2017;20(1):30-42.
47. Abe-Matsumoto LT, Sampaio GR, Bastos DHM. Suplementos vitamínicos e/ou minerais: regulamentação, consumo e implicações à saúde. Cad. Saúde Pública. 2015;31(7):1371-80.
48. Slover HT. Tocopherols in foods and fats. Lipids. 1971;6:291-6.
49. Palermo A, Tuccinardi D, D'Onofrio L, Watanabe M, Maggi D, Maurizi AR, et al. Vitamin K and osteoporosis: myth or reality? Metabolism. 2017;70:57-71.
50. Li Y, Chen JP, Duan L, Li S. Effect of vitamin K2 on type 2 diabetes mellitus: a review. Diabetes Res Clin Pract. 2018;136:39-51.
51. Eerdekens A, Debeer A, Van Hoey G, De Borger C, Sachar V, Guelinckx I, et al. Maternal bariatric surgery: adverse outcomes in neonates. Eur J Pediatr. 2010;169:191-6.
52. Sherf Dagan S, Goldenshluger A, Globus I, Schweiger C, Kessler Y, Kowen Sandbank G, et al. Nutritional recommendations for adult bariatric surgery patients: clinical practice. Adv Nutr. 2017;8(2):382-94.
53. Jans G, Guelinckx I, Voets W, Galjaard S, Van Haard PM, Vansant GM, et al. Vitamin K1 monitoring in pregnancies after bariatric surgery: a prospective cohort study. Surg Obes Relat Dis. 2014;10(5):885-90.
54. Food & Nutrition Board, Institute of Medicine. Dietary reference intakes for vitamin A, vitamin K, arsenic, boron, chromium, copper, iodine, iron, manganese, molybdenum, nickel, silicon, vanadium, and zinc. Washington (DC): National Academy of Sciences; 2001.
55. Souza WN, Rodrigues ML, Penteado MVC. Ingestão habitual de vitamina K em adultos e idosos. Rev Nutr. 2012;25(4):507-15.

BIBLIOGRAFIA

Harshman SG, Saltzman E, Booth SL. Vitamin K: dietary intake and requirements in different clinical conditions. Curr Opin Clin Nutr Metab Care. 2014;17:531-8.

Ross AC. Vitamin A and retinoids. In: Shils ME, Olson JA, Shike M, Ross AC. Modern nutrition in health and disease. 9. ed. Philadelphia: Lippincott Williams & Wilkins; 1999. p. 305-27.

Tanumihardjo SA, Russell RM, Stephensen CB, Gannon BM, Craft NE, Haskell MJ, et al. Biomarkers of Nutrition for Development (BOND) – Vitamin A review. J Nutr. 2016;146(9):1816S-48S.

Traber MG. Mechanisms for the prevention of vitamin E excess. J Lipid Res. 2013;54:2295-306.

Traber MG. Vitamin E inadequacy in humans: causes and consequences. Adv Nutr. 2014;5:503-14.

16. Azais-Braesco V, Pacal G. Vitamin A in pregnancy: requirements and safety limits. Am J Clin Nutr. 2000;71(Suppl):1325S-1333S.
17. Imdad A, Mayo-Wilson E, Herzer K, Bhutta ZA. Vitamin A supplementation for preventingmorbidity and mortality in children from sixmonths to five years of age (Review). Cochrane Database Syst Rev. 2017;3.
18. Wang XD. Retinoids and alcohol-related carcinogenesis. J Nutr. 2003;133(Suppl):287S-290S.
19. Key TJ, Appleby PN, Travis RC, Albanes D, Alberg AJ, Barricarte A, et al. Carotenoids, retinol, tocopherols, and prostate cancer risk: pooled analysis of 15 studies. Am J Clin Nutr. 2015;102:1142-57.
20. World Cancer Research Fund/American Institute for Cancer Research. Diet, nutrition, physical activity and cancer: a global perspective. Continuous Update Project Expert Report 2018. Disponível em: https://www.wcrf.org/sites/default/files/Wholegrains-veg-and-fruit.pdf.
21. Kristal AR, Till C, Platz EA, Song X, King IB, Neuhouser ML, et al. Serum lycopene concentration and prostate cancer risk: results from the Prostate Cancer Prevention Trial. Cancer Epidemiol Biomarkers Prev. 2011;20(4):638-46.
22. Schwingshackl L, Boeing H, Stelmach-Mardas M, Gottschald M, Dietrich S, Hoffmann G, et al. Dietary supplements and risk of cause-specific death, cardiovascular disease, and cancer: a systematic review and meta-analysis of Primary Prevention Trials. Adv Nutr. 2017;8(1):27-39.
23. Ramakrishnan U, Darnton-Hill I. Assessment and control of vitamin A deficiency disorders. J Nutr. 2002;132(Suppl):2947S-2953S.
24. WHO. Global prevalence of vitamin A deficiency in populations at risk 1995–2005. WHO Global Database on Vitamin A Deficiency. Geneva: World Health Organization; 2009.
25. Brasil. Ministério da Saúde. SAS/DAB/CGAN. Nota Técnica 135/2016 – CGAN/DAB/SAS. Encerramento da suplementação de puérperas com mega doses de vitamina A do Programa Nacional de Suplementação de Vitamina A. Disponível em: http://189.28.128.100/dab/docs/portaldab/documentos/oficio_17-2016_encerramento_suplement_vit_a.pdf.
26. Brasil. Ministério da Saúde. NutriSUS – Estratégia de fortificação da alimentação infantil com micronutrientes (vitaminas e minerais) em pó: manual operacional. Ministério da Saúde, Ministério da Educação. Brasília: Ministério da Saúde; 2015.
27. Silva LLS, Augusto RA, Tietzmann DC, Sequeira LAS, Hadler MCCM, Muniz PT, et al. The impact of home fortification with multiple micronutrient power on vitamin A status in young children: a multicenter pragmatic controlled trial in Brazil. Matern Child Nutr. 2017;13:e12403.
28. Allen LH, Hassle M. Estimating the potential for vitamin A toxicity in women and young children. J Nutr. 2002;132:2907S-2919S.
29. Dary O, Mora JO. Food fortification to reduce vitamin A deficiency: International Vitamin A Consultative Group Recommendations. J Nutr. 2002;132:2927S-2933S.
30. Comptour A, Rouzaire M, Belville C, Bouvier D, Gallot D, Blanchon L, et al. Nuclear retinoid receptors and pregnancy: placental transfer, functions, and pharmacological aspects. Cell Mol Life Sci. 2016;73:3823-37.
31. Institute of Medicine. Dietary reference intakes for vitamin A, vitamin K, arsenic, boron, chromium, copper, iodine, iron, manganese, molybdenium, nickel, silicon, vanadium, and zinc. Washington: National Academy Press; 2001. p. 4-22.
32. Azzi A, Ricciarelli R, Zingg JM. Non-antioxidant molecular functions of α-tocopherol (vitamin E). FEBS Letters. 2002;519:8-10.
33. Mecocci P, Boccardi V, Cecchetti R, Bastiani P, Scamosci M, Ruggiero C, et al. A long journey into aging, brain aging, and Alzheimer's disease following the oxidative stress tracks. J Alzheimer's Dis. 2018;62:1319-35.
34. Farina N, Llewellyn D, Isaac MGEKN, Tabet N. Vitamin E for Alzheimer's dementia and mild cognitive impairment (review). Cochrane Database Syst Rev. 2017;4.
35. Fang YZ, Yang S, Wu G. Free radicals, antioxidants and nutrition. Nutrition. 2002;18:872-9.
36. The Alpha-Tocopherol, Beta-Carotene Cancer Prevention Study Group. The effect of vitamin E and beta carotene on the incidence of lung cancer and other cancers in male smokers. N Engl J Med. 1994;330:1029-35.
37. Antwi SO, Steck SE, Zhang H, Stumm L, Zhang J, Hurley TG, et al. Plasma carotenoids and tocopherols in relation to Prostate-specific Antigen (PSA) levels among men with biochemical recurrence of prostate cancer. Cancer Epidemiol. 2015;39(5):752-62.
38. Lance P, Alberts DS, Thompson PA, Fales L, Wang F, San Jose J, et al. Colorectal adenomas in participants of the SELECT Randomized Trial of Selenium and Vitamin E for Prostate

Tabela 7.9 Ingestão adequada (IA) de vitamina K (μg/dia).

Grupo etário	IA
0 a 6 meses	2
7 a 12 meses	2,5
1 a 3 anos	30
4 a 8 anos	55
Homens: 9 a 13 anos	60
14 a 18 anos	75
> 19 anos	120
Mulheres: 9 a 13 anos	60
14 a 18 anos	75
> 19 anos	90
Gestante: ≤ 18 anos	75
> 19 anos	90
Nutriz: ≤ 18 anos	75
> 19 anos	90

Fonte: IOM (2001).[54]

cionais comerciais com filoquinona em doses equivalentes às recomendações nutricionais.

No Brasil, uma pesquisa localizada revelou consumo mediano de 99 μg/dia por adultos, e a principal fonte foram as hortaliças.[55]

Fontes alimentares

A vitamina K está bem distribuída em vegetais e animais, variando de 1 μg por 100 mℓ no leite a 400 μg por 100 g no espinafre e em outras hortaliças de folhas verdes. As principais fontes de vitamina K da dieta são os vegetais folhosos verdes, como brócolis, couve, repolho, alface, espinafre, couve-de-bruxelas, salsão, acelga, e algumas frutas, como kiwi e uva. Óleos, manteiga e margarina também representam fontes importantes. Em seguidas, as melhores fontes são certos óleos vegetais (p. ex., soja, canola e azeite de oliva), que contém 50 a 200 μg/100 g e outros óleos vegetais (de amendoim, milho e girassol), no entanto contêm quantidades muito inferiores de filoquinona (1 a 10 μg/100 g). O fígado, por ser o principal órgão de reserva da vitamina, tem grandes quantidades, variando de 20 a 100 μg/100 g, dependendo da ingestão do animal antes do abate. O aquecimento não interfere em sua biodisponibilidade e não ocorrem perdas na água durante o preparo dos alimentos.

REFERÊNCIAS BIBLIOGRÁFICAS

1. Handelman GJ. The evolving role of carotenoids in human biochemistry. Nutrition. 2001;17:818-22.
2. Hughes DA. Dietary carotenoids and human immune function. Nutrition. 2001;17:823-7.
3. Harrison EH, Hussain M. Mechanisms involved in the intestinal digestion and absorption of dietary vitamin A. J Nutr. 2001;131:1405-8.
4. Li E, Tso P. Vitamin A uptake from foods. Curr Opin Lipidol. 2003;14:241-7.
5. Castenmiller JJM, West CE. Bioavailability and bioconversion of carotenoids. Annu Rev Nutr. 1998;18:19-38.
6. Yeum KJ, Russel RM. Carotenoid bioavailability and bioconversion. Annu Rev Nutr. 2002;22:483-504.
7. Blomhoff R, Green MH, Norum KR. Vitamin A: physiological and biochemical processing. Annu Rev Nutr. 1992;12:37-57.
8. Allen LH, Hassle M. Estimating the potential for vitamin A toxicity in women and young children. J Nutr. 2002;132:2907S-2919S.
9. Harrison EH. Mechanisms of digestion and absorption of dietary vitamin A. Annu Rev Nutr. 2005;25:87-103.
10. Newcomer ME, Ong DE. Plasma retinol binding protein: structure and function of the prototypic lipocalin. Biochim Biophys Acta. 2000;1482:57-64.
11. Monaco HL. The transthyretin-retinol-binding protein complex. Biochim Biophys Acta. 2000;1482:65-72.
12. Parker RS. Absorption, metabolism and transport of carotenoids. FASEB J. 1996;10:542-51.
13. Da Costa MAL. Carotenoides e valores de vitamina A de hortaliças brasileiras in natura e submetidas aos cozimentos convencional e em forno de microondas [dissertação]. São Paulo: Faculdade de Ciências Farmacêuticas da USP; 1994.
14. De Sant'Anna ZM. Carotenoides de hortaliças: alterações decorrentes do cozimento convencional e em forno de microondas [dissertação]. São Paulo: Faculdade de Ciências Farmacêuticas da USP; 1994.
15. van Het Hof KH, West CE, Weststrate JA, Hautvast JGAJ. Dietary factors that affect the bioavailability of carotenoids. J Nutr. 2000;130:503-6.

atresia biliar, fibrose cística e deficiência de alfa-1-antitripsina).

A dose de vitamina K recomendada para tratamento de sua deficiência é de 1 µg/kg de peso corporal, administrada via intravenosa ou intramuscular. Dose intramuscular profilática de 1 mg de filoquinona (K_1) ao nascer previne muitos casos de doença hemorrágica do recém-nascido tardia e tem sido adotada como rotina neonatal em muitos países, incluindo o Brasil.

Foram relatados casos de doença hemorrágica intracraniana em recém-nascidos de mães que haviam sido submetidas à cirurgia bariátrica e apresentavam perda de peso acentuada e deficiência de vitamina K.[51] Há recomendações de suplementação VO de 300 µg/dia para prevenir deficiência, 2 semanas após a cirurgia bariátrica e, para tratar a deficiência, 10 mg intramuscular, seguida de 1 a 2 mg/semana VO, até atingir a concentração considerada adequada.[52]

A toxicidade da vitamina K está ligada à menadiona (K_3), que pode provocar anemia hemolítica e hiperbilirrubinemia. A administração de K_3 a lactentes pode ser acompanhada de anemia hemolítica e toxicidade hepática. Por esse motivo, a administração de K_1 tem sido prescrita para prevenção da doença hemorrágica do recém-nascido.

Avaliação do estado nutricional

Hemorragias anormais (evidente, presente na urina ou sangue oculto nas fezes) podem ser um sinal de deficiência de vitamina K. Em adultos, não há outros sinais clínicos sugestivos de deficiência, o que dificulta o diagnóstico de deficiência marginal.

Concentrações plasmáticas de filoquinona refletem inicialmente ingestão dietética recente (últimas 24 h). A avaliação da concentração plasmática de filoquinona não é útil no diagnóstico da doença hemorrágica do recém-nascido, uma vez que neonatos apresentam normalmente baixas concentrações de filoquinona. Em adultos, considera-se adequada a concentração plasmática de vitamina K entre 0,8 e 5,3 nmol/ℓ.[53]

O estado nutricional de vitamina K pode ser avaliado também indiretamente por vários métodos. O tempo de protrombina (TP) e o tempo parcial de tromboplastina (TPT) são testes de coagulação de rotina capazes de sugerir deficiência de vitamina K, mas não são específicos. Elevação do TP e do TPT sugerem também disfunção hepática, doença hemorrágica e outros quadros agudos ou crônicos. O TP aumenta somente quando a concentração de protrombina é reduzida em 50% em relação ao tempo normal, sugerindo baixa sensibilidade no diagnóstico de deficiência de vitamina K. Correção do TP prolongado após administração é a prova funcional mais efetiva para confirmação de deficiência de vitamina K, uma vez que a suplementação com vitamina K não corrige coagulopatia não associada à deficiência de vitamina K.[54]

Necessidades e recomendações nutricionais

As recomendações de ingestão adequada incluem valores de 2 µg/dia nos primeiros 6 meses de vida, aumentando-se para 2,5 µg/dia para bebês entre 7 e 12 meses. A partir de 1 ano de idade, a ingestão adequada é de 30, 55, 60 e 75 µg/dia para grupos etários de 1 a 3, 4 a 8, 9 a 13 e 14 a 18 anos, respectivamente. Em adultos, a ingestão considerada adequada é de 90 e 120 µg/dia para mulheres e homens, respectivamente; 75 e 90 µg/dia para gestantes e lactantes, respectivamente. Não foram estabelecidos valores máximos toleráveis (Tabela 7.9).

Apesar do conhecimento insuficiente sobre o efeito dose-resposta da filoquinona da dieta no efeito anticoagulante da cumarina e de seu derivado varfarina sódica, há evidências suficientes para indicar a manutenção de uma ingestão constante de filoquinona em pacientes submetidos a terapia com anticoagulantes (utilizados na prevenção primária e secundária de eventos tromboembólicos vasculares). Levando-se em conta o possível papel da vitamina K na integridade óssea e os efeitos benéficos de outros nutrientes encontrados nos alimentos ricos em vitamina K, recomenda-se que pacientes em terapia com anticoagulantes cumarínicos sejam aconselhados a manter o consumo de alimentos ricos em filoquinona. Nesses casos, no entanto, deve-se dar atenção ao número crescente de suplementos e produtos nutri-

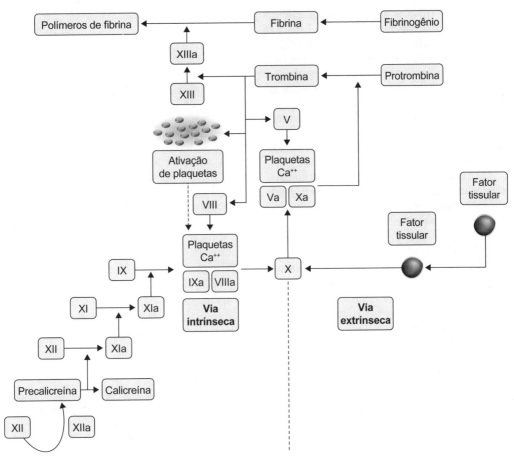

Figura 7.9 Cascata da coagulação sanguínea. Fatores II, VII, IX e X contêm GLA e são dependentes de vitamina K.

inflamatória via inibição de ativação ou de expressão de interleucina 6 e fator de necrose tumoral (TNF) alfa, entre outras citocinas pró-inflamatórias aumentadas em indivíduos obesos e diabéticos, os estudos com seres humanos ainda são inconclusivos acerca da diminuição do risco para o desenvolvimento de diabetes.[50]

Deficiência e toxicidade

Deficiência evidente de vitamina K em adultos não associada a enfermidades é rara. Contudo, deficiência de vitamina K muitas vezes acompanha doença gastrintestinal, caracterizada por síndrome de má absorção, e doença hepatobiliar (com deficiência resultante de disfunção hepática ou colestase). Certos antibióticos com uma cadeia N-metiltiotetrazol (p. ex., cefamandole, cefoperazone) podem também atuar como antagonistas da vitamina K em indivíduos marginalmente deficientes. Altas doses de vitamina E (1.200 UI/dia) têm sido associadas à deficiência de vitamina K em pacientes em uso de anticoagulantes orais.

Recém-nascidos podem apresentar baixa concentração de protrombina em razão da dificuldade de absorção de gorduras nos primeiros dias de vida, compreendendo um grupo de risco para hemorragia por deficiência de vitamina K. Doença hemorrágica do recém-nascido pode ocorrer nos três primeiros meses de vida, muitas vezes associada ao uso materno de anticoagulantes ou a distúrbios de absorção intestinal do bebê (como

(fatores II, VII, IX e X) ligam-se ao cálcio, que, por sua vez, atuam como mediadores na ligação dos fosfolipídios da membrana celular no local da lesão vascular (Figura 7.9). Anticoagulantes cumarínicos inibem a coagulação pela redução da carboxilação gama dos resíduos GLU nas proteínas dependentes de vitamina K. Essa ação antagônica no metabolismo da vitamina K resulta na secreção de proteínas com menor capacidade de ligação com cálcio. Entretanto, a vitamina K exógena pode estimular a ruptura associada à carboxilação pela produção de cofatores ativos por meio de uma via dependente de piridina nucleotídio insensível aos anticoagulantes cumarínicos.

Metabolismo ósseo

A vitamina K atua como cofator da enzima gamacarboxilase, que ativa proteínas relacionadas com a síntese e a regulação da matriz óssea, isto é, promove a formação óssea e inibe sua reabsorção. Vários estudos que avaliaram o consumo de vitamina K, proveniente de fontes alimentares ou suplementos vitamínicos, observaram aumento da densidade mineral óssea em mulheres jovens e idosas; entretanto, os resultados divergem sobre a redução de risco para fraturas, tanto em mulheres quanto em homens.[49]

Resistência à insulina e diabetes

Embora os estudos experimentais e com animais de laboratório mostrem que a vitamina K melhora a resistência periférica à insulina via metabolismo da osteocalcina (proteína que favorece a proliferação das células betapancreáticas, a secreção e a sensibilidade à insulina), diminui a resposta

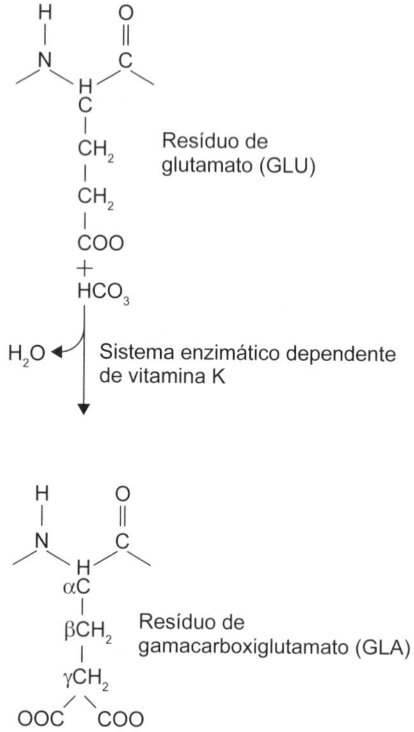

Figura 7.8 Função da vitamina K: cofator na formação de resíduos de gamacarboxiglutamato (GLA) das proteínas dependentes de vitamina K.

Tabela 7.8 Principais proteínas dependentes de vitamina K.		
Proteína	**Localização primária**	**Função principal**
Protrombina (fator II)	Fígado	Coagulante
Fator VII	Fígado	Coagulante
Fator IX	Fígado	Coagulante
Fator X	Fígado	Coagulante
Proteína C	Fígado	Anticoagulante
Proteína S	Fígado	Anticoagulante
Osteocalcina (proteína GLA óssea)	Osso	Regulação negativa da formação óssea
Proteína GLA da matriz óssea	Cartilagem, osso	Inibidor da calcificação
Proteína rica em prolina	Tireoide, medula óssea	Desconhecida

Características químicas

O termo "vitamina K" representa uma família de compostos lipossolúveis que podem ser classificados como filoquinona (vitamina K_1) – a forma predominante na dieta – e menaquinona (vitamina K_2), que consiste em diversos subtipos, que diferem no tamanho da cadeia, sendo sintetizada por bactérias no intestino grosso e ainda pouco conhecida em relação à sua contribuição na nutrição humana (Figura 7.7). A menadiona (vitamina K_3) é a forma sintética. A vitamina K é instável a álcalis, ácidos, irradiação e luz solar.

Vale ressaltar que as menaquinonas com cadeias muito longas são sintetizadas por bactérias do gênero anaeróbio Bacteroides encontradas no trato intestinal em grandes quantidades, mas não foram detectadas abundantemente em alimentos.

Metabolismo

Por se tratar de um composto lipossolúvel, a absorção da vitamina K, que ocorre no intestino delgado, requer lipólise e formação de micela. Assim, distúrbios na digestão e na absorção de gorduras podem levar à deficiência de vitamina K. Uma vez absorvida, a vitamina K é reesterificada e transportada em QM rico em triacilgliceróis no sistema linfático, sendo convertida no fígado em metabólitos de cadeia curta excretados na bile e na urina. Até 70% da vitamina K absorvida em uma refeição é excretada em vários dias, o que sugere a necessidade de reposição frequente de suas reservas corporais.

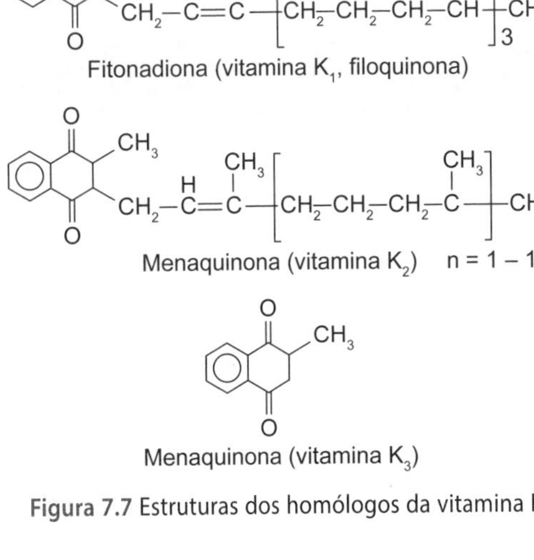

Estudos conduzidos em animais e em seres humanos sugerem que uma fração significativa das necessidades de vitamina K seja alcançada pela absorção direta de menaquinonas produzidas pela síntese microbiana, mas não há evidências experimentais conclusivas documentando o local e a extensão da absorção. Especula-se provável absorção no íleo terminal, onde há algumas bactérias produtoras de menaquinona, bem como pelos sais biliares. No entanto, evidências sugerem que a biodisponibilidade de menaquinonas bacterianas é pobre pelo fato de a maior parte estar firmemente ligada à membrana citoplasmática bacteriana, e também porque a maior produção se dá no cólon, que carece de sais biliares para sua solubilização.

A vitamina K presente nas hortaliças é menos biodisponível, pois está firmemente aderida às membranas celulares, comparada à vitamina K contida nos óleos.

Funções

Coagulação

A vitamina K é um cofator essencial para a carboxilação da reação que transforma resíduos do ácido glutâmico (GLU) da proteína precursora para resíduos de gamacarboxiglutamato (GLA) em certas proteínas dependentes de vitamina K (Figura 7.8). A reação é essencial para a produção dos fatores II (protrombina), VII, IX e X, que participam do processo de coagulação sanguínea (Tabela 7.8).

A função bioquímica da vitamina K é bem conhecida atualmente: é necessária à síntese da proteína plasmática protrombina, precursora inativa da trombina, uma enzima que converte a proteína fibrinogênio em fibrina – proteína fibrosa responsável pela formação do coágulo sanguíneo. A protrombina precisa ligar íons Ca^{2+} para sofrer a ativação em trombina. Em situações de deficiência de vitamina K, a molécula de protrombina torna-se incapaz de ligar Ca^{2+} adequadamente. Os resíduos GLA das proteínas de coagulação

Fitonadiona (vitamina K_1, filoquinona)

Menaquinona (vitamina K_2) n = 1 – 12

Menaquinona (vitamina K_3)

Figura 7.7 Estruturas dos homólogos da vitamina K.

carnes em geral, a gordura animal e a maioria das frutas são pobres em vitamina E. Durante o processamento, o armazenamento e a preparação, podem ocorrer perdas consideráveis.

Tabela 7.6 Teores de vitamina E em alguns alimentos.

Alimento	Quantidade (mg/100 g)
Ervilhas verdes cruas	0,13
Ervilhas verdes congeladas	0,12
Feijão verde congelado	0,09
Alho-porró cru	0,92
Alface crespa crua	0,4
Salsa crua	1,73
Couve-flor crua	0,04
Grãos de milho enlatados	0,04
Batata frita	4,28
Manteiga	1,33
Óleo de soja	10,7
Óleo de milho	13,5
Óleo de amendoim	11,42
Óleo de oliva	11,42
Amêndoas secas	24
Avelã seca	23
Amendoim torrado seco	7,78
Castanha-do-pará seca	7,6
Castanha-de-caju assada seca	0,57
Pistache seco	5,21

VITAMINA K

A vitamina K foi descoberta em 1929 quando Henrik Dam, na Dinamarca, observou uma síndrome hemorrágica em frangos alimentados com uma dieta sem lipídios, constatando desaparecimento dos sintomas com adição de alfafa na dieta ou oferecendo-se um extrato lipídico de hortaliças. Alguns anos depois, em 1939, estudos realizados por Dam na Dinamarca, Almquist em Berkeley (EUA) e Doisy no Canadá identificaram que a vitamina da alfafa era 2-metil-3-fitil-1,4-naftoquinona. Inicialmente, acreditava-se que a redução na concentração plasmática de protrombina (fator II) era a causa do quadro hemorrágico decorrente da dieta carente em vitamina K. No entanto, demonstrou-se mais tarde que a deficiência dessa vitamina causava também alterações na síntese dos fatores VII, IX e X da cascata de coagulação sanguínea.

Na década de 1940, foram identificadas as 4-hidroxicumarinas antagonistas da vitamina K. Entretanto, até meados dos anos 1960, a falta de conhecimento geral sobre os mecanismos de biossíntese proteica limitou as investigações de processos celulares e moleculares envolvidos na síntese das proteínas dependentes de vitamina K. Somente no início da década de 1970, demonstrou-se que a vitamina K era o substrato de uma enzima envolvida na conversão dos precursores inativos das proteínas dependentes de vitamina K em suas formas ativas.

Tabela 7.7 Conteúdo de vitamina E em óleos vegetais (mg tocoferol/100 g).

Óleos comestíveis	Alfatocoferol	Gamatocoferol	Deltatocoferol	Alfatocotrienol
Óleo de coco	0,5	0	0,6	0,5
Óleo de milho	11,2	60,2	1,8	0
Óleo de palma	25,6	31,6	7	14,3
Azeite de oliva	5,1	–	0	0
Óleo de amendoim	13	21,4	2,1	0
Óleo de soja	10,1	59,3	26,7	0
Óleo de gérmen de trigo	133	26	27,1	2,6
Óleo de girassol	48,7	5,1	0,8	0

Fonte: Slover (1971).[48]

127 indivíduos idosos internados, dos quais 43% apresentavam baixas concentrações séricas de vitamina E (< 16,2 μmol/ℓ). Barros et al.[45] verificaram no sangue do cordão umbilical de 81 recém-nascidos a termo que a concentração média de vitamina E era de 6,3 μmol/ℓ; destes, 25% apresentavam deficiência de vitamina E.

A concentração plasmática ou sérica de alfatocoferol é o biomarcador mais simples e o mais utilizado. Contudo, pode variar segundo idade, sexo, concentração de lipídios séricos, uso de medicações hipolipemiantes e tabagismo. Considera-se estado deficiente e adequado se a concentração plasmática de alfatocoferol for < 12 μmol/ℓ e > 30 μmol/ℓ, respectivamente.

Cerca de 90% da vitamina E corporal encontra-se no tecido adiposo, e essa quantidade está fortemente associada ao consumo alimentar, embora a vitamina contida nesse tecido tenha uma baixa taxa de mobilização.[15] A limitação para o uso dessa determinação se deve à necessidade de biopsia do tecido adiposo – procedimento muito invasivo.

Por se tratar de um antioxidante no plasma e nos tecidos, algumas provas funcionais podem ser realizadas para avaliar o estado nutricional, como a suscetibilidade dos eritrócitos à hemólise, a presença de gases hidrocarbonetos na respiração decorrente da peroxidação lipídica, a resistência da LDL à oxidação, a função plaquetária e as alterações estruturais no DNA.

Necessidades e recomendações nutricionais

Considera-se que 1 UI de vitamina E é igual a 1 mg de acetato de alfatocoferil (forma encontrada nos suplementos e adicionada aos alimentos para enriquecimento) ou 0,67 mg de equivalentes em alfatocoferol (alfa-TE). A publicação técnica da FAO/OMS considera que uma ingestão de 3,5 a 5,0 mg de alfa-TE por 1.000 kcal é compatível com promoção de saúde para todos os membros de uma família. Manifestações de carência evidente de vitamina E limitam-se a lactentes prematuros e indivíduos com distúrbios de absorção de gorduras; no entanto, deficiências marginais ou subclínicas podem ocorrer em muitos grupos populacionais.

Resultados do Inquérito Nacional de Alimentação (INA), que constituiu um módulo da Pesquisa de Orçamentos Familiares (POF) 2008-2009, mostram que mais de 80% dos brasileiros com idade igual ou superior a 10 anos têm ingestão insuficiente de vitamina E, e que a ingestão média, exclusivamente por meio de alimentos, é de 8,48 mg/dia.[46] No Brasil, não há estudos populacionais sobre o consumo de suplemento vitamínico, e os estudos localizados não distinguem o consumo dos diversos tipos de suplementos (vitamínicos, alimentares, minerais ou dietéticos).[47]

Desde 2000, ano em que foi estabelecida a nova RDA para vitamina E, alguns pesquisadores contestam esses valores. Essa recomendação só pode ser atingida se a população fizer uso de suplementos, pois a média de consumo sob a forma de alimentos é aproximadamente a metade, sem considerar o gamatocoferol. A Tabela 7.5 apresenta a RDA, publicada em 2002, para vitamina E em diferentes grupos etários.

Fontes alimentares

As principais fontes alimentares do gamatocoferol são os óleos vegetais (canola, girassol), gérmen de trigo e de outros cereais e nozes (Tabela 7.6). Óleos de soja e de milho têm mais gamatocoferol. Os óleos de palma e de semente de algodão têm proporções iguais de alfa e gamatocoferol, no entanto o primeiro tem elevada proporção de tocotrienóis (75%), em comparação aos tocoferóis (Tabela 7.7).[48] As

Tabela 7.5 Recomendações nutricionais para vitamina E.	
Grupo etário	RDA (mg/dia)
Lactentes (0 a 12 meses)	4 a 5
Crianças (1 a 8 anos)	6 a 7
Adolescentes (9 a 13 anos)	11
Mulheres (> 14 anos)	15
Homens (> 14 anos)	15
Gestantes	15
Nutrizes	19

Fonte: IOM (2001).[31]

sido largamente utilizada para promover o crescimento de animais em cativeiro destinados ao consumo humano. Os camundongos deficientes (*knock-out*) em Apo B não secretam QM nem VLDL e têm o mesmo fenótipo daqueles que são deficientes em alfa-TTP, isto é, apresentam elevada incidência de abortos, desenvolvimento embrionário anormal, malformações do tubo neural e impossibilidade de detectar alfatocoferol no tecido embrionário.

Já em seres humanos, um artigo de revisão concluiu que a suplementação de vitamina E não reduz o risco para a ocorrência de mortalidade no período perinatal, pré-eclâmpsia, prematuridade ou retardo de crescimento intrauterino.[40]

Orientações voltadas para mulheres acerca de mudança no estilo de vida, isto é, manter o peso adequado, cessar o tabagismo, reduzir o consumo de bebidas alcoólicas e adotar alimentação rica em fibras e alimentos de origem vegetal, bem como usar suplemento de vitamina E, estão associadas a um melhor prognóstico para engravidar.[41,42]

Deficiência

Em seres humanos, a deficiência de vitamina E por carência alimentar é rara, pois esse nutriente encontra-se largamente distribuído na natureza. As principais causas são anormalidades genéticas, como a deficiência na síntese de alfa-TTP e Apo B, e síndromes de má absorção por insuficiência pancreática, doença de Crohn, doença celíaca, entre outras.

A ataxia com deficiência de vitamina E (AVED, do inglês *ataxia with vitamin E deficiency*) é uma síndrome grave resultante de mutações no gene da alfa-TTP que levam a uma redução da concentração de alfatocoferol no plasma e nos tecidos. Os indivíduos com essa síndrome apresentam perda de neurônios, atrofia da retina, retinite pigmentosa, ausência de reflexos tendinosos, fraqueza muscular e perda sensorial. Os sintomas geralmente aparecem dos 4 aos 18 anos de idade. Ainda não se sabe se esses sintomas resultam da falta de proteção do tecido nervoso contra os processos de oxidação ou da ausência de alguma ação não antioxidante específica mediada pela vitamina E. No entanto, os sintomas neurológicos podem ser revertidos com a suplementação da vitamina.

A baixa concentração plasmática da vitamina E pode decorrer de condições agudas graves, como traumas, sepse e inflamações; também está associada à redução marcante de partículas de LDL e HDL.

Recém-nascidos prematuros apresentam baixas reservas de tocoferol com absorção intestinal bastante limitada. Quando alimentados com dietas ricas em ácidos graxos poli-insaturados (principal substrato para a peroxidação de lipídios) e com dose suplementar de ferro (um pró-oxidante), podem apresentar anemia hemolítica (decorrente da ruptura de hemácias) por deficiência de vitamina E. Por constituírem um grupo exposto a muitos oxidantes, há recomendações para utilização de vitamina E na solução parenteral em recém-nascidos prematuros.[43]

Toxicidade

Estudos com suplementação de curta duração em indivíduos saudáveis (de 1 a 36 meses) utilizam doses que variam de 100 a 3.200 UI/dia e não apresentaram efeitos adversos. No entanto, não há dados sobre os efeitos de doses farmacológicas de vitamina E por períodos mais longos.

Indivíduos com deficiência de vitamina K em uso de suplementação com vitamina E apresentam sangramento por alterações de coagulação.

Em recém-nascidos prematuros, grandes doses intravenosas de vitamina E podem elevar o risco de sepse (tanto bacteriana quanto micótica), provavelmente pela inibição do processo normal de destruição de bactérias. Preparações orais de vitamina E com alta osmolaridade têm sido associadas ao risco de enterocolite. Já indivíduos adultos toleram quantidades diárias de 200 a 800 mg de tocoferol sem efeitos adversos. Doses maiores podem reduzir a aderência plaquetária, facilitando hemorragias pós-operatórias. Por essa razão, o uso de suplementos de vitamina E tem sido contraindicado durante, pelo menos, 2 semanas antes de qualquer intervenção cirúrgica.

Avaliação nutricional

Há poucos estudos populacionais conduzidos no Brasil sobre o estado nutricional relativo à vitamina E. Cunha *et al.*[44] acompanharam

pessoas com doença de Alzheimer apresentavam menor concentração plasmática de vitamina E, quando comparadas àquelas sem a doença.[33] Entretanto, um recente artigo de revisão não encontrou evidências de que a suplementação de 2.000 UI/dia da vitamina previna a progressão da demência ou melhore a função cognitiva de pessoas com demência.[34]

Câncer

Como um antioxidante, a vitamina E pode inibir a formação do câncer por sequestrar ROS, ou espécies reativas de nitrogênio, que são potencialmente oncogênicas.[35]

O estudo ATBC (*Alpha-Tocopherol Beta-Carotene Cancer Prevention Study*) foi elaborado para determinar se a vitamina E, na dose de 50 UI/dia, isoladamente ou em associação com 20 mg/dia de betacaroteno, diminuiria a incidência de câncer em homens fumantes. Após 8 anos de seguimento, os pesquisadores verificaram que o grupo tratado com a suplementação de vitamina E teve uma incidência de câncer de próstata 34% menor em relação ao grupo-controle, mas não houve efeito algum sobre a incidência de outros tipos de câncer, enquanto no grupo tratado com betacaroteno a incidência aumentou 18%.[36] Mais recentemente, um ensaio clínico com homens com história e tratamento prévios para câncer de próstata e que foram submetidos à intervenção, a qual consistia em orientações para aumentar o consumo de cereais integrais, frutas e hortaliças, e reduzir o consumo de carnes e laticínios, observou associação inversa, após 6 meses, entre concentração de alfatocoferol e marcador PSA (do inglês, *prostate specific antigen*).[37] Entretanto, no estudo ACP-SELECT (*Adenomatous Colorectal Polyp – Selenium and Vitamin E Cancer Prevention Trial*) a suplementação oral de 400 UI/dia de vitamina E durante 7 a 12 anos não teve efeito algum sobre a ocorrência de adenoma colorretal em homens com idade igual ou superior a 50 anos.[38]

Doença cardiovascular

A aterosclerose compreende uma resposta inflamatória crônica à lesão do endotélio que envolve, entre outros eventos, a oxidação de LDL e sua captação pelos macrófagos, e a adesão destes e de outras células e moléculas ao endotélio. Essas alterações proveem estímulos inflamatórios que resultam na proliferação de fibroblastos, fibras musculares e macrófagos, causando o espessamento da íntima arterial.

Os possíveis mecanismos pelos quais a vitamina E pode exercer efeitos benéficos prevenindo o desenvolvimento de doenças cardiovasculares são resultados de investigações experimentais que sugerem papel na inibição da oxidação da LDL e na diminuição da adesão de monócitos e plaquetas ao endotélio, estimulada pela presença de LDL oxidada.

Até o momento, vários estudos que acompanharam basicamente indivíduos que já tinham alguma doença cardiovascular falharam em mostrar claramente que a vitamina E é capaz de reduzir a progressão dessa doença, apesar dos efeitos benéficos encontrados nos ensaios laboratoriais com animais *in vivo* e *in vitro*. Da mesma maneira, em um estudo de prevenção primária, o PPP (*Primary Prevention Project*), a suplementação diária com 300 mg de vitamina E por 3,6 anos não reduziu o risco para o desenvolvimento das doenças cardiovasculares.[39]

Sinalização celular

Algumas ações exercidas pelo alfatocoferol independem da função antioxidante, pois estão relacionadas diretamente com a regulação da expressão gênica, como:

- Inibição da atividade da proteína C quinase (PKC, do inglês *protein kinase C*), que estimula a proliferação das células do músculo liso dos vasos
- Diminuição da expressão dos receptores para LDL oxidada nas células do músculo liso, nos monócitos e nos macrófagos
- Diminuição da expressão de moléculas de adesão e diminuição da capacidade de adesão dos monócitos e neutrófilos ao endotélio
- Inibição da agregação plaquetária.

O betatocoferol não exerce as propriedades anteriormente relacionadas.

Fertilidade e gestação

A suplementação com vitamina E previne infertilidade em ratos machos e fêmeas e tem

Capítulo 7 | Vitaminas Lipossolúveis A, E e K   91

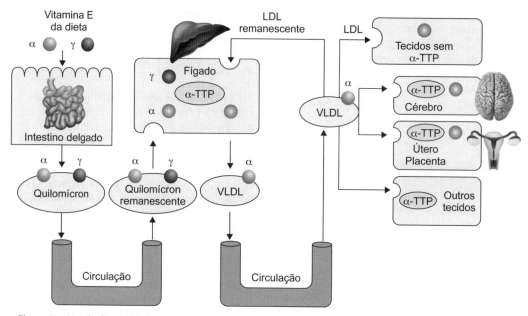

Figura 7.6 Metabolismo da vitamina E em seres humanos. No intestino delgado, as formas alfa e gamatocoferol são absorvidas e transportadas via quilomícrons e entram no fígado por meio das partículas de quilomícrons remanescentes. No fígado, a alfa-TTP (α-TTP) facilita a incorporação do alfatocoferol às partículas de VLDL. O alfatocoferol é, então, transportado para vários tecidos, diversos dos quais expressam a alfa-TTP, como o cérebro, o útero e a placenta. Nos tecidos que não expressam a alfa-TTP, o alfatocoferol é incorporado via receptor de LDL, que transporta a vitamina.

(cerca de 90% do total corporal), na forma de gotículas de gordura.

Além da alfa-TTP, mais duas outras proteínas intracelulares, que foram recentemente descobertas, parecem regular a concentração e a distribuição celular do alfatocoferol. Essas duas proteínas são a proteína associada ao tocoferol (TAP, do inglês *tocopherol-associated protein*) e a proteína ligadora do tocoferol (TBP, do inglês *tocopherol-binding protein*).

Mais de 50% da vitamina E presente nos músculos, no tecido adiposo e nas glândulas adrenais está sob a forma de alfatocoferol. A principal forma de excreção da vitamina E ingerida é a via fecal, por causa da baixa taxa de absorção; os produtos da oxidação da vitamina E são eliminados pela bile e pela urina.

Funções

A primeira função da vitamina E foi descrita em 1922 como essencial para a reprodução normal em ratas. Posteriormente, em 1950, identificou-se seu papel como potente antioxidante dos lipídios das membranas celulares. Muitas outras funções ainda estão sendo investigadas.

Embora os resultados das pesquisas realizadas com animais de laboratório, tanto *in vivo* quanto *in vitro*, sejam convergentes sobre a ação antioxidante da vitamina E, ou seja, sobre sua ação protetora contra a oxidação de proteínas, do DNA, das partículas de LDL, sobre a inibição da oxidação dos lipídios das membranas celulares e a diminuição da formação de áreas de lesão aterosclerótica, outras funções da vitamina E em seres humanos têm sido exaustivamente investigadas.

Demência

O cérebro tem uma demanda bastante elevada de energia e oxigênio, compreendendo um órgão que contém muitos ácidos graxos poli-insaturados e uma escassez de enzimas antioxidantes, condição propícia para a produção de espécies reativas de oxigênio (ROS, do inglês *reactive oxygen species*). Observou-se que

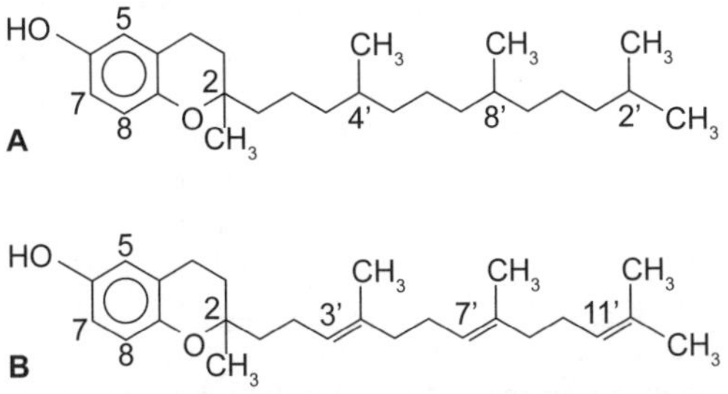

Posição dos grupos metil	A tocoferol	B tocotrienol
5,7,8	Alfatocoferol	Alfatocotrienol
5,8	Betatocoferol	Betatocotrienol
7,8	Gamatocoferol	Gamatocotrienol
8	Deltatocoferol	Deltatocotrienol

Figura 7.5 Estrutura química das formas mais comuns da vitamina E.

quantidade de gamatocoferol na alimentação seja maior que a de alfatocoferol, em condições normais, cerca de 83% da vitamina E plasmática está sob a forma de alfatocoferol, 13% como gama, 2% como beta e 2% como delta-tocoferol.

Absorção

No lúmen intestinal, a vitamina E presente nos alimentos é separada dos ácidos graxos pela ação das enzimas esterases. Os ácidos biliares são necessários para a formação das micelas, facilitando a absorção dos lipídios da dieta, incluindo a vitamina E livre, que é absorvida por difusão pelos enterócitos. Em indivíduos saudáveis, a taxa de absorção é baixa, variando de 15 a 45%. Os fitoesteróis, utilizados para a redução da colesterolemia, podem reduzir também a absorção do alfa-tocoferol em até 20%.

Transporte e distribuição

Na mucosa intestinal, os QM são formados e transportam TG, colesterol livre e esterificado, fosfolipídios, proteínas, carotenoides e vitaminas lipossolúveis (Figura 7.6). As partículas de QM vão para o sistema linfático e depois para a veia cava superior, chegando à circulação sanguínea, onde, por ação da LLP, os TG são hidrolisados. Os ácidos graxos livres são então captados pelos tecidos adjacentes, principalmente adiposo e muscular; os QM diminuem de tamanho, passando a ser QMr.

Durante a hidrólise dos TG, uma parte da vitamina E é distribuída para os tecidos, principalmente para o músculo esquelético. No entanto, a maior parte vai para o fígado, que capta as partículas de QMr. No fígado, existe uma proteína citosólica chamada proteína transportadora do alfatocoferol (alfa-TTP, do inglês *tocopherol transfer protein*) que facilita a incorporação do alfatocoferol nas partículas de VLDL, as quais, por sua vez, são secretadas pelo fígado e transportam a vitamina E para as células periféricas. O exato mecanismo pelo qual a alfa-TTP regula essa incorporação ainda não está bem elucidado.

A alfa-TTP atua principalmente no fígado, mas também é encontrada no cérebro, na retina, nos linfócitos e na placenta, na qual realiza o transporte do tocoferol da mãe para o feto, que parece ficar protegido contra o estresse oxidativo em razão do acúmulo dessa vitamina no líquido amniótico.[32]

A LLP hidrolisa os TG das VLDL, permitindo a transferência de tocoferol para os tecidos. Embora a maioria das partículas de VLDL remanescente (ou IDL, do inglês *intermediate density lipoprotein*) volte ao fígado, uma parte é convertida em LDL. Durante esse processo, há transferência de componentes da superfície (proteínas, fosfolipídios) e de tocoferol dessas lipoproteínas para a HDL, mediada pela proteína de transferência de fosfolipídios. Aproximadamente 90% do total da vitamina E sérica está nas partículas de LDL e HDL.

Além do fígado, os pulmões, o cérebro e outros tecidos têm receptores para LDL e HDL, e dessa maneira, também, o tocoferol chega às células.

Captação, retenção nos tecidos e excreção

A captação pelos tecidos não é uniforme: o fígado, o plasma e as hemácias têm um metabolismo mais rápido, enquanto outros tecidos são mais lentos, por exemplo o músculo, os testículos e o cérebro, que conseguem reter o tocoferol por bastante tempo. Já o principal tecido que armazena a vitamina E é o adiposo

como na matriz de frutas e hortaliças, fibras, polissacarídios e proteínas. A Tabela 7.4 apresenta os teores de vitamina A pré-formada e de betacaroteno em alguns alimentos.

VITAMINA E

A vitamina E foi descoberta em 1922, por Herbert M. Evans, como um micronutriente essencial para a reprodução em ratas. Esses animais, quando alimentados com gordura rancificada, desenvolviam infertilidade.

Em 1936, a vitamina E recebeu o nome de tocoferol, palavra de origem grega – *tokos* (crias) e *pherein* (transportar) –, por ser essencial para a procriação e a amamentação das ratas.

Características químicas

O termo "vitamina E" aplica-se a uma família de antioxidantes lipossolúveis (Figura 7.5). As moléculas com atividade antioxidante incluem os tocoferóis (alfa, beta, gama, delta) e os tocotrienóis (alfa, beta, gama, delta). O alfatocoferol é a forma mais abundante na natureza com maior atividade biológica: a atividade biológica do beta e do gamatocoferol correspondem a 25 a 50% e 10 a 35% em relação ao alfatocoferol, respectivamente. Na natureza, apenas os vegetais sintetizam a vitamina E, mas seu exato papel nas plantas ainda não está bem esclarecido. A vitamina E é sintetizada nos cloroplastos e parece proteger o complexo fotossintético e até mesmo as sementes contra a peroxidação lipídica. Os suplementos comercialmente disponíveis consistem em uma mistura de formas naturais de tocoferóis e tocotrienóis.

Metabolismo

O metabolismo da vitamina E está intimamente ligado ao das gorduras. Embora a

Tabela 7.3 Ingestão diária recomendada (RDA) e limite máximo de ingestão (LMI) tolerável de vitamina A (μg/dia).

Grupo etário	RDA	LMI
0 a 6 meses	400[a]	600
7 a 12 meses	500[a]	600
1 a 3 anos	300	600
4 a 8 anos	400	900
Homens: 9 a 13 anos	600	1.700
14 a 18 anos	900	2.800
> 19 anos	900	3.000
Mulheres: 9 a 13 anos	600	1.700
14 a 18 anos	700	2.800
> 19 anos	700	3.000
Gestante: ≤ 18 anos	750	2.800
> 18 anos	770	3.000
Nutriz: ≤ 18 anos	1.200	2.800
> 18 anos	1.300	3.000

[a]Ingestão adequada.
Fonte: IOM (2001).[31]

Tabela 7.4 Concentração de vitamina A pré-formada (μg retinol/100 g parte comestível) e de betacaroteno (μg/100 g alimento fresco) em alguns alimentos.

Alimentos	Teores (μg/100 g)
Óleo de fígado de bacalhau	18.000
Óleo de fígado de tubarão	180.000
Óleo de fígado de cavala e arenque	50
Manteiga	830
Margarina fortificada	900
Gema de ovo	140
Queijos gordurosos	320
Leite integral	40
Fígado de carneiro e de boi	15.000
Carne de boi, carneiro, porco	4
Banana	40 a 100
Uva	6 a 150
Manga	63 a 615
Laranja	25 a 80
Mamão	228 a 324
Cenoura	4.600 a 12.500
Batata	3 a 40
Vegetais folhosos verdes	330 a 5.030

Avaliação do estado nutricional

A avaliação do estado nutricional da vitamina A tem como objetivo detectar precocemente condições de deficiência ou toxicidade. Como não há boa correlação entre a concentração plasmática e alterações das reservas corporais de retinol, outros indicadores fisiológicos têm sido utilizados, principalmente em estudos populacionais.

Dosagem das reservas hepáticas

Método considerado padrão-ouro, é o que melhor reflete as reservas de vitamina A no organismo. No entanto, em inquéritos populacionais é inviável, por utilizar procedimentos muito invasivos (biopsias ou amostras obtidas em cirurgias).

Indicadores clínicos

A xerose da conjuntiva em associação à mancha de Bitot em crianças está fortemente ligada à DVA. A citologia da impressão da conjuntiva (CIC) tem recebido grande atenção como método de avaliação. Esse exame consiste na aplicação de um filtro de papel na conjuntiva por 2 ou 3 s para coleta de células. Há uma boa correlação entre esse exame e o estado nutricional da vitamina A, embora fatores como infecções oculares e conjuntivite possam interferir no resultado. O epitélio da conjuntiva é recuperado 2 meses após a suplementação da vitamina A.

Indicadores bioquímicos

A concentração sérica de retinol isoladamente não é considerada um bom indicador do estado nutricional da vitamina A, pois não reflete as concentrações dos depósitos corporais; contudo é largamente utilizada e tem como ponto de corte o valor de 0,7 µmol/ℓ, abaixo do qual o indivíduo pode ser considerado deficiente em vitamina A. Esses valores podem ser observados também em situações de infecções e na desnutrição energético-proteica.[24] A concentração de RBP, que pode estar baixa em situações de infecções, tem correlação positiva com o retinol plasmático. No leite materno, a concentração normal varia de 1,75 a 2,45 µmol/ℓ; abaixo de 1,05 µmol/ℓ, considera-se que a nutriz apresenta DVA. No fígado, a concentração adequada varia de 20 a 300 µg/g de tecido.

Teste de dose-resposta relativa (TDRR)

Esse teste envolve a administração de pequenas doses de RE ao indivíduo, com coleta de amostras sanguíneas no tempo 0 e 5 h após a dose, para cálculo do aumento (em percentual) de retinol sérico. O TDRR baseia-se no princípio de que, durante a depleção de vitamina A, a apo-RBP se acumula nas células do fígado. Com a administração da dose de RE, o retinol liga-se ao excesso de RBP e há um pico de concentração do complexo holo-RBP-retinol sérico 5 h após a ingestão da dose.[24]

Convencionalmente, o TDRR (em %) é calculado da seguinte maneira:

$$\text{TDRR (\%)} = \frac{A_5 - A_0}{A_5} \times 100$$

Em que:

- A_0 = retinol sérico em jejum
- A_5 = retinol sérico 5 h após ingestão oral de retinil-éster.

Valores de TDRR maiores que 20% são indicativos de depleção das reservas de retinol hepáticas.[24]

Necessidades e recomendações nutricionais

A OMS recomenda uma ingestão com densidade de 350 ER por 1.000 kcal na forma de vitamina A formada.[24] Para os carotenoides, a indicação é de 2.100 a 3.000 µg de betacaroteno por 1.000 kcal.

A ingestão diária recomendada (RDA) de vitamina A e o limite máximo de ingestão recomendado para as diferentes faixas etárias e sexo são apresentados na Tabela 7.3.[31]

Fontes alimentares

A vitamina A pré-formada, na forma de RE, é encontrada nos alimentos de origem animal, como ovos, leite e derivados, fígado e óleos de fígado de peixes. Os carotenoides provenientes da dieta podem ser observados em alguns óleos, como o óleo de palma, bem

fígado de animais carnívoros, que contêm de 3.000 a 5.000 μg de retinol/100 g.[4]

A grande capacidade de armazenar vitamina A, a baixa taxa de catabolismo e a elevada eficiência de absorção pelo organismo humano parecem explicar o acúmulo de vitamina A nos tecidos.

A presença de retinil-éster no plasma em jejum é um indicador precoce de hipervitaminose A, mesmo que a concentração de retinol ligado ao RBP esteja normal. Geralmente, os sinais de toxicidade estão associados a um consumo crônico de doses 10 vezes acima das recomendações nutricionais.

A intoxicação pode também ocorrer em indivíduos que apresentam hiperlipidemia, naqueles com hiperquilomicronemia por deficiência de lipoproteína lipase ou com doença recessiva de herança familiar.

Outro fator importante para o desenvolvimento da intoxicação com a vitamina A é a idade. Após a ingestão de doses fisiológicas, a concentração sérica de vitamina A atinge picos mais altos nos idosos que em indivíduos mais jovens, e a queda da concentração de RE é aproximadamente duas vezes mais lenta nos idosos, permitindo então a transferência de RE dos QM para outras lipoproteínas, como a LDL, que tem uma meia-vida relativamente longa, caracterizando um estado de toxicidade.[29]

Não há relatos sobre toxicidade causada pela elevada ingestão de alimentos ricos em provitamina A, pois a eficiência da absorção desses carotenoides cai com o aumento da ingestão.[8] Doses elevadas de betacaroteno, sob condições altamente oxidativas, podem gerar produtos com alguma atividade biológica que interfira nos receptores nucleares do AR e, consequentemente, na expressão de proteínas e enzimas envolvidas na divisão e na diferenciação celular.[29]

Toxicidade aguda

Os sintomas da toxicidade aguda pela vitamina A geralmente são leves e transitórios. Crianças submetidas a doses agudas entre 100.000 e 200.000 UI apresentaram náuseas, diarreia, vômitos, dor de cabeça e febre. Em recém-nascidos, foram relatados casos de proeminência das fontanelas quando submetidos a uma dose de 50.000 UI.[16] Em adultos, essa mesma dosagem causou náuseas e vômitos, aumento da pressão do líquido cerebrospinal, dor de cabeça, vista turva e falta de coordenação muscular.[28]

Toxicidade crônica

Tipo mais frequente que a aguda, resulta da ingestão repetida, por meses ou anos, de doses excessivas de vitamina A, geralmente da ordem de 10 a 40 vezes acima da quantidade recomendada. O consumo frequente e elevado de alimentos com alto teor de vitamina A, como fígado, pode também causar a toxicidade crônica de vitamina A. Os sinais são vômitos, perda de peso, febre, cefaleia, alopecia, prurido e pele seca, hepatomegalia, dores ósseas e articulares e aumento da pressão intracraniana.[28]

Efeitos teratogênicos

Os casos de teratogênese por ingestão de vitamina A são bem claros em experimentos em animais de laboratório que apresentaram malformações no sistema nervoso central, na face, no sistema cardiovascular e no timo. Já em seres humanos, embora essas malformações também tenham sido observadas em gestantes que faziam uso de AR, estudos retrospectivos não mostram associação entre uso de doses moderadas (10.000 UI) de vitamina A e malformações fetais, ainda que haja relatos de alta incidência de abortos espontâneos em mulheres que faziam uso de doses terapêuticas de AR durante o 1º trimestre da gestação.[16] Com base nesses dados, o Institute of Medicine e a Teratology Society dos EUA recomendam um limite máximo de ingestão de 3 mg (10.000 UI) de vitamina A pré-formada para mulheres em idade reprodutiva.[20]

Como os estudos envolvendo suplementação de vitamina A e desenvolvimento de malformações fetais em seres humanos não são considerados éticos, o estabelecimento dessas doses de suplementação é pautado nos resultados dos estudos publicados. Muitas investigações, utilizando modelos animais, sobre a deficiência e o excesso de vitamina A como causas de malformações fetais em seres humanos estão em curso.[30]

inteiro e tem sido considerada um problema de saúde pública em quase todos os continentes (Tabela 7.1)[24], sendo mais grave nos países em desenvolvimento, nos quais está associada à desnutrição.

O Programa Nacional de Suplementação de Vitamina A foi instituído por meio da Portaria n. 729, de 13 de maio de 2005, com os objetivos de reduzir e controlar a deficiência nutricional de vitamina A em crianças de 6 a 59 meses de idade e puérperas no pós-parto imediato (antes da alta hospitalar). Entretanto, em junho de 2016, o Ministério da Saúde do Brasil encerrou a suplementação para puérperas com base em recomendação da Organização Mundial da Saúde (OMS) por ausência de evidências consistentes para prevenção ou redução de morbimortalidade materna e infantil.[25]

Em crianças pré-escolares brasileiras, estima-se a prevalência de DVA como moderada a grave, variando de 14 a 23%. Em março de 2015, o Ministério da Saúde lançou a estratégia NutriSUS – fortificação da alimentação infantil com micronutrientes. Ela consiste na adição direta de micronutrientes em pó, entre eles a vitamina A (400 μg ER), aos alimentos ofertados a crianças de 6 a 36 meses de idade, em creches participantes do Programa Saúde na Escola.[26] Evidências de redução da prevalência de DVA após 60 dias de uso de NutriSUS por crianças menores de 2 anos foram recentemente publicadas.[27]

A Tabela 7.2 apresenta os critérios da OMS para classificação do grau de gravidade de problema de saúde pública, segundo a prevalência de DVA.[24]

Fortificação dos alimentos

A fortificação de diversos alimentos foi proposta como uma intervenção para o combate à deficiência de diversas vitaminas e minerais. Como veículo para a vitamina A, os melhores alimentos são os óleos vegetais e as margarinas.

A fortificação da margarina com vitamina A começou na Dinamarca, em 1920, quando os casos de cegueira noturna apareceram depois do aumento do consumo de margarina, ainda não fortificada, em detrimento da manteiga. Outros alimentos também já foram utilizados, como farinhas de cereais, açúcar e glutamato monossódico, com respostas variáveis e aparentemente sem riscos de causar toxicidade.[28] Considerando-se que a DVA afeta principalmente gestantes e crianças pré-escolares, o consumo de alimentos ricos em vitamina A deve ser incentivado nesses dois grupos etários. No Brasil, as margarinas e algumas marcas de leite são fortificadas com essa vitamina.

Toxicidade

O consumo de vitamina A pré-formada por alimentos raramente causa toxicidade, exceto nos casos de ingestão elevada e contínua de

Tabela 7.1 Prevalência (%) global de deficiência de vitamina A (DVA) em crianças pré-escolares e gestantes.

Região	Crianças pré-escolares (< 5 anos)	Gestantes
África	44,4	13,5
Américas	15,6	2,0
Sudeste asiático	49,9	17,3
Europa	19,7	11,6
Mediterrâneo oriental	20,4	16,1
Pacífico ocidental	12,9	21,5
Global	33,3	15,3

Fonte: WHO (2009).[24]

Tabela 7.2 Critérios para avaliação da deficiência de vitamina A (DVA*) em crianças de 2 a 6 anos e gestantes, como um problema de saúde pública, de acordo com a prevalência (%).

Gravidade	Prevalência de DVA em crianças e gestantes
Leve	De 2 a 10%
Moderada	De 10 a 20%
Grave	≥ 20%

*DVA: concentração sérica ou plasmática de retinol < 0,7 mol/ℓ.
Fonte: WHO (2009).[24]

O AR tem sido usado no tratamento de diversos tipos de câncer, como de pele, tireoide, cervical e na leucemia promielocítica aguda, pois um dos efeitos protetores é mediado pelo controle da proliferação celular.

Apesar do efeito antioxidante exercido pelos carotenoides, que protegem o DNA e os lipídios das membranas celulares contra a oxidação, estudos apontam associação positiva entre concentração sanguínea de retinol e betacaroteno e risco para câncer de próstata.[19] No entanto, uma análise recente de evidências internacionais não observou associação entre carotenoides dietético, sérico ou proveniente de suplementos a risco para câncer de próstata, mas sugere proteção para maiores concentrações séricas de carotenoides e risco para câncer de pulmão.[20] No entanto, entre fumantes, estudos de intervenção mostram aumento do risco e da mortalidade para câncer de pulmão nos grupos tratados com suplementação de betacaroteno com ou sem adição de vitamina A. Uma das possíveis explicações para esse efeito é que em fumantes o metabolismo dos carotenoides pode gerar produtos tóxicos em decorrência do estado pró-oxidante.[1] Para o licopeno, carotenoide sem atividade provitamina A, os resultados são controversos.[21]

Doenças coronarianas

Estudos sobre consumo de vitamina A e doenças coronarianas apontam resultados contraditórios. Estudos observacionais mostram associação inversa entre concentração sérica ou adiposa de betacaroteno e doenças cardiovasculares. Os possíveis mecanismos de ação estão relacionados com a proteção das partículas de LDL contra a oxidação e a estabilização da placa de ateroma. No entanto, em estudos de intervenção com administração de betacaroteno ou vitamina A, não houve evidências de que essa suplementação tenha efeito protetor para a incidência ou a mortalidade por doenças cardiovasculares.[22]

Deficiência e sua respectiva prevalência

Nos países em desenvolvimento, as principais causas de DVA incluem: dieta pobre em alimentos fontes de vitamina A; dieta materna deficiente em vitamina A e baixa concentração de vitamina A no leite materno; baixa ingestão de alimentos ricos em vitamina A durante e após o aleitamento materno; desmame precoce, e doenças infecciosas de repetição (parasitoses intestinais e diarreia).[23]

A DVA constitui uma das principais causas evitáveis de cegueira no mundo. A xeroftalmia, que significa "olho seco", é o conjunto de sinais e sintomas que afetam o olho na DVA. Os principais sinais e sintomas da xeroftalmia são:

- Cegueira noturna: incapacidade do olho de se adaptar a ambientes com luz reduzida, decorrente da síntese deficiente de rodopsina nos bastonetes. Esse termo foi também conhecido como "olho de galinha", pois esse animal não tem bastonetes e, portanto, não enxerga à noite. A cegueira noturna é a forma mais comumente encontrada de xeroftalmia, mas as concentrações de retinol no soro podem ser normais, ou seja, entre 20 e 30 µg/dℓ
- Xerose da conjuntiva: é o ressecamento da conjuntiva por falta de secreção de mucina, mas pode também ocorrer por alteração de outras proteínas do próprio tecido. A xerose pode ser observada em outros tecidos epiteliais além dos tecidos da conjuntiva e da córnea
- Mancha de Bitot: consiste no acúmulo de células queratinizadas e descamadas que formam uma área levemente aumentada na conjuntiva, mas que podem ser facilmente removidas. No entanto, deixam uma área de lesão que regride bem em resposta à suplementação com vitamina A
- Queratomalácia: constitui o estágio mais avançado da DVA, resultando em degeneração e ulceração da córnea e da conjuntiva com consequente cegueira, que é irreversível.

Outras manifestações extraoculares da DVA são hiperqueratose perifolicular, alteração de paladar e anorexia, aumento da pressão intracraniana e síndrome do desconforto respiratório em recém-nascidos prematuros.

A DVA afeta mais de 127 milhões de crianças em idade pré-escolar no mundo

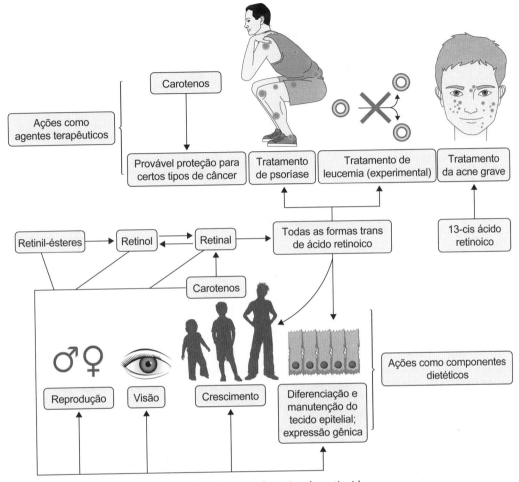

Figura 7.4 Esquema das ações dos retinoides.

diarreia e de sarampo em crianças de 6 meses a 5 anos, pois promove a recuperação da integridade da mucosa, aumenta a resposta aos antígenos bacterianos e virais e recupera a função dos neutrófilos.[17]

Crescimento

O AR regula o crescimento e o desenvolvimento dos tecidos do sistema musculoesquelético. A administração de vitamina A e AR resulta em rápida secreção de hormônio do crescimento em células de adenoma de hipófise de seres humanos, até cinco vezes em comparação com a taxa basal.

Outras funções da vitamina A

Câncer

O consumo crônico de álcool pode induzir a várias alterações bioquímicas e moleculares que contribuem para a proliferação dos hepatócitos e a instabilidade genômica, promovendo o desenvolvimento de um meio ambiente cancerígeno. Há algumas evidências que apoiam a hipótese de que o câncer de fígado é, em parte, induzido pela DVA causada pelo álcool, pois a concentração de vitamina A no soro e no fígado está diminuída em pacientes com hepatocarcinoma.[18]

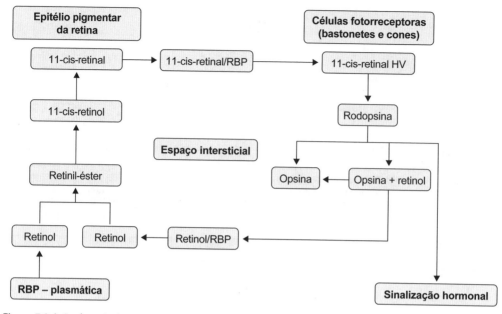

Figura 7.3 Ação do retinal no mecanismo da visão (transformação da luz em sinais nervosos necessários para a visão). RBP: proteína transportadora de retinol.

dade essencial para a absorção da luz, que funciona na transdução da luz em sinais nervosos necessários para a visão. Já o AR, na visão, é importante na manutenção da diferenciação das células da membrana conjuntiva, da córnea e de outras estruturas oculares, prevenindo a xeroftalmia.

A integridade da córnea, um tecido não vascularizado, depende do fornecimento de vitamina A por meio do líquido lacrimal. A glândula lacrimal também sintetiza e secreta RBP, responsável pela solubilização do retinol no líquido lacrimal.

Diferenciação celular

Pela ativação dos receptores nucleares das células, o AR regula a expressão de diversos genes que codificam a síntese de várias proteínas (como a queratina) da RBP, de algumas enzimas (como a álcool desidrogenase) e da matriz extracelular. O AR pode também inibir o crescimento e a diferenciação de vários tipos de células cancerosas.[7]

Desenvolvimento embrionário e fetal

Ratos submetidos a dieta deficiente em vitamina A tiveram gestações que terminaram em reabsorção fetal. Tanto o retinol quanto o AR passam da mãe para o feto pela placenta, e o feto depende exclusivamente desse aporte materno.[16]

Imunidade

A vitamina A é responsável pela regulação da síntese de muco pelas células, que funciona como barreira contra infecções na mucosa epitelial da conjuntiva do olho, dos tratos respiratório, gastrintestinal e urogenital, contribuindo para a manutenção do *pool* de linfócitos, além de promover a diferenciação e a ativação das células T.

A DVA está associada à diminuição da resistência às infecções. Crianças em idade pré-escolar com xeroftalmia podem também apresentar infecções, como diarreia, pneumonia e sarampo. Sabe-se que a desnutrição agrava as infecções e que elas aumentam o risco para o desenvolvimento da desnutrição. Em 1928, a vitamina A era conhecida como "vitamina anti-infecção", mas hoje se sabe que ela está mais relacionada com a recuperação do que a prevenção das infecções.

Há evidências de que a suplementação de vitamina A possa reduzir a incidência de

Em outro estudo utilizando o mesmo tempo de cocção tanto na forma convencional quanto em forno micro-ondas, observou-se perda de betacaroteno no cozimento convencional de 16% no espinafre e 37% na couve-flor. A perda de luteína na cocção no modo convencional foi de 26% no espinafre e 37% na couve-flor. Na cocção em forno de micro-ondas, as perdas de betacaroteno variaram de 19% (espinafre) a 58% (couve-flor). Já as perdas de luteína variaram de 18% (espinafre) a 48% (couve-flor)[14]

- Ligação molecular: os ésteres de caroteno são mais comumente encontrados em hortaliças e frutas, mas pouco se sabe sobre o efeito desse tipo de ligação molecular na bioconversão e na biodisponibilidade dos carotenoides
- Quantidade de carotenoides na alimentação: a concentração sérica de betacaroteno é três vezes maior quando são administradas três doses diárias com as refeições, quando comparada à administração do total da dose apenas uma vez. O pico de sua concentração sérica é atingido em 5 h, e a omissão de uma refeição pode retardar o alcance desse pico
- Interação com outros elementos da dieta: muitos nutrientes podem afetar a absorção dos carotenoides, que é similar à dos lipídios. São necessários pelo menos 5 g de gordura diários para a promoção da absorção dos carotenoides, de preferência ácidos graxos poli-insaturados de cadeia longa.[15] Observou-se que a resposta do betacaroteno e do palmitato de retinol nos QM diminui bastante quando o betacaroteno é consumido em uma refeição que contém TG de cadeia média e poliéster de sacarose, um tipo de gordura não absorvido, resultando em uma queda na concentração plasmática de carotenoides de 20 a 120%.[15] A presença de proteínas e de lecitina no intestino delgado auxilia na estabilização e na formação das micelas, favorecendo a absorção dos carotenoides. Já a de pectina pode promover a formação de complexos com o betacaroteno, reduzindo sua absorção e aumentando suas perdas pelas fezes. O álcool dificulta a bioconversão do betacaroteno em vitamina A[5,6]
- Estado nutricional: a suplementação com vitamina A reduz a absorção de betacaroteno. Já na DVA, a bioconversão do betacaroteno é aumentada. A deficiência de zinco impede essa bioconversão
- Sexo e idade: as mulheres respondem melhor ao betacaroteno e são menos suscetíveis à DVA, mas as razões para isso são desconhecidas. Redução da acidez gástrica (que ocorre em cerca de 20% da população idosa) diminui a resposta sérica ao betacaroteno

Os fatores utilizados na conversão dos carotenoides estão apontados a seguir:

- 1 equivalente de retinol (ER) = 1 µg de retinol = 12 µg de betacaroteno = 24 µg de outros carotenoides (com atividade de provitamina A)
- 1 unidade internacional (UI) de vitamina A = 0,3 µg retinol
- 1 µmol retinol = 286,46 µg retinol.

Metabolismo intracelular do retinol

No interior dos enterócitos, o retinal proveniente da "quebra central" dos carotenoides oxida-se a retinol, que pode se juntar ao retinol proveniente da dieta, mas também se oxidar e produzir AR. Este, por sua vez, é transportado no plasma ligado à albumina sérica e parece entrar nas células por difusão.

No interior das células, o AR se liga aos receptores nucleares, os quais pertencem à superfamília dos receptores hormonais nucleares e agem como um fator de transcrição nuclear ativada por sua ligação com o AR. Os elementos responsivos aos retinoides, localizados nas regiões promotoras dos genes, codificam a síntese de proteínas com diversas funções, entre elas a de regular a proliferação e a diferenciação celular. Alguns retinoides, sintéticos ou naturais, não precisam ligar-se a esses receptores nucleares para terem ação biológica (Figuras 7.3 e 7.4).[7]

Funções metabólicas

Visão

O papel da vitamina A na visão foi descrito em 1935, por George Wald. Nas células fotorreceptoras da retina, o retinal liga-se à proteína opsina, formando a rodopsina, uni-

Capítulo 7 | Vitaminas Lipossolúveis A, E e K   81

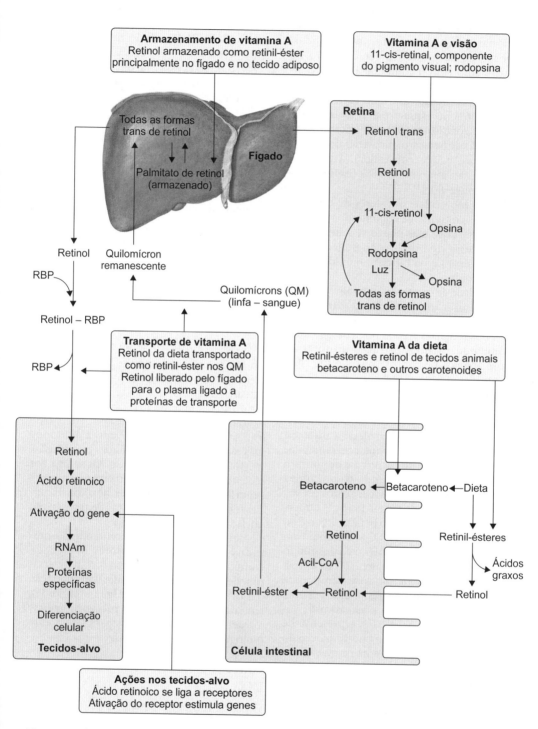

Figura 7.2 Absorção, transporte e armazenamento da vitamina A e seus derivados no organismo humano. RBP: proteína transportadora de retinol; QM: quilomícron.

- Armazenamento nas células estreladas
- Ligação com a proteína transportadora do retinol (RBP) no retículo endoplasmático, sendo então transferido para o complexo de Golgi para ser secretado na circulação sanguínea
- Degradação por enzimas oxidativas.

Cerca de 50 a 80% do retinol corporal total (na forma de retinol livre e RE) está armazenado no fígado. As células estreladas dos hepatócitos contêm cerca de 90% do retinol hepático, do qual 98% encontra-se na forma de RE.[9]

A secreção de retinol ligado à RBP compreende o principal mecanismo pelo qual a vitamina A atinge os tecidos. A secreção é menor em animais com deficiência dessa vitamina, pois há baixa concentração de RBP e de retinol. Com a suplementação de vitamina A, a secreção hepática de retinol ligado à RBP aumenta.

A RBP é um polipeptídio que circula associado a uma proteína cotransportadora, chamada transtirretina (TTR). Essa associação permite estabilidade à ligação do retinol com a RBP e impede sua excreção renal.[10] A síntese e a secreção de RBP são reguladas pela concentração sérica de retinol, e sua deficiência ocasiona o acúmulo de RBP no retículo endoplasmático dos hepatócitos.[11] A síntese de RBP é comprometida em processos inflamatórios.

A RBP, a principal transportadora do retinol no organismo, é encontrada em maior quantidade no fígado e em menor no tecido adiposo, nos rins, no epitélio pigmentado da retina, nos testículos, no plexo coroide do cérebro e no saco vitelino, sendo excretada por via renal.[10] Indivíduos com doença renal crônica geralmente apresentam elevadas concentrações plasmáticas de RBP.

A concentração plasmática normal de RBP em seres humanos é de aproximadamente 2 $\mu mol/\ell$ (0,42 mg/mℓ), e sua vida média é de cerca de 12 h.[11]

Os carotenoides absorvidos também podem ser encontrados nos QM; o alfa e o betacaroteno são incorporados nas partículas de lipoproteína de muito baixa densidade (VLDL, do inglês *very low density lipoprotein*) e lipoproteína de baixa densidade (LDL, do inglês *low density lipoprotein*), enquanto a luteína e a zeaxantina são distribuídas entre a lipoproteína de alta densidade (HDL, do inglês *high density lipoprotein*) e a LDL.[12]

A Figura 7.2 apresenta um esquema sobre a absorção, o transporte e o armazenamento da vitamina A e seus derivados no organismo humano.

Biodisponibilidade e bioconversão dos carotenoides

A biodisponibilidade dos carotenoides presentes nos alimentos varia bastante, pois são necessários sua liberação da matriz dos alimentos, a formação de micelas, a captação pelos enterócitos e o transporte de seus metabólitos. Assim, diversos fatores afetam a biodisponibilidade dos carotenoides:

- Forma isomérica: o isômero transbetacaroteno é mais comumente encontrado nos vegetais e mais bem absorvido e convertido a retinol pelo organismo humano que seu isômero cisbetacaroteno
- Tipo de carotenoides: o betacaroteno é menos biodisponível que a luteína e a zeaxantina, pois as últimas são mais polares e incorporam-se mais facilmente às micelas no trato gastrintestinal
- Matriz dos alimentos e cocção: nos vegetais folhosos verdes, os carotenoides estão complexados aos cloroplastos. Para sua utilização pelo organismo, os cloroplastos precisam ser rompidos. Já em algumas hortaliças e frutas, os carotenoides podem ser encontrados em gotículas de gorduras, mais facilmente liberadas para o trato intestinal. Embora a cocção facilite a liberação dos carotenoides da matriz dos alimentos, o aquecimento excessivo pode causar destruição oxidativa.

Um estudo realizado no Brasil sobre concentração dos carotenoides em alimentos (escarola e brócolis) após cozimento convencional durante 10 min e em forno micro-ondas durante 6 min observou perda de 17 a 26% da vitamina em cozimento convencional. Já em forno de micro-ondas, houve perdas de 34 a 49% para escarola e 22 a 39% para brócolis.[13]

Metabolismo e biodisponibilidade

Digestão e absorção

O retinol, presente nos alimentos na forma de RE, é liberado dos alimentos por meio de hidrólise no organismo pelas enzimas RE hidrolases, presentes no lúmen intestinal. Alguns trabalhos descreveram a ocorrência das enzimas RE hidrolases na secreção pancreática e na borda em escova dos enterócitos.[3,4]

A digestão dos carotenoides começa no estômago, onde, por meio da ação da pepsina, são liberados da matriz dos alimentos. Após a hidrólise do RE e dos carotenoides, o retinol, os carotenoides livres e os demais componentes lipídicos da dieta são emulsificados com os sais biliares, formando as micelas, e são absorvidos por difusão passiva pelos enterócitos. Dentro dos enterócitos, os carotenoides livres são oxidados a retinal pela enzima betacaroteno 15'15 dioxigenase, quebrando a molécula de caroteno no centro, formando duas moléculas de retinal – um processo denominado "quebra central".[5] A atividade dessa enzima tem muita importância, pois aumenta em situações de deficiência de vitamina A (DVA). As moléculas de retinal originadas da "quebra central" podem ser reversivelmente reduzidas a retinol pela ação da enzima retinal redutase, ou irreversivelmente oxidadas a AR pela ação da enzima retinal desidrogenase.[6,7]

A absorção do retinol é menor quando da falta de sais biliares e baixa ingestão de gordura alimentar, observando-se maior absorção com o aumento da solubilização das micelas.[4] A absorção da vitamina A é rápida, atingindo um máximo por volta de 2 a 6 h. Em quantidades fisiológicas, a absorção do retinol é bastante eficiente e saturável – aproximadamente 90% –, enquanto em concentrações farmacológicas sua absorção não é saturável, o que possivelmente contribui para a toxicidade da vitamina A.[3,8]

Reesterificação do retinol e incorporação aos quilomícrons

Dentro dos enterócitos, o retinol absorvido ou o retinol e retinal originados a partir dos carotenoides ligam-se a uma proteína citosólica denominada proteína de ligação celular do retinol (CRBP-II).[4] Esse complexo serve como substrato para a reesterificação do retinol com os ácidos graxos de cadeia longa, principalmente o palmítico, por ação da enzima lecitina:retinol aciltransferase (LRAT). O retinol não ligado à CRBP-II é reesterificado por ação da enzima acil-CoA aciltransferase (ARAT). O RE formado pela LRAT é secretado com outros elementos lipídicos da dieta [colesterol, triacilglicerol (TG), fosfolipídios] e a apolipoproteína B (Apo B), que formam os quilomícrons (QM), enquanto o RE formado pela ARAT fica estocado no interior dos enterócitos.[3] Isso sugere que a ARAT está envolvida na reesterificação do retinol quando este está presente em altas concentrações.[9]

Aparentemente, a CRBP-II tem duas funções: solubilizar e sequestrar retinal e retinol e direcioná-los a enzimas específicas (retinal redutase e LRAT). Essa proteína é encontrada principalmente nas vilosidades dos enterócitos. Outra proteína citosólica, a proteína de ligação celular do retinol I (CRBP-I), também se liga ao retinol e tem atividade semelhante à da CRBP-II.

As partículas de QM caem no sistema linfático, depois na veia cava superior e atingem a circulação sanguínea, onde, por ação da lipoproteína lipase periférica (LLP), os TG presentes nos QM são hidrolisados e os ácidos graxos livres são captados pelos tecidos adjacentes, principalmente o adiposo e o muscular. Dessa maneira, os QM diminuem de tamanho e passam a ser denominados quilomícrons remanescentes (QMr). O RE permanece no núcleo dos QMr durante a lipólise. As partículas de QMr são rapidamente captadas pelo fígado por meio de receptores específicos.

As proteínas de ligação celular do ácido retinoico I e II (CRABP-I e CRABP-II) ligam-se ao AR presente no citosol. Acredita-se que uma das funções dessas duas proteínas seja a proteção das células do excesso de AR.[7]

Armazenamento e transporte para os tecidos

Aproximadamente 75% do RE associado aos QMr é captado pelo fígado. Dentro dos hepatócitos, o RE é rapidamente hidrolisado e pode percorrer os seguintes caminhos:[4,9]

O termo "retinoides" se refere às formas naturais da vitamina A, de retinol e aos seus metabólitos, bem como aos análogos sintéticos (quer tenham ou não atividade biológica do retinol). As formas naturais são solúveis em gordura e em muitos solventes orgânicos, são mais sensíveis à oxidação e devem, portanto, ser protegidas da luz, de altas temperaturas e do oxigênio. As formas sintéticas dos retinoides são mais solúveis em água e mais estáveis que as formas naturais.

O retinol é um álcool sólido, cristalino e amarelado. Na natureza, encontra-se esterificado com ácidos graxos de cadeia longa, principalmente com o palmítico e o esteárico, formando uma estrutura química denominada retinil-éster (RE), que, na temperatura ambiente e corporal, apresenta-se na forma viscosa. A esterificação com ácidos graxos confere maior estabilidade ao retinol.

Os carotenoides, também conhecidos como provitamina A, são pigmentos lipossolúveis de origem vegetal. As formas que podem ser convertidas em vitamina A ativa no organismo incluem o alfa, beta e gamacaroteno e a betacriptoxantina. A provitamina A mais importante para a nutrição humana é o betacaroteno. Entre os carotenoides, há aqueles que não são considerados provitamina A, incluindo a zeaxantina, a luteína e o licopeno. O pigmento amarelado da gordura em seres humanos também é um tipo de caroteno, mas os únicos mamíferos que conseguem armazenar quantidades significativas de carotenoides são os primatas e os ruminantes. Os carotenoides também fazem parte dos pigmentos da retina dos animais e da plumagem das aves e conferem cores alaranjadas, amareladas ou vermelhas a frutas e hortaliças.[1,2] Os carotenoides presentes nas plantas protegem a clorofila contra a oxidação.

A Figura 7.1 apresenta a estrutura química do retinol, do retinal, do ácido retinoico (AR) e dos carotenoides mais comuns.

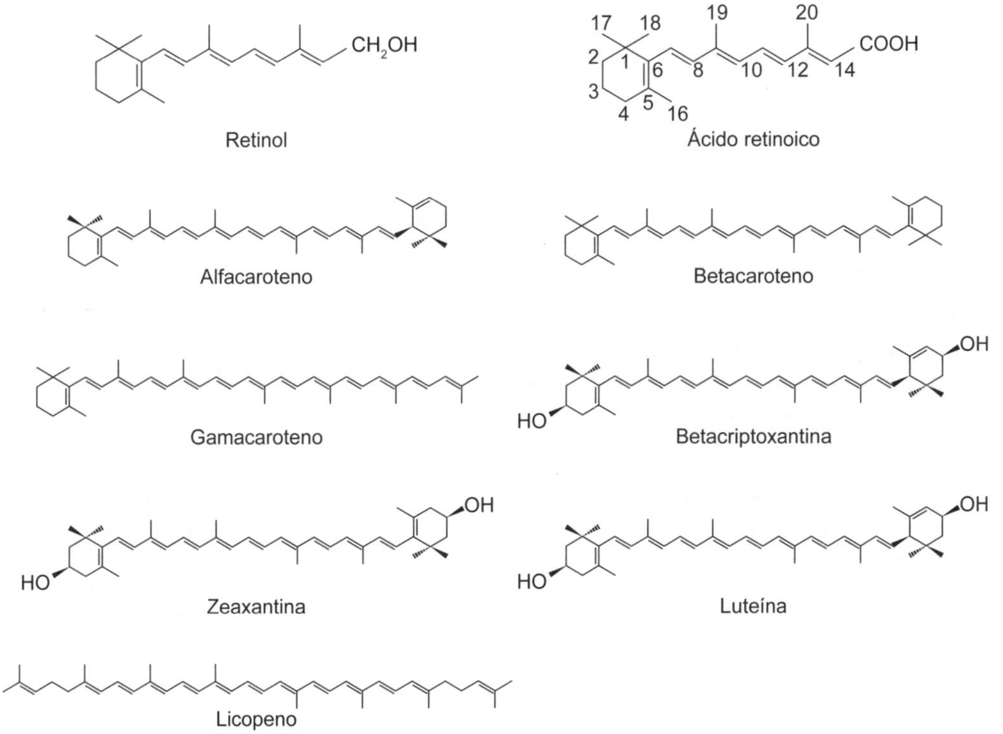

Figura 7.1 Estrutura química do retinol, do ácido retinoico e dos carotenoides mais comuns.

7 Vitaminas Lipossolúveis A, E e K*

Leiko Asakura • Teresa Gontijo de Castro • Luciana Yuki Tomita • Marly Augusto Cardoso

VITAMINA A

A descoberta da vitamina A e de sua aplicação na nutrição humana é descrita desde a época dos antigos egípcios, há cerca de 3.500 anos, que aplicavam extrato de fígado de boi nos olhos de indivíduos com cegueira noturna.

O primeiro relato sobre a cegueira noturna foi realizado pelos antigos gregos, que a chamavam de *nyktalopia* (*nyktos* = noite, *alaos* = cego, *opteos* = olho). Hipócrates, em 460 a.C., prescrevia fígado embebido em mel a pacientes com cegueira noturna.

Um dos primeiros experimentos em nutrição humana foi realizado pelo médico austríaco Eduard Schwarz durante uma expedição científica de navio, entre 1857 e 1859, quando observou 75 casos de cegueira noturna que responderam ao tratamento com ingestão de fígado cozido de boi, considerando a doença uma carência nutricional.

Em 1862, Bitot observou que crianças com cegueira noturna apresentavam uma "escama prateada" na córnea (mancha branco-espumosa), que ficou conhecida como mancha de Bitot.

A partir de 1907, Elmer Verner McCollum *et al.* iniciaram os estudos sobre os fatores de crescimento em animais que culminaram na descoberta, em 1913, de um fator lipossolúvel, essencial para o crescimento normal, denominado "fator lipossolúvel A", posteriormente "vitamina A", presente na manteiga, na gema de ovo, no leite integral, no óleo de fígado de bacalhau e em diversas frutas e hortaliças pigmentadas. Nesse mesmo ano, Thomas B. Osborne e Lafayette B. Mendel chegaram ao mesmo resultado.

A descoberta dos carotenoides é mais recente, datando de 1920, quando Harry Steenbock propôs que o fator lipossolúvel A estava associado a um pigmento amarelo (hoje conhecido como betacaroteno) que se convertia em uma forma ativa de vitamina A, denominado de retinol. Essa hipótese foi confirmada em 1930 por Thomas Moore, demonstrando que o caroteno extraído de alguns vegetais, da gordura do leite e da gema do ovo se convertia em um fator ativo no fígado de ratos jovens alimentados com esse pigmento.

Atualmente, já são conhecidos mais de mil tipos de carotenoides, mas aproximadamente apenas 60 deles podem ser convertidos metabolicamente em retinol.[1]

Definições e características químicas

Vitamina A é um termo nutricional abrangente e engloba componentes lipossolúveis essenciais naturais da dieta, com estrutura química e atividade biológica relacionadas com o álcool retinol, incluindo também os carotenoides.

---

* A vitamina D, também uma vitamina lipossolúvel, é abordada no Capítulo 11 em razão da atuação sinérgica desse tipo de nutriente no metabolismo humano.

Parte 3
Micronutrientes

populacionais. Londrina: Midiograf; 2003.

McArdle WD, Katch FL, Katch VL. Fisiologia do exercício: energia, nutrição e desempenho humano. 4. ed. Rio de Janeiro: Guanabara Koogan; 1998.

Nahas MV. Revisão de métodos para determinação dos níveis de atividade física habitual em diversos grupos populacionais. Rev Bras Atividade Física e Saúde. 1996;1:27-37.

Pereira MA, Fitzgerald SJ, Gregg EW, Joswiak ML, Ryan WJ, Suminski RR, et al. A collection of Physical Activity Questionnaires for health-related research. Med Sci Sports Exerc. 1997;29:S1-205.

Scagliusi FB, Lancha Junior AH. O estudo do gasto energético por meio da água duplamente marcada: fundamentos, utilização e aplicações. Revista de Nutrição. 2005;18:541-51.

Scagliusi FB, Ferriolli E, Pfrimer K, Laureano C, Cunha CSF, Gualano B, et al. Underreporting of energy intake in Brazilian women varies according to dietary assessment: a cross-sectional study using doubly labeled water. J Am Diet Assoc. 2008;108:2031-40.

c) Idade: 22 anos; sexo: feminino; peso: 48 kg; altura: 1,56 m; **gestante**

> Harris e Benedict: 655 + (9,6 × 48) + (1,7 × 156) − (4,7 × 22) = 1.277,6

> 1.277,6 + **300 (adicional gestação)**;
> TMR = 1.577,6 kcal/dia

d) Idade: 39 anos; sexo: masculino; peso: 73,5 kg; altura: 1,80 m

> FAO: 11,6 × 73,5 + 879; TMR = 1.731,6 kcal/dia

> Harris e Benedict: 66 + (13,7 × 73,5) + (5 × 180) − (6,8 × 39); TMR = 1.707,75 kcal/dia

2.
1ª opção (MET × peso × hora)
- Sono: 0,9 × 8 × 63 = 453,6
- Caminhada: 4 × 1,5 × 63 = 378
- Estudando: 1,8 × 4 × 63 = 453,6
- Trabalhando: 1,8 × 5 × 63 = 567
- Academia (intensa): 5,5 × 1 × 63 = 346,5
- Assistindo à televisão: 1 × 2,5 × 63 = 157,5
- Lendo: 1,4 × 2 × 63 = 176,4

> Gasto energético em atividade física - GEAT (pelo cálculo em MET, já inclui TMR): 2.532,6 kcal/dia

> 10% ETA = 253,26

> GET = 2.785,86 kcal/dia

2ª opção (Bouchard − vezes do código × constante do código × peso)
- Sono: 32 × 0,26 × 63 = 524,16
- Estudando/Trabalhando/Assistindo à TV/Lendo: 54 × 0,38 × 63 = 1.292,76
- Caminhada: 6 × 0,57 × 63 = 215,46
- Academia: 4 × 2 × 63 = 504

> GEAT = 2.536,38

> 10% ETA = 253,64

> GET = 2.790,02 kcal/dia

REFERÊNCIAS BIBLIOGRÁFICAS

1. Food and Agriculture Organization. World Health Organization. United Nations University. Joint FAO/WHO/UNU expert consultation. Energy and protein requirements. Technical report series n. 724. Geneva: World Health Organization; 1997.
2. Bunyard LB, Katzel LI, Busby-Whitehead MJ, Wu Z, Goldberg AP. Energy requirement of middle-aged men are modifiable by physical activity. Am J Clin Nutr. 1999;68:1136-42.
3. Vinken AG, Bathalon GP, Sawaya AL, Dallal GE, Tucker KL, Roberts SB. Equations for predicting the energy requirements of health adults aged 18-81 y. Am J Clin Nutr. 1999; 69:920-6.
4. Montoye HJ, Kemper CG, Saris WHM, Washburn R. A measuring physical activity and energy expenditure. Champaign: Human Kinetics; 1996.
5. Gilder H, Cornell GN, Horbjarnarson B. Human energy expenditure in starvation estimated by expired-air analysis. J Appl Physiol. 1967;23:297-303.
6. Trabulsi J, Troiano RP, Subar AF, Sharbaugh C, Kipnis V, Schatzkin A, et al. Precision of the doubly labeled water method in a large-scale application: evaluation of a streamlined-dosing protocol in the Observing Protein and Energy Nutrition (OPEN) study. Eur J Clin Nutr. 2003;57:1370-7.
7. Schoeller DA. Recent advances from application of doubly labeled water to measurement of human energy expenditure. J Nutr. 1999; 129:1765-8.
8. Tudor-Locke C, Williams JE, Reis JP, Pluto D. Utility of pedometers for assessing physical activity. Sports Med. 2004;34:281-91.
9. King GA, Torres N, Potter C, Brooks TJ, Coleman KJ. Comparison of activity monitors to estimate energy cost of treadmill exercise. Med Sci Sports Exerc. 2004;36:1244-51.
10. Bouchard C, Tremblay A, Leblanc C, Lortie G, Savard R, Thériault G. A method to assess energy expenditure in children and adults. Am J Clin Nutr. 1983;37:461-7.
11. Ainsworth BE, Haskell WL, Whitt MC, Irwin ML, Swartz AM, Strath SJ, et al. Compendium of physical activities: an update of activity codes and MET intensities. Med Sci Sports Exerc. 2000;32:S498-S504.
12. Amorim PR, Gomes TNP. Gasto energético na atividade física. Rio de Janeiro: Shape; 2003.

BIBLIOGRAFIA

Barros MVG, Nahas MV. Medidas da atividade física: teoria e aplicação em diversos grupos

- Não altera a atividade física habitual e serve para ser aplicado em inquéritos de saúde pública e epidemiológicos.

Já as principais desvantagens são:

- Subestimativa de alguns tipos de atividades físicas
- A entrevista pode ficar entediante em razão da lembrança das diversas atividades.

Tanto o diário quanto o recordatório têm como base a estimativa do GEAF por meio da taxa de equivalente metabólico de repouso (MET) de cada atividade relatada, levando-se em conta o tempo total e o peso corporal dos avaliados. Sabe-se que 1 MET equivale a $3,5 \, m\ell$ de $O_2.kg^{-1}.min^{-1}$ (ou 0,0175 kcal/min) e representa o gasto energético médio de uma pessoa de 70 kg em repouso sentada. Portanto, as atividades físicas são comparadas sempre com o valor de repouso. Por exemplo, uma caminhada rápida equivale a 3,3 vezes o valor em repouso. O compêndio de atividades físicas de Ainsworth tem mais de 600 tipos de atividades compiladas com os seus valores em MET.[11] Como exemplo, a Tabela 6.6 relaciona valores em MET de algumas atividades.

Tabela 6.6 Exemplo de atividades com os respectivos valores em MET de acordo com o compêndio de atividades físicas.

Tipo de atividade	MET
Dormir	0,9
Andar de bicicleta em geral	8,0
Dança aeróbica em geral	6,5
Caminhar para o trabalho	4,0
Corrida, como exercício físico (8 km/h)	8,0
Caminhar para exercício físico (5,6 km/h)	3,8
Atividades domésticas (limpar a casa em geral)	3,0
Sentado (assistindo à aula, discutindo, anotando)	1,8
Trabalho de construção civil (pedreiro)	7,0
Trabalho de escritório sentado (leitura e computador)	1,5
Alimentação sentado	1,5
Tomar banho, escovar os dentes, lavar as mãos	2,0

Forma de cálculo do gasto energético:
Gasto energético (kcal) = [(Valor da atividade em MET × Peso corporal em kg) × (Tempo da atividade em minutos/60 min)]
Traduzida por Amorim e Gomes (2003).[12]

EXERCÍCIOS

1. Calcule o gasto energético basal dos seguintes indivíduos (utilize as equações de Harris e Benedict e FAO/OMS/UNU):
a) Idade: 4 anos; sexo: feminino; peso: 15,2 kg.
b) Idade: 26 anos; sexo: feminino; peso: 66 kg; altura: 1,68 m; lactante.
c) Idade: 22 anos; sexo: feminino; peso: 48 kg; altura: 1,56 m; gestante.
d) Idade: 39 anos; sexo: masculino; peso: 73,5 kg; altura: 1,80 m.

2. Calcule o gasto energético total diário do seguinte indivíduo:
- Idade: 22 anos; sexo: masculino; peso: 63 kg; altura: 1,70 m
- Rotina diária:
  - Sono – 8 h
  - Caminhada – 30 min
  - Estudando (sentado) – 4 h
  - Caminhada – 30 min
  - Trabalhando (sentado) – 5 h
  - Caminhada – 15 min
  - Academia (atividade intensa) – 1 h
  - Caminhada – 15 min
  - Assistindo à televisão (sentado) – 2 h e 30 min
  - Lendo (sentado) – 2 h.

Gabarito

1.
a) Idade: 4 anos; sexo: feminino; peso: 15,2 kg

FAO: 22,5 × 15,2 + 499; TMR = 841 kcal/dia

b) Idade: 26 anos; sexo: feminino; peso: 66 kg; altura: 1,68 m; **lactante**

Harris e Benedict: 655 + (9,6 × 66) + (1,7 × 168) − (4,7 × 26) = 1.452

1.452 + **500 (adicional lactação)**
TMR = 1.952 kcal/dia

Quadro 6.3 Códigos de preenchimento e fórmula para o cálculo do gasto energético do diário de Bouchard.

Códigos das atividades listadas (variando de 1 a 9)

1. Dormindo, repousando na cama
2. Sentado, alimentando-se, escutando, escrevendo, lendo, estudando, assistindo à TV
3. Atividades leves em pé: lavando, fazendo a barba, cozinhando, penteando-se e atividades similares
4. Caminhar lento (menos que 3 km/h), dirigir carro ou motocicleta, vestir-se, tomar banho e atividades similares
5. Trabalho manual leve: serviços domésticos como varrer o assoalho, limpar vidros ou janelas, aspirar o pó, servir à mesa, caminhar de 3 a 6 km/h e dirigir caminhão
6. Atividades de prazer e esportes em ambientes recreativos: futebol, pedalar na bicicleta (menos de 9 km/h), pingue-pongue e atividades recreacionais
7. Trabalho manual em ritmo moderado: carpintaria, cortar grama, carregar ou descarregar pacotes, atividades de construção
8. Atividades de prazer e esportivas de alta intensidade (não competitivas): pedalar na bicicleta (mais de 15 km/h), ginástica, natação, tênis, caminhar (mais que 6 km/h), remar (4,5 a 7,5 km/h)
9. Trabalho manual intenso, pedreiros; trabalhadores rurais; atividades esportivas de alta intensidade ou competição esportiva: corrida (mais que 15 km/h)

Equivalências dos valores das atividades listadas

1 = 0,26; 2 = 0,38; 3 = 0,57; 4 = 0,69; 5 = 0,84; 6 = 1,2; 7 = 1,4; 8 = 1,5; 9 = 2,0

Todos os valores deverão ser somados e multiplicados pelo respectivo fator de gasto energético e pelo peso corporal

Número de vezes da atividade × fator × peso corporal

Para a obtenção do gasto energético total, os resultados das multiplicações de todas as atividades deverão ser somados

(Atividade 1 + Atividade 2 +... Atividade 9)

Quadro 6.4 Modelo de formulário para inquérito recordatório de 24 h para estimativa do gasto energético em atividades físicas.

ID: Data: Dia da semana:
Horário em que foi dormir: Horário em que acordou:
Manhã:

Tarde:

Noite:

- Detalhamento das atividades em um curto período
- Útil na validação de questionários de atividade física se o instrumento for preenchido adequadamente
- Método preciso de avaliação do GET.

No entanto, apresenta as seguintes desvantagens:

- É um instrumento de difícil preenchimento
- Pode alterar o padrão das atividades físicas habituais
- Depende de grande colaboração dos avaliados.

Outro método é o recordatório de 24 h de atividade física, aplicado na forma de entrevista e que investiga as atividades físicas realizadas no dia anterior ou nas 24 h anteriores à entrevista. O modelo do recordatório de 24 h de atividade física baseia-se na investigação das principais atividades realizadas nos três períodos do dia: manhã, tarde e noite (Quadro 6.4). Tem as seguintes vantagens:

- Aplicação em forma de entrevista, o que dinamiza a avaliação para um tempo de investigação curto em comparação com o diário
- Facilita a lembrança das atividades realizadas

Quadro 6.2 Modelo de diário de gasto energético de Bouchard.

Data:___/___/___		Dia da semana:	
Relatório de atividades em minutos			
0 a 15	16 a 30	31 a 45	46 a 60
1 h			
2 h			
3 h			
4 h			
5 h			
6 h			
7 h			
8 h			
9 h			
10 h			
11 h			
12 h			
13 h			
14 h			
15 h			
16 h			
17 h			
18 h			
19 h			
20 h			
21 h			
22 h			
23 h			
24 h			

contração muscular envolvida na atividade física[4]
- A cinta fixada na região peitoral pode causar desconforto.

Medidores de movimento

Trata-se de instrumentos mecânicos ou eletrônicos fixados na região da cintura que registram passadas (pedômetros) e movimentos (acelerômetros).

Os pedômetros são instrumentos mecânicos que monitoram a distância total percorrida por registros de passos. Esses aparelhos contêm um pêndulo que se desloca por meio de passadas e de oscilações verticais do corpo e são fixados na região da cintura próximo à crista ilíaca.[8] As grandes vantagens dos pedômetros são:

- Baixo custo dos aparelhos
- Boa aceitação pelos avaliados
- Facilidade de utilização
- Diagnóstico preciso quanto a atividades de caminhada.

Entretanto, apresenta desvantagens, como:

- Não registra movimentos de membros superiores e atividades sedentárias
- Subestima distâncias percorridas em velocidades baixas e superestima distâncias percorridas em velocidades altas[8]
- Não avalia a intensidade das atividades praticadas.

O cálculo da estimativa do GEAF pode ser obtido por meio de equações sabendo-se a distância da passada e o gasto energético da caminhada, levando em conta o sexo, o peso e a estatura corporal das pessoas. Existem também os pedômetros em forma de aplicativos para *smartphones*.

Os acelerômetros são medidores eletrônicos com sensores piezoelétricos capazes de captar a intensidade dos movimentos realizados pelas pessoas. Assim como os pedômetros, a maioria dos acelerômetros deve ser fixada na região da crista ilíaca (lado direito da cintura) por meio de uma cinta ou fixadores que podem ser usados na roupa. Os mais avançados são os modelos triaxiais, que permitem medir a intensidade, a frequência e a duração por meio da aceleração e da desaceleração dos movimentos corporais nos planos vertical, antero-posterior e laterolateral.[4,9] As atividades podem ser avaliadas por períodos de até 2 semanas e ficam registradas nos aparelhos para sua posterior transferência para *softwares*.

A GEAF é estimada por meio de equações de acordo com a quantidade de movimentos, levando em conta o sexo, o peso corporal e a idade dos indivíduos. As equações variam de acordo com o aparelho.

As vantagens são as seguintes:

- O método permite mensurar a frequência, a intensidade e a duração das atividades
- É referência para validação de questionários
- Proporciona um diagnóstico preciso de grande parte das atividades físicas
- Possibilita a conversão dos dados em kcal para a estimativa do GEAF.

Contudo, tem as seguintes desvantagens:

- Limitações no controle de qualidade dos aparelhos e de seu uso por parte dos avaliados
- Subestimação de movimentos de membros superiores, atividades isométricas e carregamento de pesos
- Problemas em diferenciar gasto energético de caminhada e corrida em inclinações
- Alto custo dos aparelhos em comparação com os pedômetros[9]
- Não discrimina o tipo de atividade realizada.

Diários e recordatórios de atividade física

Métodos de campo mais acessíveis, promovem uma estimativa do GEAF com base no relato de atividades físicas dos sujeitos avaliados. No diário de atividade física, registram-se todas as atividades realizadas em um período de 24 h.[10] O indivíduo deve preencher as atividades realizadas de 15 em 15 min por meio de códigos especificados para cada bloco de atividade (Quadro 6.2). Para a avaliação do padrão semanal de atividade física, utilizam-se 2 dias da semana e 1 dia do final de semana. O cálculo do GET é realizado com base em uma constante para cada nível de atividade multiplicada pelo peso corporal, com um resultado final em kcal (Quadro 6.3). A estimativa do gasto energético obtida já inclui a TMR. As vantagens do diário incluem:

culo do GEAF por equações já estabelecidas. É possível também calcular o GEAF sabendo-se que cada litro de O_2 consumido equivale a 5 kcal de gasto energético.[4,5] Esse teste pode ter um intervalo de duração entre 5 e 30 min e é realizado principalmente em clínicas, hospitais e academias de exercícios físicos. Pode-se utilizar também aparelhos portáteis para avaliar o consumo de oxigênio em atividades realizadas ao ar livre. Apesar de seu menor custo em relação à calorimetria direta, suas desvantagens são:

- Desconforto, pois a respiração é realizada por meio de um bocal, compreendendo um teste máximo de atividade física
- Não representa o total do GEAF no caso de teste realizado em laboratório, por se tratar de medida de aptidão física que discrimina a prática de esportes ou de exercícios físicos aeróbicos.

Água duplamente marcada

Método de referência para avaliar o GEAF na atualidade.[6] Caracteriza-se pela estimativa do CO_2 eliminado a partir da análise de dois isótopos (^{18}O e ^{2}H) pela urina após a ingestão de uma quantidade de água duplamente marcada com certa quantidade desses isótopos. O ^{2}H marcado com deutério é eliminado do corpo somente como água, e o ^{18}O é eliminado como água e CO_2. As diferenças na eliminação desses dois isótopos na água são proporcionais à produção de CO_2. A partir da produção de CO_2, calcula-se o quociente respiratório. A urina pode ser coletada em 2 a 3 semanas após a ingestão.[4,6,7] Trata-se de um método recente, e o primeiro estudo com seres humanos foi realizado em 1982.[7] As vantagens são:

- Alta precisão, apresentando coeficientes de variação de 5,1% para a estimativa do GET[6]
- Não existe desconforto para o avaliado
- Não influencia a atividade física habitual dos indivíduos
- Pode ser utilizado em diversas faixas etárias, desde crianças até idosos e em diferentes condições fisiopatológicas e de composição corporal
- Abrange o GEAF de todas as atividades realizadas até o período da coleta (até 2 a 3 semanas após a ingestão).

Já as desvantagens são:

- Extremamente caro, com custo estimado entre 350 e 600 dólares americanos por dose de isótopo
- Não expressa os tipos nem a intensidade, a frequência e a duração das atividades físicas realizadas e não proporciona o gasto energético em períodos fracionais do tempo total de medição.[4,7]

Frequência cardíaca

Pelo fato de ter relação linear com o consumo de oxigênio, também pode proporcionar o cálculo do quociente respiratório e estimar o GEAF.

Trata-se de um dos métodos de campo mais acessíveis para avaliar o GEAF, sendo utilizado em academias de exercícios físicos, clínicas e por praticantes de esportes e exercícios físicos. A frequência cardíaca é registrada por aparelhos denominados frequencímetros, que compostos por uma cinta com eletrodo fixada na região peitoral, a qual transmite os batimentos cardíacos para um relógio de pulso. Existem aparelhos mais simples, que promovem uma média geral dos batimentos cardíacos em determinado período, até aparelhos mais sofisticados, que registram os batimentos cardíacos em intervalos regulares durante 24 h, cujos dados podem ser transferidos para *softwares*.

A estimativa para o cálculo do GEAF leva em conta o consumo de oxigênio com base na frequência cardíaca de determinado período de avaliação. As vantagens desse método são:

- Possibilita o cálculo da intensidade, da frequência e da duração das atividades físicas realizadas sem interferir nas atividades habituais do indivíduo
- Permite o monitoramento das atividades físicas por períodos longos.

Entre as desvantagens, estão:

- Podem existir dificuldades no controle dos aparelhos em pessoas com baixo nível de escolaridade
- A frequência cardíaca pode ser influenciada pela composição corporal, o estado emocional, as condições ambientais e o tipo de

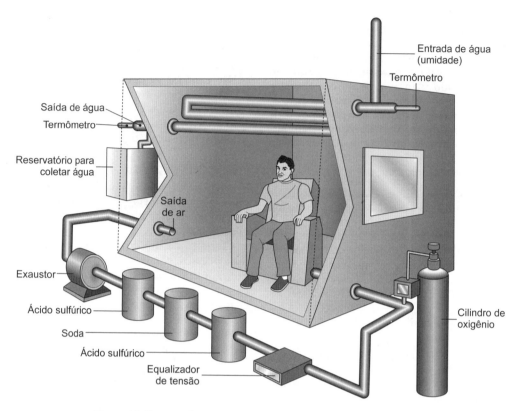

Figura 6.2 Câmara calorimétrica para a mensuração do gasto energético.

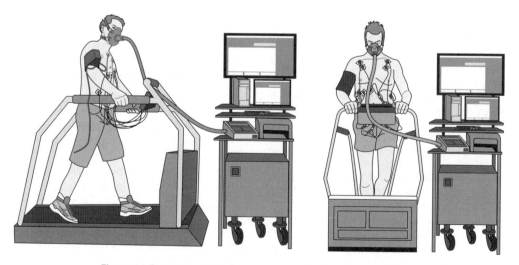

Figura 6.3 Ergoespirometria para a mensuração do gasto energético.

AVALIAÇÃO DO GASTO ENERGÉTICO EM ATIVIDADE FÍSICA

Define-se atividade física como todo movimento corporal produzido pela musculatura esquelética e que resulta em gasto energético maior que os níveis de repouso, sendo realizada para alcançar objetivos em alguns domínios importantes da vida das pessoas, como no âmbito do trabalho, nas atividades domésticas ou do lar, como forma de transporte ou deslocamento e no tempo de lazer ou tempo livre. Avalia-se a atividade física com base na frequência, na intensidade e na duração, que pode ser mensurada de forma habitual (p. ex., o que a pessoa pratica em uma semana típica), ou mais atual ou recente (p. ex., o que a pessoa praticou nos últimos 7 dias).

Métodos que têm como objetivo avaliar a estimativa do gasto energético em atividade física (GEAF) em geral se utilizam da avaliação da atividade física recente das pessoas em períodos de 1 dia, ou em alguns dias na semana, ou em 1 semana completa, ou mesmo em até 2 semanas.

Os domínios prioritários para a estimativa do GEAF são as atividades realizadas no trabalho ou laborais e ocupacionais, como forma de deslocamento ou transporte (p. ex., caminhada ou uso de bicicleta), as praticadas no tempo de lazer ou tempo livre (p. ex., a prática de esportes e exercícios físicos, que compreende práticas estruturadas e repetidas, ou brincadeiras com crianças e passeios com animais por meio de caminhada) e as atividades domésticas ou do lar (p. ex., limpeza da casa e jardinagem). É importante ressaltar que as atividades de comportamento sedentário (basicamente o tempo que as pessoas permanecem sentadas) também devem ser investigadas, pois representam atividades em que as pessoas permanecem em repouso e podem estar presentes nos domínios do lazer, do transporte, do trabalho e também durante a permanência das pessoas nas suas residências. Para a avaliação do GEAF, existem diversos métodos citados na literatura.[4]

Calorimetria direta

Único método que mensura diretamente o GEAF é realizado pela produção de calor pelo corpo analisado dentro de uma câmara calorimétrica (Figura 6.2). O calor liberado pela pessoa que está dentro da câmara aquece uma quantidade de água que passa por canos dentro e fora da câmara. A medida específica do GEAF é obtida pela diferença da temperatura em graus Celsius da água que entra e sai da câmara, indicando a produção de calor por meio da conversão.

O avaliado pode realizar algumas atividades físicas dentro da câmara, como caminhar, correr em uma esteira e realizar exercícios de força muscular. Esse método tem como principal vantagem a medida direta do GEAF e é uma referência para a validação de outras técnicas. Contudo, algumas de suas desvantagens são:

- Alteração das atividades habituais
- Limitação de muitas atividades do cotidiano e que não podem ser realizadas na câmara
- Equipamento extremamente caro e de difícil manuseio.

Calorimetria indireta | Ergoespirometria

O princípio para a medição do GEAF por meio da calorimetria indireta tem como base o consumo de oxigênio, definido como o volume de oxigênio em litros por minuto ou mililitros por quilo de peso corporal por minuto consumido pelo coração, pelos pulmões e pelos músculos durante as atividades físicas.

A ergoespirometria é um teste normalmente realizado em laboratórios e tem como objetivo medir o consumo máximo de oxigênio, um indicador da aptidão ou da capacidade cardiorrespiratória ou da aptidão aeróbica. Trata-se de um teste progressivo e realizado em cicloergômetro ou esteira ergométrica, em um sistema computadorizado que controla a respiração (Figura 6.3) com diversos protocolos descritos na literatura. O avaliado deve pedalar ou caminhar/correr até a exaustão, respirando por um bocal que registra o oxigênio consumido (O_2) e o dióxido de carbono expelido (CO_2).

Com os dados de O_2 e CO_2, pode-se obter o quociente respiratório, o produto do O_2 dividido pelo CO_2, possibilitando o cál-

Quadro 6.1 Fórmula de Harris e Benedict para o cálculo da taxa de metabolismo de repouso, conforme sexo.

Homem   66,473 + 13,752 P + 5,003 A − 6,755 I

Mulher   665,095 + 9,563 P + 1,850 A − 4,676 I

A: altura (m); P: peso atual (kg); I: idade (anos).

Estimativa do gasto energético associado à prática de atividades físicas

O cálculo do GET deve levar em consideração a TMB e a carga de atividades físicas individuais.

Semelhantemente ao cálculo da TMB, a avaliação do gasto energético individual por meio da calorimetria seria mais adequada. Entretanto, na ausência de equipamentos para essa avaliação, algumas fórmulas de estimativa do acréscimo calórico proveniente da prática de atividades físicas foram estabelecidas.

O tipo de trabalho realizado pelo indivíduo representa parte do gasto energético proveniente das atividades físicas. O gasto energético proveniente do trabalho é classificado como leve (p. ex., costureiras, secretárias, estudantes, executivos), moderado (p. ex., trabalhos domésticos, jardinagem) ou vigoroso (agricultores, coletores de lixo, pedreiros, carteiros), que, multiplicado pela taxa metabólica, poderá gerar uma estimativa do gasto energético diário do indivíduo, conforme demonstrado na Tabela 6.4.

Entretanto, em condições habituais, os indivíduos intercalam a carga de atividades ao longo do dia em domínios do trabalho, nas atividades domésticas ou do lar, como forma de deslocamento ou transporte e no tempo de lazer ou tempo livre. Portanto, uma forma mais precisa do cálculo das necessidades energéticas diárias por meio das equações propostas pela OMS é a estimativa do gasto energético das várias atividades praticadas ao longo do dia. Um diário ou recordatório das atividades cotidianas (conforme será abordado na última parte deste capítulo) poderá estimar o tempo médio gasto em atividades diversificadas, cujo produto pela TMB/h resultará no GET total estimado individual. A Tabela 6.5 apresenta os fatores de algumas atividades cotidianas.

Em diversas situações, uma avaliação mais acurada da atividade física individual pode ser necessária para estimar o GET. Por esse motivo, serão descritos a seguir diversos métodos e aplicações para avaliação do gasto energético em atividade física.

Tabela 6.4 Necessidades energéticas diárias de adultos conforme categoria de trabalho ocupacional e sexo, expressas em múltiplos da taxa metabólica de repouso (TMR).

Categoria de trabalho	Múltiplo da TMR/dia	
	Homens	Mulheres
Leve	1,55	1,56
Moderada	1,78	1,64
Pesada	2,10	1,82

Adaptada de FAO/OMS/ONU (1997).[1]

Tabela 6.5 Fatores de gasto energético expressos em múltiplos da taxa metabólica de repouso (TMR) para estimativa do gasto energético total conforme sexo.

Atividade	Múltiplo da TMB/tempo de atividade	
	Homens	Mulheres
Sono	1	1
Permanecer deitado/sentado	1,2	1,2
Permanecer em pé	1,5	1,5
Caminhar lentamente	2,8	2,8
Caminhada/passos rápidos	7,5	6,6
Cozinhar	1,8	1,8
Lavar roupa	2,2	3
Trabalho de escritório	1,6	1,7
Ginástica/dança	4,4	4,2
Esportes vigorosos	6,6	6,3
Cuidar de crianças	–	2,2

Adaptada de FAO/WHO/ONU (1997).[1]

Estimativa da taxa metabólica basal

Embora a avaliação direta das necessidades energéticas individuais por meio da calorimetria indireta ou da água duplamente marcada seja mais apropriada, na prática clínica esses métodos podem não estar disponíveis. Assim, algumas equações foram propostas para o cálculo da TMB, que, multiplicado por fatores de atividade física, resultará na estimativa do GET.

Há alguns estudos demonstrando que a elaboração de equações para estimativas do gasto energético por meio da metodologia da água duplamente marcada em adultos saudáveis seria mais precisa que as equações disponíveis.[3] As equações propostas para a estimativa da TMB consideram fatores como sexo, peso atual e faixa etária, conforme demonstrado na Tabela 6.3.

Uma das equações mais utilizadas para o cálculo do metabolismo basal é a fórmula de Harris e Benedict (Quadro 6.1). Em caso de morbidades ou estresse fisiológico, como febre e período pós-operatório, pode-se multiplicar a equação de Harris e Benedict por um fator de correção conhecido como fator de lesão para a obtenção do gasto energético. Na gravidez e na lactação, acrescentam-se 300 kcal e 500 kcal, respectivamente.

A fórmula de Harris e Benedict difere das equações propostas pela Organização Mundial da Saúde (OMS) por considerar a altura na equação. Entretanto, alguns autores sugerem que essa fórmula superestima os valores da TMB.

Tabela 6.1 Necessidades energéticas por quilograma de peso atual de lactentes desde o nascimento até 12 meses de idade.

Idade (meses)	Necessidades de energia (kcal/kg/dia)
0,5	124
1 a 2	116
2 a 3	109
3 a 4	103
4 a 5	99
5 a 6	96
6 a 7	95
7 a 8	94,5
8 a 9	95
9 a 10	99
10 a 11	100
11 a 12	104,5

Adaptada de FAO/WHO/ONU (1997).[1]

Tabela 6.2 Necessidades energéticas por quilograma de peso atual de crianças de 1 a 10 anos de idade conforme sexo.

Idade (anos)	Meninos (kcal/kg/dia)	Meninas (kcal/kg/dia)
1 a 2	104	108
2 a 3	104	102
3 a 4	99	95
4 a 5	95	92
5 a 6	92	88
6 a 7	88	83
7 a 8	83	76
8 a 9	77	69
9 a 10	72	62

Adaptada de FAO/WHO/ONU (1997).[1]

Tabela 6.3 Equações da estimativa da taxa metabólica de repouso conforme peso, sexo e faixa etária em adultos saudáveis.

Faixa etária (anos)	Sexo masculino TMB (kcal/dia)	Sexo feminino TMB (kcal/dia)
0 a 3	60,9 P − 54	61,0 P − 51
3 a 10	22,7 P + 495	22,5 P + 499
10 a 18	17,5 P + 651	12,2 P + 746
18 a 30	15,3 P + 679	14,7 P + 496
30 a 60	11,6 P + 879	8,7 P + 829
> 60	13,5 P + 487	10,5 P + 596

P: peso atual (kg).
Adaptada de FAO/WHO/ONU (1997).[1]

Efeito térmico dos alimentos

Corresponde ao aumento do gasto energético após o consumo de alimentos, variando de 5 a 10% do GET em indivíduos saudáveis. Representa a quantidade de energia necessária para digestão, absorção e metabolismo, incluindo-se síntese e armazenamento dos nutrientes (denominada termogênese obrigatória).

Alguns indivíduos apresentam um "desperdício" energético para a realização dessas tarefas no organismo, condição conhecida como termogênese adaptativa, parcialmente mediada pela atividade do sistema nervoso simpático.

A composição da dieta, o uso de condimentos e a quantidade de alimentos consumidos influenciam a termogênese dos alimentos. As proteínas e os carboidratos necessitam de maior quantidade de energia para serem metabolizados que a observada após o consumo de lipídios.

Atividade física

Componente mais variável do GET de adultos saudáveis, podendo diferir de 5% para pessoas com baixos níveis de atividade física e excesso de comportamentos sedentários até 50% naquelas muito ativas fisicamente e que permanecem pouco tempo sentadas. A idade e a composição corporal podem influenciar o efeito térmico da atividade física. Entretanto, o fator determinante dessa parcela do gasto energético é definido pelo tempo que as pessoas praticam atividade física e que permanecem em comportamento sedentário (basicamente o tempo sentado), pelos tipos de atividades físicas praticadas e pela frequência dessa prática.

ESTIMATIVA DAS NECESSIDADES ENERGÉTICAS

A necessidade energética refere-se à quantidade de calorias que compensa o gasto energético diário do indivíduo para a manutenção da saúde, condicionado pelas funções fisiológicas, pela taxa de crescimento e pela prática de atividades físicas. Em crianças, adolescentes, gestantes e lactantes, um acréscimo calórico será necessário para a síntese proteica e a produção de leite materno.

O cálculo das necessidades energéticas representa uma ferramenta crucial para a elaboração do planejamento dietético de indivíduos e comunidades. Atualmente, há várias opções de estimativas das necessidades energéticas.

Avaliação do consumo de energia total da dieta

A estimativa das necessidades de energia por meio da avaliação do consumo alimentar habitual há muito vem sendo proposta. Acredita-se que, em indivíduos com peso adequado, o consumo calórico total seria equivalente ao gasto energético. Entretanto, os métodos para a avaliação do consumo alimentar têm limitações, e a extrapolação do VCT poderá subestimar ou superestimar o gasto energético de alguns grupos de indivíduos, em especial crianças, adolescentes, idosos ou obesos.

Quantidades diárias recomendadas

Outro método de avaliação das necessidades energéticas pode se basear nas quantidades diárias recomendadas (RDA, do inglês *recommended dietary allowances*). A RDA estabelece níveis médios de ingestão acrescidos de uma margem de segurança para atender às necessidades nutricionais da maior parte dos indivíduos de uma dada população. Entretanto, essa estimativa não leva em consideração alguns fatores individuais, como a prática de atividades físicas, a composição corporal ou a presença de patologias. Além disso, a população estudada para a elaboração desses parâmetros pode diferir muito de outros grupos populacionais.

Apesar de suas limitações, a RDA tem sido empregada frequentemente para o cálculo do gasto energético de crianças de até 10 anos de idade, pois nesse grupo as estimativas do GET pela prática de atividades físicas e crescimento são complexas. As necessidades energéticas de crianças de 0 a 12 meses e 1 a 10 anos de idade estão demonstradas nas Tabelas 6.1 e 6.2, respectivamente.

Em vista disso, o cálculo das necessidades e recomendações energéticas para a manutenção do peso em indivíduos saudáveis será o equivalente à estimativa do GET. Em indivíduos com estado nutricional alterado e necessidade de alteração do peso atual, assim como portadores de patologias que interfiram no GET, o cálculo será diferenciado, conforme as necessidades.

COMPONENTES DO METABOLISMO ENERGÉTICO

A necessidade energética é a quantidade de calorias provenientes dos alimentos necessárias para a manutenção da saúde, compatíveis com um funcionamento fisiológico e social satisfatório.[1]

O balanço energético corporal compreende o equilíbrio entre o consumo de calorias provenientes dos alimentos, principalmente carboidratos, proteínas e lipídios, e o GET pelo organismo.

O GET em indivíduos saudáveis refere-se à quantidade de energia necessária para a manutenção do metabolismo basal, do efeito térmico dos alimentos e da atividade física, conforme demonstrado na Figura 6.1.

Metabolismo basal

A taxa metabólica basal (TMB) é a quantidade de calorias necessárias para a manutenção das atividades fisiológicas e do metabolismo celular normais, em repouso físico e mental, temperatura de 20°C, após 12 h de jejum. A TMB é aferida pela manhã, logo após despertar, antes da prática de qualquer atividade pelo indivíduo. Caso uma das condições para a aferição da TMB não seja preenchida, será classificada como taxa metabólica de repouso (TMR).

A TMR representa a maior fração do gasto energético de indivíduos com baixos níveis de atividade física (cerca de 60 a 75% do GET). Pode ser definida como o teor de energia necessária para a manutenção das atividades fisiológicas, como circulação, respiração, manutenção do tônus muscular, sistema nervoso, homeostasia, manutenção da temperatura corporal e reações bioquímicas.

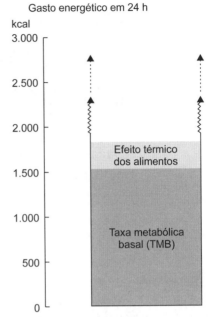

Figura 6.1 Componentes do gasto energético total em indivíduos saudáveis.

A TMR está intimamente relacionada com o teor de massa livre de gordura (massa muscular) orgânica, sofrendo influência da idade, do peso corporal, do sexo e de fatores genéticos.

O músculo é o tecido com maior atividade metabólica de manutenção do corpo humano. Com o avanço da idade, há uma tendência de ser substituída progressivamente por massa gorda (tecido adiposo), o que contribui para a redução do gasto energético de repouso dos indivíduos. Entretanto, alguns estudos recentes sugerem que a redução do gasto energético com a idade em homens decorre da redução da prática de atividades físicas em condições habituais de vida.[2]

As mulheres têm menor proporção de massa muscular em sua composição corporal, resultando em menor gasto energético basal que o observado em homens ou atletas com maior massa muscular.

Outros fatores que podem alterar a TMR dos indivíduos são febre, estresse e alterações endócrinas, como hipotireoidismo ou hipertireoidismo.

6 Necessidades de Energia e Avaliação do Gasto Energético

Daniela Saes Sartorelli • Alex Antonio Florindo •
Marly Augusto Cardoso

INTRODUÇÃO

No século 18, Lavoisier demonstrou que o consumo de oxigênio e a liberação de gás carbônico resultavam na produção de calor em seres vivos. Em colaboração com o físico Laplace, Lavoisier construiu um calorímetro para avaliar a produção de calor em animais por meio de trocas gasosas, dando início à ciência da calorimetria.

A produção de calor pela oxidação de nutrientes foi demonstrada após a segunda metade do século 19, com o desenvolvimento da química orgânica e da bioquímica.

Atualmente, técnicas sofisticadas e precisas de avaliação das necessidades energéticas individuais estão disponíveis. Entretanto, em razão de limitações de custo e praticidade, a calorimetria indireta ainda é o método empregado com maior frequência.

CÁLCULO DA ENERGIA DOS ALIMENTOS

A unidade-padrão para medir energia é a caloria, descrita desde o século 18 por Lavoisier. Uma caloria é a quantidade de energia necessária para elevar a temperatura de 1 g de água de 14,5°C para 15,5°C. No estudo de nutrição humana, as quantidades de energia encontradas nos alimentos e necessárias ao organismo são elevadas, sendo frequentemente utilizado o termo quilocalorias (kcal), ou 1.000 calorias. O teor energético fornecido pelos alimentos é bem fundamentado. Carboidratos, proteínas e lipídios geram 4, 4 e 9 kcal/g, respectivamente. A quantidade de energia fornecida pelo etanol é de 7 kcal/g ou 5,5 kcal/mℓ (considerando densidade = 0,789).

Grande parte dos alimentos contém composição química variada, ou seja, é constituída por proteínas, carboidratos e lipídios. Dessa maneira, o cálculo do valor calórico dos alimentos deve levar em consideração a proporção de cada um dos macronutrientes, e o resultado da soma das calorias de todos os alimentos consumidos ao longo do dia será o valor calórico total da dieta (VCT).

NECESSIDADES E RECOMENDAÇÕES DE ENERGIA

As recomendações de energia dependerão do estado nutricional e da condição fisiopatológica dos indivíduos. O balanço energético refere-se ao equilíbrio entre o consumo e o gasto energético diários de um indivíduo. Assim, um consumo de calorias totais diárias igual ao gasto energético total (GET) resultará na manutenção do peso corpóreo atual. Contudo, um consumo calórico abaixo das necessidades energéticas promoverá um balanço energético negativo e perda de peso. Do mesmo modo, balanço energético positivo seria representado pelo consumo calórico acima das necessidades energéticas.

BIBLIOGRAFIA

Graziola F, Solis VS, Curi R. Estrutura química e classificação dos ácidos graxos. In: Curi R, Pompéia C, Miyasaka CK, Procópio J. Entendendo a gordura – os ácidos graxos. Barueri: Manole; 2002.

Grundy SM. Grasa alimentaria. In: OPAS. Conocimientos actuales sobre nutrición. 7. ed. Washington (DC): OPAS/OMS; 1997. p. 49-63.

Innis SM. Lípidos esenciales alimentarios. In: OPAS. Conocimientos actuales sobre nutrición. 7. ed. Washington (DC): OPAS/OMS; 1997. p. 64-72.

Jones PJH, Kubow S. Lipids, sterols and their metabolites. In: Shils ME, Olson JA, Shike M, Ross AC. Modern nutrition in health and disease. 9. ed. Philadelphia: Lippincott Williams & Wilkins; 1999. p. 67-94.

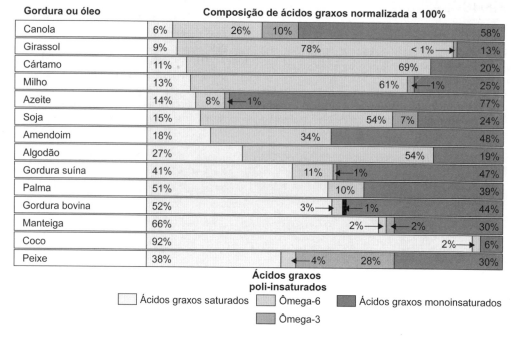

Figura 5.11 Composição aproximada de ácidos graxos em diferentes óleos e gorduras para consumo humano. Adaptada de Dziezak (1989).[10]

REFERÊNCIAS BIBLIOGRÁFICAS

1. Martin CA, Almeida VV, Ruiz MR, Visentainer EL, Matshushita M, Souza NE, et al. Ácidos graxos poliinsaturados ômega-3 e ômega-6: importância e ocorrência em alimentos. Rev Nutr. 2006;19:761-70.
2. Ito VM. Concentração de tocoferóis e fitoesteróis a partir do destilado desodorizado de óleos vegetais através do processo de destilação molecular [tese]. Campinas: Faculdade de Engenharia Química da Universidade Estadual de Campinas; 2007. Disponível em: http://www.openthesis.org/documents/de-tocoferois-e-fitoesterois-partir-469380.html.
3. Sociedade Brasileira de Cardiologia. Atualização da Diretriz Brasileira de Dislipidemias e Prevenção da Aterosclerose. Arq Bras Cardiol. 2017;109:7.
4. FAO/OMS. Informe de una Reunión Consultiva Conjunta. Preparación y uso de directrices nutricionales basadas en los alimentos. Ginebra: Organización Mundial de la Salud; 1998. (Serie de Informes Técnicos n. 880.) p. 58-119.
5. Institute of Medicine. Dietary reference intakes for energy, carbohydrate, fibre, fat, fatty acids, cholesterol, protein and amino acids. Washington (DC): National Academies Press; 2002.
6. American Heart Association. AHA dietary guidelines: revision 2000: a statement for healthcare professionals from the nutrition committee of the American Heart Association. Circulation. 2000;102:2284-99.
7. FAO/OMS. Fats and fatty acids in human nutrition: report of an expert consultation. FAO Ginebra: Organización Mundial de la Salud; 2008 (Food and Nutrition Paper No. 91). Disponível em: http://www.fao.org/docrep/017/i1953s/i1953s.pdf.
8. Louzada MLC, Martins APB, Canella DS, Baraldi LG, Levy RB, Claro RM, et al. Alimentos ultraprocessados e perfil nutricional da dieta no Brasil. Rev Saúde Pública. 2015;49:38.
9. World Health Organization & Food and Agricultural Organization. Diet, nutrition and the prevention of chronic disease. Geneva: WHO; 2003.
10. Dziezak JD. Fat, oils, and fat substitutes. Food Technol. 1989;43:66-74.

dieta deve oferecer ao menos 30 a 40% do VCT em gorduras.[4]

Quanto ao consumo dos AG essenciais, a FAO/OMS recomendou ingestão de AG n-6 de 3 a 12% do VCT e uma ingestão de AG n-3 de 0,5 a 1% do VCT.[4] A razão entre a ingestão de AG n-6 e n-3 deveria situar-se entre 5:1 e 10:1. Em 2008, a OMS/FAO publicou um documento atualizando essas recomendações, estabelecendo ingestão de PUFA de 6 a 11% e consumo de AG saturados inferior a 10%, completando-se a diferença percentual para AG monoinsaturados até 30% do VCT.[7] Para a classe de AG n-6 e n-3, a recomendação foi alterada para 2,3 a 9% e 0,5 a 2% do VCT, respectivamente. O consumo de AG trans deve ser evitado, com limite máximo de ingestão até 1% das calorias totais da dieta.

No Brasil, dados de consumo alimentar de indivíduos da Pesquisa de Orçamentos Familiares 2008-2009, em amostra representativa da população brasileira de 10 ou mais anos de idade, apontaram consumo médio diário de energia *per capita* de 1.866 kcal, 70% proveniente de alimentos *in natura* ou minimamente processados, 9% de alimentos processados e 21,5% de alimentos ultraprocessados, de acordo com a classificação NOVA de alimentos descrita no Capítulo 2. O perfil nutricional da fração do consumo relativo a alimentos ultraprocessados mostrou maior densidade energética, maior teor de gorduras em geral, gordura saturada, gordura trans e açúcar livre e menor teor de fibras, proteínas, sódio e potássio, em comparação à fração do consumo relativa a alimentos *in natura* ou minimamente processados. Alimentos ultraprocessados apresentaram, no geral, características desfavoráveis quando comparados aos processados. Maior participação de alimentos ultraprocessados na dieta determinou generalizada deterioração no perfil nutricional da alimentação.[8] Os indicadores do perfil nutricional da dieta dos brasileiros que menos consumiram alimentos ultraprocessados, com exceção do sódio, aproximam esse estrato da população das recomendações internacionais para uma alimentação saudável.[9]

Os AG saturados são encontrados tanto em gorduras animais quanto vegetais. O azeite de palma é rico em ácido palmítico; a manteiga de cacau, em ácido esteárico; e os azeites tropicais, em ácido láurico. A gordura da manteiga é rica em vários AG, enquanto o sebo de vaca contém quantidades iguais de ácido palmítico e esteárico. Fontes alimentares com grande conteúdo de colesterol incluem fígado de frango e de boi, gema de ovo, camarão, manteiga e outros produtos lácteos integrais.

As gorduras e os azeites são fontes de AG monoinsaturados. Boas fontes de AG monoinsaturado incluem o óleo de canola e o azeite de oliva (sobretudo extravirgem). Os PUFA são encontrados em azeites/óleos vegetais. O AG n-6 é verificado no óleo de girassol, milho e soja, enquanto o AG n-3 é abundante no azeite de oliva extravirgem e nos óleos de linhaça e canola. Os óleos dos pescados marinhos apresentam um conteúdo alto de AG n-3 de cadeia longa (Figura 5.11).[10]

Os AG trans podem ser encontrados naturalmente em produtos derivados da carne e leite de animais ruminantes. Entretanto, as principais fontes de AG trans na alimentação são os óleos vegetais parcialmente hidrogenados, contribuindo com cerca de 80 a 90% de todos os isômeros trans provenientes da dieta. Constituem fontes importantes de AG trans na dieta gorduras vegetais hidrogenadas, margarinas sólidas ou cremosas, cremes vegetais, biscoitos e bolachas, sorvetes cremosos, pães, batatas fritas comerciais preparadas em *fast-food*, pastelarias, bolos, tortas, massas ou qualquer outro alimento que contenha gordura vegetal hidrogenada entre seus ingredientes. No Brasil, as Resoluções da Agência Nacional de Vigilância Sanitária do Ministério da Saúde (Anvisa/MS) n. 359/03 e 360/03, de dezembro de 2003, obrigam a inclusão da quantidade de AG trans nos rótulos de alimentos embalados.

químicas que favorecem seu reconhecimento por receptores macrofágicos, contribuindo para a formação de "células espumosas" e subsequente ateroma.

Classificação da concentração plasmática de lipoproteínas

A Tabela 5.1 apresenta uma classificação dos níveis das LP plasmáticas de acordo com a atualização de 2017 da Diretriz Brasileira de Dislipidemia e Prevenção de Aterosclerose da Sociedade Brasileira de Cardiologia.[3] Essa atualização sugere que os valores referenciais e de alvo terapêutico do perfil lipídico para adultos acima de 20 anos sejam apresentados de acordo com o estado metabólico que antecede a coleta da amostra de sangue para análise laboratorial, sem jejum e com jejum de 12 h. É importante ressaltar que essa atualização indica que valores plasmáticos de colesterol total ≥ 310 mg/100 mℓ (para adultos) ou ≥ 230 mg/100 mℓ (crianças e adolescentes) podem ser indicativos de hipercolesterolemia familiar – a mais comum entre as dislipidemias e seus portadores têm 20 vezes mais risco de morte precoce por doença cardiovascular.

RECOMENDAÇÕES E FONTES ALIMENTARES

Em 1998, a FAO/OMS recomendou que pelo menos 15% do valor calórico total de uma dieta (%VCT) provenha das gorduras para adultos em geral – porcentagem que deve ser aumentada para ao menos 20% nas mulheres em idade reprodutiva.[4] Indivíduos ativos e não obesos poderiam obter até 35% do VCT em gorduras totais, sem ultrapassar o limite de 10% de energia proveniente de AG saturados. Indivíduos sedentários deveriam limitar sua ingestão de gorduras até 30% do VCT da dieta, também sem ultrapassar os 10% do VCT em gordura saturada. De acordo com as *Dietary Reference Intake*, o consumo total de gorduras deveria situar-se entre 20 e 35% do VCT – intervalos semelhantes aos recomendados pela American Heart Association.[5,6] A ingestão de colesterol não deveria ultrapassar 300 mg/dia. Lactentes alimentados com leite materno ou fórmulas infantis devem obter 50 a 60% de sua ingestão energética total em gorduras. Durante o período de alimentação complementar (até os 2 anos de idade), a

Tabela 5.1 Valores referenciais para lipoproteínas plasmáticas para adultos (> 20 anos) e ambos os sexos.

Lipoproteína (mg/dℓ)	Com jejum (mg/100 mℓ)	Sem jejum (mg/100 mℓ)	Categoria referencial
Colesterol total*	< 190	< 190	Desejável
HDL colesterol	> 40	> 40	Desejável
Triacilgliceróis	> 150	< 175**	Desejável
Categoria de risco			
LDL colesterol	< 130	< 130	Baixo
	< 100	< 100	Intermediário
	< 70	< 70	Alto
	< 50	< 50	Muito alto
Não HDL colesterol	< 160	< 160	Baixo
	< 130	< 130	Intermediário
	< 100	< 100	Alto
	< 80	< 80	Muito alto

* Colesterol total > 310 mg/dℓ: há probabilidade de hipercolesterolemia familiar.
** Quando os níveis de triacilgliceróis estiverem acima de 440 mg/dℓ (sem jejum), deve ser solicitada outra avaliação laboratorial de triacilglicerol com jejum de 12 h.
Fonte: SBC (2017).[3]

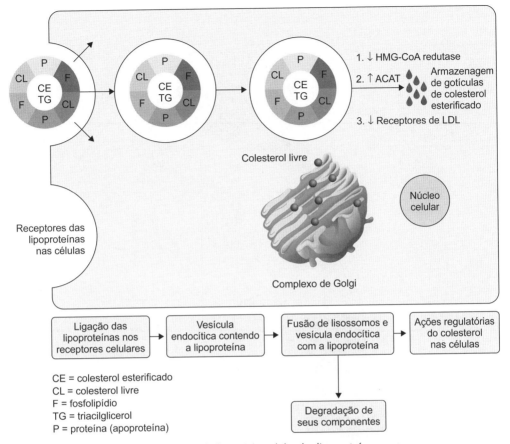

Figura 5.10 Metabolismo intracelular das lipoproteínas.

célula como gotículas, ou, no caso do fígado, para incorporá-lo na VLDL e exportá-lo para o plasma. Outra ação refere-se ao bloqueio da atividade de HMG-CoA redutase (hidroximetil coenzima A redutase), enzima-chave na biossíntese do colesterol. Ainda, o aumento do colesterol nas células bloqueia a captação de mais colesterol, uma vez que há a inibição dos receptores de LDL, pois o colesterol e seus metabólitos inibem a transcrição do gene que produz o receptor de LDL.

Lipoproteína (a)

A lipoproteína (a) [LP(a)] é uma LP com estrutura básica semelhante à da LDL, na qual a apo(a) se apresenta ligada à apo B-100. Essa apo(a) apresenta semelhança estrutural com a molécula do plasminogênio, o precursor da enzima plasmina e responsável pela lise da fibrina (fibrinólise). Embora exista essa homologia estrutural, a apo(a) não apresenta atividade de plasmina quando exposta aos ativadores de plasminogênio, interferindo no processo de fibrinólise normal por competição com o plasminogênio. Outro mecanismo atribuído à LP(a) e relacionado com a sua aterogenicidade é a via de remoção plasmática. Como a LP(a) tem características semelhantes à LDL e contém também apo B-100, sua remoção se dá pelo mesmo mecanismo via receptor B/E. No entanto, há uma menor afinidade dessa LP(a) pelo receptor em razão da ligação covalente entre a apo B-100 e a apo(a). Desse modo, a LP(a) permanece mais tempo no plasma e pode penetrar no espaço subendotelial, onde pode sofrer modificações

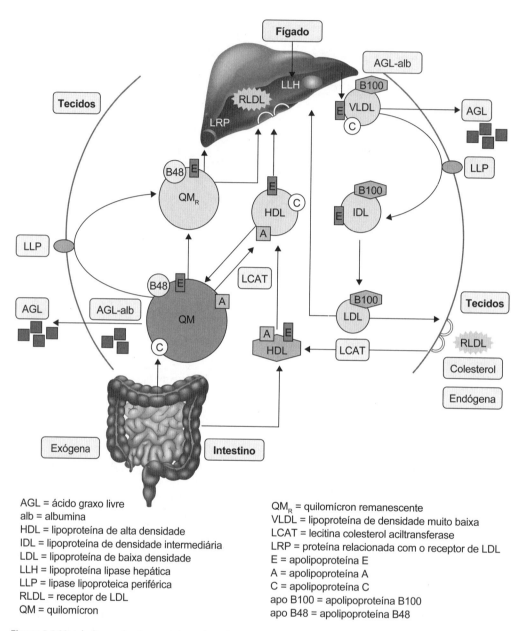

AGL = ácido graxo livre
alb = albumina
HDL = lipoproteína de alta densidade
IDL = lipoproteína de densidade intermediária
LDL = lipoproteína de baixa densidade
LLH = lipoproteína lipase hepática
LLP = lipase lipoproteica periférica
RLDL = receptor de LDL
QM = quilomícron

QM_R = quilomícron remanescente
VLDL = lipoproteína de densidade muito baixa
LCAT = lecitina colesterol aciltransferase
LRP = proteína relacionada com o receptor de LDL
E = apolipoproteína E
A = apolipoproteína A
C = apolipoproteína C
apo B100 = apolipoproteína B100
apo B48 = apolipoproteína B48

Figura 5.9 Metabolismo das lipoproteínas plasmáticas no organismo humano (transporte exógeno, endógeno e reverso de colesterol).

ceptor B/E. Desse modo, a IDL e a LDL competem essa via de remoção. Contudo, a presença de maior número de cópias de apo E por partículas de IDL determina maior afinidade da IDL pelo receptor B/E e, consequentemente, sua taxa de remoção plasmática é mais rápida quando comparada à da LDL.

A LDL constitui-se por ésteres de colesterol, tem pouca implicação no transporte dos TG e é mais um produto residual do transporte endógeno destes. Em vista disso, a LDL é a maior LP carreadora de colesterol para os tecidos periféricos. Há evidências de que a predominância de partículas menores e mais densas na concentração sérica de LDL possa conferir risco elevado para doença coronariana. A alta aterogenicidade dessas partículas menores de LDL poderia decorrer, por exemplo, da sua penetração na parede arterial mais rapidamente que LDL maiores. Além disso, essas partículas menores parecem ser mais sensíveis à oxidação que as LDL maiores, o que aumentaria sua capacidade aterogênica.

TRANSPORTE REVERSO DE COLESTEROL

As HDL constituem pequenas partículas de LP que contêm principalmente as apo A (A-I e A-II). Seus núcleos são compostos por ésteres de colesterol, mas também desempenham papel importante no metabolismo dos TG.

A HDL é sintetizada pelo fígado ou origina-se a partir de componentes de superfície liberados da remodelação intravascular de LP rica em TG, mediada pela LLP. Quando QM e VLDL perdem TG, o volume da partícula diminui e, dessa maneira, componentes da superfície, como colesterol livre, PL e apoLP, são liberados formando macroagregados moleculares, os precursores da HDL plasmática.

Além de seu envolvimento no metabolismo de TG, a HDL tem grande importância no transporte de colesterol dos tecidos periféricos para o fígado para sua eliminação, mecanismo denominado "transporte reverso de colesterol". A HDL nascente capta colesterol não esterificado dos tecidos periféricos sob ação da enzima lecitina-colesterol-aciltransferase (LCAT), formando a HDL madura, que pode levar o colesterol para o fígado mediante duas vias:

- Via indireta: com o aumento do colesterol esterificado, a HDL torna-se mais densa (HDL-2) e transfere ésteres de colesterol para outras classes de LP (QM, remanescentes de QM, VLDL e IDL), sendo então rapidamente removidos pelo fígado. Essa transferência de colesterol esterificado para LP é mediada pela CETP. Essa proteína tem também a propriedade de transferir TG das LP ricas em TG para a HDL
- Via direta: há, na circulação hepática, a hidrólise dos TG e dos PL da HDL-2 pela LLH. É também nesta etapa que o colesterol esterificado da HDL-2 é transferido para o fígado "via direta", sem envolver as outras classes de LP. No entanto, a captação hepática de HDL mediada por receptor difere do mecanismo descrito para a LDL, e, ainda, há controvérsia na literatura sobre a existência de um receptor específico para a interação da HDL com o hepatócito.

A Figura 5.9 esquematiza o metabolismo das LP plasmáticas no organismo.

Metabolismo intracelular das lipoproteínas

Para o catabolismo dos remanescentes de QM, VLDL e LDL, há a ligação dessas LP com receptores em regiões especializadas da membrana plasmática, as fossetas revestidas (Figura 5.10). Assim, segue-se a invaginação dessa região da membrana, formando uma vesícula endocítica contendo a LP. Por ação de uma bomba de prótons, o pH dentro da vesícula diminui, promovendo o desligamento receptor-LP e a recirculação desses receptores para a superfície celular. Em seguida, há a fusão de lisossomos com a vesícula contendo a LP e a degradação de seus componentes: apoLP a aminoácidos, colesterol esterificado a colesterol livre, TG a AG e, finalmente, a acetato.

O aumento do conteúdo de colesterol celular livre desencadeia três ações regulatórias. A primeira consiste no aumento da atividade da enzima ACAT (do inglês, *fatty acyl cholesterol acyltransferase*), esterificando o colesterol livre para ser armazenado na

Além disso, esses remanescentes de QM podem receber colesterol esterificado proveniente da lipoproteína de alta densidade (HDL, do inglês *high density lipoprotein*) por um processo de transferência de lipídios específico, denominado "transporte reverso de colesterol" e mediado pela proteína de transferência de ésteres de colesterol (CETP, do inglês *cholesteryl ester transfer protein*). Após a hidrólise dos TG dos QM, os componentes dessa LP se rearranjam, favorecendo a incorporação de apo E e, ao mesmo tempo, a saída de PL, colesterol livre e apoLP (grupos C e A), que podem retornar à HDL ou, ainda, dar origem a partículas precursoras de HDL.

Outra etapa do metabolismo dos QM envolve a captação e a degradação de seus remanescentes pelo hepatócito e, provavelmente, em menor extensão, pelos macrófagos do fígado (presentes nas células de Kupffer). A ligação entre o remanescente de QM e seu local de remoção no hepatócito depende exclusivamente de sua interação com a apo E e o receptor celular específico. Essa apo E é denominada "receptor de partículas remanescentes" ou "receptor E". As partículas grandes de QM, ricas em TG, permanecem por mais tempo na circulação por não serem capazes de atingir o espaço intracelular ou de atravessar os sinusoides hepáticos. Uma enzima localizada na superfície das células endoteliais, a lipoproteína lipase hepática (LLH), é responsável pela hidrólise de parte dos TG liberados do QM pela LLP, sendo esta a última etapa do metabolismo dos QM. Dessa maneira, a LLP atua unicamente na hidrólise de TG, enquanto a LLH promove preferencialmente hidrólise de PL, principalmente das partículas de HDL.

Após a captação dos remanescentes de QM pelo hepatócito, há o catabolismo celular da LP com liberação de seus constituintes: AG, glicerol, aminoácidos e colesterol livre por meio da hidrólise de seu colesterol esterificado. O colesterol livre liberado pode ser reesterificado para armazenamento, metabolizado em ácidos biliares ou utilizado na regulação da síntese de colesterol no hepatócito. Na bile, o colesterol é secretado na forma livre ou sob a forma de ácidos biliares reabsorvidos em diferentes proporções; cerca de 50% do colesterol biliar e mais de 95% dos ácidos biliares são reabsorvidos na circulação êntero-hepática.

TRANSPORTE DE LIPÍDIOS DE ORIGEM HEPÁTICA OU ENDÓGENO

No hepatócito, são formadas LP de muito baixa densidade ricas em TG denominadas VLDL (do inglês, *very low density lipoproteins*), que contêm apo B-100, C e E. A formação de VLDL inicia-se no retículo endoplasmático e depende da presença adequada de lipídios, colesterol esterificado e TG. Dessa maneira, quanto maior a oferta de AG livre, mais VLDL é produzida a partir da hidrólise dos TG nos tecidos.

As partículas de VLDL são menores que as dos QM por conterem menos TG. No entanto, as partículas de VLDL têm tamanhos variáveis, conforme a quantidade hepática de TG disponíveis para sua síntese.

O metabolismo das VLDL se assemelha ao dos QM. Quando secretadas pelo fígado, contêm certa quantidade de apo E e adquirem maior quantidade a partir da HDL, que também transfere apo C para as partículas de VLDL. Na circulação capilar, a VLDL entra em contato com a LLP, dando origem a remanescentes de VLDL ou IDL (do inglês, *intermediate density lipoprotein*). A IDL segue dois caminhos: cerca de dois terços podem ser captados pelo fígado por receptores de apo B/E e degradados em seus componentes; o terço restante sofre ação da LLH, principalmente no fígado, formando a lipoproteína de baixa densidade (LDL, do inglês *low density lipoprotein*). Tanto a LDL quanto a IDL são retiradas da circulação pelos receptores celulares (hepáticos) B/E. Na conversão dos remanescentes de VLDL em LDL, são eliminadas todas as apo C e apo E, com a LDL contendo apenas a apo B-100. Assim, essa LP tem uma única cópia da apo B-100 ligando-se ao receptor de LDL no fígado de forma monovalente. Entretanto, as partículas de IDL contêm várias cópias de apo E, além de apo B-100, e interagem por meio de vários pontos com os receptores B/E hepáticos. Quase a totalidade da LDL presente no plasma origina-se do metabolismo da VLDL, sendo removida pelo re-

posição n-2 do PL, liberando lisofosfoglicerídios e AG livre.

O colesterol que alcança o intestino origina-se da dieta e da bile, e este, sendo hidrofóbico, requer um sistema especializado para que sua digestão e absorção possam ocorrer em um ambiente hidrossolúvel. A eficiência de absorção do colesterol é muito menor que a dos TG, em razão principalmente da sua pobre solubilidade micelar. A digestão do colesterol envolve a liberação de AG esterificado por uma hidrolase dependente de colesterol secretada pelo pâncreas. O esterol livre é então solubilizado dentro de micelas mistas na porção superior do intestino delgado. Proteínas hidrossolúveis de baixo peso molecular localizadas no lado luminal da membrana da borda em escova podem estar envolvidas no movimento transmembrana de colesterol e PL. Ainda, a concentração de esfingomielina na membrana apical da célula intestinal pode regular a taxa de captação de colesterol das micelas.

Nas células da mucosa intestinal, os monoglicerídios e os AG recombinam-se novamente em TG para serem transportados para o organismo. Quase todos os lipídios da dieta são absorvidos a partir da mucosa intestinal para o sistema linfático, com exceção dos AG de cadeia média, que são absorvidos e vão diretamente para a circulação portal. Em virtude dessa facilidade na absorção, os AG de cadeia média podem ser encontrados no sangue 20 min após sua ingestão.

Transporte

Os lipídios não existem no estado livre no plasma e, para serem transportados no meio aquoso, necessitam de estruturas organizadas, macroagregados moleculares denominados lipoproteínas. As LP são formadas por uma capa hidrofílica constituída por PL, colesterol livre e proteínas, envolvendo um núcleo hidrofóbico que contém TG e colesterol esterificado (Figura 5.8).

A solubilização dos lipídios no meio aquoso depende do arranjo molecular, no qual TG e colesterol esterificado estão envolvidos por PL e colesterol livre e, também, da interação desses componentes com proteínas específicas, denominadas apolipoproteínas ou apos (apoLP ou apo). No entanto, a atividade das apos não se limita à função de estrutura das LP, já que atuam modulando a atividade de enzimas, direcionando as LP aos locais de catabolismo e interagindo com receptores específicos e de alta afinidade. O metabolismo das LP pode ser dividido em três sistemas: endógeno, exógeno e transporte reverso de colesterol.

TRANSPORTE DE LIPÍDIOS DE ORIGEM ALIMENTAR OU EXÓGENO

Nos enterócitos, AG livres, monoglicerídios e colesterol provenientes da dieta são incorporados a macroagregados moleculares – quilomícrons (QM) –, sob a forma de TG, colesterol livre e esterificado e PL. Essas partículas compostas principalmente por TG são sintetizadas no retículo endoplasmático das células intestinais e migram para o complexo de Golgi para serem posteriormente liberadas por exocitose para a linfa mesentérica.

Os QM contêm, além da apo B-48, outras apolipoproteínas: a apo C (C-II e C-III), a apo E e a apo A (A-I e A-IV). Na circulação periférica, os QM entram em contato com a lipoproteína lipase (LLP), enzima localizada na superfície endotelial dos capilares. A LLP é necessária para a hidrólise dos TG dos QM, liberando AG livres para o tecido adiposo e muscular. Alguns desses AG unem-se à albumina e voltam para a circulação geral.

As partículas que perdem TG por ação da LLP (ativadas pelo componente apo C-II dos QM) são denominadas "remanescentes de QM" e apresentam um maior conteúdo de colesterol esterificado quando comparadas aos QM presentes na linfa, uma vez que o colesterol esterificado não é substrato da LLP.

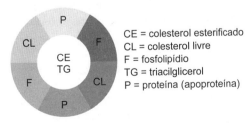

Figura 5.8 Estrutura química de uma lipoproteína.

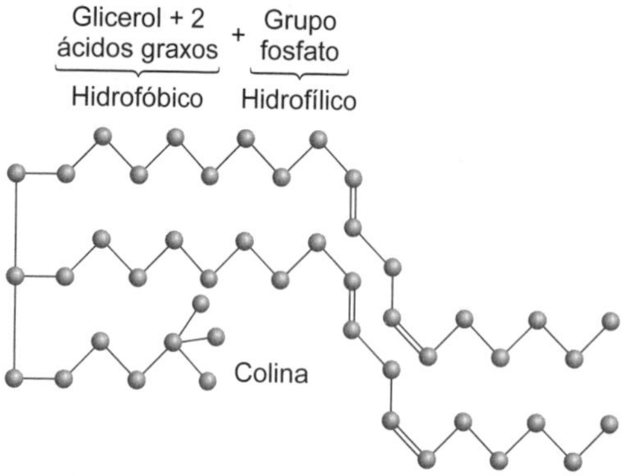

Figura 5.6 Estrutura química de um fosfolipídio (lecitina).

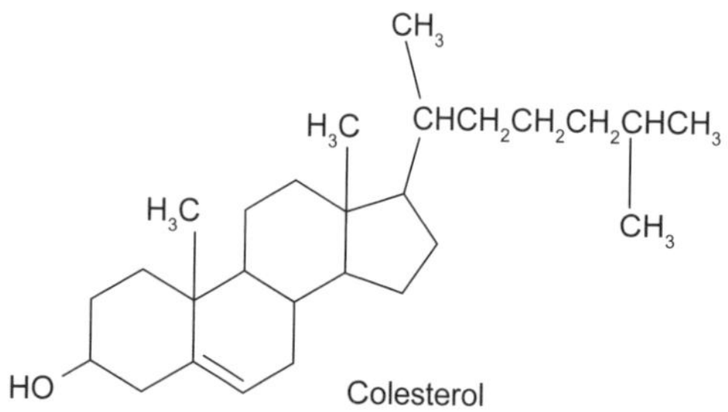

Figura 5.7 Estrutura química do colesterol.

O colesterol desempenha outras funções no organismo, sendo precursor dos ácidos biliares, dos hormônios esteroides e da vitamina D.

Apesar de as plantas serem livres de colesterol, elas contêm fitosteróis, componentes quimicamente relacionados com o colesterol. Os fitosteróis mais comuns são o betassitosterol, o campesterol e o estigmasterol. Evidências sugerem que esses compostos inibem a absorção do colesterol. E, embora encontrados em quantidades muito pequenas na dieta, podem ser comercialmente produzidos. Podem ser encontrados em alimentos vegetais ricos em lipídios, como nozes, amendoim e semente de gergelim, além de legumes, frutas e grãos em geral. No entanto, as principais fontes de obtenção são as frações insaponificáveis de óleos vegetais, especialmente óleo de soja, canola e girassol.[2]

Glicolipídios

Componentes formados por uma base esfingosina e AG de cadeia muito longa (22 carbonos), fazem parte do tecido nervoso e de certas membranas celulares, com o papel de transportar lipídios. Entre os glicolipídios, incluem-se os cerebrosídios, que contêm galactose, e os gangliosídios, que apresentam glicose e um composto complexo contendo aminoaçúcar.

Isoprenoides

Substâncias derivadas do isopreno, abrangem um grupo constituído por uma ou mais unidades de cinco carbonos. Esse grupo inclui os óleos essenciais nas plantas e os pigmentos responsáveis pela transferência de elétrons na fotossíntese (licopeno, carotenoides e grupo clorofila amarelo/verde). As vitaminas lipossolúveis (A, D, E e K) e a coenzima Q (responsável pela transmissão de elétrons) dispõem de estruturas isoprenoides. A vitamina E, o licopeno e o betacaroteno são antioxidantes eficazes. Os fitoquímicos não nutritivos, com função antioxidante, em geral apresentam estrutura isoprenoide.

METABOLISMO DOS LIPÍDIOS

Digestão e absorção

No trato digestório, os lipídios alimentares sofrem ação das lipases gástrica e intestinal. Essa última é mais importante e responsável pela hidrólise dos TG em AG livres e monoglicerídios, separando os AG nas posições n-1 e n-3, uma vez que os AG da posição n-2 permanecem unidos à molécula de glicerol.

Os lipídios polares, ácidos e PL biliares favorecem a solubilização desses produtos dos TG, formando micelas que conseguem penetrar as células da mucosa do intestino delgado por meio da difusão monomolecular.

Os PL são secretados em grandes quantidades na bile e auxiliam na emulsificação dos TG e na solubilização do colesterol e de outros componentes lipossolúveis da dieta. Tanto o PL da dieta quanto o de origem biliar são digeridos por meio da clivagem pela fosfolipase A_2, produzida pelo pâncreas e secretada na bile. Essa enzima cliva o AG na

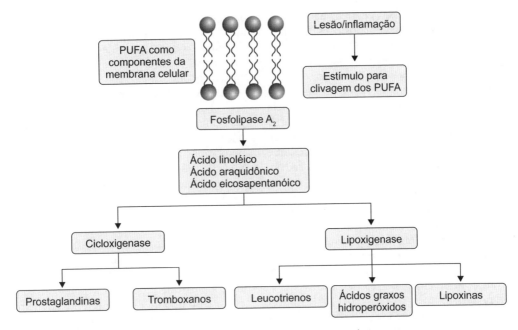

Figura 5.5 Síntese dos eicosanoides no organismo humano.

ser revertida pela adição tanto de ácido linoleico à dieta quanto de ácido gamalinolênico ou AA. Já a deficiência do AG n-3 pode ser revertida por sua adição ou pela adição de ALA, EPA ou DHA na dieta. Portanto, não existe um AG essencial em particular, mas duas classes de AG essenciais, sendo necessário suprir pela dieta ao menos um membro de cada classe.

Fosfolipídios

Os PL são compostos complexos, formados por glicerol, AG, base nitrogenada e fósforo. Derivam-se do ácido fosfatídico, que é esterificado em uma molécula que contém nitrogênio, colina, serina, inositol ou etanolamina. Os PL são denominados segundo sua base nitrogenada: fosfatidilcolina ou lecitina, fosfatidiletanolamina ou fosfatidilserina (Figura 5.6).

Os PL são encontrados em pequena quantidade na dieta e apresentam propriedades anfipáticas. A porção da molécula que contém fosfato forma ligações de hidrogênio com a água, e os dois AG formam interações hidrofóbicas com as outras gorduras. Os PL compõem mais de 50% da bicamada da biomembrana, fornecendo barreira lipídica para o transporte não regulado de moléculas hidrossolúveis na célula.

Esteróis

Constituem uma classe de lipídios derivados de um anel saturado de quatro membros. O colesterol é uma molécula anfipática,* dispondo de um núcleo esteroide e uma cauda hidrocarbonada. É encontrado na dieta tanto na forma livre quanto na esterificada a AG (ésteres de colesterol), particularmente o C18:2n-6 (Figura 5.7).

Com os PL, o colesterol desempenha função estrutural, formando a dupla camada que constitui as membranas celulares e a camada única que reveste as lipoproteínas (LP).

---

* Moléculas anfipáticas, ou anfifílicas, são moléculas que apresentam uma região hidrofílica (solúvel em meio aquoso) e uma hidrofóbica (insolúvel em água, porém solúvel em lipídios e solventes orgânicos).

maior. Entretanto, essas enzimas não podem inserir duplas-ligações em posições próximas ao grupo metil. Por isso, AG com duplas-ligações nas posições n-3 e n-6 são considerados essenciais para o ser humano, ou seja, devem ser obtidos a partir da alimentação. Os AG das famílias n-3 e n-6 são obtidos pela dieta ou produzidos pelo organismo a partir dos ácidos linoleico e alfalinolênico (ALA), a partir da ação de enzimas dessaturases, que atuam na oxidação de dois carbonos da cadeia, originando uma dupla-ligação com a configuração cis. A atividade dessas enzimas diminui quando há fatores como tabagismo, consumo de álcool, diabetes, estresse, ingestão elevada de gorduras trans e, principalmente, envelhecimento.[1] No reino vegetal, o ácido linoleico é sintetizado pela conversão em ALA com ação de enzimas Δ15 dessaturases (Figura 5.4).

O ácido linolênico (n-3) é o precursor do AG n-3 e pode formar PUFA de cadeia longa: o ácido eicosapentaenoico (EPA, 20:4n-3) e o ácido docosaexaenoico (DHA, 22:6n-3). O ALA, encontrado principalmente em peixes marinhos e algumas plantas verdes, é precursor do EPA e do DHA em seres humanos. No organismo, o ácido linoleico (n-6) pode formar o ácido araquidônico (AA) (20:4n-6), precursor das prostaglandinas (PG), dos tromboxanos (TXA) e das prostaciclinas (Figura 5.4).

Uma das funções do PUFA no organismo humano consiste em sua conversão enzimática em uma série de metabólitos oxidados denominados eicosanoides (precursores de PUFA com 20 unidades de carbono em sua cadeia). Os eicosanoides incluem as PG e os TXA, produzidos pela via da ciclo-oxigenase, e os leucotrienos (LT), os AG hidróxidos e as lipoxinas, gerados via lipo-oxigenase. Os eicosanoides são hormônios parácrinos (produzidos no local) com múltiplas funções.

O AA e o EPA estão ligados ao carbono 2 (C-2) da bicamada de lipídios das membranas celulares. Quando há uma lesão ou inflamação no organismo, este cliva o PUFA das membranas pela ação da enzima fosfolipase A_2. O PUFA então é processado pelas vias sintéticas (ciclo-oxigenase ou lipo-oxigenase) do eicosanoide para formar uma variedade de hormônios parácrinos (Figura 5.5). Esses hormônios podem atuar alterando o tamanho e a permeabilidade dos vasos capilares, modificando a atividade das plaquetas e os processos de inflamação. O produto eicosanoide a partir de um PUFA depende do tipo celular e do tipo de PUFA presente na membrana fosfolipídica. Os eicosanoides são rapidamente convertidos às suas formas inativas por enzimas catabólicas seletivas.

A deficiência do AG essencial n-6 pode relacionar-se com retardo de crescimento, lesões da pele, insuficiência reprodutora, esteatose hepática (acúmulo de gordura no fígado) e polidipsia. Já a deficiência do AG n-3 prejudica o crescimento e a reprodução e associa-se a redução do aprendizado, visão prejudicada e polidipsia.

A deficiência do AG n-3 não pode ser revertida pela adição de AG n-6 na dieta e vice-versa. Isso se deve à interconversão entre os membros de cada família desses AG essenciais pelo alongamento da cadeia e/ou inserção de insaturações na sua porção carboxiterminal. Dessa maneira, a deficiência de AG n-6 pode

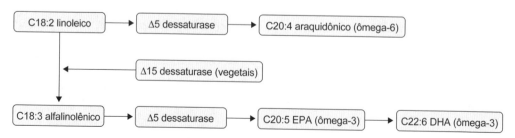

Figura 5.4 Essencialidade dos ácidos graxos linoleico (n-6) e linolênico (n-3) no organismo humano: enzimas de biossíntese podem inserir duplas-ligações na posição n-9 ou maior.

ÁCIDOS GRAXOS

A estrutura química simplificada de um AG é formada por uma cadeia carbônica não ramificada ligada a um grupamento carboxila:

$$RCO_2H$$

R: cadeia carbônica não ramificada

No entanto, os AG diferem no tamanho da cadeia carbônica e no número de duplas-ligações existentes entre os átomos de carbono. Quanto ao tamanho da cadeia carbônica, os AG podem ser denominados de cadeia curta (de 2 a 4 átomos de carbono), média (de 6 a 12 átomos de carbono) e longa (acima de 12 átomos de carbono). Os triacilgliceróis de cadeia média (TCM), constituídos por AG de cadeia média, são absorvidos com maior rapidez que os TG de cadeia longa e transportados diretamente ao plasma, sendo considerados fontes de energia imediata. Quanto às insaturações, os AG classificam-se em saturados (sem duplas-ligações na molécula), monoinsaturados (uma dupla-ligação na molécula) ou poli-insaturados (duas ou mais duplas-ligações em sua molécula).

Os AG saturados têm cadeia retilínea e flexível com um número variável de átomos de carbono (cadeias de 8 a 18 átomos de carbono), apresentando maior ponto de fusão quando comparados aos AG insaturados (Figura 5.2).

Exemplos de ácidos graxos saturados incluem o ácido esteárico, o palmítico, o mirístico, o láurico e os ácidos graxos saturados de cadeia média.

O AG monoinsaturado predominante nos alimentos é o ácido oleico (cis – 18:1n-9). Outro AG monoinsaturado importante é o ácido elaídico (trans – 18:1n-9). A configuração trans da dupla-ligação forma-se durante a hidrogenação catalítica dos AG insaturados, provocando inversão da dupla-ligação e colocando o hidrogênio na posição transversal, o que provoca a linearização da cadeia carbônica (Figura 5.3).

O processo de hidrogenação de óleos é utilizado pelas indústrias com a finalidade de aumentar sua viscosidade, o que confere maior estabilidade à oxidação lipídica e reduz o tempo de cozimento. No entanto, nesse processo os AG trans podem originar-se da mistura de hidrogênio aos óleos insaturados, sob temperatura apropriada e com a presença de elemento catalisador. A quantidade de AG trans formados pode ser controlada pelo catalisador e pela temperatura. A maioria dos AG trans é monoinsaturada, sendo o ácido elaídico o maior representante dessa classe de gordura.

Os AG poli-insaturados (PUFA, do inglês *polyunsaturated fatty acid*) são AG essenciais ao organismo. A essencialidade de um AG depende da distância da primeira dupla-ligação da terminação metil (grupamento CH_3). Durante a formação dos AG no organismo humano, suas enzimas de biossíntese podem inserir duplas-ligações na posição n-9 ou

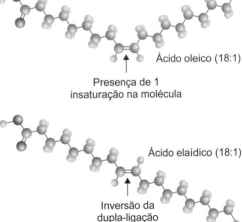

Ácido oleico (18:1)

Presença de 1 insaturação na molécula

Ácido elaídico (18:1)

Inversão da dupla-ligação

Figura 5.3 Estrutura química dos ácidos graxos monoinsaturados: ácido oleico (configuração cis) e elaídico (configuração trans).

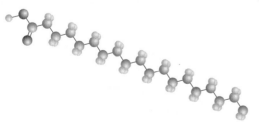

Figura 5.2 Estrutura química do ácido graxo esteárico (ácido graxo saturado).

5 Lipídios

Teresa Gontijo de Castro • Marly Augusto Cardoso

DEFINIÇÃO

William Prout foi o primeiro pesquisador a reconhecer os lipídios como nutrientes importantes para a nutrição humana, em 1827. A palavra *lipídio* deriva do grego *lipos* e significa gordura, que, por sua vez, pode ser definida como uma classe de componentes solúveis em solventes orgânicos. Esses componentes variam consideravelmente quanto ao tamanho e à polaridade, desde formas hidrofóbicas, como os triacilgliceróis (TG) e ésteres de esterol, até formas mais hidrossolúveis, como os fosfolipídios (PL) e as cardiolipinas.

CLASSIFICAÇÃO E ABREVIAÇÕES

Os lipídios incluem os TG [constituídos por ácidos graxos (AG)], PL, esteróis, glicolipídios e isoprenoides.

A denominação dos AG é feita por meio de uma anotação abreviada, em que o primeiro número se refere aos átomos de carbono da cadeia acil, seguido de dois-pontos e, depois, outra cifra indicando o número dos enlaces insaturados e um símbolo n- (u ou w), acrescido, ainda, pelo número de átomos de carbono a partir do extremo metil da cadeia acil até o primeiro carbono das duplas-ligações. O Quadro 5.1 apresenta um resumo dos tipos de AG alimentares.

ESTRUTURA QUÍMICA E FUNÇÕES

Triacilgliceróis

Os TG constituem mais de 95% da ingestão total de gorduras, sendo formados por três moléculas de AG esterificados a uma molécula de glicerol em uma das três ligações estereoquímicas distintas (posições sn-1, sn-2 e sn-3; Figura 5.1). Variações no tipo de AG e sua ligação ao glicerol aumentam a heterogeneidade da composição do TG.

O TG tem função energética, sendo usado de imediato ou armazenado nas células do tecido adiposo para utilização posterior.

Quadro 5.1 Tipos de ácidos graxos alimentares.

Ácidos graxos saturados:
- Ácido esteárico (18:0)
- Ácido palmítico (16:0)
- Ácido mirístico (14:0)
- Ácido láurico (12:0)

Ácidos graxos de cadeia média (8:0 e 10:0)

Ácidos graxos monoinsaturados:
- Ácido oleico (cis – 18:1)
- Ácido elaídico (trans – 18:1)

Ácidos graxos poli-insaturados

Ácidos graxos n-6:
- Ácido linoleico (18:2)

Ácidos graxos n-3:
- Ácido linolênico (18:3)
- Ácido eicosapentaenoico (EPA) (20:5)
- Ácido docosaexaenoico (DHA) (22:6)

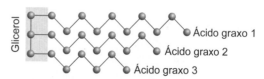

Figura 5.1 Estrutura química de um triacilglicerol.

5. World Health Organization. Food and Agriculture Organization. Joint WHO/FAO expert consultation. Diet, nutrition and the prevention of chronic diseases. Geneva: WHO/FAO; 2003.
6. Roberfroid MB. Dietary fiber properties and health benefits of non-digestible oligosaccharides. In: Cho SS, Proski L, Dreher M, organizadores. Complex carbohydrates in foods. New York: Marcel Deker; 1999. p. 25-34.
7. Sociedade Brasileira de Diabetes. Diretrizes da Sociedade Brasileira de Diabetes 2017-2018. São Paulo: Clannad; 2017.
8. Greenwood DC, Threapleton DE, Evans CEL, Cleghorn CL, Nykjaer C, Woodhead C, et al. Glycemic index, glycemic load, carbohydrates, and type 2 diabetes: systematic review and dose-response meta-analysis of prospective studies. Diabetes Care. 2012;36:4166-71.
9. Schulze MB, Schulz M, Heidemann C, Schienkiewitz A, Hoffmann K, Boeing H. Fiber and magnesium intake and incidence of type 2 diabetes: a prospective study and meta-analysis. Arch Intern Med. 2007;167(9):956-65.
10. McRae MP. Dietary fiber intake and type 2 diabetes mellitus: an umbrella review of meta-analyses. J Chiropr Med. 2018;17:44-53.
11. Wei B, Liu Y, Lin X, Fang Y, Cui J, Wan J. Dietary fiber intake and risk of metabolic syndrome: a meta-analysis of observational studies. Clin Nutr. 2017. [Epub ahead of print]
12. Wei J, Heng W, Gao J. Effects of low glycemic index diets on gestational diabetes mellitus. A meta-analysis of randomized controlled clinical trials. Medicine 2016;95(22):e3792.
13. Jenkins DJA, Kendall CWC, Augustin LSA, Franceschi S, Hamidi M, Marchie A, et al. Glycemic index: overview of implications in health and disease. Am J Clin Nutr. 2002; 76:266S-273S.
14. Atkinson FS, Foster-Powell K, Brand-Miller JC. International tables of glycemic index and glycemic load values: 2008. Diabetes Care. 2008;31(12):2281-3.
15. Silva FM, Kramer CK, Almeida JC, Steemburgo T, Gross JL, Azevedo MJ. Fiber intake and glycemic control in patients with type 2 diabetes mellitus: a systematic review with meta-analysis of randomized controlled trials. Nutr Rev. 2013;71(12):790-801.
16. McRae MP. Dietary fiber is beneficial for the prevention of cardiovascular disease: an umbrella review of meta-analyses. J Chiropr Med. 2017;16:289-99.
17. FAO/OMS. Informe de una Reunión Consultiva Conjunta. Preparación y uso de directrices nutricionales basadas en los alimentos. Ginebra: Organización Mundial de Salud; 1998. Serie de Informes Técnicos n° 880. p. 58-119.
18. Garcia RW. Reflexo da globalização na cultura alimentar: considerações sobre as mudanças na alimentação urbana. Rev Nutr. 2003;16: 483-92.
19. Instituto Brasileiro de Geografia e Estatística. Pesquisa Nacional de Saúde 2013. [Internet]. Rio de Janeiro: IBGE; 2013. Disponível em: https://biblioteca.ibge.gov.br/visualizacao/livros/liv91110.pdf.

BIBLIOGRAFIA

Food and Agriculture Organization. World Health Organization. Joint FAO/WHO expert consultation. Carbohydrates in human nutrition. Rome: WHO/FAO; 1997.

WHO. Sugar intake for adults and children. Geneva: World Health Organization; 2015. Disponível em: http://www.who.int/nutrition/publications/guidelines/sugars_intake/en/.

duzem a biodisponibilidade de nutrientes específicos, especialmente os minerais.[17] Como meta para o planejamento de dietas balanceadas, a OMS recomenda um consumo de 20 g de fibras por dia por meio de alimentos naturalmente ricos em fibras necessários à manutenção da integridade do trato digestório e à prevenção de doenças crônicas não transmissíveis.[5]

FONTES ALIMENTARES

Cereais, leguminosas, frutas, legumes, tubérculos, cana-de-açúcar, mel e leite compreendem as principais fontes de carboidratos tradicionalmente consumidos na dieta dos brasileiros.

Em relação às fibras solúveis, as principais fontes são as polpas de frutas, os legumes, as leguminosas e a aveia. A principal fonte de fibra solúvel na dieta brasileira é o feijão.

As fibras insolúveis são encontradas principalmente em cereais integrais, casca de legumes, vegetais folhudos e farelos.

CONSUMO DE CARBOIDRATOS NO BRASIL

Nas últimas décadas, observou-se uma alteração do padrão alimentar em diversos países, com um incremento das calorias provenientes de alimentos de origem animal em detrimento do consumo de calorias provenientes de cereais e tubérculos.

No Brasil, a tradição do consumo do arroz com feijão ainda representa uma importante fonte energética da dieta habitual em todas as regiões do país. A complementação de aminoácidos no consumo do arroz com feijão melhora a qualidade da proteína consumida. Entretanto, especialmente entre as classes sociais mais favorecidas, há uma tendência à substituição dessa tradicional mistura brasileira por alimentos industrializados. O consumo de carboidratos complexos ricos em fibras dietéticas e micronutrientes vem sendo substituído pelo de refrigerantes e carboidratos refinados. Em relação à qualidade dos carboidratos consumidos, observaram-se nos últimos anos um aumento nas despesas familiares com alimentos panificados (biscoitos e pães, principalmente) e um declínio no consumo de arroz polido, farinha de trigo e feijão.[1-3,18]

O Brasil é um país tropical que cultiva uma ampla variedade de legumes, cereais, tubérculos e frutas. Entretanto, nas últimas décadas observou-se uma alteração da composição da dieta com um importante incremento de gorduras saturadas, açúcares simples e refrigerantes, além de redução de alimentos importantes na prevenção de doenças crônicas, como frutas, verduras e legumes.[1-3] Os dados da Pesquisa Nacional de Saúde sugerem que apenas 37% dos adultos brasileiros atingem a recomendação do consumo de 400 g diárias de frutas, verduras e legumes, e 72% consomem feijão regularmente (cinco ou mais vezes na semana).[19] Por sua vez, o consumo de regular de doces e refrigerantes foi relatado por quase um quarto dos adultos brasileiros, expondo a população a um maior risco para doenças crônicas não transmissíveis (DCNT).[2,19]

A valorização cultural do saudável é uma importante ferramenta do profissional de saúde na luta para reverter as atuais tendências da perda de identidade da tradicional dieta brasileira composta por arroz com feijão, legumes, verduras e frutas, incentivando-se a prática habitual de atividades físicas – potencialmente favorecidas em um país tropical.

REFERÊNCIAS BIBLIOGRÁFICAS

1. Levy RB, Claro RM, Mondini L, Sichieri R, Monteiro CA. Distribuição regional e socioeconômica da disponibilidade domiciliar de alimentos no Brasil em 2008-2009. Rev Saúde Pública. 2012;46(1):6-15.
2. Claro RM, Santos MAS, Oliveira TP, Pereira CA, Szwarcwald CL, Malta DC. Consumo de alimentos não saudáveis relacionados a doenças crônicas não transmissíveis no Brasil: Pesquisa Nacional de Saúde, 2013. Epidemiol Serv Saúde. 2015;24(2):257-65.
3. Levy RB, Castro IRR, Cardoso LO, Tavares LF, Sardinha LMV, Gomes FS, et al. Consumo e comportamento alimentar entre adolescentes brasileiros: Pesquisa nacional de Saúde do escolar (PeNSE), 2009. Ciênc Saúde Coletiva. 2010;15(Suppl 2):3085-97.
4. Willett WC. Carbohydrates for better and worse. In: Eat, drink and be healthy. The Harvard Medical School guide to healthy eating. New York: Simon and Schuster Source; 2001. p. 84-100.

volume do bolo fecal, diminuindo a pressão intraluminal no cólon e acelerando o trânsito intestinal. Além disso, apresentam uma consistência resistente que exige maior tempo de mastigação do alimento, estimulando a secreção salivar, um importante papel protetor contra as cáries.

O consumo excessivo de fibras insolúveis está relacionado com a redução da absorção de alguns micronutrientes, como cálcio, ferro e zinco. Por isso, recomenda-se o consumo de alimentos naturalmente ricos em fibras, evitando-se os suplementos nutricionais industrializados desse componente alimentar.

PAPEL DAS FIBRAS NA PREVENÇÃO DE DOENÇAS CRÔNICAS

Há evidências da relação entre o consumo de fibras e o risco para diversas doenças crônicas. Entretanto, alimentos naturalmente ricos em fibras, como frutas e vegetais, também são fontes importantes de outros nutrientes considerados protetores (p. ex., vitaminas e minerais antioxidantes), dificultando a atribuição direta do papel da fibra na prevenção de doenças crônicas não transmissíveis.

O consumo adequado de fibras, especialmente insolúveis, há muito vem sendo associado ao controle da constipação intestinal. No entanto, o efeito da fibra insolúvel sobre o aumento do volume do bolo fecal somente será possível quando associado ao consumo adequado de água. Daí a importância do incentivo ao consumo de alimentos naturalmente ricos em fibras, em detrimento do uso de suplementos comerciais ricos em fibra insolúvel.

As fibras solúveis atuam na promoção da saciedade, controlando a quantidade de alimentos consumidos. Além disso, sua viscosidade retarda o esvaziamento gástrico e interfere na difusão de glicose no intestino delgado, reduz a velocidade de captação de açúcares e está associada à maior eliminação fecal de ácidos biliares.

O consumo de fibras solúveis está relacionado com um melhor controle glicêmico em indivíduos portadores de diabetes melito e a redução da concentração sérica de colesterol em indivíduos com dislipidemia.[15,16]

Além disso, há evidências de que o consumo adequado de fibras está associado à prevenção de doenças crônicas, como obesidade e diabetes tipo 2, e doenças cardiovasculares.[5,10,16]

NECESSIDADES E RECOMENDAÇÕES NUTRICIONAIS

Apesar de os carboidratos constituírem uma importante fonte energética para o organismo, não há relatos de deficiência isolada desse nutriente na literatura. Na ausência de carboidratos na dieta, o organismo utiliza outras fontes de energia, por meio da degradação de lipídios e proteínas. Entretanto, os corpos cetônicos, produzidos a partir da degradação dos ácidos graxos, são tóxicos ao organismo.

Além disso, sabe-se que uma dieta rica em proteínas e gorduras está relacionada com maior risco para diversas doenças crônicas. Portanto, recomenda-se que 45 a 60% das calorias da dieta provenham dos carboidratos. Entretanto, há evidências suficientes para incentivar o consumo de alimentos ricos em fibras com redução do consumo de carboidratos simples (máximo 10% das calorias totais da dieta) para a manutenção da integridade do organismo.[5] Publicações técnicas recentes da Organização Mundial da Saúde (OMS) não recomendam o consumo de açúcares livres em crianças menores de 2 anos, sendo evitado ao longo do curso da vida, seja na forma de adição, seja em alimentos e preparações com alto teor de açúcar. Essas recomendações se baseiam em evidências científicas sobre consumo de açúcar e associação com ganho de peso em crianças, adolescentes e adultos, além de maior risco para cárie dental com consumo habitual acima de 10% das calorias totais da dieta. Redução adicional para menos de 5% das calorias totais pode oferecer benefícios complementares à saúde.

Em relação ao consumo de fibras, a maior parte das recomendações estabelece níveis adequados de ingestão entre 15 e 20 g por dia para adultos, considerando-se que o consumo de até 20 g por 1.000 kcal não apresenta efeitos adversos. As fibras reduzem a densidade energética da dieta, o que pode ser benéfico na prevenção da obesidade. No entanto, re-

Diabetes melito

A insulina tem um papel crucial no controle da concentração de glicose sanguínea. Alterações na secreção ou na resposta celular à ação da insulina podem elevar a glicemia a níveis anormais – distúrbio conhecido como diabetes melito.

Classifica-se o diabetes melito como tipos 1 e 2, diabetes gestacional ou outros tipos de diabetes. O diabetes tipo 1 caracteriza-se pela destruição das células beta pancreáticas por mecanismos autoimunes, impedindo a liberação da insulina na corrente sanguínea. O diabetes tipo 2 pode decorrer tanto da redução da síntese de insulina pelo pâncreas quanto da resistência periférica à sua ação, resultando em hiperglicemia.[6]

Assim como o diabetes melito, a glicemia de jejum alterada e a tolerância à glicose diminuída, estágios intermediários entre a normoglicemia e o diabetes estão associados a maior risco para doenças cardiovasculares.[7]

QUALIDADE DOS CARBOIDRATOS

Estudos sugerem que a qualidade dos carboidratos consumidos, avaliada pelo índice glicêmico e pelo teor de fibras, em especial de cereais, constituiria um importante fator preditor do diabetes tipo 2 e da síndrome metabólica.[8-11] Além disso, uma dieta com baixo índice glicêmico pode reduzir o risco de macrossomia em conceptos de mulheres com diabetes gestacional.[12]

Índice glicêmico

Pode ser definido como uma escala de resposta glicêmica a uma quantidade fixa de carboidrato em comparação à resposta glicêmica de um alimento padrão, geralmente glicose ou pães. A carga glicêmica consiste no produto do índice glicêmico multiplicado pela quantidade total de carboidratos do alimento.[13]

O índice glicêmico é influenciado por fatores como processamento dos alimentos, mastigação, resposta fisiológica ou metabólica dos indivíduos, assim como pelo teor de fibras, proteínas e lipídios contidos no alimento.[13] O índice glicêmico dos alimentos pode ser consultado na *International Tables of Glycemic Index*.[14]

Teor de fibra

As fibras são polissacarídios vegetais e lignina não digeríveis pelo organismo humano, não contribuindo, desse modo, por essa razão, não contribuem com o valor calórico dos alimentos. A definição das fibras como polissacarídios não amiláceos vem sendo largamente utilizada.

CLASSIFICAÇÃO DA FIBRA DA DIETA

As fibras podem ser classificadas segundo sua solubilidade em água como solúveis (pectina e gomas) e insolúveis (celulose, hemicelulose e lignina). Entretanto, a maioria dos alimentos contém componentes tanto solúveis quanto insolúveis em proporções variadas.

A resistência à digestão pelas enzimas encontradas no organismo humano impossibilita a utilização da fibra como fonte energética. Entretanto, a fibra exerce papéis importantes na manutenção da integridade do trato digestório e no controle da velocidade da absorção de nutrientes.

Fibras solúveis

Representadas principalmente pela pectina e goma, as fibras solúveis são encontradas na polpa das frutas, na aveia e em leguminosas. Em contato com moléculas de água, adquirem uma consistência viscosa, ou de gel, exercendo efeitos metabólicos importantes. Na cavidade gástrica, essa consistência viscosa promove a sensação de saciedade, auxiliando no controle da ingestão dos alimentos.

A velocidade de absorção da glicose é reduzida quando há fibras solúveis no intestino delgado, resultando em menor pico glicêmico pós-prandial. Além disso, as fibras solúveis reagem com sais biliares aumentando sua excreção nas fezes, atuando indiretamente na redução da concentração plasmática de colesterol. São, então, fermentadas por bactérias colônicas, produzindo ácidos graxos de cadeia curta.

Fibras insolúveis

Representadas principalmente pela celulose e hemicelulose, são encontradas sobretudo em legumes, vegetais folhudos, farelos e cereais integrais, contribuindo para a formação e o

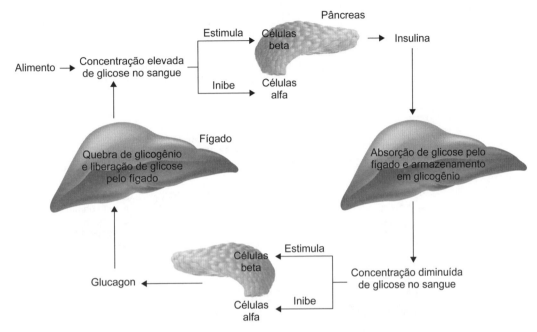

Figura 4.5 Controle glicêmico nos períodos de jejum e pós-prandial.

glicêmico. A epinefrina, secretada pela medula adrenal em situações de estresse, estimula a liberação de adrenalina, resultando na ativação da glicogenólise e no aumento da glicemia. A tiroxina, secretada pela tireoide, também intensifica a liberação da adrenalina, potencializando a ação da insulina na síntese de glicogênio e na utilização da glicose.

Os glicocorticosteroides, secretados pelo córtex adrenal, são antagonistas da ação da insulina, inibindo a captação celular da glicose. O hormônio do crescimento, secretado pela pituitária anterior, também age indiretamente na diminuição da captação celular de glicose por meio da liberação de ácidos graxos pelo tecido adiposo.

FUNÇÃO DOS CARBOIDRATOS

No organismo humano, a glicose é utilizada pelas células para produção de ATP. Cada grama de carboidrato fornece 4 kcal.

O cérebro e o tecido nervoso utilizam exclusivamente a glicose como fonte de energia, exceto em condições de inanição, quando os corpos cetônicos, produzidos a partir da degradação dos lipídios, poderão ser utilizados como fontes energéticas por essas células.

As fibras exercem um papel importante na manutenção do funcionamento adequado do trato digestório, que será discutido adiante.

DISTÚRBIOS DO METABOLISMO DOS CARBOIDRATOS

Deficiência de lactase

A enzima responsável pela hidrólise da lactose, a lactase intestinal, pode estar ausente em algumas crianças e sua atividade ser reduzida em adultos. O consumo de alimentos fontes de lactose por essas crianças poderá provocar diarreia grave e déficit de crescimento, tornando-se necessária a exclusão de alimentos fontes de lactose da dieta habitual.

Durante o processo de fermentação do leite para a produção de queijos e iogurtes, a lactose se transforma em ácido láctico; portanto, o teor de lactose desses produtos é reduzido e poderá ser tolerado por indivíduos com deficiência de lactase, especialmente adultos.

glicose pelo fígado por meio do ciclo de Cori (ou ciclo do ácido láctico).

No período de jejum prolongado, quando as reservas de glicogênio já foram depletadas, o organismo consegue utilizar as proteínas como fonte energética.

O controle glicêmico nos períodos de jejum e pós-prandial está esquematizado na Figura 4.5.

Outros hormônios, como epinefrina, glicocorticosteroides, tiroxina e hormônio do crescimento, podem interferir no controle

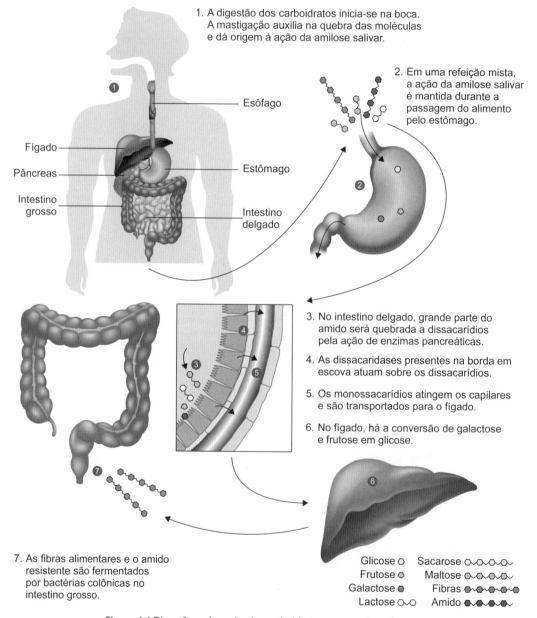

Figura 4.4 Digestão e absorção dos carboidratos no organismo humano.

METABOLISMO

Digestão e absorção

A digestão dos carboidratos inicia-se durante a mastigação, por meio da quebra das moléculas pela ação mecânica e ação enzimática promovida pela amilase salivar. Alguns autores sugerem que o processo de digestão dos carboidratos seria interrompido durante a passagem dos alimentos pela cavidade gástrica em virtude do baixo pH do suco gástrico, que inibiria a atividade da amilase salivar. Entretanto, sabe-se que as proteínas e os aminoácidos presentes em uma refeição mista têm um papel tampão, possibilitando a ação da enzima durante a passagem do alimento pelo estômago.

No intestino delgado, a digestão do amido processa-se por meio da amilase pancreática, tendo como produtos a maltose, a maltotriose e a glicose. Os dissacarídios, sob ação das dissacaridases – lactase, sacarase e maltase (secretadas pela borda em escova) –, são hidrolisados em monossacarídios como a glicose, a frutose e a galactose.

Os monossacarídios são absorvidos no intestino delgado por meio de transportadores específicos para dentro dos enterócitos, atingindo então a corrente sanguínea e sendo transportados para o fígado. Os polissacarídios não digeríveis, como as fibras da dieta, são fermentados por bactérias colônicas. O amido resistente, parte do amido não digerido pela ação enzimática (encontrado em batatas, cereais e legumes), será também fermentado por bactérias, produzindo gases e ácidos graxos de cadeia curta – importante fonte energética dos enterócitos (Figura 4.4).

FONTE ENERGÉTICA E RESERVAS ORGÂNICAS

Os carboidratos são utilizados pelas células preferencialmente na forma de glicose. Grande parte da glicose será oxidada pelo ciclo do ácido cítrico para o fornecimento de energia aos tecidos. Entretanto, a glicose também poderá ser convertida em outros carboidratos ou esqueletos de carbono necessários à síntese de aminoácidos não essenciais. O excesso de glicose é convertido em glicogênio ou ácidos graxos – reservas energéticas durante o período de jejum.

Controle glicêmico

O organismo humano apresenta um apurado mecanismo de controle da glicemia durante os estágios pós-prandial e jejum. As taxas fisiológicas de glicose devem permanecer entre 70 e 110 mg/dℓ para a manutenção da integridade celular, regulada por processos metabólicos e hormonais.

Após a digestão e a absorção dos carboidratos, a glicose, a galactose e a frutose são transportadas para o fígado, onde serão distribuídas para as células e utilizadas como fonte energética (produção de ATP), armazenadas na forma de glicogênio, degradadas a ácido láctico, gordura ou convertidas em esqueletos de carbono para a síntese de aminoácidos.

O glicogênio, polímero ramificado, é a principal forma de armazenamento dos carboidratos nos músculos e no fígado. Após uma refeição rica em carboidratos e um consequente aumento da glicemia, há a liberação de insulina – hormônio produzido pelas células beta das ilhotas de Langerhans do pâncreas, cujo papel principal está relacionado com a ativação de receptores celulares de captação de glicose e o estímulo da lipogênese e da glicogênese, com a formação do glicogênio no fígado e nos músculos.

Durante o período de jejum e a redução da concentração sanguínea de glicose, há a inibição da insulina e o estímulo à liberação do glucagon – hormônio secretado pelas células alfa das ilhotas de Langerhans do pâncreas.

O glucagon age nas células hepáticas do fígado promovendo a glicogenólise (quebra do glicogênio hepático e muscular) e a gliconeogênese (síntese de glicose a partir de aminoácidos e lactato), sendo, portanto, antagonista da insulina. A liberação do glucagon somente será inibida com a elevação da concentração de glicose no sangue e a liberação da insulina.

O glicogênio muscular é uma reserva energética para uso exclusivo do músculo. Entretanto, com a oxidação da glicose, libera-se ácido láctico, que poderá ser convertido em

POLISSACARÍDIOS

São constituídos por 10 a 10 mil ou mais unidades de monossacarídios. O amido, o glicogênio, a dextrina e a celulose são considerados os de maior importância na nutrição humana. Formados basicamente pela união de moléculas de glicose, variando apenas na conformação ou ligação química, podem ou não ser digeridos pelos seres humanos. São menos solúveis e mais estáveis que os açúcares simples. As estruturas químicas do amido e da celulose estão representadas na Figura 4.3.

O amido, polissacarídio completamente digerível encontrado em vegetais, é o mais importante na alimentação humana. Compõe-se por dois homopolímeros – amilose (moléculas de glicose ligadas linearmente) e amilopectina (moléculas de glicose unidas por cadeias ramificadas) –, cuja proporção individual depende do tipo de vegetal. Sob a ação da cocção, ocorrem edema e rompimento da parede celular, facilitando o processo enzimático durante a digestão.

As dextrinas são produtos intermediários obtidos a partir da hidrólise do amido. Em comparação ao amido, têm maior solubilidade e doçura, sendo, portanto, utilizadas pela indústria alimentícia.

O glicogênio é um polissacarídio de reserva energética em animais e seres humanos. Constituído por cadeias ramificadas de glicose, o glicogênio é armazenado no fígado e nos músculos e apresenta um papel crucial na manutenção da glicemia durante o período de jejum.

Os carboidratos não digeríveis, como celulose, hemicelulose, pectinas, gomas e mucilagens, compõem o grupo das fibras dietéticas. A celulose é o principal constituinte de paredes celulares e tecidos de sustentação dos vegetais. Sua estrutura se assemelha à do amido, diferindo apenas no tipo de ligação que impossibilita sua hidrólise por meio das enzimas digestivas dos seres humanos, aumentando o volume do bolo fecal. São insolúveis em água e suas principais fontes são as cascas de frutas e legumes, assim como os vegetais folhudos e os cereais integrais. Já a pectina, as gomas e as mucilagens são polissacarídios solúveis em água. Ao contato com moléculas de água, formam um gel com importantes propriedades associadas à saciedade e à velocidade de absorção de alguns nutrientes. É encontrada na polpa de frutas, em legumes e na aveia.

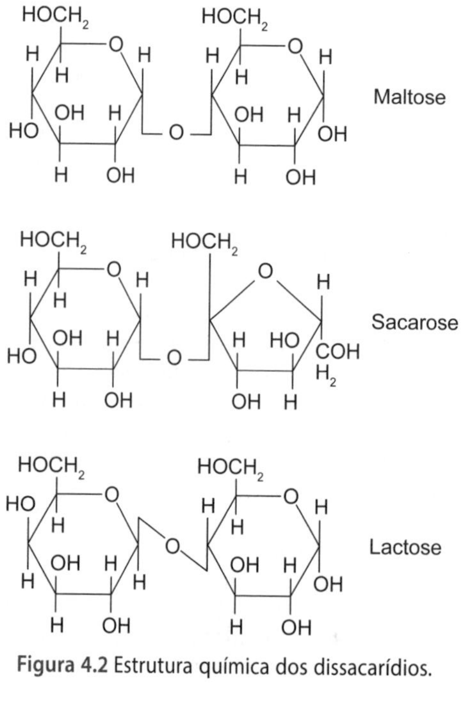

Figura 4.2 Estrutura química dos dissacarídios.

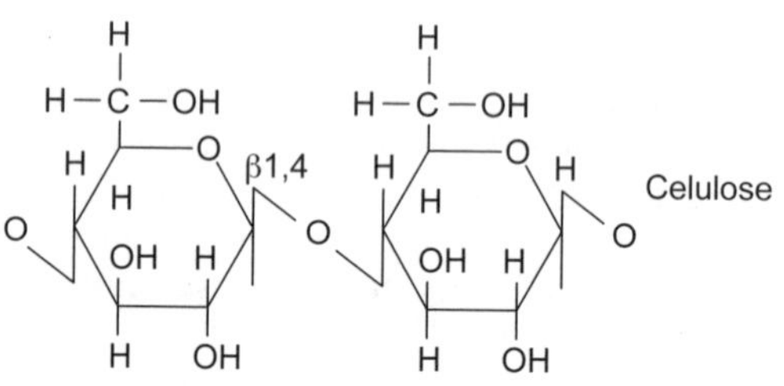

Figura 4.3 Estrutura química dos polissacarídios amido e celulose.

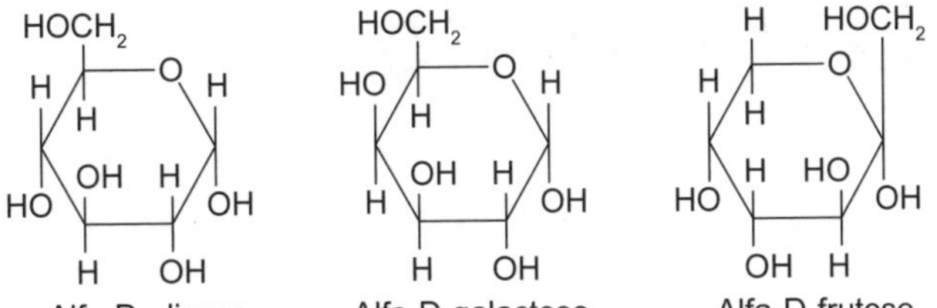

Figura 4.1 Estrutura química dos monossacarídios.

sanguínea poderá resultar em prejuízos à saúde dos indivíduos. A glicose pode ser oxidada pelas células para a produção de energia ou armazenada na forma de glicogênio no fígado e nos músculos.

A frutose (levulose), encontrada principalmente em frutas e no mel, tem a maior capacidade adoçante dos carboidratos. Na escala de doçura dos carboidratos, em relação ao padrão sacarose de 100%, o escore da glicose seria de 61 a 70; a maltose, de 43 a 50; a lactose, de 15 a 40; e a frutose, de 130 a 180. Portanto, a frutose pode ser utilizada para adoçar alimentos em substituição à sacarose (açúcar comum) por indivíduos que desejam reduzir o consumo de calorias da dieta, sendo também amplamente utilizada pela indústria alimentícia.

A galactose, um monossacarídio produzido pela degradação da lactose (presente no leite), não é encontrada naturalmente nos alimentos. Durante a lactação, a galactose será ressintetizada pelo organismo para a produção de leite nas glândulas mamárias.

DISSACARÍDIOS

Carboidratos constituídos por duas moléculas de monossacarídios, os mais comuns são sacarose (açúcar comum), lactose (encontrada no leite) e maltose (produzida pela hidrólise do amido).

A sacarose (açúcar) pode ser encontrada naturalmente em frutas, vegetais e no mel, mas as principais fontes são a cana-de-açúcar e a beterraba. Constitui-se por moléculas de glicose e frutose. Sua vasta aplicação pela indústria alimentícia em razão de propriedades adoçantes, de conservação (pelo aumento da pressão osmótica) e de fermentação (bebidas alcoólicas e pães) dificulta a avaliação real do consumo alimentar habitual de sacarose pelos indivíduos. Importante fonte de energia das sociedades industrializadas, seu consumo tem sido associado à maior ocorrência da cárie dental e a um provável incremento no risco de obesidade.[5]

As principais fontes de lactose são os laticínios. Constituída por moléculas de glicose e galactose, trata-se de uma das principais fontes de energia dos recém-nascidos. Quando comparada a outros dissacarídios, tem menor poder adoçante e solubilidade.

A maltose é um dissacarídio (duas moléculas de glicose) produzido pela hidrólise do amido. Apesar de não ser encontrada naturalmente nos alimentos, é produzida durante a germinação de grãos, sendo empregada na fabricação da cerveja.

As estruturas químicas dos dissacarídios estão demonstradas na Figura 4.2.

OLIGOSSACARÍDIOS

Os oligossacarídios, como a rafinose e a estaquiose, são constituídos por 3 a 10 unidades de monossacarídios, podendo ser encontrados em alguns legumes. Apesar de não hidrolisados pelas enzimas pancreáticas no intestino delgado, os oligossacarídios são fermentados por bactérias colônicas produzindo gases e ácidos graxos de cadeia curta, fonte energética dos enterócitos. O papel benéfico dos oligossacarídios como probióticos* tem sido demonstrado em pesquisas recentes.[6]

---

*A lactose e alguns oligossacarídios têm ação probiótica, ou seja, são nutrientes que estimulam a proliferação de bactérias colônicas benéficas ao organismo humano.

4 Carboidratos

Daniela Saes Sartorelli • Marly Augusto Cardoso

HISTÓRICO

Os carboidratos (glicídios) constituem a principal fonte de energia utilizada pelos seres vivos. Fonte primária de combustível produzida pelas plantas por meio da fotossíntese, a glicose é a base para a síntese de formas mais complexas de carboidratos e energia para as vidas vegetal e animal.

Carboidratos fornecem cerca de 50% das calorias totais diárias da dieta dos indivíduos. Além disso, têm um papel importante na manutenção da integridade do trato digestório, por meio do consumo de alimentos ricos em fibras, e no fornecimento de energia para o cérebro e o sistema nervoso.

No Brasil, embora os carboidratos ainda representem uma parcela importante na composição da dieta nacional, observaram-se nos últimos anos uma redução da porcentagem de calorias provenientes desse macronutriente e uma alteração da qualidade dos carboidratos consumidos.[1,2] Atualmente, verifica-se um excesso no consumo de açúcar livre em todas as fases do ciclo de vida, expondo a população a um maior risco de obesidade e outras doenças crônicas não transmissíveis relacionadas com a nutrição.[2,3]

CARACTERÍSTICAS QUÍMICAS

Estrutura química

No século 19, os carboidratos foram descritos como compostos orgânicos constituídos por moléculas de carbono, hidrogênio e oxigênio. Com exceção dos oligossacarídios, polissacarídios e alcoóis do açúcar (sorbitol, manitol, maltitol, galactitol e lactitol), apresentam razão molecular C:H:O de 1:2:1.

Classificação

Os carboidratos são classificados conforme a capacidade de serem hidrolisados a estruturas mais simples. Os carboidratos simples incluem os monossacarídios (glicose, galactose e frutose) e os dissacarídios (maltose, sacarose e lactose). Os oligossacarídios (rafinose e estaquiose) e polissacarídios (amido, glicogênio, pectinas, celuloses e gomas) são classificados como carboidratos complexos.

Embora tradicionalmente divididos entre carboidratos simples e complexos, evidências científicas recentes apontam a necessidade de se considerar o papel biológico e o efeito fisiológico na classificação dos carboidratos, incluindo-se o teor de fibras e o índice glicêmico dos alimentos.[4]

MONOSSACARÍDIOS

Apresentam a estrutura química mais simples dos carboidratos e podem ser subdivididos, conforme o número de átomos de carbono, em pentoses (ribose) e hexoses (glicose, frutose e galactose), compostos por 5 ou 6 moléculas de carbono, respectivamente.

A ribose é produzida por processos metabólicos e tem um papel importante na constituição dos ácidos nucleicos.

Já as hexoses são representadas pela glicose, a frutose e a galactose (Figura 4.1). A glicose (dextrose) representa a principal fonte de energia celular dos mamíferos. Encontrada naturalmente em frutas, tubérculos e no mel, também é o produto final da degradação da maioria dos carboidratos complexos. Sob condições normais, é a única fonte de energia utilizada pelo cérebro. Entretanto, uma alta concentração de glicose na corrente

REFERÊNCIAS BIBLIOGRÁFICAS

1. FAO/WHO/UNU. Protein and amino acid requirements in human nutrition: report of a joint FAO/WHO/UNU expert consultation. WHO Technical Report Series nº 935. Geneva: WHO; 2007.
2. Millward DJ. An adaptative metabolic demand model for protein and aminoacid requirements. Br J Nutr. 2003;90:1-13.
3. Tagle MA. Nutrición. Santiago: Andrés Bello; 1982.
4. Millward DJ. Macronutrient intakes as determinants of dietary protein and amino acid adequacy. J Nutr. 2004;134:1588S-1596S.
5. FAO/WHO/UNU. Energy and protein requirements: report of a joint FAO/WHO/UNU expert consultation. WHO Technical Report nº 724. Geneva: WHO; 1985.
6. Yates AA. National nutrition and public health policies: issues related to bioavailability of nutrients when developing dietary reference intakes. J Nutr. 2001;131:1331S-1334S.
7. FAO/OMS. Informe de una Reunión Consultiva Conjunta. Preparación y uso de directrices nutricionales basadas em los alimentos. Ginebra: Organización Mundial de Salud; 1998 (Serie de Informes Técnicos). p. 58-119.
8. Young VR, Pellett PL. Protein evaluation, amino acid scoring and the food and drug administration's proposed food labeling regulations. J Nutr. 1991;121:145-50.
9. Vannucchi H, Menezes EW, Campana AO, Lajolo FM. Aplicações das recomendações nutricionais adaptadas à população brasileira. Sociedade Brasileira de Alimentação e Nutrição. 1990;51-61.
10. Fundação Instituto Brasileiro de Geografia e Estatística (IBGE). Diretoria de Pesquisas. Coordenação de Índices de Preços. Pesquisa de Orçamentos Familiares 2002-2003. Rio de Janeiro: IBGE; 2003.

BIBLIOGRAFIA

Carpenter KJ. A short history of nutritional science: part 2 (1785-1885). J Nutr. 2003;133:975-6.

Scrimshaw NS, Waterlow JC, Schurch B. Energy and protein requirements. Eur J Clin Nutr. 1996;50(Suppl 1):S119-85.

Tabela 3.5 Níveis seguros de ingestão de proteínas para bebês, crianças e adolescentes segundo sexo.

Idade (anos)	Meninos			Meninas		
	Peso (kg)	Proteína (g/kg de peso por dia)	Proteína (g/dia)	Peso (kg)	Proteína (g/kg de peso por dia)	Proteína (g/dia)
0,5	7,8	1,31	10,2	7,2	1,31	9,4
1	10,2	1,14	11,6	9,5	1,14	10,8
1,5	11,5	1,03	11,8	10,8	1,03	11,1
2	12,3	0,97	11,9	11,8	0,97	11,4
3	14,6	0,90	13,1	14,1	0,90	12,7
4 a 6	19,7	0,87	17,1	18,6	0,87	16,2
7 a 10	28,1	0,92	25,9	28,5	0,92	26,2
11 a 14	45	0,90	40,5	46,1	0,89	41
15 a 18	66,5	0,87	57,9	56,4	0,84	47,4

Fonte: FAO/WHO/UNU (2007).[1]

Tabela 3.6 Níveis seguros de ingestão de proteínas para mulheres e homens com idade superior a 18 anos.

Peso corporal (kg)	Nível seguro de ingestão de proteínas (g/kg/dia)*
40	33
45	37
50	42
55	46
60	50
65	54
70	58
75	62
80	66

* 0,83 g/kg/dia de proteínas com valor de PDCAAS (escore aminoacídico corrigido pela digestibilidade) igual a 1,0.
Fonte: FAO/WHO/UNU (2007).[1]

Tabela 3.7 Necessidades extras de proteínas na gravidez e na lactação.

Período	Ingestão segura (g/dia)	Necessidade adicional de energia (kJ/dia)*	Razão proteína:energia
1º trimestre de gravidez	1	375	0,04
2º trimestre de gravidez	10	1.200	0,11
3º trimestre de gravidez	31	1.950	0,23
Primeiros 6 meses de lactação	19	2.800	0,11
Após 6 meses de lactação	13	1.925	0,11

* 1 kJ = 0,239006 kcal.
Fonte: FAO/WHO/UNU (2007).[1]

Recomendação mais recente para a população norte-americana estabelece limite de ingestão total de proteínas de até duas vezes a RDA.[8] Desde então, tem-se apontado que esse consumo de proteínas é facilmente excedido por indivíduos fisicamente ativos em dietas normais, e que níveis muito mais altos de proteína são consumidos em dietas enriquecidas com proteínas visando ao fisiculturismo ou à definição de massa muscular. Por isso, é particularmente importante identificar adequadamente os potenciais efeitos adversos.[1] O potencial efeito negativo da proteína no balanço de cálcio é discutido no Capítulo 11. Além disso, a proteína parece ter efeitos anabólicos diretos na matriz óssea. Está bem documentado que dietas com alto teor proteico podem resultar em um aumento na excreção urinária de cálcio. Uma segunda consequência potencial das dietas hiperproteicas, amplamente discutida na literatura, consiste no aumento de cálculos renais. A urina contém altas concentrações de cálcio e oxalato, que podem se acumular nos rins como cálculos de oxalato de cálcio, a forma mais comum de cálculos renais. Um aumento na proteína animal na dieta pode resultar em uma elevação de cálcio e oxalato na urina, o que foi estimado para aumentar o risco de formação de pedras nos rins.

No Brasil, considerando-se a predominância de alimentos de origem vegetal, particularmente da mistura típica de arroz e feijão, recomendações de aminoácidos essenciais e proteínas para a população têm considerado valores entre 80 e 85% para Dv e 90% para o escore aminoacídico em relação às proteínas de referência. Estudos brasileiros mostram que a mistura de duas partes de arroz e uma parte de feijão (em gramas do alimento cozido) tem bom valor nutritivo.[9] A Tabela 3.5 apresenta as recomendações da FAO/OMS/ONU para níveis seguros de ingestão de proteínas.[1] Recomendações anteriores da FAO/OMS estabeleciam ingestão de 8 a 10% das calorias totais da dieta na forma de proteínas de alto valor biológico para alcançar as necessidades de aminoácidos essenciais.[7] Na alimentação mista à base de alimentos de origem vegetal, esses níveis percentuais seriam de 10 a 12% em virtude da menor digestibilidade proteica. Para os idosos, em razão da menor ingestão energética, as proteínas devem representar 12 a 14% do VCT da dieta.

Segundo a FAO/OMS/ONU, a relação proteína:energia para as recomendações expressas em função de idade, peso corporal, sexo e nível de atividade física permite identificar a densidade proteica necessária dos alimentos conforme estilo de vida, tamanho, idade e sexo.[1] As razões de referência de proteína:energia variam de 0,048 para um bebê de 2,5 anos a 0,128 para uma mulher adulta mais velha sedentária. Assim, para qualquer dieta considerada limitante em proteína, os grupos populacionais com maior probabilidade de estarem em risco são pessoas idosas, especialmente mulheres sedentárias. Isso significa que, embora as necessidades de proteína estimadas para pessoas idosas não sejam diferentes daquelas para adultos mais jovens, a menos que os idosos sejam fisicamente ativos, elas precisarão de alimentos com maior densidade proteica.

As Tabelas 3.5 a 3.7 apresentam as recomendações da FAO/OMS/ONU para níveis seguros de ingestão de proteínas para crianças e adolescentes, adultos, gestantes e nutrizes, respectivamente.

CONSUMO DE PROTEÍNAS NO BRASIL

A participação relativa das proteínas no VCT da dieta brasileira (P%), determinada pela aquisição domiciliar de alimentos, foi recentemente estimada em cerca de 12% nas regiões Centro-Oeste e Sudeste (com 6% do VCT para proteínas de origem animal), variando de 13 a 14% nas regiões Nordeste, Norte e Sul (com 7 a 9% do VCT para proteínas de origem animal).[10]

Tabela 3.4 Valores para digestibilidade verdadeira de proteínas em seres humanos.

Fonte proteína	Digestibilidade verdadeira (%)
Dieta brasileira mista	78
Dieta norte-americana mista	96
Feijões	78
Amendoim	94
Feijões	78
Arroz, polido	88
Arroz, cereal integral	75
Aveia, cereal	72
Ovos	97
Farinha de soja	86
Isolado de proteína de soja	95
Mistura de arroz e feijão	78
Farinha de trigo branca	96
Glúten de trigo	99
Trigo refinado	96
Trigo integral	86
Carne, peixe	94
Leite, queijo	95

Fonte: FAO/WHO/UNU (2007).[1]

lógico nunca excede 1, uma vez que qualquer quantidade de nitrogênio absorvido, por melhor que possa ser o escore aminoacídico, representa a necessidade biológica para que todos os aminoácidos sejam utilizados. Nesse contexto, o valor do PDCAAS deve ser utilizado para ajustar a recomendação do nível seguro de consumo de proteínas da dieta para alcançar as necessidades biológicas. Por essa razão, o valor do PDCAAS > 1 não deve ser utilizado para recomendação dietética, uma vez que isso representaria que o consumo ajustado seria menor que o nível seguro de ingestão.

NECESSIDADES E RECOMENDAÇÕES NUTRICIONAIS

As recomendações nutricionais para grupos populacionais (RDA)[*] para proteínas têm sido formuladas a partir de estudos de BN e de seu potencial para fins de crescimento. Em 1985, a FAO/OMS/UNU recomendou um acréscimo de 25% (equivalente a 2 desvios padrões) às necessidades médias por grupos específicos segundo idade e sexo a partir de estudos de BN em adultos jovens alimentados com proteínas de referência (ovos, caseína ou carnes). Em geral, para países em desenvolvimento, considerou-se que a dieta média apresentava menor qualidade e digestibilidade proteicas. Para a América Latina, por exemplo, recomendou-se que 0,75 g de proteínas de referência (alto valor biológico) por kg de peso corpóreo corresponderia à recomendação de 1 g/kg de peso para compensar a qualidade proteica de dietas mistas.[5] Esse nível de ingestão seria adequado para alcançar as necessidades de nitrogênio e de aminoácidos essenciais em adultos.

Entretanto, algumas publicações sugerem que crianças pré-escolares apresentam necessidades maiores de aminoácidos essenciais.[6] A ingestão de proteínas, especialmente de origem animal, está associada ao menor risco de retardo de crescimento na infância. Ainda que a deficiência de micronutrientes, por exemplo o zinco, possa também estar envolvida no déficit de crescimento, recomenda-se que 10 a 25% do total de proteínas da dieta sejam de origem animal na alimentação infantil.[7]

A FAO/OMS ainda não estabeleceu níveis máximos de ingestão de proteínas. No entanto, estudos em animais e em seres humanos sugerem que ingestão excessiva de proteínas possa produzir efeitos adversos na função renal. Os índices de filtração glomerular aumentam muito em resposta à sobrecarga de proteínas, o que poderia contribuir na redução da função renal com o avanço da idade.[7]

---

[*] RDA: ingestão diária suficiente para alcançar as necessidades nutricionais de 97,5% dos indivíduos nos estágios da vida e sexo. Ver Apêndice 2.

Tabela 3.3 Padrões aminoacídicos (g de aminoácido/100 g de proteína) e variação do escore (% adequação do primeiro limitante) de uma proteína em virtude dos diferentes padrões aminoacídicos.

Aminoácido	Proteína teste	FAO-55	Leite de vaca	Leite humano	Ovo de galinha	FAO-71
Isoleucina	4,5	4,2	4,7	4,6	5,4	4,0
Leucina	6,5	4,8	9,5	9,3	8,6	7,0
Lisina	3,6	4,2	7,8	6,6	7,0	5,5
Fenilalanina + tirosina	6,6	5,6	10,2	7,2	9,3	6,0
Metionina + cistina	4,3	4,2	3,3	4,2	5,7	3,5
Treonina	3,5	2,8	4,4	4,3	4,7	4,0
Triptofano	1,3	1,4	1,4	1,7	1,7	1,0
Valina	4,6	4,2	6,4	5,5	6,6	5,0
Escore (%)		86	46	55	51	65

Adaptada de FAO/OMS/UNU (1985).[5]

$$D = A/NI \times 100$$

Em que:

- A = nitrogênio absorvido
- NI = nitrogênio ingerido.

O numerador A é determinado pela diferença entre o nitrogênio ingerido (NI) e o excretado nas fezes (NF): A = NI – NF. Substituindo-se A na primeira equação, tem-se: Dap = (I – F)/I × 100, na qual Dap é a digestibilidade aparente. Contudo, além do nitrogênio da dieta que não foi absorvido, encontram-se nas fezes nitrogênio excretado proveniente da descamação do tubo digestório, sucos, secreções e flora intestinal, constituindo a perda inevitável de nitrogênio. Assim, se não for considerada essa perda inevitável de nitrogênio, será calculada a Dap. Para estimativa da digestibilidade verdadeira (Dv), pode-se calcular o nitrogênio fecal eliminado sob condições experimentais com indivíduos submetidos a uma dieta sem proteínas. O nitrogênio (N) que aparece nas fezes e provém da proteína ingerida corresponde ao nitrogênio total eliminado menos o nitrogênio excretado durante uma dieta sem proteínas. Dessa forma, a Dv poderá ser calculada da seguinte maneira:

$$Dv = I – (N \text{ total das fezes} – N \text{ fezes dieta sem proteínas})/I \times 100$$

A Tabela 3.4 apresenta estimativas de Dv em seres humanos para algumas fontes de proteínas da dieta.

Escore aminoacídico corrigido pela digestibilidade proteica

Para a avaliação de qualidade proteica, tanto em dietas quanto para a proteína de um alimento, o Comitê de Especialistas da FAO/OMS/ONU 2007 recomendou o uso de indicador de qualidade proteica baseado na composição química de aminoácidos e na medida de D, conhecido como escore aminoacídico corrigido pela digestibilidade proteica (em inglês, *protein digestibility corrected amino acid score* – PDCAAS).[1] O valor do PDCAAS representa a eficiência geral de utilização proteica em relação a dois componentes: digestibilidade e valor biológico, em que o valor biológico consiste no nitrogênio utilizado (definido pelo escore aminoacídico) dividido pelo nitrogênio digerido (digestibilidade). Esse indicador baseia-se no princípio de que a utilização de qualquer proteína é inicialmente limitada por sua digestibilidade, que, por sua vez, determina o nitrogênio disponível do alimento para utilização biológica, e o valor biológico é relativo à capacidade de os aminoácidos absorvidos atenderem à demanda metabólica. O valor bio-

na, o organismo gasta aproximadamente 6 kcal de qualquer origem energética. Quando a relação proteína/calorias totais da dieta aumenta, grande parte da proteína ingerida é utilizada para fornecer energia para a própria fixação de novas proteínas, diminuindo, dessa maneira, a eficiência de utilização biológica da proteína da dieta para fins de síntese proteica. A melhor NPU é obtida quando a porcentagem de calorias provenientes das proteínas (P%)* encontra-se ao redor de 10%.[3]

O NdpCal representa o percentual do valor calórico total (VCT) da dieta na forma de proteína utilizável, dado pela equação:

$$NdpCal\% = NPU \times P\%$$

Para estimar o valor da NPU, pode-se multiplicar os seguintes fatores pelo respectivo P% das proteínas da dieta segundo sua origem:

- Proteína de origem animal: 0,7
- Proteína de leguminosas: 0,6
- Proteína de cereais: 0,5.

Para uma dieta ou refeição mista com fontes de proteínas de diferentes origens, calcula-se:

$$NdpCal\% = (P\% \text{ animal} \times 0,7) + (P\% \text{ leguminosas} \times 0,6) + (P\% \text{ cereais} \times 0,5)$$

Esses fatores foram estabelecidos com base em estudos experimentais com animais (publicados nas décadas de 1970 e 1980). No Brasil, esse indicador é utilizado no Programa de Alimentação do Trabalhador (PAT), que recomenda refeições com valores de NdpCal entre 6 e 10%.

Outros fatores da dieta têm também papel importante na eficiência da utilização das proteínas dietéticas, como o teor de fibra e fitatos, que afeta a bioutilização de vários nutrientes, assim como aporte adequado de calorias, ácidos graxos essenciais, vitaminas, minerais e espaçamento na ingestão proteica.[4]

Cômputo químico

Se um ou mais aminoácidos são encontrados em uma proteína em quantidades abaixo das necessidades para manutenção do equilíbrio dinâmico das proteínas do organismo, a proteína consumida será limitante nesse aminoácido. Em termos químicos, uma maneira de definir a qualidade de uma proteína é avaliar seu conteúdo de aminoácidos essenciais e semiessenciais e compará-la com um padrão ou uma proteína cujo valor biológico seja conhecido.

O escore ou cômputo químico baseia-se na determinação da concentração de aminoácidos e é dado pela relação:[1]

$$\text{Escore} = \frac{\text{mg de aminoácido/g de proteína testada}}{\text{mg do mesmo aminoácido/g de proteína referência}}$$

O aminoácido que se apresentar em menor quantidade recebe o nome de limitante ou primeiro limitante. Pode-se definir também o segundo limitante (que estiver presente em menor quantidade em relação ao padrão, porém o déficit percentual é menor em relação ao primeiro limitante), o terceiro limitante etc. O percentual mais baixo define o escore proteico, o escore aminoacídico ou a contagem de aminoácidos.

Como proteína de referência para comparação de aminoácidos, foram definidos alguns padrões, como a ovoalbumina e o leite de vaca. Com base nessas proteínas, comitês técnicos da FAO/OMS elaboraram perfis de aminoácidos essenciais apresentados na Tabela 3.3.

Digestibilidade

Avalia o aproveitamento biológico de uma proteína, definida como a fração percentual do nitrogênio total ingerido que o organismo vivo absorve:

---

* P%: percentual do valor calórico total fornecido pelas proteínas: $P\% = \dfrac{\text{kcal proveniente de proteínas} \times 100}{\text{Calorias totais da dieta}}$

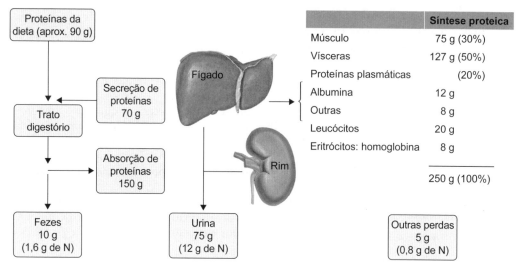

Figura 3.4 Balanço de proteínas em indivíduo adulto saudável.

proteína visam a quantificar quão boa ela é para fins de síntese proteica ou valor biológico (p. ex., capacidade de promover crescimento adequado). Os métodos de avaliação da qualidade proteica compreendem determinações do valor nutritivo por meio de análises químicas da composição aminoacídica, métodos bioquímicos e biológicos.

Métodos baseados na retenção de nitrogênio

Balanço nitrogenado

O BN considera a diferença entre o nitrogênio ingerido (NI) e o nitrogênio excretado pelo organismo em um dado intervalo de tempo.

$$BN = NI - (NU + NF)$$

Em que:

- NU: nitrogênio excretado na urina
- NF: nitrogênio excretado nas fezes.

A perda de nitrogênio ocorre também por outras vias, como a pele. Para estudos com seres humanos, há estimativa de perda mínima de 3 mg pela perspiração e 2 mg para perdas diversas de nitrogênio, totalizando 5 mg/kg de peso corpóreo.[2]

Utilização proteica líquida

A utilização proteica líquida (NPU) corresponde à quantidade de nitrogênio retida no organismo em relação ao NI. Pode ser calculada em ensaios biológicos, como:

$$NPU = (Nt - Nap)/NI$$

Em que:

- Nt: nitrogênio final da carcaça do animal que foi alimentado com a proteína em avaliação
- Nap: nitrogênio do animal que recebeu no mesmo período dieta isocalórica isenta de proteína, representando o que o animal conseguiria manter na carcaça sem receber proteína na dieta.[1]

Como as determinações de nitrogênio da carcaça são extremamente trabalhosas, estabeleceram-se relações entre nitrogênio da carcaça e água corporal total, substituindo-se a determinação de nitrogênio pela água em estudos metabólicos com seres humanos. Para fixar quilocalorias (kcal)* na forma de proteí-

---

*Uma caloria é definida como a energia necessária para elevar em 1°C a temperatura de 1 g de água. Na prática, como essa unidade de energia é muito pequena, utiliza-se uma unidade mil vezes maior – a quilocaloria (kcal).

muitas células. A restrição no fornecimento de alguns aminoácidos essenciais na dieta – conhecidos como aminoácido "limitante" – produzirá um desequilíbrio na síntese de proteínas corporais. Os aminoácidos que chegam ao fígado após absorção no trato digestório têm várias vias metabólicas. O fígado renova suas próprias proteínas com velocidade de degradação muito alta, com meia-vida média de apenas alguns dias, sendo o sítio da biossíntese da maioria das proteínas plasmáticas do sangue (Figura 3.3).

O metabolismo integrado de aminoácidos é condicionado por vários fatores, incluindo aporte adequado de energia e micronutrientes, qualidade dos alimentos consumidos e atividade física. Embora ainda pouco estudado, há evidências da influência do consumo inadequado de vitaminas do complexo B e zinco no valor biológico das proteínas da dieta. O uso de suplementos ou fortificação de alimentos com esses nutrientes confere uma demanda metabólica adicional. Por exemplo, o excesso de zinco na dieta induz a maior síntese de metalotioneína, que, por sua vez, aumenta a demanda metabólica para aminoácidos sulfurados. A atividade física pode aumentar as necessidades de proteínas, aspecto que pode ser minimizado pelo treinamento e pelo consumo adequado de energia da dieta.[1]

Renovação proteica

As proteínas corporais são continuamente degradadas e ressintetizadas (processo conhecido como *turnover* proteico). No adulto, aproximadamente 250 g/dia de proteína são captados, sintetizados e degradados. Isso corresponde à ingestão mediana de cerca de 55 a 100 g/dia. A quantidade de proteína diariamente reciclada é maior em bebês e menor em idosos quando comparada ao adulto jovem. A síntese de proteínas (em g/kg/dia) diminui sensivelmente com a idade, variando de 17,4 e 6,9 no recém-nascido prétermo e no 1º ano de vida a 3,0 e 1,9 em adultos e idosos, respectivamente.

O *turnover* de nitrogênio no organismo humano pode ser definido como a quantidade de nitrogênio da dieta e do catabolismo de proteína tecidual que entra na via comum metabólica e sai desta para a síntese proteica ou a excreção na urina. Em adultos normais, cerca de 300 g de proteínas teciduais são hidrolisados por dia (aproximadamente 5 g/kg de peso corpóreo) e renovados para síntese de novas proteínas. A Figura 3.4 ilustra o balanço proteico em um indivíduo adulto saudável com peso corpóreo de 70 kg. No adulto, a quantidade de proteína corpórea é muito maior que o aporte diário de proteínas da dieta, o que não ocorre, por exemplo, em situações de crescimento na infância e adolescência. Em condições de balanço nitrogenado (BN) em equilíbrio (no adulto), a ingestão proteica é igual à excreção, e a degradação de proteínas endógenas é proporcional à síntese proteica no organismo.

Avaliação da qualidade da proteína da dieta

Todos os métodos descritos na literatura com o objetivo de avaliar a qualidade de uma

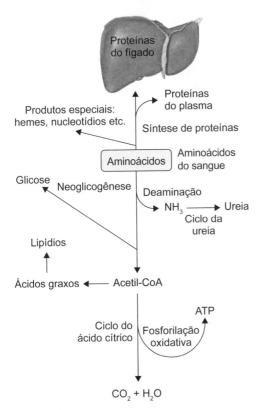

Figura 3.3 Vias metabólicas dos aminoácidos no fígado.

grupo acetil da acetil-coenzima A (CoA). De forma similar, os ácidos graxos e o esqueleto carbônico dos aminoácidos são quebrados em grupos acetil para formar o acetil-CoA. Por último, o grupo acetil do acetil-CoA é introduzido no ciclo do ácido cítrico, a via final comum, por meio do qual a maioria dos nutrientes fornecedores de energia é finalmente oxidada a dióxido de carbono. A água e a amônia (ou outros produtos nitrogenados) são os demais produtos finais do catabolismo. O catabolismo e o anabolismo ocorrem simultaneamente nas células, e a velocidade de cada um é regulada de modo independente. A Figura 3.2 ilustra a utilização dos esqueletos carbônicos dos aminoácidos comuns no ciclo do ácido cítrico.

Síntese proteica

Os aminoácidos são selecionados para síntese proteica pela ligação ao RNA de transferência (tRNA)* no citoplasma celular. A informação para sequência de aminoácidos de cada proteína individual está contida na sequência de nucleotídios do RNA mensageiro (mRNA) que são sintetizados no núcleo do DNA pelo processo de transcrição. As moléculas do mRNA então interagem com as moléculas do tRNA no citoplasma para sintetizar a proteína específica pela ligação dos aminoácidos individuais – processo conhecido como translação, regulado por aminoácidos como a leucina e os hormônios.

Do ponto de vista nutricional, é importante reconhecer que a síntese proteica representa um processo contínuo que ocorre em

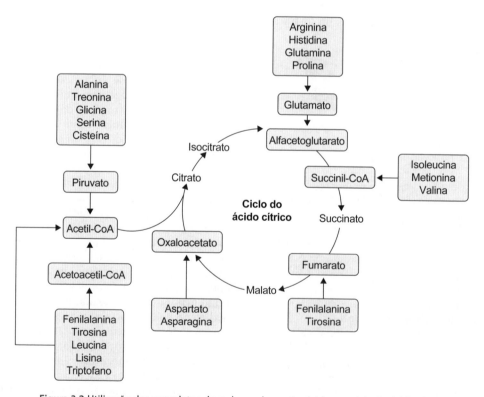

Figura 3.2 Utilização dos esqueletos de carbono dos aminoácidos no ciclo do ácido cítrico.

---

* Os ácidos ribonucleicos são mais abundantes que o DNA na maioria das células. As três classes principais de RNA são RNA mensageiro (mRNA), RNA ribossômico (rRNA) e RNA de transferência (tRNA). Cada um consiste em uma fita única de ribonucleotídios e tem um peso molecular, uma sequência nucleotídica e uma função biológica característica.

Tabela 3.1 (*Continuação*) Fórmulas estruturais dos 20 alfa-aminoácidos agrupados segundo a classe funcional.

Aminoácidos neutros	Abreviação de 3 letras	Abreviação de 1 letra	Cadeia lateral (R)
Ácido espártico	Asp	D	$OH-\overset{\overset{O}{\|\|}}{C}-CH_2-$
Asparagina	Asn	N	$NH_2-\overset{\overset{O}{\|\|}}{C}-CH_2-$

Tabela 3.2 Aminoácidos essenciais, não essenciais e semiessenciais.

Essenciais	Não essenciais	Semiessenciais*	Precursores dos aminoácidos semiessenciais
Histidina**	Alanina	Arginina	Glutamina/glutamato, aspartato
Isoleucina	Ácido aspártico	Cisteína	
Lisina	Asparagina	Glutamina	Metionina, serina
Leucina	Ácido glutâmico	Glicina	Ácido glutâmico/amônia
Triptofano	Serina	Prolina	Serina, colina
Treonina		Tirosina	Glutamato
Metionina			Fenilalanina
Fenilalanina			
Valina			

* Condicionalmente essencial quando a síntese endógena não alcança as necessidades metabólicas.
** Em 1985, a FAO/OMS/ONU considerou a histidina um aminoácido essencial, uma vez que sua deficiência na dieta induz ao balanço nitrogenado negativo e diminui a concentração de hemoglobina sanguínea.

músculo esquelético degrada-os com aumento do catabolismo no jejum, enquanto o tecido adiposo degrada certos aminoácidos (p. ex., leucina) mais rapidamente após ingestão de alimento. A alanina e a glutamina formadas pela oxidação desses aminoácidos ramificados têm papel de carreadores de grupos NH_2 ao fígado para formação de ureia e liberação do esqueleto carbônico para a gliconeogênese.

Estudos isotópicos sugerem que muitas proteínas da dieta, incluindo caseína, dietas mistas, trigo e legumes, são digeridas em geral com uma eficiência maior que 90%. Uma porção significativa (pelo menos 50%) das perdas fecais representa a fixação de substâncias nitrogenadas pelas bactérias intestinais.

Bioutilização

O anabolismo, ou biossíntese, ocorre basicamente em três estágios e começa com moléculas precursoras pequenas. A biossíntese de proteínas inicia-se com a formação de alfacetoácidos e outros precursores. Em seguida, os alfacetoácidos são aminados por substâncias doadoras de grupo NH_2, formando-se os alfa-aminoácidos. No estágio final, esses aminoácidos são reunidos ordenadamente em cadeias polipeptídicas, formando inúmeras proteínas.

Já o catabolismo é a fase degradativa do metabolismo. A degradação de cada um dos principais nutrientes celulares liberadores de energia (carboidratos, lipídios e proteínas) se dá por meio de reações enzimáticas consecutivas. Assim, inicialmente, os polissacarídios são degradados a hexoses e pentoses; os lipídios, a ácidos graxos, glicerol e outros componentes; e as proteínas são hidrolisadas em seus 20 aminoácidos primários. Em seguida, as hexoses, as pentoses e o glicerol são degradados a um intermediário único com três átomos de carbono – o piruvato –, sendo então convertido em uma unidade de dois carbonos: o

Tabela 3.1 Fórmulas estruturais dos 20 alfa-aminoácidos agrupados segundo a classe funcional.

Aminoácidos neutros	Abreviação de 3 letras	Abreviação de 1 letra	Cadeia lateral (R)
Glicina	Gly	G	H –
Alanina	Ala	A	CH_3 –
Valina	Val	V	$(CH_3)_2CH$ –
Leucina	Leu	L	$(CH_3)_2CH-CH_2$ –
Isoleucina	Ile	I	$CH_3-CH_2-CH(CH_3)$ –
Serina	Ser	S	$HO-CH_2$ –
Treonina	Thr	T	$CH_3-CH(OH)$ –
Aminoácidos sulfurados			
Cisteína	Cys	C	$HS-CH_2$ –
Metionina	Met	M	$CH_3-S-CH_2-CH_2$ –
Aminoácido cíclico			
Prolina	Pro	P	$-CH_2-CH_2-CH_2-$ (anel)
Aminoácidos aromáticos			
Fenilalanina	Phe	F	$-CH_2-C_6H_5$
Tirosina	Tyr	Y	$-CH_2-C_6H_4-OH$
Triptofano	Trp	W	$-CH_2-$(indol)
Histidina	His	H	(imidazol)$-CH_2-$
Aminoácidos básicos			
Lisina	Lys	K	$H_2N-CH_2-CH_2-CH_2-CH_2-$
Arginina	Arg	R	$H_2N-C(=NH)-NH-CH_2-CH_2-CH_2-$
Aminoácidos acídicos			
Ácido glutâmico	Glu	E	$OH-C(=O)-CH_2-CH_2-$
Glutamina	Gln	Q	$NH_2-C(=O)-CH_2-CH_2-$

(continua)

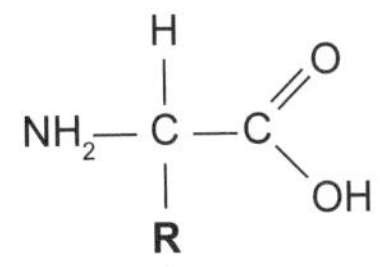

$$NH_2-\underset{R}{\overset{H}{C}}-C\overset{O}{\underset{OH}{}}$$

Figura 3.1 Estrutura química geral de um alfa-aminoácido. O "R" em destaque representa a cadeia lateral que difere em cada aminoácido.

Classificação

Os 20 aminoácidos primários receberam abreviações de três letras ou um símbolo de uma única letra para indicar a composição e a sequência dos aminoácidos em cadeias polipeptídicas (Tabela 3.1).

Do ponto de vista nutricional, os aminoácidos foram inicialmente classificados em essenciais e não essenciais. Os nove aminoácidos essenciais referem-se àqueles cujos esqueletos de carbono não podem ser sintetizados em seres humanos, devendo por isso, ser fornecidos pela dieta. Com o avanço do conhecimento do metabolismo proteico e das características nutricionais desses compostos, essa classificação tem sofrido modificações. A Tabela 3.2 apresenta classificação atual dos aminoácidos essenciais, não essenciais e semiessenciais (condicionalmente indispensáveis).

Aminoácidos não essenciais podem ser sintetizados no organismo a partir de outros aminoácidos ou outros compostos nitrogenados. A tirosina está relacionada com a fenilalanina, diferenciando-se desta última pelo fato de um H ser substituído por um grupo OH. Por sua vez, a cistina e a cisteína estão relacionadas quimicamente com a metionina, sendo essas três os únicos aminoácidos que contêm enxofre em suas moléculas. A maioria dos organismos consegue realizar interconversão reversível de cistina e cisteína. Os aminoácidos semiessenciais podem ser sintetizados a partir de outros aminoácidos e/ou sua síntese é limitada sob condições fisiopatológicas especiais (p. ex., entre recém-nascidos prematuros quando há conversão inadequada de cisteína a partir de metionina ou em situações de estresse em que o catabolismo intenso limita a capacidade tecidual de produzir glutamina para suprir o aumento das necessidades para homeostase do nitrogênio).

Em termos práticos, acredita-se que a mistura de aminoácidos essenciais e semiessenciais fornecida pelas proteínas alimentares em níveis de ingestão adequados pode cobrir as necessidades tanto de aminoácidos específicos quanto de nitrogênio. O termo "semiessencial" tem sido utilizado para indicar que, a princípio, esses aminoácidos podem ser incluídos na dieta quando houver aumento das necessidades de seus precursores e/ou da atividade de enzimas envolvidas nas principais vias metabólicas para promover sua síntese.

METABOLISMO

Digestão e absorção

Após a ingestão, as proteínas da dieta são desnaturadas em pH ácido no estômago, sendo então clivadas em peptídios[*] pela pepsina gástrica. As proteínas e os peptídios passam para o intestino delgado, onde as ligações peptídicas são hidrolisadas por várias enzimas produzidas pelo pâncreas, incluindo tripsina, quimiotripsinas, elastase e carboxipeptidases. Os aminoácidos livres e pequenos peptídios são então transportados para as células da mucosa intestinal por uma série de sistemas carreadores, e aminoácidos – di e tripeptídios específicos – para grupos de substratos peptídicos. Durante a sua absorção, alguns aminoácidos são transaminados com formação de alanina. Após hidrólise intracelular do peptídio absorvido, os aminoácidos livres são então secretados no sangue portal por outros sistemas carreadores específicos ou são metabolizados no próprio intestino. Os aminoácidos absorvidos são transportados para o fígado, onde vários deles serão captados e utilizados; o remanescente passará para a circulação sistêmica e será utilizado pelos tecidos periféricos. Os aminoácidos de cadeia ramificada são metabolizados em tecidos periféricos (músculo, rim, tecido adiposo). O

---

[*] Peptídios: pequenas cadeias de 2 ou mais aminoácidos unidos por ligação covalente.

3 Proteínas e Aminoácidos

Marly Augusto Cardoso

HISTÓRICO

O primeiro aminoácido (asparagina) foi descoberto em 1806 após ser observado no aspargo, e o último (treonina) foi encontrado em 1938. O ácido glutâmico e a glicina são assim denominados em razão, respectivamente, à presença no glúten do trigo e ao sabor adocicado (do grego *glykos* = doce). Até o fim do século 19, a maioria dos estudos em Nutrição sobre proteínas ou energia era conduzida na Europa Ocidental. Acreditava-se que as proteínas ingeridas com os alimentos eram absorvidas praticamente intactas e modificadas no organismo humano, se necessário, para converter "fibrina" em "albumina", por exemplo. A existência de uma substância (pepsina) secretada pelo estômago converteria proteínas em derivados solúveis durante o processo de digestão. Alguns anos depois, identificou-se que outra substância (tripsina; secretada pelo pâncreas) seria responsável com a pepsina pela degradação das proteínas.

Pesquisadores da Alemanha e da Dinamarca estudaram misturas de aminoácidos como substitutos das proteínas da dieta em experimentos com animais, observando que a proteína da carne tratada com pepsina e tripsina por longos períodos servia como substituto nutricional para cães adultos. Em 1902, F. G. Hopkins e S. W. Cole, pesquisadores da University of Cambridge (Reino Unido), isolaram o aminoácido triptofano e demonstraram que sua destruição poderia ocorrer em condições de hidrólise ácida. Essas investigações contribuíram para novas linhas de pesquisa, desenvolvidas em várias partes do mundo no início do século 20.

CARACTERÍSTICAS QUÍMICAS

Definição

A proteína é considerada o maior componente funcional e estrutural de todas as células do organismo. Enzimas, cabelos, unhas, albumina sérica, colágeno e uma série de substâncias biológicas são proteínas. Podem ser definidas como macromoléculas compostas por cadeias longas de aminoácidos unidos por ligações peptídicas. Na molécula proteica, os aminoácidos estão unidos por ligações peptídicas resultantes da eliminação da água entre o grupo carboxila de um aminoácido e o grupo alfa-aminoácido (ou imino, no caso da prolina). Por sua vez, os aminoácidos são compostos por um grupo amino (NH_2) adicionado ao carbono alfa[*] (o carbono próximo ao grupo carboxila), conforme ilustrado na Figura 3.1.

---

[*] Carbono alfa: átomo de carbono assimétrico. Ocorre em duas diferentes formas isoméricas. Com a única exceção da glicina, que não tem carbono assimétrico, todos os demais 19 aminoácidos obtidos por hidrólise de proteínas são opticamente ativos – podem desviar a luz planopolarizada em uma ou outra direção.

Parte 2
Macronutrientes

38. Moreira PV, Baraldi LG, Moubarac JC, Monteiro CA, Newton A, Capewell S, et al. Comparing different policy scenarios to reduce the consumption of ultra-processed foods in UK: impact on cardiovascular disease mortality using a modelling approach. PLoS One. 2015;10(2):e0118353.
39. Mialon M, Sêrodio P, Scagliusi FB. Criticism of the NOVA classification: who are the protagonists? World Nutrition. 2018;9(3):176-240.
40. Brasil. Ministério da Saúde. Secretaria de Atenção à Saúde. Departamento de Atenção Básica. Alimentos regionais brasileiros. 2. ed. Brasília: Ministério da Saúde; 2015.
41. Brasil. Ministério da Saúde. Na cozinha com as frutas, legumes e verduras. Brasília: Ministério da Saúde; 2016.
42. Brasil. Ministério da Saúde. Portaria n. 1.274, de 7 de julho 2016. Dispõe sobre as ações de Promoção da Alimentação Adequada e Saudável nos Ambientes de Trabalho, a serem adotadas como referência nas ações de promoção da saúde e qualidade de vida no trabalho no âmbito do Ministério da Saúde e entidades vinculadas. Diário Oficial da União; 2016.
43. Brasil. Ministério do Planejamento, Desenvolvimento e Gestão. Portaria Normativa n. 7, de 26 de outubro de 2016. Institui as diretrizes de promoção da alimentação adequada e saudável nos ambientes de trabalho, a serem adotadas como referência nas ações de promoção da saúde e qualidade de vida no trabalho dos órgãos e entidades integrantes do sistema de pessoal civil da administração federal – SIPEC. Diário Oficial da União; 2016.
44. Agência Nacional de Vigilância Sanitária. Processo de revisão da regulamentação de rotulagem nutricional. Brasília: ANVISA, 2017 [acesso em 25 jun 2018]. Disponível em: http://portal.anvisa.gov.br/documents/219201/2782895/Rotulagem+Nutricional.pdf/4d540957-2a21-460a-9275-235deb3cde03.
45. Ministerio de la Salud. Guía alimentaria para la población uruguaya. Montevideo: Ministerio de la Salud; 2016.

BIBLIOGRAFIA

Almeida LB, Scagliusi FB, Duran AC, Jaime PC. Barriers to and facilitators of ultra-processed food consumption: perceptions of Brazilian adults. Public Health Nutr. 2018;21(1):68-76.

Davies VF, Moubarac JC, Medeiros KJ, Jaime PC. Applying a food processing-based classification system to a food guide: a qualitative analysis of the Brazilian experience. Public Health Nutr. 2018;21(1):218-29.

Jaime PC, Oliveira NRF. O encontro entre o desenvolvimento rural sustentável e a promoção da saúde no Guia Alimentar para a População Brasileira. Saude Soc. 2016;25(4):1108-21.

Oliveira MSDS, Amparo-Santos L. Food-based dietary guidelines: a comparative analysis between the Dietary Guidelines for the Brazilian Population 2006 and 2014. Public Health Nutr. 2018;21(1):210-7.

Peres J. Ultra-ataque: pesquisador brasileiro é alvo de transnacionais de alimentos. 2017 [acesso em 13 dez 2018]. Disponível em: https://outraspalavras.net/ojoioeotrigo/2017/11/ultra-ataque-pesquisador-brasileiro-e-alvo-de-transnacionais-de-alimentos/.

Teo CRPA. The partnership between the Brazilian School Feeding Program and family farming: a way for reducing ultra-processed foods in school meals. Public Health Nutr. 2018;21(1):230-7.

14. Cohen D, Farley TA. Eating as an automatic behavior. Prev Chronic Dis. 2008;5(1):A23.
15. Mintz S, Du Bois C. The anthropology of food and eating. Annu Rev Anthropol. 2002;31:99-119.
16. Food and Agriculture Organization. Sustainable diets and biodiversity: directions and solutions for policy, research and action. Rome: FAO; 2010.
17. Monteiro CA. Nutrition and health. The issue is not food, nor nutrients, so much as processing. Public Health Nutr. 2009;12(5):729-31.
18. Monteiro CA, Cannon G, Levy RB, Claro RM, Moubarac J-C. Ultra-processing and a new classification of foods. In: Neef R, editor. Introduction to US Food System Public Health, Environment, and Equity. Jossey-Bass: Wiley; 2014. p. 338-9.
19. Monteiro C, Cannon G, Levy R, Moubarac JC, Jaime P, Martins A, et al. NOVA. The star shines bright. World Nutrition Journal. 2016;7(1-3):28-38.
20. Monteiro CA, Cannon G, Moubarac JC, Levy RB, Louzada ML, Jaime PC. The UN Decade of Nutrition, the NOVA food classification and the trouble with ultra-processing. Public Health Nutr. 2017:1-13.
21. Monteiro CA, Levy RB, Claro RM, de Castro IR, Cannon G. Increasing consumption of ultra-processed foods and likely impact on human health: evidence from Brazil. Public Health Nutr. 2011;14(1):5-13.
22. Moubarac JC, Martins AP, Claro RM, Levy RB, Cannon G, Monteiro CA. Consumption of ultra-processed foods and likely impact on human health. Evidence from Canada. Public Health Nutr. 2013;16(12):2240-8.
23. Crovetto MM, Uauy R, Martins AP, Moubarac JC, Monteiro C. Household availability of ready-to-consume food and drink products in Chile: impact on nutritional quality of the diet. Rev Med Chil. 2014;142(7):850-8.
24. Latasa P, Louzada M, Martinez Steele E, Monteiro CA. Added sugars and ultra-processed foods in Spanish households (1990-2010). Eur J Clin Nutr. 2018;72(10):1404-12.
25. Louzada M, Martins APB, Canella DS, Baraldi LG, Levy RB, Claro RM, et al. Impact of ultra-processed foods on micronutrient content in the Brazilian diet. Rev Saúde Públ. 2015;49(0):1-8.
26. Louzada MLdC, Martins APB, Canella DS, Baraldi LG, Levy RB, Claro RM, et al. Ultra-processed foods and the nutritional dietary profile in Brazil. Rev Saúde Públ. 2015;49:38.
27. Cediel G, Reyes M, da Costa Louzada ML, Martinez Steele E, Monteiro CA, Corvalán C, et al. Ultra-processed foods and added sugars in the Chilean diet (2010). Public Health Nutr. 2017;21(1):125-33.
28. Rauber F, Louzada ML, Steele EM, Millett C, Monteiro CA, Levy RB. Ultra-processed food consumption and chronic non-communicable diseases-related dietary nutrient profile in the UK (2008-2014). Nutrients. 2018;10(5):E587.
29. Luiten CM, Steenhuis IH, Eyles H, Ni Mhurchu C, Waterlander WE. Ultra-processed foods have the worst nutrient profile, yet they are the most available packaged products in a sample of New Zealand supermarkets. Public Health Nutr. 2015;29:1-9.
30. Tavares LF, Fonseca SC, Garcia Rosa ML, Yokoo EM. Relationship between ultra-processed foods and metabolic syndrome in adolescents from a Brazilian Family Doctor Program. Public Health Nutr. 2012;15(1):82-7.
31. Rauber F, Campagnolo PD, Hoffman DJ, Vitolo MR. Consumption of ultra-processed food products and its effects on children's lipid profiles: a longitudinal study. Nutr Metab Cardiovasc Dis. 2015;25(1):116-22.
32. Melo B, Rezende L, Machado P, Gouveia N, Levy R. Associations of ultra-processed food and drink products with asthma and wheezing among Brazilian adolescents. Pediatr Allergy Immunol. 2018;29(5):504-11.
33. Silva FM, Giatti L, de Figueiredo RC, Molina MDCB, de Oliveira Cardoso L, Duncan BB, et al. Consumption of ultra-processed food and obesity: cross sectional results from the Brazilian Longitudinal Study of Adult Health (ELSA-Brasil) cohort (2008-2010). Public Health Nutr. 2018;21(12):2271-9.
34. Canella DS, Levy RB, Martins AP, Claro RM, Moubarac JC, Baraldi LG, et al. Ultra-processed food products and obesity in Brazilian households (2008-2009). PLoS One. 2014;9(3):e92752.
35. Juul F, Martinez-Steele E, Parekh N, Monteiro CA, Chang VW. Ultra-processed food consumption and excess weight among US adults. Br J Nutr. 2018;120(1):90-100.
36. Mendonça RD, Pimenta AM, Gea A, Fuente-Arrillaga, Martinez-Gonzalez MA, Lopes AC, et al. Ultraprocessed food consumption and risk of overweight and obesity: the University of Navarra Follow-Up (SUN) cohort study. Am J Clin Nutr. 2016;104(5):1433-40.
37. Fiolet T, Srour B, Sellem L, Kesse-Guyot E, Allès B, Méjean C, et al. Consumption of ultra-processed foods and cancer risk: results from NutriNet-Santé prospective cohort. BMJ. 2018;360:k322.

rário e preparo de alimentos trazidos pelos servidores.[42]

A segunda portaria, esta do Ministério do Planejamento, Desenvolvimento e Gestão, foca nos demais ambientes de trabalho do serviço público federal e também teve como base o *Guia*. A disponibilização de espaços adequados para a realização de refeições saudáveis e a promoção de ações de educação alimentar e nutricional estão entre as estratégias previstas. Prevê que restaurantes ou lanchonetes presentes nas dependências institucionais evitem a oferta de alimentos ultraprocessados.[43] O *Guia* dá ainda amplo suporte teórico para a atual discussão da Agência Nacional de Vigilância Sanitária (Anvisa) para modificar a rotulagem de alimentos no Brasil, a fim de facilitar a comunicação dos potenciais prejuízos dos alimentos ultraprocessados à saúde da população.[44]

Internacionalmente, o documento brasileiro vem inspirando a rediscussão dos guias nacionais em diversos países. Em novembro de 2016, foi lançado o *Guía alimentaria para la población uruguaya*, cujos princípios e recomendações têm forte referência nas diretrizes brasileiras.[45]

Em resumo, guias alimentares têm grande potencial para a promoção da saúde, podendo repercutir em políticas públicas, em ações de educação alimentar e nutricional e servir como diretriz para o planejamento dietético. A nova edição do *Guia alimentar da população brasileira* apresenta uma abordagem inovadora quanto à linguagem e ao conteúdo e traz uma visão ampliada da alimentação, abrindo novas possibilidades de aplicação. Os desafios, no entanto, são enormes. Ainda é preciso garantir que o *Guia* chegue às pessoas e contribua para a promoção da saúde com equidade e integralidade, enfrentando conflitos de interesse e as barreiras macro e micropolíticas para a promoção da alimentação adequada e saudável.

REFERÊNCIAS BIBLIOGRÁFICAS

1. Davis C, Saltos E. Dietary recommendations and how they have changed over time. In: Department of Agriculture, Economic Research Service, Food and Rural Economics Division. Agriculture Information Bulletin No. 750. America's eating habits: changes & consequences. Washington: USDA; 1999. p. 33-50.
2. Food and Agriculture Organization/World Health Organization. Preparation and use of food-based dietary guidelines. Geneva: FAO/WHO; 1998.
3. Food and Agriculture Organization. Food-based dietary guidelines. 2018 [acesso em 25 jun 2018]. Disponível em: http://www.fao.org/nutrition/nutrition-education/food-dietary-guidelines/en/.
4. Brasil. Ministério da Saúde. Secretaria de Vigilância em Saúde. Secretaria de Atenção à Saúde. Política Nacional de Promoção da Saúde. 3. ed. Brasília: Ministério da Saúde; 2010.
5. Brasil. Ministério da Saúde. Secretaria de Atenção e Saúde. Departamento de Atenção Básica. Política Nacional de Alimentação e Nutrição. 2. ed. Brasília: Ministério da Saúde; 2012.
6. Brasil. Ministério de Saúde. Dez passos para uma alimentação saudável para crianças brasileiras menores de dois anos. Brasília: Ministério da Saúde; 2002.
7. Brasil. Ministério da Saúde. Secretaria de Atenção e Saúde. Departamento de Atenção Básica. Dez passos para uma alimentação saudável para crianças brasileiras menores de dois anos. Brasília: Ministério da Saúde; 2014.
8. Vitolo MR, Louzada MLdC, Rauber F. Positive impact of child feeding training program for primary care health professionals: a cluster randomized field trial. Rev Bras Epidemiol. 2014;17(4):873-86.
9. Brasil. Ministério da Saúde. Secretaria de Atenção e Saúde. Departamento de Atenção Básica. Guia alimentar para a população brasileira: promovendo a alimentação saudável. Brasília: Ministério da Saúde; 2006.
10. Brasil. Ministério da Saúde. Secretaria de Atenção e Saúde. Departamento de Atenção Básica. Guia alimentar para a população brasileira. Brasília: Ministério da Saúde; 2014.
11. Peres J. Após 26 anos de trabalho, pirâmide dos alimentos não quer se aposentar. 2018 [acesso em 13 dez 2018]. Disponível em: http://outraspalavras.net/ojoioeotrigo/2018/08/apos-26-anos-de-trabalho-piramide-dos-alimentos-nao-quer-se-aposentar/.
12. Philippi ST, Latterza AR, Cruz ATR, Ribeiro LC. Pirâmide alimentar adaptada: guia para escolha dos alimentos. Rev Nutr. 1999;12(1):65-80.
13. Tapsell LC, Neale EP, Satija A, Hu FB. Foods, nutrients, and dietary patterns: interconnections and implications for dietary guidelines. Adv Nutr. 2016;7(3):445-54.

sados no risco de doenças crônicas. Entre adultos estadunidenses avaliados na Pesquisa Nacional de Exame de Saúde e Nutrição (do inglês, *National Health and Nutrition Examination Survey* – NHANES), o consumo de alimentos ultraprocessados associou-se a maior índice de massa corporal, maior circunferência da cintura, risco de sobrepeso e obesidade e obesidade abdominal.[35] Na Espanha, em estudo de coorte com acompanhamento por cerca de 9 anos, o consumo de alimentos ultraprocessados foi relacionado com indicadores de peso corporal e pressão arterial elevados.[36] Na França, um estudo de seguimento com mais 100 mil adultos demonstrou que a elevação em 10% na participação dos alimentos ultraprocessados na dieta impactou no aumento de 12% no risco acumulado de desenvolvimento de câncer.[37]

Ainda, um estudo de dados de aquisição domiciliar de alimentos no Reino Unido explorou o potencial impacto da redução do consumo de ultraprocessados na mortalidade por doenças cardiovasculares. Em um cenário em que todo consumo de ultraprocessados fosse substituído por alimentos *in natura* ou minimamente processados, ingredientes culinários e alimentos processados, a mortalidade por doenças cardiovasculares seria 10% menor que o esperado e 20 mil mortes seriam evitadas até 2030.[38]

A indústria de alimentos ultraprocessados, que historicamente nunca poupou recursos na difusão de dados que corroboram seus interesses comerciais, iniciou um movimento de reação à classificação NOVA. Essas críticas, no entanto, apresentam uma série de problemas. Há uma tentativa de desqualificar e minimizar a robustez das evidências. São também apresentados dados distorcidos, em que os autores confundem ultraprocessados com empacotados – o arroz é empacotado, mas não é ultraprocessado – e ignoram que a classificação NOVA de modo algum advoga contra a industrialização e que há uma clara diferenciação entre processamentos úteis e benéficos e aqueles prejudicais. Além disso, a imensa maioria dos autores dessas críticas tem claro conflito de interesse, inclusive atuando como consultores de grandes indústrias de alimentos.[39]

O *Guia* teve grande repercussão nacional e internacional, recebendo elogios de renomados especialistas na área de Nutrição. No blog *Food Politics*, Marion Nestle, professora da New York University, afirmou que "as orientações são notáveis pelo fato de serem baseadas em alimentos que os brasileiros de todas as classes sociais comem todos os dias e considerarem as implicações sociais, culturais, econômicas e ambientais das escolhas alimentares". Michael Pollan, professor da University of California, em Berkeley, e autor de diversos livros sobre alimentação, afirmou que "as novas diretrizes brasileiras são revolucionárias" por serem "organizadas em torno de comida (e refeições), não em torno de nutrientes". A revista digital *Vox* chegou a afirmar que o guia brasileiro é "o melhor do mundo".

Para a sua implementação, algumas estratégias incluíram a distribuição de cópias para todas as Unidades Básicas de Saúde (UBS) do país e todos os Núcleos de Apoio à Saúde da Família, para todos os cursos de Nutrição de universidades públicas e privadas e para as referências estaduais de alimentação e parceiros. O Ministério da Saúde trabalhou ainda na revisão e na elaboração de materiais de apoio, na oferta de cursos a distância para profissionais da saúde e no desenvolvimento de metodologias para a formação de profissionais da saúde quanto ao seu conteúdo.[40,41]

O *Guia* também vem impulsionando programas e políticas públicas de alimentação e nutrição. No âmbito do governo federal, merecem destaque duas portarias que versam sobre a promoção da alimentação adequada e saudável nos ambientes de trabalho. A primeira, do Ministério da Saúde, utiliza as recomendações do *Guia* para definir o tipo de alimentação que pode existir em suas dependências e em eventos realizados pelo órgão. Tem como uma de suas estratégias a proibição da venda direta, promoção, publicidade ou propaganda de alimentos ultraprocessados com quantidades excessivas de açúcar, gordura e sódio. Em relação à comensalidade, também incentiva a criação de refeitórios equipados com mesas e cadeiras, e locais e equipamentos para armazenamento tempo-

Quadro 2.1 (*Continuação*) Definições e características dos grupos de alimentos propostos pela classificação NOVA.[16-18]

Grupo 4 – Alimentos ultraprocessados

O quarto grupo da classificação NOVA é o de alimentos ultraprocessados, constituído por formulações industriais feitas tipicamente com cinco ou mais ingredientes. Com frequência, esses ingredientes incluem substâncias e aditivos usados na fabricação de alimentos processados, como açúcar, óleos, gorduras e sal, além de antioxidantes, estabilizantes e conservantes. Ingredientes apenas encontrados em alimentos ultraprocessados incluem substâncias não usuais em preparações culinárias e aditivos cuja função é simular atributos sensoriais de alimentos do grupo 1 ou de preparações culinárias desses alimentos ou, ainda, ocultar atributos sensoriais indesejáveis no produto final. Alimentos do grupo 1 representam proporção reduzida ou sequer estão presentes na lista de ingredientes de produtos ultraprocessados

Substâncias apenas encontradas em alimentos ultraprocessados incluem algumas extraídas diretamente de alimentos, como caseína, lactose, soro de leite e glúten, e muitas derivadas do processamento adicional de constituintes de alimentos do grupo 1, como óleos hidrogenados ou interesterificados, hidrolisados proteicos, isolado proteico de soja, maltodextrina, açúcar invertido e xarope de milho com alto conteúdo em frutose. Classes de aditivos apenas encontrados em alimentos ultraprocessados incluem corantes, estabilizantes de cor, aromas, intensificadores de aromas, saborizantes, realçadores de sabor, edulcorantes artificiais, agentes de carbonatação, agentes de firmeza, agentes de massa, antiaglomerantes, espumantes, antiespumantes, glaceantes e umectantes

Vários processos industriais que não têm equivalentes domésticos são usados na fabricação de alimentos ultraprocessados, como extrusão e moldagem e pré-processamento por fritura

O principal propósito do ultraprocessamento é o de criar produtos industriais prontos para comer, beber ou que necessitem apenas de aquecimento, com a capacidade de substituir tanto alimentos não processados ou minimamente processados, naturalmente prontos para consumo, como frutas e castanhas, leite e água, quanto pratos, bebidas, sobremesas e preparações culinárias em geral. Hiperpalatabilidade, embalagens sofisticadas e atrativas, publicidade agressiva dirigida particularmente a crianças e adolescentes, alegações de saúde, alta lucratividade e controle por corporações transnacionais são atributos comuns de alimentos ultraprocessados

Exemplos de típicos alimentos ultraprocessados são: refrigerantes e pós para refrescos; "salgadinhos de pacote"; sorvetes, chocolates, balas e guloseimas em geral; pães de forma, de cachorro-quente ou de hambúrguer; pães doces, biscoitos, bolos e misturas para bolo; "cereais matinais" e "barras de cereal"; bebidas "energéticas", achocolatados e bebidas com sabor de frutas; caldos liofilizados com sabor de carne, frango ou legumes; maioneses e outros molhos prontos; fórmulas infantis e de seguimento e outros produtos para bebês; produtos liofilizados para emagrecer e substitutos de refeições; e vários produtos congelados prontos para aquecer, incluindo tortas, pratos de massa e pizzas pré-preparadas; extratos de carne de frango ou de peixe empanados do tipo *nuggets*, salsicha, hambúrguer e outros produtos de carne reconstituída, e sopas, macarrão e sobremesas "instantâneos"

Estudos de diversos países utilizando dados de pesquisas de compras de alimentos, inquéritos de consumo individual e análises de produtos de supermercados descreveram que os alimentos ultraprocessados apresentam mais densidade energética, açúcar, gordura total, saturada e trans e menos fibras e diversas vitaminas e minerais que o conjunto dos outros alimentos.[21-29]

Estudos realizados no Brasil indicam associações significativas do consumo de alimentos ultraprocessados com a síndrome metabólica em adolescentes, dislipidemias e asma em crianças, circunferência da cintura em adultos e obesidade em adultos e adolescentes.[26,30-33] Além disso, dados de pesquisas de orçamentos familiares mostraram que sua aquisição domiciliar está associada a maior prevalência de obesidade em todas as idades.[34]

Estudos realizados em países de alta renda também demonstraram importantes impactos do consumo de alimentos ultraproces-

Quadro 2.1 Definições e características dos grupos de alimentos propostos pela classificação NOVA.[16-18]

Grupo 1 – Alimentos *in natura* ou minimamente processados

O primeiro grupo da classificação NOVA inclui alimentos *in natura* e alimentos minimamente processados. Alimentos *in natura* são partes comestíveis de plantas (sementes, frutos, folhas, caules, raízes) ou de animais (músculos, vísceras, ovos, leite), e também cogumelos e algas e a água logo após sua separação da natureza Alimentos minimamente processados são alimentos *in natura* submetidos a processos como remoção de partes não comestíveis ou não desejadas dos alimentos, secagem, desidratação, trituração ou moagem, fracionamento, torra, cocção apenas com água, pasteurização, refrigeração ou congelamento, acondicionamento em embalagens, empacotamento a vácuo, fermentação não alcoólica e outros processos que não envolvem a adição de substâncias como sal, açúcar, óleos ou gorduras ao alimento *in natura*

O principal propósito do processamento empregado na produção de alimentos do grupo 1 é aumentar a duração dos alimentos *in natura* permitindo a sua estocagem por mais tempo. Outros propósitos incluem facilitar ou diversificar a preparação culinária dos alimentos (como na remoção de partes não comestíveis, fracionamento e trituração ou moagem dos alimentos) ou modificar o seu sabor (como na torra de grãos de café ou de folhas de chá e na fermentação do leite para produção de iogurtes)

São exemplos típicos de alimentos do grupo 1: legumes, verduras, frutas, batata, mandioca e outras raízes e tubérculos *in natura* ou embalados, fracionados, refrigerados ou congelados; arroz branco, integral ou parboilizado, a granel ou embalado; milho em grão ou na espiga, grãos de trigo e de outros cereais; feijão de todas as cores, lentilhas, grão-de-bico e outras leguminosas; cogumelos frescos ou secos; frutas secas, sucos de frutas e sucos de frutas pasteurizados e sem adição de açúcar ou outras substâncias ou aditivos; castanhas, nozes, amendoim e outras oleaginosas sem sal ou açúcar; cravo, canela, especiarias em geral e ervas frescas ou secas; farinhas de mandioca, de milho ou de trigo e macarrão ou massas frescas ou secas feitas com essas farinhas e água; carnes de boi, de porco e de aves e pescados frescos, resfriados ou congelados; frutos do mar, resfriados ou congelados; leite pasteurizado ou em pó, iogurte (sem adição de açúcar ou outra substância); ovos; chá, café e água potável

Grupo 2 – Ingredientes culinários processados

O segundo grupo da classificação NOVA é o de ingredientes culinários processados, que inclui substâncias extraídas diretamente de alimentos do grupo 1 ou da natureza e consumidas como itens de preparações culinárias. Os processos envolvidos com a extração dessas substâncias incluem prensagem, moagem, pulverização, secagem e refino

O propósito do processamento neste caso é a criação de produtos usados na cozinha das casas ou de restaurantes para temperar e cozinhar alimentos do grupo 1 e para com eles preparar pratos salgados e doces, sopas, saladas, conservas, pães caseiros, sobremesas, bebidas e preparações culinárias em geral

As substâncias pertencentes ao grupo 2 apenas raramente são consumidas na ausência de alimentos do grupo 1. São exemplos dessas substâncias: sal de cozinha extraído de minas ou da água do mar; açúcar, melado e rapadura extraídos da cana-de-açúcar ou da beterraba; mel extraído de favos de colmeias; óleos e gorduras extraídos de alimentos de origem vegetal ou animal (como óleo de soja ou de oliva, manteiga, creme de leite e banha), amido extraído do milho ou de outra planta

Grupo 3 – Alimentos processados

O terceiro grupo da classificação NOVA é o de alimentos processados, que inclui produtos fabricados com a adição de sal ou açúcar, e eventualmente óleo, vinagre ou outra substância do grupo 2, a um alimento do grupo 1, sendo em sua maioria produtos com dois ou três ingredientes. Os processos envolvidos com a fabricação desses produtos podem envolver vários métodos de preservação e cocção e, no caso de queijos e pães, a fermentação não alcoólica

O propósito do processamento subjacente à fabricação de alimentos processados é aumentar a duração de alimentos *in natura* ou minimamente processados ou modificar seu sabor; portanto, semelhante ao propósito do processamento empregado na fabricação de alimentos do grupo 1

São exemplos típicos de alimentos processados: conservas de hortaliças, cereais ou leguminosas; castanhas adicionadas de sal ou açúcar; carnes salgadas; peixe conservado em óleo ou água e sal; frutas em calda, queijos e pães frescos

(continua)

quanto a porções e valores de recomendações de nutrientes. Há também uma perspectiva realista e factível. Grande parte das recomendações se baseou na análise da Pesquisa de Orçamentos Familiares 2008-2009, realizada pelo Instituto Brasileiro de Geografia e Estatística (IBGE) e que avaliou o consumo alimentar de 2 dias de mais de 30 mil brasileiros. Nessas análises, observou-se que uma boa parcela da população brasileira tem uma alimentação que corrobora o que o *Guia* preconiza e essa parcela foi usada como exemplo para aproximar todos os outros brasileiros do que é recomendado. Isso é muito importante, pois mostra que as recomendações consideraram a totalidade da evidência e não foram somente baseadas em estudos mais duros – como os ensaios clínicos randomizados –, que, na maioria das vezes, foram feitos em populações de países de alta renda e que têm muito pouco a ver com a realidade brasileira. Com isso, o *Guia* traz uma grande valorização da experiência cultural, enaltecendo as variações que demarcam as diferentes regiões do país.

Por fim, o *Guia* reconhece que nem todas essas recomendações são fáceis de seguir e que existem diversas barreiras pessoais e ambientais a ser levadas em conta na hora de fazer as recomendações. Esse documento assume que algumas dessas barreiras são instransponíveis sem políticas públicas, mas que outras começam a ser superadas quando de seu conhecimento. Tudo isso em conjunto faz a nova edição do *Guia* ser um instrumento inovador, que amplia o conceito de alimentação adequada e saudável, se propõe a combater o caráter prescritivo tradicional dos guias alimentares e tem um grande potencial para a promoção da saúde pela equipe interprofissional, respeitando autonomia, prazer e pertencimento.

As recomendações do *Guia* estão resumidas em 10 passos:

1. Fazer de alimentos *in natura* ou minimamente processados a base da alimentação.
2. Utilizar óleos, gorduras, sal e açúcar em pequenas quantidades ao temperar e cozinhar alimentos e criar preparações culinárias.
3. Limitar o consumo de alimentos processados.
4. Evitar o consumo de alimentos ultraprocessados.
5. Comer com regularidade e atenção, em ambientes apropriados e, sempre que possível, com companhia.
6. Fazer compras em locais que ofertem variedades de alimentos *in natura* ou minimamente processados.
7. Desenvolver, exercitar e partilhar habilidades culinárias.
8. Planejar o uso do tempo para dar à alimentação o espaço que ela merece.
9. Dar preferência, quando fora de casa, a locais que servem refeições feitas na hora.
10. Ser crítico quanto a informações, orientações e mensagens sobre alimentação veiculadas em propagandas comerciais.

Classificação de alimentos NOVA e o *Guia alimentar para a população brasileira*

O *Guia alimentar para a população brasileira* dá grande importância ao modo como os alimentos são processados antes de sua aquisição, preparo e consumo pelos indivíduos e divide-os em quatro grandes grupos:

- Grupo 1: alimentos *in natura* ou minimamente processados
- Grupo 2: ingredientes culinários processados
- Grupo 3: alimentos processados
- Grupo 4: alimentos ultraprocessados.

A fundamentação teórica e a caracterização dos grupos de alimentos definidos nessa classificação, denominada NOVA, foram propostas pela equipe de investigadores do Núcleo de Pesquisas Epidemiológicas em Nutrição e Saúde e descritas pela primeira vez em 2009.[17] Desde então, a classificação tem sido detalhada e aprimorada.[18-20] O Quadro 2.1 apresenta as definições e características desses quatro grupos.

Inúmeras características associadas à composição, à forma de apresentação e aos modos de consumo dos alimentos ultraprocessados são problemáticas e contribuem para que se tornem potenciais fatores de risco para obesidade, diabetes e outras doenças crônicas não transmissíveis.

entanto, os estudos mostram, cada vez mais, que o perfil nutricional das dietas não é suficiente para explicar toda a relação entre o consumo alimentar e as condições de saúde. Além disso, a abordagem estritamente baseada em nutrientes acaba desconsiderando outras características do consumo alimentar que são importantes determinantes das condições de vida das pessoas.

Em primeiro lugar, um alimento não é apenas a soma de suas substâncias bioativas conhecidas, mas a matriz de centenas de fitoquímicos, incluindo muitos que, mesmo quando analisados isoladamente, são mal compreendidos e outros que, sem dúvida, ainda não foram identificados. Dessa forma, o efeito de um nutriente no organismo varia pela ocorrência de um outro e de acordo com o grau de integridade da matriz alimentar. Portanto, a quantidade a ser ingerida de determinado nutriente depende não só da quantidade do outro, mas também das características do alimento-fonte.[13]

Os benefícios do leite materno, por exemplo, não foram mimetizados em fórmulas que buscavam reproduzir sua composição nutricional. O efeito protetor de frutas, legumes e verduras contra doenças coronarianas também não foi obtido com intervenções baseadas na ingestão de suplementos de nutrientes presentes na matriz daqueles alimentos. No passado, por exemplo, as concentrações elevadas de colesterol encontradas nos ovos estavam por trás da recomendação generalizada para reduzir a ingestão de ovos. No entanto, os ovos são ricos em aminoácidos e vários micronutrientes, e o efeito combinado do colesterol e desses nutrientes provavelmente será diferente do colesterol sozinho. De fato, descobertas recentes mostram que o consumo moderado de ovo não tem efeito sobre o risco de doenças cardiovasculares. Além disso, ao contrário das doenças resultantes da deficiência específica de nutrientes – nas quais a administração isolada desses nutrientes está associada à melhora do quadro –, a obesidade e as doenças crônicas relacionadas com a alimentação começaram a aumentar rapidamente sem que nutrientes individuais fossem consistentemente ligados a esses problemas de saúde.

Outra consideração importante é a existência de interações sinérgicas e/ou entre os nutrientes dentro dos padrões alimentares. A maneira como os alimentos são combinados entre si também não é aleatória, e sim um produto de um intenso processo sociocultural e histórico e de um controle evolucionário. Assim, o efeito de um nutriente no organismo varia pela presença de outros nutrientes/alimentos na refeição e, consequentemente, a quantidade que deve ser ingerida de determinado nutriente depende do padrão alimentar em que ele está inserido.

Por fim, estudos recentes mostraram que as circunstâncias que envolvem o ato de comer – o local, o estresse, a interação social – são importantes determinantes da quantidade e da qualidade dos alimentos consumidos.[14] A ciência começou a reconhecer que os valores simbólico, emocional e histórico dos alimentos e das suas preparações culinárias também têm importância para a saúde.[15] Além disso, os alimentos são produzidos, processados e abastecidos dentro de sistemas alimentares cujas características afetam a saúde da população também por meio do seu impacto na sociedade e no meio ambiente. Sistemas alimentares podem ser social e ambientalmente sustentáveis, promovendo a justiça e a proteção da vida e do meio ambiente, ou causar desigualdade e impactos desnecessários nos recursos naturais e na biodiversidade.[16]

Por isso, os guias alimentares devem visar, sim, à oferta de nutrientes em quantidades adequadas, mas considerar alimentos saudáveis, refeições culturalmente apropriadas e saborosas e modos de comer adequados, dentro de um sistema social e ambientalmente sustentável. A nova edição do *Guia alimentar para a população brasileira* pode ser considerada uma referência nesse quesito.

Em primeiro lugar, esse documento considera que a alimentação é mais que a ingestão de nutrientes e traz recomendações sobre alimentos e refeições saudáveis, modos de comer adequados e sustentáveis. Além disso, suas recomendações gerais fundamentam-se em quatro grupos de alimentos definidos a partir de características do processamento industrial, e não do seu perfil nutricional, e a abordagem é qualitativa, sem orientações

consistência até chegar à alimentação da família.
6. Oferecer à criança diferentes alimentos ao dia. Uma alimentação variada é uma alimentação colorida.
7. Estimular o consumo diário de frutas, verduras e legumes nas refeições.
8. Evitar açúcar, café, enlatados, frituras, refrigerantes, balas, salgadinhos e outras guloseimas nos primeiros anos de vida. Usar sal com moderação.
9. Cuidar da higiene no preparo e no manuseio dos alimentos; garantir o seu armazenamento e conservação adequados.
10. Estimular a criança doente e convalescente a se alimentar, oferecendo sua alimentação habitual e seus alimentos preferidos, respeitando a sua aceitação.

O *Guia alimentar para crianças menores de 2 anos* foi implementado por meio da Estratégia Nacional para a Alimentação Complementar Saudável, hoje chamada de Amamenta e Alimenta Brasil, que consiste na formação de profissionais da atenção básica por meio de facilitadores locais quanto ao uso dos "Dez passos" com o objetivo de melhorar a promoção da alimentação saudável para crianças no Sistema Único de Saúde (SUS). A efetividade dessa estratégia foi testada em ensaio de campo randomizado, que demonstrou que uma intervenção educativa baseada nos "Dez passos" para profissionais de unidades básicas de saúde aumentou o tempo de aleitamento materno exclusivo, a oferta de carne já na introdução de alimentos e diminuiu o consumo de alimentos não saudáveis nos primeiros 6 meses de vida.[8] Em 2015, o Ministério da Saúde iniciou o processo de revisão do *Guia* com vistas à atualização do material de acordo com as evidências científicas mais recentes sobre o assunto. O lançamento deverá ocorrer em 2019.

Em 2006, o Ministério da Saúde publicou a primeira edição do *Guia alimentar para a população brasileira*.[9] O documento foi um marco nas ações governamentais de alimentação e nutrição e visava à prevenção de todas as formas de má nutrição, com foco especial para o SUS. O Brasil, no entanto, passou por rápidas e intensas transformações econômicas, políticas, culturais, sociais e demográficas que impactaram em mudanças significativas nas condições de saúde e de nutrição da população. Com isso, houve importantes avanços nos conhecimentos científicos sobre recomendações alimentares, impulsionando a necessidade de um novo guia. Assim, o Ministério da Saúde iniciou, em 2011, um processo de revisão, que culminou na publicação de sua nova edição em novembro de 2014.[10]

O novo *Guia alimentar para a população brasileira*

De fato, maioria dos guias alimentares baseia-se em nutrientes. Mesmo as diretrizes que falam de alimentos ou grupos alimentares, em sua maior parte, os tratam como meros sistemas de transferência de nutrientes. No

Uma breve história da pirâmide alimentar[11,12]

A pirâmide alimentar foi lançada em 1992 pelo Departamento de Agricultura dos EUA com o objetivo de resumir as orientações oficiais dos guias alimentares. Basicamente, ela orientava que se consumisse muito carboidrato, que as proteínas ficassem em um nível intermediário e que se evitasse a ingestão de gorduras. Seu formato foi escolhido por supostamente apresentar melhor resultado em comunicar moderação e proporcionalidade. Sua mensagem, no entanto, não demorou muito para começar a ser criticada, acumulando-se evidências de que colocar todas as gorduras em um mesmo grupo e incentivar indistintamente o consumo de carboidratos explicavam as altas taxas de obesidade. Por exemplo, pertenciam à mesma categoria carnes frescas e produtos processados à base de carne e adicionados de sal por serem ambos fontes de proteínas. Da mesma forma, por serem fonte de carboidratos, ficavam no mesmo grupo grãos de arroz ou de trigo, farinhas de cereais, pães, "cereais matinais", "barras de cereais" e outros produtos adicionados de açúcar, gorduras e aditivos. Além disso, pesquisas apontaram que os consumidores tinham pouco ou equivocado entendimento da pirâmide e que ela não era capaz de dar conta de aspectos culturais sociais e ambientais do ato de comer. No Brasil, apesar de muito difundida, a pirâmide foi adaptada por alguns pesquisadores, mas nunca adotada oficialmente pelo governo. Atualmente, a pirâmide alimentar é considerada obsoleta.

que sejam elaborados por equipes multiprofissionais e fundamentados em evidências científicas idôneas, além de destacar a necessidade de que sejam constantemente revisados e atualizados.[2]

As etapas sugeridas para elaboração dos guias alimentares incluem:

1. Identificação dos problemas de saúde relacionados com a alimentação, estimando a magnitude desses problemas e estabelecendo as prioridades.
2. Avaliação dos padrões de consumo alimentar coletados a partir de diferentes métodos.
3. Integração dos guias às políticas e aos programas nacionais de saúde e alimentação.
4. Construção do guia com os objetivos de prevenir déficit ou excesso de energia (incluindo a adequação de macronutrientes), promover um aporte adequado de vitaminas e minerais e ressaltar a importância da atividade física.
5. Avaliação da aceitação do guia e de sua representação visual (quando existente) para que se processe a divulgação ao público-alvo por diversos meios de comunicação.

A avaliação da sua efetividade deve envolver três níveis: processo com o objetivo de comparar o que foi planejado com o que foi implantado; a de efeitos, que diz respeito ao conhecimento, à aplicação e ao entendimento dos guias alimentares pela população; e a de impacto, que se refere à modificação do padrão de morbimortalidade e dos estilos de vida da população ou do grupo estudado após a utilização dos guias. Métodos quantitativos, como a avaliação do consumo alimentar e da prevalência de doenças, e qualitativos, como pesquisa de opinião, entrevistas e grupos focais, podem ser usados para avaliação de indicadores a curto, médio e longo prazo. A curto prazo, são analisadas mudanças no conhecimento e nas atitudes da população, dos profissionais de saúde e dos legisladores. Já a médio prazo, avaliam-se a disponibilidade e o acesso a alimentos recomendados e o uso das diretrizes alimentares como base para desenvolvimento de programas e políticas em alimentação e nutrição. Finalmente, a longo prazo, são analisados as modificações na produção de alimentos, as tendências de consumo alimentar e os desfechos em saúde.[2]

GUIAS ALIMENTARES NO BRASIL

No Brasil, a alimentação adequada e saudável compreende um tema prioritário da Política Nacional de Promoção da Saúde, e a formulação de guias alimentares é um compromisso expresso na Política Nacional de Alimentação e Nutrição.[4,5] O primeiro guia alimentar brasileiro foi o *Guia alimentar para crianças menores de 2 anos*, publicado pelo Ministério da Saúde em 2002.[6] Sua formulação foi apoiada tecnicamente por uma equipe da Universidade Federal de Pelotas (UFPel), Rio Grande do Sul, e envolveu ampla revisão bibliográfica, levantamento de dados sobre a situação alimentar e nutricional e estudo qualitativo sobre percepções, práticas e tabus relacionados com alimentação da criança menor de 2 anos em cada macrorregião do país. A partir desse guia, o Ministério da Saúde lançou o material de apoio "Dez passos para uma alimentação saudável: guia alimentar para crianças menores de 2 anos", com o objetivo de subsidiar os profissionais da atenção básica no aconselhamento de mães, pais e responsáveis quanto ao conteúdo do *Guia*.[7] As recomendações são:

1. Dar somente leite materno até os 6 meses, sem oferecer água, chás ou qualquer outro alimento.
2. Ao completar 6 meses, introduzir lenta e gradualmente outros alimentos, mantendo o leite materno até os 2 anos de idade.
3. Ao completar 6 meses, dar alimentos complementares (cereais, tubérculos, carnes, leguminosas, frutas e legumes) 3 vezes/dia, se a criança estiver em aleitamento materno.
4. A alimentação complementar deve ser oferecida de acordo com os horários de refeição da família, em intervalos regulares e de modo a respeitar o apetite da criança.
5. A alimentação complementar deve ser espessa desde o início e oferecida de colher; iniciar com a consistência pastosa (papas/purês) e, gradativamente, aumentar a

2 Guias Alimentares | Histórico, Fundamentos e Aplicações

Maria Laura da Costa Louzada

INTRODUÇÃO

Guias alimentares são documentos oficiais com princípios e recomendações para uma alimentação saudável, na maioria das vezes endossados pelo Ministério da Saúde nacional. Eles servem como base para subsidiar políticas de alimentação e nutrição, programas de educação alimentar e nutricional, além do planejamento dietético para indivíduos e coletividades.

Embora o referencial teórico subjacente às diretrizes alimentares tenha se expandido consideravelmente nos últimos anos, os seres humanos já fazem recomendações quanto à alimentação há séculos. Hipócrates, no século 5 a.C., já reconhecia a relação entre alimentos e saúde. Sua frase "Deixe a comida ser o remédio e o remédio ser a comida" pode ser considerada um grande lema da Medicina. Foi somente no século 18, no entanto, que o francês Antoine Lavoisier, considerado um dos criadores da Nutrição, estabeleceu os fundamentos da Química e desenvolveu os primeiros estudos sobre a relação do processo de respiração com o metabolismo dos alimentos. Durante o século 19, intensificaram-se os estudos das proteínas e, ao final desse período, surgiram as primeiras recomendações relacionadas com o consumo de carboidratos, proteínas, gorduras e água. No século 20, recomendações quanto à ingestão de energia e nutrientes foram formuladas, conforme o Capítulo 1. Em 1980, foi publicada, pelo Departamento de Agricultura dos EUA, a primeira edição do *Guia alimentar para norte-americanos* (*Dietary guidelines for Americans*), recomendando o consumo de alimentos variados, para fornecer nutrientes essenciais, e a moderação no consumo de gorduras e sódio, para prevenir doenças crônicas.[1]

Em 1992, na I Conferência Internacional de Nutrição, discutiu-se que as mensagens nutricionais para a população ainda eram um grande desafio e, então, em 1995, foi criado um grupo consultivo formado pela Food and Agriculture Organization (FAO) e a Organização Mundial da Saúde (OMS) para apoiar os países na criação dos seus guias alimentares nacionais.[2] Até 2018, mais de 100 países-membros das Nações Unidas já dispunham de guias alimentares, que foram compilados pela FAO em um repositório eletrônico.[3]

DESENVOLVIMENTO E IMPLEMENTAÇÃO DOS GUIAS ALIMENTARES

A FAO e a OMS orientam que os guias alimentares visem à promoção da saúde e à prevenção de todas as formas de má-nutrição, desde carências de micronutrientes até doenças crônicas não transmissíveis, que suas recomendações se baseiem em alimentos (e não em nutrientes), voltadas para diferentes grupos etários, em consonância com a cultura e os problemas locais de saúde, considerando factibilidade, praticidade e aceitação e

para cada uma dessas etapas da atenção dietética, é preciso aplicar uma ou mais das categorias citadas, de maneiras distintas, segundo apresentado na Figura 1.3.

Faixa de distribuição aceitável de macronutrientes

A faixa de distribuição aceitável de macronutirentes (AMDR, do inglês *acceptable macronutrient distribution range*) é a faixa de ingestão das fontes de energia (carboidratos, lipídios e proteínas) associada a um menor risco para doenças crônicas não transmissíveis. Caso a ingestão de algum macronutriente exceda a AMDR, há a possibilidade de aumento do risco para as doenças crônicas e/ou para a ingestão de doses insuficientes de nutrientes essenciais.

A AMDR é apresentada em forma de percentual do total de energia ingerida, e a ingestão se baseia na relação adequada entre energia e atividade física para manter o balanço energético.

Na Tabela 1.2, estão apresentadas as faixas de AMDR segundo recomendações da OMS, DRI e SBAN.

Tabela 1.2 Distribuição percentual de calorias totais da dieta recomendada para macronutrientes.

Nutriente	SBAN (1990)	DRI (2001)	OMS (2003)
Proteína	10 a 12%	10 a 35%	10 a 15%
Lipídio	20 a 25%	20 a 35%	15 a 30%
Carboidrato	60 a 70%	45 a 65%	55 a 75%

REFERÊNCIAS BIBLIOGRÁFICAS

1. The National Academies Press. Guiding principles for developing dietary reference intakes based on chronic disease. 2017. [Acesso em 21 jan 2019] Disponível em: http://nap.edu/24828.
2. Gibson RS. Principles of nutritional assessment. 2. ed. New York: Oxford University Press; 2005.
3. Beaton GH. Uses and limits of the use of the Recommended Dietary Allowances for evaluating dietary intake data. Am J Clin Nutr. 1985;41:155-64.
4. Institute of Medicine. Dietary Reference Intakes: the essential guide to nutrient requirements. Washington, DC: The National Academies Press; 2006.
5. World Health Organization (WHO), Food and Agriculture Organization (FAO). Diet, nutrition and the prevention of chronic diseases. Geneva: WHO; 2003.
6. Vannucchi H, Menezes EW, Campana AD, Lajolo FM. Aplicações das recomendações nutricionais adaptadas à população brasileira. Cadernos de Nutrição SBAN. 1990;2:1-155.
7. Marchioni DML, Slater B, Fisberg RM. Aplicação das Dietary Reference Intakes na avaliação da ingestão de nutrientes para indivíduos. Rev Nutr. 2004;17:207-16.

BIBLIOGRAFIA

Bier DM, Willett WC. Dietary Reference Intakes: resuscitate or let die? Am J Clin Nutr. 2016;104:1195-6.

Dwyer J. Old wine in new bottles? The RDA and the DRI. Nutrition. 2000;16:488-92.

Murphy SP, Yates AA, Atkinson SA, Barr SI, Dwyer J. History of Nutrition: the long road leading to the Dietary Reference Intakes for the United States and Canada. Adv Nutr. 2016;7:57-68.

Trumbo PR, Barr SI, Murphy SP, Yates AA. Dietary reference intakes: cases of appropriate and inappropriate uses. Nutr Rev. 2013;71:657-64.

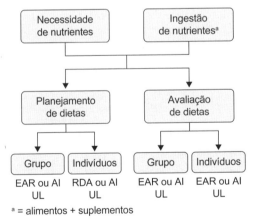

Figura 1.3 Utilização das categorias de ingestão dietética de referência (DRI) no planejamento e na avaliação das dietas de grupos ou indivíduos. EAR: necessidade média estimada; RDA: ingestão dietética recomendada; AI: ingestão adequada; UL: nível máximo tolerável de ingestão.

Ressalta-se que, ainda que as RDA sejam expressas em médias diárias de ingestão, devem ser interpretadas como médias de ingestão por um tempo determinado. Esse tempo é variável para cada nutriente, pois depende de sua utilização e estoque no organismo. Para grande parte dos nutrientes, a RDA cobre a ingestão média de, pelo menos, 3 dias, e, para outros, a média pode ser de vários meses.

Ingestão adequada

Quando as evidências científicas não são suficientes para estabelecer a EAR e a RDA, utiliza-se a ingestão adequada (AI, do inglês *adequate intake*). Esta se baseia em médias observadas ou ingestão experimentalmente derivada da ingestão média de um dado nutriente, por uma população ou grupo específico e que parece sustentar um estado nutricional definido, evidenciado por indicadores funcionais de saúde (níveis circulantes normais do nutriente, crescimento, entre outros).

Para crianças, a AI sempre se baseia na ingestão média obtida por um grupo de crianças saudáveis. Para adultos, em algumas situações, a AI é a média de ingestão de indivíduos saudáveis em alguns grupos de referência. Já para outros nutrientes, os critérios são determinados de modo menos preciso, mas sempre escolhidos de maneira a garantir boa saúde.

Na ausência de RDA, a AI é empregada como meta de ingestão dietética em planejamento de dietas de indivíduos. Contudo, não deve ser utilizada para avaliar as dietas de indivíduos ou para avaliar e planejar dietas de grupos populacionais por motivo de escassez de dados científicos.

Nível máximo de ingestão tolerável

O nível máximo de ingestão tolerável (UL, do inglês *tolerable upper intake level*) é o nível mais elevado de ingestão diária de dado nutriente provavelmente isento de riscos de efeitos adversos à saúde da maioria da população de determinados faixa etária e sexo. Desse modo, o UL não é um nível de ingestão recomendável, pois, à medida que a ingestão aumenta para além do UL, o risco potencial de efeitos maléficos à saúde também aumenta.

Esse valor de referência foi criado em razão do crescimento do número e do consumo de alimentos fortificados e de suplementos alimentares, e refere-se à ingestão de nutrientes a partir de alimentos, alimentos fortificados, água e suplementos.

Alguns nutrientes não apresentam informações suficientes para a determinação do UL, o que não significa que não existam efeitos colaterais em consequência de seu consumo excessivo. Exemplo disso são os micronutrientes arsênio (As), cromo (Cr) e silício (Si), que não foram estabelecidos por insuficiência de dados.

Cuidados extras são necessários ao planejar uma dieta individual, assim como ao avaliar dietas para indivíduos e grupos populacionais de acordo com o UL, caso as informações sobre seus efeitos adversos sejam muito limitadas. E, se a utilização do UL for necessária para verificar a suspeita de ingestão excessiva de algum nutriente, os profissionais devem evitar o uso rígido de seus valores e primeiro analisar as características do indivíduo/grupo quanto às fontes do nutriente, ao estado fisiológico e à duração dos altos níveis de ingestão.

A Figura 1.2 ilustra os conceitos estabelecidos com as DRI com base na distribuição da necessidade de nutrientes. Com as DRI, podem-se realizar tanto a avaliação quanto o planejamento da dieta, ao considerar que,

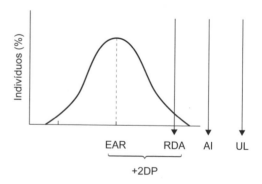

Figura 1.2 Distribuição das necessidades de nutriente segundo categorias de ingestão dietética de referência (DRI). EAR: necessidade média estimada; RDA: ingestão dietética recomendada; AI: ingestão adequada; UL: nível máximo tolerável de ingestão; DP: desvio padrão. Adaptada de Marchioni *et al.*[7]

Tabela 1.1 Categorias de valores de referência de ingestão de nutrientes da ingestão dietética de referência (DRI).

Categoria	Definição
Necessidade média estimada (*estimated average requirement* – EAR)	Média diária de ingestão de nutriente estimada para atender às necessidades de metade dos indivíduos saudáveis em um estágio de vida particular e sexo. Para energia, a necessidade energética estimada (*estimated energy requirement* – EER) é definida como a média de ingestão de energia necessária para manter o balanço energético de indivíduos saudáveis de um grupo determinado por idade, sexo, peso, estatura e nível de atividade física adequada à boa saúde. Em crianças, gestantes e lactantes, a EER inclui a necessidade associada com deposição de tecidos ou secreção de leite a taxas associadas com a boa saúde
Ingestão dietética recomendada (*recommended dietary allowance* – RDA)	Nível médio de ingestão diária suficiente para atender à necessidade do nutriente de aproximadamente 97 a 98% dos indivíduos saudáveis de um grupo em determinado estágio de vida e sexo. É definida como o valor correspondente a dois desvios padrões acima da EAR
Ingestão adequada (*adequate intake* – AI)	Nível médio do consumo diário recomendado baseado em níveis derivados experimentalmente ou por aproximações da média de ingestão de um grupo (ou grupos) de indivíduos saudáveis que se presume sendo adequado; usado quando a RDA não foi determinada. Espera-se que AI atenda ou exceda a necessidade de todos os indivíduos de um grupo específico
Nível máximo de ingestão tolerável (*tolerable upper intake level* – UL)	Nível mais elevado de ingestão diária média de nutriente que provavelmente não apresenta risco de efeitos adversos à saúde de quase todos os indivíduos da população geral. Se a ingestão aumenta para valores superiores de UL, o risco potencial de efeitos colaterais também aumenta
Faixa de distribuição aceitável de macronutrientes (*acceptable macronutrient distribution ranges* – AMDR)	Faixa de distribuição aceitável de macronutrientes associada com redução do risco de doença crônica e que assegura adequada ingestão de nutrientes. Expressa em percentual de energia ingerida

Fonte: Institute of Medicine (IOM, 2006).[4]

todos os indivíduos saudáveis (aproximadamente 98%) em determinados sexo e estágio de vida. A RDA de um nutriente refere-se ao valor a ser utilizado como meta de ingestão alimentar para o planejamento de dietas individuais, não sendo, em virtude da grande variação na ingestão, apropriado para avaliar a ingestão de nutrientes de indivíduos, avaliar a ingestão ou planejar dietas para grupos populacionais.

Para o cálculo do valor de RDA, faz-se necessária a definição do valor de EAR, acrescido de dois DP, assumindo-se a distribuição normal dos valores das necessidades do nutriente. Quando o DP não é conhecido, faz-se o cálculo assumindo o coeficiente de variação igual a 10%, considerando-se também que a distribuição das necessidades nutricionais apresente distribuição normal.

Quando o DP do EAR é conhecido:
$$RDA = EAR + 2DP_{EAR}$$
Quando o DP de EAR não é conhecido:
(Assume-se coeficiente de variação igual a 10%)
$$RDA = 1,2 \times EAR$$

mentadas por setores públicos e privados sobre alimentação e estilo de vida.[5]

No Brasil, a Sociedade Brasileira de Alimentação e Nutrição (SBAN) convocou, em 1990, vários pesquisadores da área de alimentação e nutrição para adaptar as recomendações nutricionais existentes na época ao perfil da população brasileira.[6] Contudo, apesar dessa adaptação, as necessidades de energia e a maioria das recomendações de nutrientes não foram formuladas a partir de estudos específicos na população brasileira.

INGESTÃO DIETÉTICA DE REFERÊNCIA

Como descrito anteriormente, por mais de meio século, as RDA nos EUA e as RNI no Canadá tornaram-se o padrão dietético de referência nesses países. Revisadas e atualizadas por diversas vezes, essas recomendações refletiam mudanças resultantes de novos conhecimentos na ciência da nutrição ao longo do tempo.

No entanto, a partir de 1990, surgiram novas evidências na área de Nutrição que desafiaram os conceitos de RDA e RNI até então vigentes, como os avanços no conhecimento científico sobre a relação entre dieta, saúde e doenças crônicas não transmissíveis e o surgimento de tecnologias avançadas que poderiam medir pequenas mudanças nas adaptações individuais para diferentes consumos de nutrientes. Além disso, o consumo de alimentos fortificados e enriquecidos e o aumento no consumo de nutrientes na forma pura, sozinho ou em combinação com outros, levaram a uma preocupação maior quanto aos efeitos adversos potenciais do excesso de ingestão de nutrientes.[4]

Em resposta a essas novas evidências, em 1993, um simpósio norte-americano produziu um documento publicado e distribuído aos especialistas para discussões de novos conceitos, cujas conclusões foram:

- Houve acúmulo de novas informações suficientes para justificar a reavaliação das RDA
- É necessária a inclusão de medidas de prevenção de doenças crônico-degenerativas na formulação de futuras recomendações
- Dispondo-se de dados relacionados com a toxicidade de um nutriente, seus níveis máximos de ingestão deveriam ser estabelecidos
- Componentes de alimentos com possível benefício à saúde, mesmo que não se enquadrassem no conceito tradicional de nutriente, deveriam ser revisados, e, se dados adequados existissem, a ingestão de referência deveria ser estabelecida.

Para desenvolver esses novos conceitos, estabeleceu-se a Estrutura do Projeto DRI sob coordenação do FNB. Assim, as DRI ampliaram e substituíram a RDA e a RNI por quatro categorias de valores voltados a melhoria da saúde, prevenção de doenças e controle da ingestão de grande quantidade de nutrientes, os quais foram publicados em uma série de relatórios divulgados entre 1997 e 2005. O conjunto dos quatro valores de referência de ingestão de nutrientes é apresentado na Tabela 1.1.

Necessidade média estimada

A necessidade média estimada (EAR, do inglês *estimated average requirement*) refere-se à quantidade de um nutriente para atingir as necessidades de metade dos indivíduos saudáveis do mesmo sexo e estágio da vida. De todas as pessoas, 50% podem ter suas necessidades atingidas, outras 50% não. A EAR, elaborada a partir de uma revisão detalhada da literatura, é estabelecida em critério específico de adequação mínima às necessidades nutricionais. Na seleção desse critério, considera-se a redução do risco para doenças por carência ou o excesso de nutrientes, além de outros parâmetros de saúde.

A EAR é utilizada para determinar a RDA, avaliar a ingestão individual e planejar e avaliar o consumo alimentar de grupos populacionais.

Ingestão dietética recomendada

A ingestão dietética recomendada (RDA, do inglês *recommended dietary allowance*) compreende a média diária de ingestão dietética do nutriente suficiente para atingir as necessidades daquele nutriente de praticamente

ponentes dietéticos porque, até o momento, essas interações e seus efeitos não são adequadamente quantificados
- Presume-se que as necessidades de energia e de todos os outros nutrientes são contempladas.

É importante ressaltar que, em alguns países, tem-se ampliado as recomendações nutricionais para incluir componentes não nutritivos, como as fibras alimentares, carotenoides e licopeno, não convencionalmente considerados essenciais, por seus possíveis benefícios à saúde. Além disso, algumas tabelas apresentam as necessidades de nutrientes não apenas para corrigir ou prevenir uma deficiência nutricional, mas também para melhorar a saúde e reduzir o risco para doenças crônicas não transmissíveis (cárie dentária, obesidade, diabetes, doenças cardiovasculares e câncer).

Para estabelecer as referências nutricionais, assume-se que a distribuição das necessidades de energia e de nutrientes apresenta uma curva de distribuição normal. A necessidade de energia deriva da média do gasto energético de pessoas de mesma idade, sexo, estado fisiológico e atividade física. Para a ingestão de nutrientes, o nível seguro de ingestão corresponde aos valores médios acrescidos de uma margem de segurança de dois desvios padrões (DP), que deve ser suficiente para cobrir 97,5% da população (Figura 1.1).[3]

HISTÓRICO

O primeiro conjunto de valores de referência foi produzido em 1938, no Canadá, denominado *Recommended Nutrient Intakes* (RNI). Logo em seguida, em 1941, o Food and Nutrition Board (FNB) nos EUA publicou o primeiro volume da *Recommended Dietary Allowance* (RDA). De 1941 a 1989, as RNI e as RDA foram revisadas várias vezes, sendo ao todo dez edições das RDA publicadas durante esse período.

Nos anos 1990, o FNB, em cooperação com cientistas canadenses, organizou uma nova abordagem de recomendações para a ingestão de nutrientes essenciais, resultando em uma nova recomendação denominada "ingestão dietética de referência" (DRI, do inglês *dietary reference intakes*). Atualmente, as DRI são amplamente utilizadas nos EUA e no Canadá, assim como em diversos países do mundo.[4]

Desde 1949, a Agência das Nações Unidas para Alimentos e Agricultura (Food and Agriculture Organization of the United Nations – FAO) e a Organização Mundial da Saúde (OMS) também têm reunido comitês de especialistas para definir necessidades de energia e de nutrientes que podem ser aplicadas em diferentes países do mundo. As recomendações de energia e proteínas foram estabelecidas a partir de 1950, sendo a última revisão realizada em 1981. Já as tabelas com os valores de referência de nutrientes foram estabelecidas no início da década de 2000. Além dessas recomendações internacionais, alguns países elaboraram suas próprias recomendações nutricionais. Em 2003, o Comitê FAO/OMS revisou e atualizou as recomendações nutricionais para utilização em políticas e estratégias de saúde pública a serem imple-

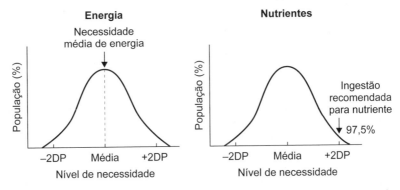

Figura 1.1 Distribuição das necessidades de energia e nutrientes de uma população. DP: desvio padrão. Adaptada de Beaton.[3]

1 Histórico das Recomendações Nutricionais

Lara Lívia Santos da Silva • Marly Augusto Cardoso

CONCEITO E APLICAÇÃO

Recomendações nutricionais são valores de referência de nutrientes estabelecidos por comitês de especialistas com o objetivo de orientar o planejamento e a avaliação do consumo de energia e nutrientes de indivíduos ou populações saudáveis.

Conceitualmente, é preciso diferenciar as expressões "necessidade nutricional" e "recomendação nutricional". Necessidades nutricionais representam valores fisiológicos individuais de energia, macronutrientes e micronutrientes fundamentais para satisfazer as funções fisiológicas normais e prevenir sintomas de deficiências de uma pessoa saudável, em uma fase de vida e sexo determinados. São expressas na forma de médias para grupos semelhantes da população. Já as recomendações nutricionais são quantidades definidas de energia, macronutrientes e micronutrientes que devem ser consumidos diariamente para satisfazer as necessidades nutricionais de quase todos os indivíduos de uma população saudável. Assim, as recomendações nutricionais definem-se por meio das estimativas das necessidades de 97,5% da população.[1]

As recomendações nutricionais baseiam-se em uma abordagem quantitativa, na qual a adequação de nutrientes se dá pela comparação do consumo diário de nutrientes com as tabelas de seus valores de referência. Tal abordagem será usada neste capítulo. Já o Capítulo 2 aborda as recomendações fundamentadas em alimentos, ou seja, a maneira como são consumidos energia e nutrientes pela alimentação. Discussões acerca dos aspectos qualitativos da alimentação estão nos Capítulos 14 e 15. Nos Apêndices deste livro, são apresentadas as últimas atualizações das tabelas de ingestão dietética de referência revisadas pelo Institute of Medicine (IOM) dos EUA.

PRINCÍPIOS BÁSICOS

Muitos dos princípios básicos utilizados por especialistas de todo o mundo para desenvolver os valores de referência de nutrientes são similares.[2] Entre eles, destacam-se:

- São sempre estimados para um grupo particular de indivíduos com características específicas
- Referem-se à necessidade média diária de um período razoável; portanto, as quantidades sugeridas não precisam ser consumidas todos os dias, mas podem ser compensadas em outras ocasiões
- Referem-se aos níveis de ingestão necessários para manter a saúde de indivíduos já saudáveis, ou seja, não contabilizam doenças ou situações de estresse
- Baseiam-se em um padrão dietético típico de um país e podem não ser apropriados para pessoas que seguem dietas não convencionais
- Geralmente ignoram possíveis interações que envolvam nutrientes ou outros com-

Parte 1
Recomendações Alimentares e Nutricionais

15 Práticas Alimentares e seus Condicionantes 255
Priscila de Morais Sato • Mariana Dimitrov Ulian • Ramiro Fernandez Unsain • Mayara Sanay da Silva Oliveira • Fernanda Baeza Scagliusi

16 Planejamento Dietético | Perspectivas para a Promoção da Alimentação Adequada e Saudável 271
Bárbara Hatzlhoffer Lourenço • Fran Demétrio • Fernanda Baeza Scagliusi

17 Interações entre Atores, Contextos e Ferramentas para a Práxis do Planejamento Dietético 281
Bárbara Hatzlhoffer Lourenço • Fernanda Baeza Scagliusi

18 Nutrição nos Ciclos da Vida | Gestantes e Nutrizes 295
Fernanda Baeza Scagliusi • Bárbara Hatzlhoffer Lourenço • Maíra Barreto Malta • Maria Regina Carriero

19 Nutrição nos Ciclos da Vida | Crianças e Adolescentes 311
Bárbara Hatzlhoffer Lourenço • Maria Regina Carriero • Fernanda Baeza Scagliusi

20 Nutrição nos Ciclos da Vida | Adultos e Idosos 333
Fernanda Baeza Scagliusi • Bárbara Hatzlhofer Lourenço • Maria Regina Carriero

21 Culinária, Dietética e Nutrição 355
Betzabeth Slater Villar • Carla Adriano Martins • Luciana Mastrorosa • Maria Regina Carriero • Neide Rigo

Apêndices 363

Glossário 375

Índice Alfabético 379

Sumário

Parte 1 • Recomendações Alimentares e Nutricionais 1
  1 Histórico das Recomendações Nutricionais 3
     Lara Lívia Santos da Silva • Marly Augusto Cardoso
  2 Guias Alimentares | Histórico, Fundamentos e Aplicações 9
     Maria Laura da Costa Louzada

Parte 2 • Macronutrientes 21
  3 Proteínas e Aminoácidos 23
     Marly Augusto Cardoso
  4 Carboidratos 37
     Daniela Saes Sartorelli • Marly Augusto Cardoso
  5 Lipídios 47
     Teresa Gontijo de Castro • Marly Augusto Cardoso
  6 Necessidades de Energia e Avaliação do Gasto Energético 61
     Daniela Saes Sartorelli • Alex Antonio Florindo • Marly Augusto Cardoso

Parte 3 • Micronutrientes 75
  7 Vitaminas Lipossolúveis A, E e K 77
     Leiko Asakura • Teresa Gontijo de Castro • Luciana Yuki Tomita • Marly Augusto Cardoso
  8 Vitaminas do Complexo B 103
     Lana Carneiro Almeida • Leiko Asakura • Teresa Gontijo de Castro • Marly Augusto Cardoso
  9 Vitamina C 149
     Luciana Yuki Tomita
  10 Ferro, Zinco e Cobre 161
     Lalucha Mazzucchetti • Marly Augusto Cardoso
  11 Vitamina D, Cálcio e Fósforo 181
     Bárbara Hatzlhoffer Lourenço • Marly Augusto Cardoso
  12 Magnésio, Sódio e Potássio 193
     Lana Carneiro Almeida • Marly Augusto Cardoso
  13 Elementos-traço 209
     Leiko Asakura • Luciana Yuki Tomita

Parte 4 • Dietética 235
  14 Diálogos entre Alimentação e Ciências Humanas e Sociais 237
     Fernanda Baeza Scagliusi • Ramiro Fernandez Unsain • Mariana Dimitrov Ulian • Priscila de Morais Sato • Mayara Sanay da Silva Oliveira

Prefácio

Esta obra resulta de muitos debates que se desenvolveram na área da nutrição com o objetivo de ampliar o horizonte de suas práticas profissionais e inovar suas proposições científicas de modo a responder melhor à complexidade e aos desafios da alimentação e da nutrição. Quando um livro voltado ao ensino de graduação expressa esse avanço, a sensação é de frescor ao lavar o rosto depois de uma árdua caminhada e de tanto suor despendido ao longo do tempo.

O salto de qualidade é visível na organização do livro, que de início situa o leitor nos conceitos e no histórico das recomendações nutricionais e guias alimentares, preparando-o para a leitura dos capítulos subsequentes, que abordam os nutrientes mais detalhadamente. O conteúdo de nutrição envolvendo macro e micronutrientes é muito bem explanado, com representações gráficas didáticas, integradas a experiências de ensino que devolvem aos recortes científicos o seu contexto de comensalidade, comida, experiência alimentar, promoção da saúde, política de alimentação e nutrição e direitos humanos à alimentação.

O olhar das ciências humanas e sociais abraçou a dietética e seu planejamento, considerados práticas alimentares experenciadas por atores sociais, o que facilita a abordagem da nutrição nos ciclos de vida em função de demandas biológicas e sociais. A culinária, a dietética e a nutrição formam a tríade representativa de integração de conteúdos, que finaliza o livro.

Ao olhar para o mundo, os desafios se revelam enormes para a ação acerca de suas problemáticas em constante reconstrução. Este livro se propõe a rever formas convencionais de tratar conteúdos técnico-científicos, os quais precisam ser ampliados para atualizar a formação do nutricionista, como defende Edgar Morin em seu livro *A cabeça bem-feita*. Esse autor reclama a necessidade de abordar problemas em seu contexto e na sua expressão integral, sem compartimentá-los. Nessa direção, são desafios integrar a cultura científica com a cultura das humanidades, desenvolver o senso de responsabilidade pela percepção integral e contextualizada (contrário ao enfraquecimento da responsabilidade gerada pela tarefa especializada) e, por fim, realizar análises interdependentes. Morin defende, portanto, que "mais vale uma cabeça bem-feita que uma cabeça bem cheia".

Desse arranjo de temas, destaco a preocupação das organizadoras com a formação de profissionais críticos e reflexivos. Trata-se de um convite ao exercício de pensar, exercitar a consciência daquilo que somos e fazemos, buscando um olhar humanista que contextualiza ações, com solidez técnico-científica.

Profa. Dra. Rosa Wanda Diez Garcia
Nutricionista. Especialista em Nutrição pelo Hospital das Clínicas da Faculdade de Medicina de Ribeirão Preto da Universidade de São Paulo (FMRP-USP). Mestre e Doutora em Ciências pelo Instituto de Psicologia da USP. Professora Associada da FMRP-USP.

Apresentação

Este livro reúne o material didático organizado ao longo dos últimos cinco anos no ensino de Nutrição Humana e Dietética para alunos do curso de Graduação em Nutrição da Faculdade de Saúde Pública da Universidade de São Paulo (FSP-USP). Desde 2014, compartilhamos atividades didáticas visando à integração dos conteúdos dessas disciplinas por meio de exercícios, visitas de campo, eventos culturais, atividades culinárias e organização de resenhas sobre condicionantes das escolhas alimentares. Com base em nossa experiência de ensino, a obra apresenta, de modo geral, subdivisões em todos os capítulos, contemplando os nutrientes de relevância reconhecida, os conceitos e suas aplicações no campo da Alimentação e Nutrição sob a óptica do direito humano à alimentação, da interface com as ciências humanas e sociais, da promoção da saúde e da prevenção de doenças relacionadas à nutrição nos ciclos da vida.

Como eixo temático, adotamos as diretrizes do *Guia alimentar para a população brasileira*, publicado em 2014 pelo Ministério da Saúde. Dada a importância prática das recomendações nutricionais mais recentes para o planejamento de dietas, incluímos, em forma de apêndice, as tabelas com as recomendações nutricionais internacionais propostas pelo Instituto de Medicina dos EUA (IOM). No entanto, em cada capítulo, destacam-se as recomendações nutricionais preconizadas pela Organização Mundial da Saúde (OMS) e as diretrizes do Ministério da Saúde do Brasil para promoção da alimentação saudável.

Entendemos que os fenômenos alimentares e nutricionais são complexos e exigem uma abordagem interdisciplinar. Nossa tarefa, portanto, foi exercer uma vigilância epistêmica para que essa interdisciplinaridade estivesse sempre à tona na obra. Também procuramos apresentar novas e inovadoras estratégias, assim como a práxis, para a compreensão das recomendações nutricionais e do planejamento dietético, a fim de contribuir para a constante formação de nutricionistas críticos, reflexivos, humanistas e socialmente referenciados.

Há, sem dúvida, inúmeras pessoas a quem devemos sinceros agradecimentos. Primeiro, destacamos o ambiente favorável ao ensino e à pesquisa de qualidade do Departamento de Nutrição da FSP-USP, cujo apoio de professoras(es), estudantes e funcionárias(os) é sempre presente. Agradecemos a participação fundamental das(os) colaboradoras(es) deste livro – professoras(es), pós-graduandas(os) e estudantes estagiárias(os) de nossas disciplinas. Em especial, gostaríamos de agradecer à colega Profa. Dra. Bárbara Hatzlhoffer Lourenço, cujas abordagens renovadoras nas disciplinas de Nutrição Humana, Dietética e Planejamento Dietético trouxeram importantes questionamentos e tornaram esta obra mais relevante. Agradecemos também à Fernanda Sabatini, que contribuiu com a organização das referências bibliográficas.

Agradecemos às companheiras e aos companheiros com quem compartilhamos o pão, o vinho, o fogão, e com quem também aplacamos nossas fomes de alma. Finalmente, somos gratas às(aos) grandes líderes que batalham constantemente por um Brasil de mesa farta de comida boa, limpa e justa, para que o povo nem mesmo precise de dietas planejadas, como as ensinadas nesta obra.

Marly Augusto Cardoso
Fernanda Baeza Scagliusi

São Paulo (FSP-USP). Professora Adjunta do Departamento de Medicina Preventiva da Escola Paulista de Medicina da Universidade Federal de São Paulo (EPM-Unifesp).

Maíra Barreto Malta

Nutricionista. Mestre e Doutora em Saúde Coletiva pela Faculdade de Medicina de Botucatu da Universidade Estadual Paulista (FMB-Unesp). Pós-Doutoranda do Departamento de Nutrição da Faculdade de Saúde Pública da Universidade de São Paulo (FSP-USP).

Maria Laura da Costa Louzada

Nutricionista. Mestre em Ciências da Saúde pela Universidade Federal de Ciências da Saúde de Porto Alegre (UFCSPA). Doutora em Ciências pela Faculdade de Saúde Pública da Universidade de São Paulo (FSP-USP). Professora Adjunta do Departamento de Políticas Públicas e Saúde Coletiva da Universidade Federal de São Paulo (Unifesp).

Maria Regina Carriero

Comunicadora. Graduanda em Nutrição pela Faculdade de Saúde Pública da Universidade de São Paulo (FSP-USP). Bolsista de Treinamento Técnico pela Fundação de Amparo à Pesquisa do Estado de São Paulo (Fapesp).

Mariana Dimitrov Ulian

Nutricionista. Mestre em Ciências pela Universidade Federal de São Paulo (Unifesp). Doutora em Ciências pela Faculdade de Saúde Pública da Universidade de São Paulo (FSP-USP).

Mayara Sanay da Silva Oliveira

Nutricionista. Mestre em Alimentos, Nutrição e Saúde pela Universidade Federal da Bahia (UFBA). Doutoranda em Ciências pela Faculdade de Saúde Pública da Universidade de São Paulo (FSP-USP).

Neide Rigo

Nutricionista. Responsável pelo blog "Come-se". Foi membro da Comissão Nacional da Arca do Gosto do *Slow Food*, que catalogou ingredientes nacionais em risco de extinção. Foi curadora do projeto "Comer é mais" do Serviço Social do Comércio (Sesc) e curadora do projeto "Comer é PANC" do Sesc.

Priscila de Morais Sato

Nutricionista. Mestre e Doutora em Ciências pela Universidade Federal de São Paulo (Unifesp). Pós-Doutoranda do Departamento de Nutrição da Faculdade de Saúde Pública da Universidade de São Paulo (FSP-USP).

Ramiro Fernandez Unsain

Antropólogo. Mestre em Antropologia pela Universidad de Buenos Aires (Argentina). Doutor em Ciências da Saúde pala Universidade Federal de São Paulo (Unifesp).

Teresa Gontijo de Castro

Nutricionista. Mestre e Doutora em Ciências pela Faculdade de Saúde Pública da Universidade de São Paulo (FSP-USP). Pesquisadora Sênior da Universidade de Auckland (Nova Zelândia).

Colaboradores

Alex Antonio Florindo
Educador físico. Especialista em Saúde Pública pela Faculdade de Saúde Pública da Universidade de São Paulo (FSP-USP). Mestre e Doutor em Saúde Pública pela FSP-USP. Professor Associado da Escola de Artes, Ciências e Humanidades da Universidade de São Paulo (EACH-USP).

Bárbara Hatzlhoffer Lourenço
Nutricionista. Doutora em Ciências pela Faculdade de Saúde Pública da Universidade de São Paulo (FSP-USP). Professora Doutora do Departamento de Nutrição da FSP-USP.

Betzabeth Slater Villar
Nutricionista. Mestre e Doutora em Ciências pela Faculdade de Saúde Pública da Universidade de São Paulo (FSP-USP). Professora Associada do Departamento de Nutrição da FSP-USP.

Carla Adriano Martins
Nutricionista. Mestre em Nutrição pela Universidade Federal de Santa Catarina (UFSC). Doutora em Ciências pela Faculdade de Saúde Pública da Universidade de São Paulo (FSP-USP). Professora do Departamento de Nutrição da FSP-USP.

Daniela Saes Sartorelli
Nutricionista. Mestre em Saúde na Comunidade pela Faculdade de Medicina de Ribeirão Preto da Universidade de São Paulo (FMRP-USP). Doutora em Ciências pela Faculdade de Saúde Pública da Universidade de São Paulo (FSP-USP). Professora Associada do Departamento de Medicina Social da FMRP-USP.

Fran Demétrio
Nutricionista. Mestre em Alimentos, Nutrição e Saúde pela Universidade Federal da Bahia (UFBA). Doutora em Saúde Coletiva pelo Instituto de Saúde Coletiva da UFBA. Pós-Doutorado em Filosofia pela Universidade de Brasília (UnB). Professora Adjunta do Centro de Ciências da Saúde da Universidade Federal do Recôncavo da Bahia (UFRB).

Lalucha Mazzucchetti
Nutricionista. Mestre em Nutrição pela Universidade Federal de Santa Catarina (UFSC). Doutora em Saúde Coletiva pela Universidade Federal de São Paulo (Unifesp). Professora Doutora do curso de Graduação em Nutrição da Universidade do Sul de Santa Catarina (Unisul).

Lana Carneiro Almeida
Nutricionista. Mestre e Doutora em Ciências pela Faculdade de Saúde Pública da Universidade de São Paulo (FSP-USP). Professora Adjunta da Universidade Federal do Pampa (Unipampa).

Lara Lívia Santos da Silva
Nutricionista. Mestre em Nutrição pela Universidade Federal de Goiás (UFG). Doutora em em Ciências pela Faculdade de Saúde Pública da Universidade de São Paulo (FSP-USP). Professora Assistente do Departamento de Saúde Coletiva do Instituto de Patologia Tropical e Saúde Pública da UFG.

Leiko Asakura
Nutricionista. Metre e Doutora em Ciências pela Faculdade de Saúde Pública da Universidade de São Paulo (FSP-USP). Professora Associada da Universidade Federal de Alagoas (UFAL).

Luciana Mastrorosa
Jornalista. Especialista em Jornalismo Cultural pela Pontifícia Universidade Católica de São Paulo (PUC-SP). Mestre em Nutrição Humana Aplicada pela Universidade de São Paulo (USP).

Luciana Yuki Tomita
Nutricionista. Especialista em Nutrição Clínica pelo Grupo de Apoio de Nutrição Enteral e Parenteral (Ganep). Doutora em Ciências pela Faculdade de Saúde Pública da Universidade de

*Aos meus filhos, Gabriela, Matias e Tomás:
a alegria de redescobrir o sentido da vida.*
Marly Augusto Cardoso

*À ancestralidade (meu avô, minha mãe, meu pai e minha irmã).
E à renovação (Vinicius, Maria Clara e Tomás).*
Fernanda Baeza Scagliusi

*Uma pessoa não pode pensar bem, amar bem,
dormir bem, se ela não jantou bem.*

Virginia Woolf

- As autoras deste livro e a Editora Guanabara Koogan Ltda. empenharam seus melhores esforços para assegurar que as informações e os procedimentos apresentados no texto estejam em acordo com os padrões aceitos à época da publicação, *e todos os dados foram atualizados pelas autoras até a data da entrega dos originais à editora.* Entretanto, tendo em conta a evolução das ciências da saúde, as mudanças regulamentares governamentais e o constante fluxo de novas informações sobre terapêutica medicamentosa e reações adversas a fármacos, recomendamos enfaticamente que os leitores consultem sempre outras fontes fidedignas, de modo a se certificarem de que as informações contidas neste livro estão corretas e de que não houve alterações nas dosagens recomendadas ou na legislação regulamentadora.

- As autoras e a editora se empenharam para citar adequadamente e dar o devido crédito a todos os detentores de direitos autorais de qualquer material utilizado neste livro, dispondo-se a possíveis acertos posteriores caso, inadvertida e involuntariamente, a identificação de algum deles tenha sido omitida.

- Direitos exclusivos para a língua portuguesa
Copyright © 2019 by EDITORA GUANABARA KOOGAN LTDA.
Selo integrante do GEN | Grupo Editorial Nacional
Travessa do Ouvidor, 11
Rio de Janeiro – RJ – CEP 20040-040
Tels.: (21) 3543-0770/(11) 5080-0770 | Fax: (21) 3543-0896
www.grupogen.com.br | faleconosco@grupogen.com.br

- Reservados todos os direitos. É proibida a duplicação ou reprodução deste volume, no todo ou em parte, em quaisquer formas ou por quaisquer meios (eletrônico, mecânico, gravação, fotocópia, distribuição pela Internet ou outros), sem permissão, por escrito, da Editora Guanabara Koogan Ltda.

- Capa: Bruno Sales
- Editoração eletrônica: Le1 Studio Design
- Ficha catalográfica

C264n
2. ed.

    Cardoso, Marly Augusto
       Nutrição e dietética / Marly Augusto Cardoso, Fernanda Baeza Scagliusi. - 2. ed. - Rio de Janeiro : Guanabara Koogan, 2019.
       400 p. : il. ; 24 cm.

    Inclui índice
    ISBN 9788527735315

    1. Metabolismo e nutrição. 2. Dietética. I. Scagliusi, Fernanda Baeza. II. Título.

19-56123   CDD: 616.4
                                CDU: 616.4

Vanessa Mafra Xavier Salgado - Bibliotecária - CRB-7/6644

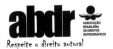

Nutrição e Dietética

Marly Augusto Cardoso

Nutricionista. Mestre e Doutora em Ciência dos Alimentos e Nutrição Experimental pela Universidade de São Paulo (USP). Livre-Docente em Saúde Pública pela USP. Professora Titular do Departamento de Nutrição da Faculdade de Saúde Pública da Universidade de São Paulo (FSP-USP).

Fernanda Baeza Scagliusi

Nutricionista. Doutora em Educação Física pela Universidade de São Paulo (USP). Pós-Doutorado em Nutrição em Saúde Pública pela Faculdade de Saúde Pública da Universidade de São Paulo (FSP-USP). Professora Doutora do Departamento de Nutrição da FSP-USP. Coordenadora do Grupo de Pesquisa em Alimentação e Cultura da FSP-USP.

2ª edição

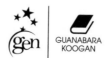